U0248769

实用药物临床研究

A-Z

Practical Basics A–Z
for Clinical Trials

刘 川 孙华龙 编

化学工业出版社

·北京·

本书将药物临床研究中出现的各类概念和定义，按照26个英文字母的顺序排列，通过整理和归纳后给予解析，收录词条几乎覆盖药物临床研究中涉及的绝大部分概念与术语。本书采用双色印刷，阅读方便。同时图书最后还提供了中文索引，读者可以通过中文查找相关概念术语。

本书适用于从事药物临床研究的技术人员，同时也可供相关专业的研究生学习参考。

图书在版编目（CIP）数据

实用药物临床研究A-Z/刘川，孙华龙编．—北京：化学工业出版社，2019.5
ISBN 978-7-122-32904-2

Ⅰ.①实…　Ⅱ.①刘…②孙…　Ⅲ.①药物学–名词术语　Ⅳ.①R9-61

中国版本图书馆CIP数据核字（2018）第197735号

责任编辑：杨燕玲	文字编辑：向　东
责任校对：王鹏飞	装帧设计：张　辉

出版发行：化学工业出版社（北京市东城区青年湖南街13号　邮政编码100011）
印　　装：中煤（北京）印务有限公司
850mm×1168mm　1/32　印张18　字数636千字
2019年5月北京第1版第1次印刷

购书咨询：010-64518888　　售后服务：010-64518899
网　　址：http://www.cip.com.cn
凡购买本书，如有缺损质量问题，本社销售中心负责调换。

定　　价：98.00元

　　临床试验是为了验证创新药物、仿制药品或医疗器械的安全性和有效性。只有在临床试验中收集到令人满意的试验研究结果信息，才能获得药政审核批准上市。这其中临床试验所涉角色众多，经历环节、步骤繁多，需要技术、知识广泛，规程标准的统一化是关键。而所有这一切都离不开对其中概念和术语的理解、解析和应用。对术语和概念及其内在知识的关联性的理解不到位，会导致临床试验过程和结果产生偏倚。这些基础理念和术语既有随着创新技术和药政要求应运而生的新知识，也有技术性较强的专属词语。掌握和了解这些词语的知识和理念既有益于所有临床试验干系人，包括但不限于申办方、研究者、研究机构、试验项目管理员、药政事务管理员、医学管理员、数据管理员、生物统计师和统计编程员、药物警戒专员、药物物资供应管理员、伦理委员会、监查员、稽查员、实验室管理员、电子临床计算机化系统技术管理员等，自我知识和技能的完善，也有助于这些干系人成功履行计划、验证、实施、培训、管理、分析、报告、申报与维护等临床试验的角色和职责。

　　随着临床试验药政法规的不断完善和严格，技术标准和要求的日新月异，管理规程的千变万化，有必要对临床试验中所涉各类基础知识和理念做梳理和归纳，使得无论是从事临床试验的新手，还是有一定工作技能和知识的人员，在遇到基础知识和理念疑虑时都能较为容易和便捷地得到解答，更好地将基础知识和技能融入最佳工作实践中，从而达到良好临床试验管理规范所要求的科学性、合规性和伦理性的目标。本书的构思和撰写正是基于此，其目标是减少或消除临床试验过程及其管理理念和技能的不确定性，使临床试验干系人更好地履行确保药物有效性和安全性，以及试验结果质量和可信性的职责。书中的术语及其定义来源于各类药政文件、技术文献、专业组织公布的行业标准等。有些无法参考标准和文献的特殊知识理念和条目的含义来自编者多年工作的经验总结和体会。为了便于读者使用，本书的条目编写以英文字母为序，按照 A—Z 编排，给出英文、中文名称及其含义与解析。如条目有名称缩写，也同时列出。为了方便中文检索，本书最后还列出了词汇条目的中文索引。

鉴于临床试验技术和知识的不断更新，加上作者水平所限，书中的理念、术语不一定能赶上快速发展的时代变化，满足所有相关读者的需求。对于书中可能存在的不足或不全面之处，作者乐意与各位读者交流，并愿意虚心向各位行业专家和前辈学习和请教。希望本书的问世能给身处繁忙临床试验领域的同行们带来收获。最后，再次向各位同行对本书的垂青深表谢意！

编者

2018 年 7 月

目　录

A

abbreviated new drug application (ANDA)
简要新药申请 指美国非专利药物（仿
制药物）的上市申请，它是用于过去
已批准上市药物的具有相同活性成分、
剂型、适应证、给药途径和剂量的
仿制药品的上市申请。之所以称为
"简要"，是因为申请材料中非临床
研究和临床研究报告可以省略，但
需要包括生产和质量控制的信息和与
原研药生物等效性的研究报告。

ABCDE system ABCDE系统 Hurwitz
和Wade于1969年提出的4种不良反
应事件分类或机制，即副作用、过度
作用、过敏作用（高敏感性）和特异
反应作用。前两个可以归类为A类反
应，后两个为B类反应：

- A类反应 可以通过已知药理作
  用预知的不良反应，也是剂量相
  关反应，包括应有疗效的过度效
  应。所谓"副作用"其实是对非
  治疗的机体靶向或受体的激活造
  成的后果，其特点是常与剂量有
  关，可预测，发生率高，但死亡
  率低。常见A类反应包括：
  - 毒性作用（toxic effect）
    - 药物剂量过大或用药时间过
      长对机体产生的有害作用。
    - 急性毒性多发生在循环、呼
      吸和中枢神经系统。
    - 慢性毒性多发生在肝脏、肾

脏、骨髓、血液和内分泌系统。
    - 减少剂量或缩短给药时间可
      以防止毒性反应的发生。
  - 后遗效应（residual effect）
    - 停药后仍残留在体内的低于
      最低有效治疗浓度的药物所
      引起的效应。
    - 短暂的，如巴比妥类催眠药
      物在次晨引起的宿醉现象。
    - 持久的，如长期应用肾上腺
      皮质激素停药后引起的肾上
      腺皮质功能减退。
  - 首剂效应（first-dose response）
    - 某些药物在开始应用时，由
      于机体对其作用尚未适应，
      反应较强烈，多为一过性。
      如哌唑嗪、ACEI、钙通道阻
      滞剂。
  - 继发反应（secondary reaction）
    - 由药物的治疗作用所引起的
      间接后果，又称治疗矛盾，
      二重感染。如利尿排钾易致
      强心苷中毒。
  - 撤药反应（withdrawal response）
    - 机体对长期应用的药物产生
      了适应性，如突然停药或减
      量过快，致机体调节功能失
      调，出现症状反跳。如糖皮
      质激素、β受体阻断剂、抗
      高血压药。

A

- B类反应　也称为药理未知反应，或与剂量不相关的不良反应（non-dose-related adverse reactions）。其是无法预料的和可能不是剂量相关性的不良药物反应，与正常药理作用无关的异常反应。此类反应的特点是与用药剂量无关，难以预测，常规的毒理学筛选不能发现，发生率较低，但死亡率高。常见B类反应包括

  - 特异质反应（idiosyncratic reaction）
    - ◆发生在有遗传性药物代谢异常或反应变异的个体，多与机体缺乏某种酶，使药物在体内代谢受阻有关。如伯氨喹致严重的溶血性贫血，异烟肼致多发性神经炎。
  - 变态反应（allergy reaction）
    - ◆是机体因事先致敏而对某药或结构与之相似的药物发生的一种异常反应，由免疫系统介导，停药后反应消失。
  - 致癌作用（carcinogenesis）
    - ◆由药物引起或诱导正常细胞发生恶性转化并发展成为肿瘤的反应结果。
  - 致畸作用（teratogenesis）
    - ◆作用于妊娠母体，干扰胚胎的正常发育，导致先天性畸形的毒性作用。
  - 致突变作用（mutagenesis）
    - ◆为药物引起的三种特殊毒性，均为药物和遗传物质在细胞的表达发生相互作用的结果。

目前，更多的不良反应类别已经被提出：

- C类反应　属于一种慢性反应，由于慢性患者长期服用药物所引起。
- D类反应　属于一种滞后反应。这种反应在患者服完最后一次药物后，经过较长时间不良反应才出现。例如，药物的致畸作用就是D类反应。
- E类反应　属于一种使用后反应。通常在药物服用停止后出现的反弹或戒断作用。

abnormal pre-clinical finding　非正常临床前发现　指对人体可能产生主要风险的在临床前动物或体外研究中的发现，比如，致畸胎性、致癌性、遗传变异性等。也可以指由于疫苗或其他药物的污染所造成问题的发现。有时也指"不正常化验值"，但这种值可能并未超出常规临床化验的正常值范围。这种涉及特殊受试者的化验结果可以被报告成不良反应事件。

abscissa　横坐标　指x轴。

absolute bioavailability (F)　绝对生物利用度　静脉注射与血管外给药时曲线下区域（AUC）比值，即药物全身吸收和药物利用度的比例与药物静脉给药（Ⅳ）的利用度的比较，通常计算为口服剂型的AUC与静脉给药剂型的AUC的比例。用于评价同一种药物不同给药途径吸收情况。例如，0.8（80%）的F值表示当该种药物以该种剂型服用时只有80%的药物可以进入体内发挥作用。

absolute change 绝对变化 当一个数值为标准、参照或起始值时，另一个数值变量与其数值变量之间的差异，比如，临床试验后续试验数值比例与基线相比的变化（参阅"relative change 相对变化"）。

absolute error 绝对误差 测量值（或多次测定的平均值）与真（实）值之差称为绝对误差，用δ表示（参阅"error 误差"）。

absolute frequency 绝对频率 一项特殊事件发生的次数或项目出现的次数，常可简称为频率。

absolute lethal dose or concentration (ALD or ALC) 绝对致死量或浓度 即LD_{100}或LC_{100}，泛指引起一群实验动物全部死亡的药物最低剂量或浓度。由于个体差异的存在，一个群体中可能有个别个体耐受性过高或过低，而造成LD_{100}偏离较大，所以在表示一种试验药物的毒性或对不同试验药物的毒性进行比较时，一般不采用LD_{100}。

absolute risk 绝对风险 就药物安全性方面而言，接触试验药物的受试者发生不良反应事件的概率，即不良事件的次数（如死亡、副反应等）除以接触药物的人数。例如，10%绝对风险表示当有10个人接触某药物后，会有至少1人发生某不良反应事件。当采用接触与无接触群组进行比较时，可将其解析为两组的风险差异或相对风险（两个绝对风险的比值）。

absolute risk increase (ARI) 净危险性增加 指临床试验中试验组与对照组之间危险性的净差异。当试验组的危险性超过了对照组时，用此指标。计算方法为试验组危险性减去对照组危险性，即ARI=ART−ARC。如果需要评估两组危险的增加比例，则应该用相对危险性增加（RRI）这个比例（参阅"number needed to harm 伤害需要病例数"）。

absolute risk reduction (ARR) 净危险性减少 一种评价临床效果的指标，与临床研究的试验组与对照组间危险的净差异有关。这个变量值应当在所有试验药物报告中呈现。当对照组的危险性超过试验组时用此指标。计算方法为对照组危险性（ARC）减去试验组危险性（ART），即ARR=ARC−ART。但如果需要评估两组危险的下降比例，则应该用相对危险性减少（RRR）这个比例（参阅"number needed to treat 治疗所需的例数"）。例如，如果对照组某事件发生率为7.3%，治疗组为4.3%，则该事件净风险性减少是3%。这意味着当100位患者接受试验药物治疗时，可能避免三例不良结果的出现。

absolute value 绝对值 忽略正向和逆向变化的数值。比如，+1的绝对值是1，−1的绝对值也是1。

absorbed dose 吸收剂量 又称内剂量，是指药物穿过一种或多种生物屏障，吸收进入体内的剂量。

absorption 吸收 药物被服用（不

是静脉注射）后从给药部位进入血流的过程。

absorption, distribution, metabolism, excretion/elimination (ADME) 吸收，分布，代谢，排泄 用于描述药物代谢动力学的过程，见 "pharmacodynamics (PD) 药效动力学"。在临床试验中，这类研究通常在Ⅰ期或Ⅱ期中进行。

absorption study 吸收研究 测定药物被吸收入血流所需时间的研究。

abstinence syndrome 戒断症状 反复用药，促使机体不断调整新陈代谢水平，以适应在外源性物质作用下进行生理活动，维持机体基本功能。一旦停药，代谢活动发生改变，生理功能发生紊乱，出现一系列难以忍受的症状，如兴奋、失眠、流涕、出汗、呕吐、腹泻，甚至虚脱、意识丧失等。

abuse (personal) 虐待（指人的行为） 指某人有目的地对他人施虐而造成他人精神或生理性损伤或痛苦。

abuse 滥用 泛指药物被持续、不定期、有意和过量使用，并造成生理、心理和行为不良效应，甚至可能造成滥用依赖性。取决于药物的性质，药物滥用可能合法，也可能非法。例如使用非法药物（如海洛因），或医生开出的一种含有精神兴奋或抑制作用的治疗药物。

accelerated approval 加速批准 指加快批准比现有治疗严重或威胁生命疾病的药物更为有效或有更显著临床意义的新药申请的特殊审批机制。

accelerated failure time model 加速失效时间模型 一种用于生存分析的统计模型，即随机加入一个治疗组的患者相对于另一个随机入组患者的疗效与平均生存时间的乘积比较统计分析。

acceptability of an ADR 药物不良反应的可接受度 一个药物不良反应可接受与否，取决于其治疗患者群体的效益。只有当效益大于不良反应产生的危害时才能被认为是可接受的。这是由药政部门在批准新药时要作出的医学判断，或医生在给患者开具处方时要考虑的主要因素，与药物不良反应的发生频率、严重度和预期效益和病症的严重度有关。例如，抗癌药物可能造成脱发或白细胞降低，但相对于挽救生命而言这些不良反应是可以接受的，但对于治疗过敏症或头疼症状时却是不可接受的。

acceptance error 允许误差 当一个声明或假设不正确时接受这个声明或假设（通常为 "null hypothesis 无效假设"）的误差度。

acceptable risk 可接受风险 不良反应事件的发生率水平可以被监管部门、研究者和申办方所接受的程度。可接受风险度在不同的国家和地区不同，也依药物类别、患者状况等而变化。

acceptance region 接受域 导致接受无效假设中的实验统计数值，比如，t-检验中或χ^2-检验中所计算得到的t值。

access control 权限控制 是指按照

临床试验电子系统的用户身份及其归属的某项定义组的身份来允许、限制或禁止其对系统的登录或使用，或对系统中某项信息资源项的访问、输入、修改、浏览能力的技术控制。按照药品临床试验管理规范（GCP）和监管要求，这是电子临床系统必须具备的功能之一。

accessibility of services　服务可及性 指某人能够获得他/她所需要的医药护理和服务。

accidental error　偶然误差 属于临床试验数据测量误差的一种形式，属于随机误差。指在相同测量条件下，对某一变量进行一系列观测，如果误差出现的数值大小和符号都不相同，从表面上看没有任何规律性，这种测量误差被视为偶然误差。

accountability　职责（责任） 对某种行为负责。

accountability　计量清点 与研究药物有关，指按照试验方案对研究药物的使用和/或库存状况进行清点的程序和文档过程，比如，要求对药物分发和退还的数量，或药物销毁数量和日期等进行清点后文档登记。这是一项国际GCP要求的规范程序（ICH E6 8.3.23）（见 "drug accountability 药物计量清点"）。

accounting for disclosures　披露说明 描述保护健康信息所包含的可披露部分的信息（不涉及治疗、付费和保健操作信息）。这种披露需要经过授权，某些信息的披露会有所限制。对于那些需要说明的可披露信息部分，通常应该注明当个人提出披露要求时可追溯的时间长度，如6年或更短/长等。然而，可追溯时间长度的说明并不是必须要求注明的部分。这一操作通常与患者隐私权利的保护有关。

accreditation　❶认可（接受） 一种某研究项目或研究由于达到一定的预定标准而获得外部权威或专门机构承认的程序。**❷认证程序** 一种涉及卫生保健组织对外部组织的政策，程序或行为进行检查的评价程序。这种评价是为了确保被检查组织各方面都符合预定的标准，通常可采取现场或非现场检查或调研的形式进行。

accrue　累积 收集或积累，常用于患者数据或信息。

accumulate　积累 随着时间的推移收集更多的患者数据或信息等。

accumulating data　累积的数据 越来越多的数据随时间的推移而获得。常用于序列分析或组别序列分析中的数据收集。

accumulation　蓄积作用 外源化合物连续或反复多次地与机体接触，当其吸收速度或总量超过生物代谢转化和排泄的速度或总量时，外源化合物或其代谢物在体内靶器官的总量就会逐渐增加并储留，这种现象称为蓄积作用。蓄积作用是发生慢性中毒的基础，因为这种累加最终可以造成组织或器官的损害。蓄积作用的大小取决于外源化合物接触量、接触频数及机体的排除能力等因素。

A

accumulation coefficient 蓄积系数
为多次外源毒物使半数动物出现毒效
应（或死亡）的累积剂量与一次染毒
使半数动物出现相同效应（或死亡）
的剂量之比值。

accuracy 准确度（精确度） 所观
察的数据几乎接近它的真实数值（即
使真的数值不可能知道）的程度。也
用于描述测量真实数值的过程十分接
近真实的程度。测量的准确度高表示
系统误差较小，这时测量数据的平均
值偏离真值较少。除系统误差外，准
确度亦是偶然误差来决定的。在数据
分散的情况下，即偶然误差的大小不
明确，准确度会受到影响。测量精确
度（也常简称精度）高，是指偶然误
差与系统误差都比较小，这时测量
数据比较集中在真值附近。换句话
说，精确度系指被测量的测得值之间
的一致程度以及与其"真值"的接近
程度，即精密度和正确度的综合概
念。从测量误差的角度来说，精确度
（准确度）是测得值的随机误差和系
统误差的综合反映。通常来说，准确
的临床试验一定是精密的，但精密的
临床试验数据不一定是准确的（参阅
"precision　精密度"）。

accurate 准确的 接近真实值的。

acknowledged 被认可的（公认的）
多用于表示临床试验过程中，某一方
向另一方送交公文或文件后，另一方
以书面的形式确认收讫到所送交的文
件。例如，申办方送交临床试验方案
文件供伦理委员会审批，或送交安全

性更新报告给研究机构。伦理委员会
或研究机构在收到此类临床试验文件
后，往往会回函或在申办方送交文件
时所附的收讫备忘录上签名，返回给
申办方，表示其所送交的文件已经送
达，并被保留在相关试验文件夹中。

**acquired immune deficiency syndrome
(AIDS)** 获得性免疫缺陷综合征（艾
滋病） 一种人体免疫系统的疾
病，其特征为人体的$CD4^-$帮助T细
胞（$CD4^-$ bearing helper T cells） 的
数量低于正常值的20%或以下，使
得患者体质变得异常脆弱（如易患
Pneumocystis carinii肺炎）或有生命
垂危（如伴有Kaposi肉瘤）的情况。
这种疾病的传染是由于HIV感染而发
生，这种感染通常是通过非法药物的
静脉注射过程中的血液传染或性交中
的体液（如精液）分泌传染而发生。

Act 规范（法规） 与药政管理有关，
比如美国食品、药物和化妆品的法规。

Act/Law/Statute 法案/法律/法规
由议会通过并由总统签署批准或反对
过的立法术语。

action letter 行动信函 指药政部门，
如美国FDA，告知新药申请（NDA）
药物公司有关药政机构对申请决定的
交流文件，如批准信、可批准信或不
批准信等。

active control 阳性对照（有效对照，
活性对照） 这是一种临床对疾病进
行治疗干预的方法。例如，一种药
物、疗法或医疗器械的疗效已经是明
确的，为了说明新疗法或研究药物的

有效性，采用已知的疗法和药物进行疗效比对。与阴性（如安慰剂）对照相比，阳性对照可由经验预见其结果，即应该得出正面的结果。如果临床试验的目的是研究新疗法对某些严重疾病患者死亡率或严重病症转归的影响，则常常要进行阳性对照试验。此外，如果对某种疾病已经有了有效的疗法，就应当使用这些活性有效治疗中的一种作为对照，而不是用安慰剂。所以，阳性药物对照试验是将试验药物与已知的活性有效药物进行对照的临床试验，根据试验的目的常分为优效性试验和非劣效性或等效性试验等。试验设计的关键，是通过阳性药物对照来证明受试药和对照药之间的差别（优效性），或证明两药之间的非劣效性或等效性。

一般而言，阳性对照药物应选择对该适应证公认的已上市的同一家族的药物（可以和受试药结构不同，但通常药理作用、作用机制相同或相似）；新药上市后为了证实对某种疾病或适应证具有优于其他药物的优势，可以选择特定适应证和选择对这种适应证公认最有效的药物（可以和受试药结构不同、不同家族但具有类似作用的药物）作为对照。

active control equivalence study (ACES) 有效药物对照等效性研究　验证两个有效药物之间疗效相等的研究。

active ingredient 有效成分　药品（片剂、胶囊等）中具药理或生物活性的成分。但要注意的是有些情况下无药

理活性的成分，如赋形剂或填充剂，在高剂量时有时也会产生生物活性或不良反应。例如，乳糖作为填充剂时，高剂量下会造成腹泻。所以，药物安全性的评估不仅要注意有效成分的可能性，也要注意赋形剂或生产质量杂质引起的问题。

active moiety 有效部位　使药物分子酯化或成盐，或形成非共价键衍生物（如复合体、螯合物等）而改变药物生理或药理活性的附属分子部分除外的药物分子或离子主体结构部分。

active principle 有效成分　植物药中提取出的或所含的化学活性成分。

active query 有效质疑　在药物警戒中，对自发性报告（spontaneous case report）中的问题澄清发出直接的询问，以达到报告信息所要求的完整性。这种问题质疑可以是直接且有针对性的，例如，有关患者于×年×月×日发生的心绞痛症状，请提供住院报告和结果信息。有时这种有效质疑也可能是通过检索安全性数据库发现相关安全性信息而产生的。

active surveillance 有效警戒　与药物不良事件/不良反应报告系统有关。在临床试验中，研究者往往主动征询受试者自上次访视以来是否经历任何不适或不良事件，这就是一种有效药物警戒的方式。药物上市后有效警戒的形式包括：

　　•　药监部门要求医生报告某项药物可能发生的某种不良反应事件。这被称为提示报告（prompted

A

report）或诱发报告（stimulated report）。

- 在审阅定期安全性报告后，要求对某项可能是潜在安全风险信号的特定不良事件或不良反应作出跟踪监督的要求。
- 在群体特定不良事件或不良反应发生时，公司要求对某种药物引起的1000位患者的不良经历作出跟踪调查，并提出报告。

active treatment 有效治疗　一般指用活性药理产品或生物物质（不是安慰剂）的治疗，通常是已知，并作为试验药物的阳性对照。有时也用于描述针对主要症状且不是用对照药物（虽然也有效）的治疗。

active treatment concurrent control 有效治疗同步对照　指临床试验中受试者被随机分配至公认的有效治疗组接受治疗。

active treatment control 有效治疗对照　等同于"active treatment concurrent control　有效治疗同步对照"。

acute 急性（短期）　急速发生和持续较短。相对于慢性疾病而言（如糖尿病），一种疾病可以是急性发作（如水痘）。有时可用来描述治疗特殊疾病研究中的一个阶段，这种研究阶段通常是短期的，常可称为研究的短期阶段。这种短期研究是相对于长期跟踪性研究而言的，在有些研究中，需要跟踪疾病复发或长期的药物安全性，因而需要进行长期跟踪。

acute episode 急性发作　一种内在慢性疾病（持续较长的疾病）症状的短期症状。比如，气管炎可以是一种具有急性发作症状的慢性疾病。

acute myocardial infarction (AMI) 急性心肌梗死　一种心脏病，指心肌部分由于突然缺乏血液循环而出现的心肌组织坏死性变化。这通常是由于伴随冠状动脉狭小的动脉粥样硬化所引起的血栓而造成的。

acute phase 急性阶段　见"acute 急性"。

acute study 短期研究　通常指对慢性疾病的短期研究。

acute toxic effect zone (Z_{ac}) 急性毒作用域　指试验药物半数致死量与急性阈剂量之比，其公式为：$Z_{ac}=LD_{50}/Lim_{ac}$。其比值的大小反映了急性阈剂量值距离LD_{50}的宽窄，比值越大从急性阈剂量到引起死亡的剂量距离越宽，试验药物引起死亡的危险就越小，反之亦然。

acute toxicity 急性毒性　药物毒理学术语，指机体（实验动物或人）一次接触或24h内多次接触化学物后在短期（14d）内所发生的毒效应。

acute toxicity study 急毒研究　对药物的短期毒性所作的研究，通常是用一种药物的单一剂量进行研究。

ad hoc 特别　特殊性的东西或事务。比如，根据客户要求产生的特别报告，特别问题中的特征性方面等。

adaptive design 调整性设计（自适应性设计）　采用调整型规则的临床试验。在这种试验中，按照预先规定的方式，临床试验的后期阶段的某些组别的进程或设置依据前期试验中发生的实际状况而调整。

adaptive inference 调整性推断（自适应性推断） 随着数据和信息累积而作出的结论。虽然这种推断可能是显而易见的，但许多研究的结论只有在研究结束时才能作出，调整性推断可以随着研究的进展而作出。

adaptive randomization 调整性随机（自适应性随机） 等同于"adaptive design 调整性设计"。

adaptive rule 调整性规则（自适应性规则） 临床试验中预期制定的随着研究进展而改变研究程序的规则。例如，随着研究的进行和结果的明朗，对招募进入治疗不同组别的受试者人数进行调整、改变招募的总受试者人数、增加或减少某个治疗组别或剂量组别或提前停止试验项目等。这种设计在一种治疗似乎优于另一种治疗的情形下，随机入组受试者的比例可能会偏向于疗效更佳的组别。

adaptive treatment assignment 调整性治疗法 泛指运用调整性规则对临床试验的治疗组别实时作出配置调整的方法。

adaptive trial 调整性试验 运用调整性规则的临床试验项目。

addendum 补遗 指临床试验文件的补充文件，比如试验方案修正案或研究者手册补充等。

addiction 成瘾 从药理效应的角度看，造成习惯性或不由自主地强制使用或继续使用会导致耐受和停用后产生戒断症的药物服用现象称为成瘾。这种成瘾性可能是生理性的，也会是心理性的。

additional joint effect 相加作用 指几种药物混合服用后所产生的机体生物学效应，表现为各单一药物分别产生效益或毒性效应强度之和。

addictive drugs classification 成瘾药物类别 按照作用机制，成瘾药物可以分类成：

- Ⅰ类 $G_{i/o}$ 偶合受体激活，如吗啡和其他鸦片类化合物。
- Ⅱ类 与亲离子受体或离子通道结合有关，如尼古丁、乙醇、苯二氮䓬类镇痛药等。
- Ⅲ类 与生物胺转运体结合有关，如可卡因、安非他命及其衍生物等。

additive model 加和模型 一种统计分析模型，指当不同的单一疗效组合在一起时不同变量对疗效综合作用的统计分析。

adequate and well controlled 适宜和良好控制的 主要指大型，合理随机和盲态设计的Ⅲ期临床研究。

adjust 修正 修正（通常与疗效预测有关）治疗组别之间患者特征的差异因素。

adjusted estimate 修正预测 对某一变量组中一些特殊值参数的预测。比如，高血压及其治疗可能与年龄有关。所以，人们可以对某种药物对不同年龄的患者的疗效作出预测。

A

adjuvant therapy　合并治疗（辅助治疗）　为了扩大单一治疗的效果增加额外的治疗措施，或除基本治疗以外的附加治疗方法。例如，增加抗呕药物的服用来扩大抗癌化疗药物的效果。

administer　服用　从予以治疗的意义上来说，给予或服用治疗物质。

administrative amendment or change　行政修改　对临床试验方案的修改不涉及试验设计、有效性和安全性评价标准和规程、受试者监管，而只是从行政管理的角度进行方案修改，如错别字的修改、研究机构的信息的增减等。方案行政修改需要递交伦理委员会备案。

administrative regulations　管理条例（行政规章）　对项目或团体行为制定规则，使其有条不紊地进行活动。例如，制定涉及试验研究经费和合作协议文件的管理及实施的规章制度。这种行政命令或指令的实施和管理会影响所有经费审批及合作协议完成，申请制度或规范程序建立，以及管理实践的监管行为。

administrative review　管理性审阅　对研究数据（一般为累积的数据）的审阅，其目的是监督研究的实质性进展，如招募率、试验样品的运送等。

administrative shell　行政框架部分　指正式项目建议书中申办者封面（签名页），预算和依据，文摘，申办者检查清单，项目批准页等在内的部分。

admission criteria　入组标准　见"inclusion criteria　入选标准"。

admission date　入院日期　患者被接受入住院部、门诊部，或开始接受护理的日期。

advanced registered nurse practioner　高级注册护士　见"registered nurse　注册护士"。

adverse drug event (ADE)　不良药物事件　等同于"adverse event　不良事件"。

adverse drug experience　不良药物经历　等同于"adverse event　不良事件"。

adverse drug reaction (ADR)　不良药物反应　等同于"adverse reaction　不良反应"。

adverse drug reaction on-line information tracking (ADROIT)　不良药物反应在线信息系统　含有上市药物不良反应的数据库。

adverse event (AE)　不良事件　受试者在服用药物时经历的任何不期望出现的不良医学事件。请注意这种不良事件不一定和治疗有因果关系。因此，不良事件可能是任何不利和不期待出现的症状（包括不正常化验结果），可能与研究药物治疗的症状或疾病有关（不管是否与药物有关）。临床试验不良事件指受试者参加临床试验过程中所发生的任何不利或不正常的事件，可能对受试者参加研究造成风险，或增加研究伤害的风险，或对受益/风险比产生不利影响。美国FDA还规定不正常的临床前或化验发现也应被视为不良事件，尽管这种事件可能不会对受试者造成直接伤害。比如，一种细菌在生产一批疫苗的细胞培养物中发现。虽然这批疫苗已经被服用，但并没有相关细菌感染的报告出现。在临床试验中，不良事件的收集和报告应当从受试者签署知情同意书的时刻起。

adverse experience 不良经历　等同于"adverse event　不良事件"。

adverse reaction (AR) 不良反应　指新药被批准前的临床经验，特别是治疗剂量还未建立前，与药物剂量有关的任何毒性的和不期待出现的药物不良反应。请注意这种不良反应包含了与相关药物间至少可能存在一种合理的因果关系，即关系不能被排除。药物批准上市后，药物不良反应指毒性的和不期待出现的副作用，这种不良反应可以是患者服用正常药物剂量防治、治疗、诊断和治疗生理机能时出现的不符合药物治疗目的，给患者带来危险或痛苦的反应。引起的疾病被称为药源性疾病。所以，凡不符合用药目的并为患者带来不适或痛苦的有害反应都是药物不良反应。此外，需要指出的是药物不良反应不一定是有效药物成分引起的，有些药物赋形剂或生产过程带来的杂质也可能造成不良反应。药物不良反应的类别有以下几种：

- 副作用（side reaction）　在治疗剂量下，药物产生的与治疗目的无关的其他效应。
- 毒性反应（toxic reaction）　药物剂量过大或药物在体内蓄积过多

发生的危害性反应。急性毒性（acute toxication）、慢性毒性（chronic toxication）和特殊毒性，如致癌（carcinogenesis）、致畸（teratogenesis）、致突变（mutagenesis）等。

- 后遗效应（after effect 或 residual effect）　停药后血浆药物浓度已降至阈浓度以下时残存的药理效应。
- 停药反应（withdrawal reaction 或 rebound）　又称反跳，指突然停药后原有的疾病加剧。
- 变态反应（allergic reaction 或 hypersensitive reaction）　又称过敏反应，是药物产生的病理性免疫反应。
- 特异质反应（idiosyncrasy）　少数特异体质患者对某些药物产生的特殊反应。

adverse treatment effect 不良治疗效果　等同于"adverse reaction　不良反应"。

advertisement 广告（宣传资料）　与招募受试者有关的文件，如试验项目宣传单、海报等。这种文件反映试验项目需要招募的受试对象要求，试验项目简介，反映参加临床试验项目自愿原则。任何临床试验的受试者招募广告都需要经过伦理委员会的批准后才能推出宣传。这也是全球GCP要求的标准操作规范之一（ICH E6 8.2.3）。

advisory board 顾问董事会　见"advisory committee　顾问委员会"。

advisory committee 顾问委员会 由相关医药专家和人士组成的指导临床试验策略及方向，和评价试验结果的专家小组，其成员组成不应是申办方的雇员。比如，美国FDA建立的顾问委员会由临床专家和一位消费者利益团体代表（均不是FDA雇员）组成，其职责是鉴别新药类别，评价所提交的试验数据是否来自适宜和良好控制的临床研究，并有足够的证据来支持新药的安全性和有效性。

advocate 倡导 支持所提出的论点、观点或看法。

aetiology 病因学 疾病的原因或疾病因果关系研究。

affinity 亲和力 指药物与受体结合的能力。

after reaction 后遗效应 指停药后血浆药物浓度下降至阈浓度以下时残留的药理效应。

agency 部门（机构） 通常指药政权威机构。

aggregate 聚集 将不同的数据值组合成聚集性数据。

aggregate data 聚集数据 已按照类别分类的数据。比如，吸烟的患者被归类为一组，不吸烟的患者被分为另一组等。

aggregate report 集积报告 指总结和分析多种临床试验发生的药物不良事件和风险信号的报告。定期安全更新报告（PSUR）就是一种集积报告。这种报告一般由药物安全或警戒部门人员负责产生。

agranulocytosis 粒细胞缺乏症 临床试验中血液安全警戒中常用术语。这一般需要有效警戒（active query），而不是自发报告（spontaneous report）。这类症状通常是孤立而严重的不良反应，临床表现为白细胞颗粒数急剧下降。诊断标准通常为：

- 急性、严重和孤立嗜中性白细胞减少症，多型核中性白细胞数少于500μL/L（0.5×10^9/L）；
- 无贫血（血红素大于100g/L）；
- 无血小板减少症（血小板数大于1×10^9/L）。

agreement 协议（合同） 涉及两个不同团体之间的合作内容和彼此对对方的期待和要求。比如，临床试验中研究者与申办方之间的协议，研究者与合同研究组织之间的协议，申办方或研究者与药政管理部门的协议，申办方与合同研究组织之间的协议等。这种协议通常具有法律效力，具体阐明双方合作的目的、义务、要求、责任和/或财务安排等。从某种意义上来说，临床试验方案就是一种研究者、申办方与药政部门之间的协议。一旦研究者签署试验项目协议书，则表明研究者愿意遵循试验方案的规定步骤及要求和GCP规范来承担试验项目，申办方会履行试验项目的管理和监督职责等。按照国际GCP规范的要求，任何临床试验的进行都应当预先完成合同/协议程序（ICH 8.2.6）。

agonist 激动剂 是一种可与机体受体结合而激活产生一定生物效应，或通过受体结合增加或激活生理性化学物质或另一个药物作用的化学物质，既具有亲和力又有内在活性。其效应可以被拮抗剂抑制，而产生与激动剂相反的效应。例如，吗啡可以引起强烈的生理欣快感。按照激动效应的水平，可以分为完全激动剂和部分激动剂。前者有较强的亲和力和较强的内在活性（$\alpha=1$），特点是 $R_a \gg R_t$，足量可引起完全的 R_a，产生最大的生理生化效应（E_{max}）。后者有较强的亲和力但内在活性不强（$\alpha < 1$），特点是只引起较弱的激动效应，增加浓度也不能达到最大生理生化效应。激动剂的效价与 EC_{50} 成反比。EC_{50} 是产生50%最大生物效应时的激动剂浓度值，可用于比较产生类似生物效应的药物效力大小。EC_{50} 值越小，激动剂的效价越大，产生最大生物效应所需的药物浓度越低。

AIDS Clinical Trials Group (ACTG)
艾滋病临床试验团体　国际上最大的HIV临床试验组织，在制定HIV感染和防治保健标准方面起着主要作用，其成员主要由HIV/AIDS治疗研究领域的著名临床科学家组成。在某些国家和地区，这个组织对有关艾滋病治疗药物的新药临床数据的评价及批准和防治策略都有着决定性的影响。

aim of a study　研究目的　一般指临床试验的目的。

ALCOA principle　ALCOA原则　国际普遍认可和推行的临床试验数据质量原则，即：

· 溯源性（attributable）

－每一个数据的输入及其修正都应当可追溯到观察、记录和修改该原数据的个人和数据记录日期和时间，并且每一数据记录不能有多个原数据源。数据点修改除了要保留原数据记录痕迹外，还必须有修改该数据点的个人、修改日期和时间以及修改原因记录。

－每一个数据的产生和修改都可溯源到该数据点的受试者源文件记录，无论这个源文件记录是以何种形式建立的。

－所有的电子记录都应当由经过培训的人员完成，而这种培训必须有文件或证书证明它的发生。所以，申办方必须制定相应的培训电子数据系统的SOP，并指出培训文件如何存档保留和稽查者应当定期检查。

－所有拥有电子签名的人都应签署签名协议。这种签名协议和身份识别文件应当存档保留，并确保所有的签名行为都是在授权的相应时间和场合中完成。

－对电子记录采取的签名行为应当定期进行评估，以检查这些电子签名的行为都是由授权的责任人和拥有者所作出的符合规范的行为结果。

· 清晰性（legible）

－不能被认读和理解的数据不应当被采用（与准确性和归属性

A

无关）。任何不能被清楚地认读的数据可能造成误解，被数据录入员错误地输入数据系统中。

-只有易被认读的数据才能使任何不符合逻辑的数据可以实时地被监测出，并能及时予以纠正。所有输入和修改都有迹可查。

-任何不符合逻辑的数据点在输入之际就可以被实时性地发现逻辑错误。一旦这些非逻辑的不一致性数据错误出现，应立即加以纠正。这样可以增加数据的严谨性。

-CDISC标准使统一化的数据变量命名能被查阅理解，便于全球申报。

· 同时性（contemporaneous）

-数据的实时记录伴随着数据的实时观察而完成。任何延滞数据的输入都可能造成数据记忆的偏差和错误。任何数据的输入都应当伴有输入日期和时间。对这些日期和时间的更动只有被授权的人员才能进行，并需要记录在案。

-系统必须始终保持最更新的数据信息。

-数据在研究机构被输入到电子记录中大多是通过手工转录纸质源文件数据过程完成。数据从输入开始就被中心监控，所以对整个输入过程的管理有着很强的时效性。显然，鼓励和管理研究机构对数据的及早输

入对更大程度地保障数据严谨性尤为关键。

-数据的实时审阅和分析取决于数据的及时输入。这样做也有助于对试验项目的问题及早发现和对临床试验的状态和趋势早日做出决策。

-数据在输入和输出时都能实时符合CDISC标准。

· 原始性（original）

-第一次被采集的数据为原始数据。任何数据点不能有多重数据源数据。

-EDC技术可以避免数据的重复输入，从而确保每位患者的数据都是直接来源于源文件记录，并都具有唯一性和独特性。

-数据监查链的改变可以显著地增加数据的严谨性，并确保研究机构遵循数据输入计划要求完成电子源文件或纸质源文件的直接转录。这也使监查员的监查访问的重点从传统的数据加工审阅和源文件核查变成源文件核查和研究机构行为环境监督。

-减少数据输入步骤，以保障源数据的错误。

· 准确性（accurate）

-电子化系统在实施运行前，都需要完成构建细节规划和步骤、测试和验证等程序，而这些程序记录应当存档保留。通过这些程序可以确保用于输入、加工、审阅、咨询、编辑和修正

数据记录的电子化系统功能的可重复性、可靠性和完整性。

-所输入的数据应当忠实地反映临床观察和评价所得出的结论。编辑核查功能则可以将错误数据输入降至最低，并防止错误被不正确地修正或改变。

-在确保数据准确的基础上，以风险为基础的临床试验项目程序和数据质量的监管将成为可能。

此外，数据质量原则还包括：

· 持久性（enduring） 申办方获得的整套数据（包括在编辑轨迹中的数据变更信息）在试验结束后需要提供给研究者复制件，以作为试验文件保留。数据可被保留所要求的时间长度并可在需要时恢复，如CD、磁带、硬盘。

· 可取性和可触性（available and accessible） 研究者提供的所有数据（包括修正数据）在需要时随时在研究机构被审阅、监查和稽查。

· 完整性（complete） 所有的数据都存在，如所有检测结果都被保留，包括元数据。

· 一致性 数据没有矛盾或差异，如使用标准化的数据。

alert report 警报报告 必须在收到严重不良反应事件报告后7d或15d内向监管部门（如FDA）报告的加速报告的通用代名词（见 "expedited report 加速报告"）。

albumin 白蛋白 血液中的一类血清蛋白，由肝脏生成，在血液蛋白中所占比例约为70%。白蛋白通过维持血液渗透压在调节血容量方面起着重要作用。白蛋白对某些低水溶性分子还具有载体的作用，如脂溶性激素、胆盐、非结合性胆红素、游离脂肪酸、钙离子、铁传递酶和一些利用白蛋白作为载体的药物。这些药物在血液白蛋白受体上的竞争性可能对药物相互之间的效力产生影响。所以，血液中白蛋白的水平高低一般会受到肝功能、生物递质（如维生素A）或其他生理状态因素的影响。成年人（3岁以上）血清白蛋白的正常值为3.5～5g/dL，儿童（3岁以下）为2.5～5.5 g/dL。

algorithm 演算法（推演） 解决数学问题所需要的逐步演算过程，也用于描述为达到某一结果在多项决策中做出系列选择的逐步过程。它通常是用文字表达（不一定需要完整或适当的句子），而不只是一套数学表达式。例如，临床试验中对结果统计分析所做的描述性推演。

aliquot 整数（整批样品） 全部样品中有明确数量的一部分，常用于指实验室检测或分析样品。

allergic reaction 变态反应 机体对外源性化学物产生的一种病理性免疫反应，由于既往已被该类药物致敏所致，其反应性质与药物原有性质无关，又称超敏反应。变态反应的特点包括过去有接触史和不呈典型的 "S" 形剂量-反应曲线。这类反应有时轻

A

微或严重，偶尔还会造成死亡。

allergy 过敏 又称过敏症或超敏反应，是由于外来的抗原物质与体内特异性抗体结合后由肥大细胞、嗜碱粒细胞释放大量过敏介质而造成的一组临床症候群，主要表现为局部血管扩张，血管通透性增高，器官平滑肌收缩以及腺体分泌增强等。其特点是发作迅速、反应强烈、全身性的、消退较快，有时会涉及多个靶器官的严重临床症状，表现为一个具有多种诱发物、致病机制不尽相同的临床综合征，严重到甚至危及生命的免疫性或非免疫性变态反应；一般不会破坏组织细胞，也不会引起组织损伤，有明显的遗传倾向和个体差异，故可以视为是一种免疫功能失调症。正常的情况下，当外来物质进入人体后大都面临两种命运，如果被机体识别为有用或无害物质，则这些物质将与人体和谐相处，最终将被吸收、利用或被自然排出。如这些物质被识别为有害物质时，机体的免疫系统会立即做出反应，将其驱除或消灭，这就是免疫应答发挥的保护作用。免疫应答是人的防卫体系重要的功能之一，但是如果这种应答超出了正常范围，即免疫系统对无害物质进行攻击时，这种情况称为过敏反应或变态反应。因此，过敏反应是一种疾病，因为无端的攻击也会损害正常的身体组织，甚至免疫系统居然有时对机体本身的组织进行攻击和破坏，对人体的健康非常不利。根据Coombs法，通常把过敏反应分为速发型、迟发型反应，其定义如下：

- Ⅰ型（速发型，immediate） 抗原结合到肥大细胞表面的特殊IgE抗体，造成炎症介质的释放。如过敏性鼻炎、荨麻疹、血管性神经性水肿、过敏性支气管哮喘、过敏性休克等。
- Ⅱ型（细胞毒型，cytotoxic） 由IgG或IgM抗体与靶细胞表面相应抗原反应造成的以细胞溶解或组织损伤为主的病理学免疫反应，有补体、吞噬细胞和NK细胞参与。如溶血性贫血、白细胞减少症、粒细胞减少症、血小板减少症等。
- Ⅲ型（免疫复合物型，immune complex hypersensitivity） 是由游离抗原与相应抗体结合形成可溶性免疫复合物（IC），若IC不能被及时清除，即可沉积于局部或全身多处毛细血管基底膜后，通过激活补体，并在血小板、中性粒细胞及其他细胞参与下，引发一系列连锁反应而引起的以充血水肿、局部坏死和中性粒细胞浸润为主的炎症及组织损伤。如血清病综合征、药物热、过敏性脉管炎、Arthus现象等。
- Ⅳ型（迟发型） 是由致敏的T淋巴细胞与相应的抗原结合而引起的一种细胞性免疫应答，如过敏性皮炎等，一般要经过48～72h或更长时间后才出现，发病过程

A

中没有抗体或补体的参与，多数没有个体差异，如接触性皮炎等。

all patients treated analysis 所有受过治疗的患者分析 等同于 "intent-to-treat analysis 意向治疗分析"。

all patients treated population 所有受过治疗的患者群 等同于 "intent-to-treat population 意向治疗群体"。

all subsets regression 全部亚组回归法 确定哪些变量应当置于回归模型的方法。

allocate 分配 通过随机或确定法划分患者入一个治疗组。

allocation ratio 分组比例 在平行分组研究中，患者被分入某一治疗组的人数相对于分入另一治疗组的人数比例。常见的比例为1：1或均等分配。

alpha error α错误 意指造成Ⅰ类错误（type Ⅰ）的概率，即临床试验的统计假设检验中，当无效假设（H_0）正确时，而拒绝H_0假设出现概率所犯的错误又称为拒真错误。

alpha spending function α消耗函数 在成组序贯研究中应用的统计分析方法。中期分析进行的时间和次数并不一定需要预先设定。通常α=0.05（p=0.05），如中期分析揭盲后，下一次要求有统计学意义的p值是α=0.025（p=0.025）。

alphanumeric 字母数字 字母代表的数据（a, b, c, ⋯, A, B, C, ⋯, 包括特殊符号，如¥、%）或数字代表的数据（0, 1, 2, ⋯9）。

alternate allocation 交替分配法 划分治疗组给患者的方法。在这个方法中，患者以可预料的交替方式接受治疗组别，如第一位患者接受A治疗，第二位患者接受B治疗，第三位又接受A治疗，第四位则接受B治疗，依次循环反复。

alternative hypothesis (H_1) 备择假设（替换性假设） 备择假设亦称研究假设，统计学的基本概念之一。假设检验中需要证实的有关总体分布的假设，它包含关于总体分布的一切使原假设不成立的命题，常记为H_1。这通常出现在药物研究的统计分析假说中，一般见于并非真实的无效假设（即没有治疗效果的无效假设）中。比如，如果研究的目的是比较某种药物与对照/安慰剂的疗效的话，那么无效假设（H_0）可能设定治疗组与对照组之间的治疗结果没有区别，而备择假设则为有区别，即有治疗组的效益优于对照组。例如，原假设H_0：$\mu=\mu_0$，则备择假设为H_1：$\mu \neq \mu_0$。又如，原假设H_0：$\mu_1 < \mu_2$。这种无论何时，人们拒绝无效假设时，所接受的结论叫作备择假设。

alternative medicine 替代医学（替代药物） 许多人选择的非传统医药方法，又称为另类医学，如顺势疗法、催眠疗法、针灸、草药等。

altruism 利他主义（利人主义） 将他人利益放在首位，特别是在临床试验中，将患者的利益放在研究项目的利益之前。

ambulatory care 急护 任何形式的

A

无须过夜住院治疗的医药服务。

ambulatory care sensitive conditions (ACSC) 急护敏感状况 指如果治疗护理及时和非住院状况下的管理适当，疾病状态并非达到需要住院护理的医疗状况。

ambulatory surgical center 急护手术中心 进行门诊手术的场所（非住院部手术室）。患者只在那里待若干小时或一夜，完成手术后即可回家。

amended protocol 修改方案 见"protocol amendment 试验方案修正书"。

amendment 修正案 见"protocol amendment 试验方案修正书"。

ampoule 安瓿 装皮下注射液一次用量的小玻璃管。

analysis 分析 总结数据（包括图标数据）或问题的过程，以便清楚地描述问题的所在及其相关结论。

analysis by administered treatment 按接受治疗分析 一种根据患者实际收到的治疗组别对数据进行总结并得出结论的分析方法。

analysis by assigned treatment 按划分治疗分析 等同于"analysis by randomised treatment 按随机治疗分析"。

analysis by randomized treatment 按随机治疗分析 一种根据患者计划被给予的治疗组别（即他们被随机给予的治疗组别）对数据进行总结并得出结论的分析方法。这个方法并不介意患者是否真正受到所分配的治疗，与"ITT 意向性治疗"概念类似。

analysis database 分析数据库 临床试验中可收集和存储试验数据分析集的数据库。

analysis data model (ADaM) 分析数据模式 为CDISC的组成部分，与临床试验有关数据分析集和元数据标准有关，用于支持临床试验数据统计分析的产生、再现和审阅。

analysis of covariance (ANCOVA) 协方差分析 一种方差分析衍生出的统计分析方法，其基本原理是将线性回归与方差分析结合起来，调整各组平均数和F检验的试验误差项，检验两个或多个调整平均数有无显著差异，以便控制在试验中影响试验效应（因变量）而无法人为控制的协变量（与因变量有密切回归关系的变量）在方差分析中的影响。

analysis of variance (ANOVA) 方差分析 又称变异系数分析或F检验，用于对两个或更多治疗组别及其疗效的平均值进行总体检验（需根据其他可能因素，如种族、性别、治疗中心、年龄等进行调整）的统计分析方法，以检验实验所得的多个平均值是否来自相同总体。由于这个分析是一种涵盖了较广泛技术的通用方法，因而适用于许多临床试验情形。显然，只是把方差分析作为统计分析的方法并不足以反映出临床试验研究统计分析实际采用的方法。

analysis policy 分析政策 等同于"analysis strategy 分析策略"。

analysis population 分析人群 通常指包括在数据分析中的入组临床研究

A

的患者，如意向性治疗群体、符合试验方案群体、安全性观察群体等。

analysis set 统计分析集 指参与临床试验的受试者中，可以用来进行统计分析的受试者。确定统计分析集通常有两个原则，即意向性原则和符合方案原则。

analysis strategy 分析策略 这涉及对临床试验结果分析决策的综合方面，如是否采用所有受过治疗的患者分析、意向性治疗分析、试验方案受试者分析或其他策略或考量，如参数方法或非参数方法，贝叶斯（Bayes）干预分析或频率干预分析等。

analyte 分析物（成分） 被分析的物质；被层析物；混合物中的单一化合物。

anatomical therapeutic chemical classification system (ATC) 解剖治疗化学分类系统 一个按照药物作用部位和它的适应证来进行药物归类的系统。

ancillary services 辅助服务（附属服务） 由医院或其他住院医药计划所提供的专业服务，包括X光检查、药房、化验室或其他服务项目等。

and/or 和/或 表示包含二者或者选择其中的一个。比如，如果有两个事件A和B的话，一个选择是A和B都可能出现，另一个选择为不是A就是B会发生（不能两者都出现）。所以，当二选一的情况出现时，用"或"较为合理，因为需要排除一种可能。但不是二选一的情形存在时，最好只用"和"，以免造成误解。此外，也可以用适当的词句对这种应用加以解释。

anemia 贫血 体内血液缺乏红细胞或血红蛋白降低而影响血液运送氧气能力的生理疾病状况。

anecdotal evidence 意向论据 不应积极依赖的非可靠性论据，通常被认为是非正式的观点，仅作为意念或对研究问题提出某种看法的情形。

anesthesia 麻醉药 在手术前给患者服用或注射的药物，使其在手术中失去疼痛的知觉。这种药物应当由专业麻醉医生或专门训练的医护人员给予。

aneugen 非整倍体剂 一种对DNA显毒性作用的物质。

angular transformation 角度转换 对部分比例的数据进行转换以便在正常分布的基础上对数据进行统计分析，其中如果比例为p的话，转换则可为$y=\arcsin(\sqrt{p})$。

animal model 动物模型 一种利用动物来进行实验，并将其结果外推至人体可能产生的作用而建立的动物研究体系。

animal study 动物研究 用动物（非人类）进行的研究。

annotated case report form (aCRF) 注释病例报告表 指在空白的CRF中，在记录数据的位置上，对递交的数据库数据集以及数据集中变量相应的名称进行标注的过程。其目的是用文件记录来说明临床试验病例报告表的表格、变量条目名称、列表、访视及其他任何数据记录，也包括数据变量代

A

码列表。它将CRF的每个数据变量和数据库结构设计相关联，是规范临床试验数据库和每个数据集信息采集的重要工具之一。临床试验结果在申报给监管部门审阅时，aCRF是必不可少的药政申报要求提交文件之一。在空白的临床试验病例报告表中记录所收集数据位置的注释，即标示在病例报告表数据库中数据集及其变量名所含每个数据点的位置。在临床试验数据标准中，用于数据采集的aCRF的数据格式通常为CDASH标准，用于数据递交的aCRF的数据格式通常为SDTM标准。

annual reports　年度报告　在研究新药临床试验（IND）批准生效后，每周年截止日期60d内申办者必须向药政部门（如美国FDA）递交的专项试验研究进展简要报告，包括在过去一年中所出现的不良反应事件、有效性分析结果、任何伦理审批或再审批等一切与进行中的临床试验项目有关的事件和活动。按照国际GCP规范，同样的年度报告也必须递交给伦理委员会（ICH E6 8.3.19）。新药批准上市（NDA）后，药物厂商在新药批准之日的每周年截止日期的60d内，也必须向药政部门（如美国FDA）递交药物安全性和质量监督的年度报告。

annual review　年度审查　伦理委员会（IRB/IEC）对批准进行的临床试验项目每年都需要根据年度报告对相关试验进展和安全有效性状况进行评判，以确定是否同意相关试验项目能够继续进行。

anonymity　匿名化　指临床试验中将受试者个人信息完全去名化，使相应的个人资料信息完全无法与相关受试者关联或被鉴别出的程序。比如，进行与遗传基因有关的药物研究中，在受试者知情和同意的前提下，当受试者的基因信息被汇入相应基因数据库前，任何可以识别出相应受试者的资料或信息都应当被完全抹去。受试者也不能在其个人基因信息汇入基因数据库后要求索回相关个人基因信息，因为所有基因信息都被匿名化而无法与任何个人相关联。请注意匿名化与保密化在含义上完全不同，不能相互替代。

anonymized data　匿名化数据　指临床试验中去除受试者的鉴别信息的试验数据。有些情况下，匿名化的数据无法可逆追溯样本的受试者归属。例如，检测受试者基因的血液样本在汇总到基因数据库前必须完全匿名化。

antagonist　拮抗剂　有较强亲和力但无内活性的药物或化学物质。与受体结合却不激活受体，却占据受体抑制激活药物效应，或阻止或逆转天然化学物质或其他药物生物作用的药物或化学物质。有竞争性拮抗剂和非竞争性拮抗剂之分。前者可逆性地与激动剂竞争药物受体；增加激动剂的浓度，可与拮抗剂竞争受体结合部位，使激动剂的效应逐步加大，即激动剂的量效曲线平行右移，但斜率和最大效应不变。后者与受体的结合是不可逆的；通过增加激动剂的浓度也不能恢复到无拮抗剂时的最大效应（E_{max}），随着此类拮抗剂剂量的增加，激动剂量效曲线逐步下移，斜率和最大效应降低。

antagonistic effect 拮抗效应（拮抗作用） 泛指一种物质的效应被另一种物质所阻抑的现象，即两种化学物同时或先后进入机体，其中一种化学物可干扰另一种化学物原有的生物学作用，使其减弱，或两化学物相互干扰，使混合物的生物学作用强度低于两者单独作用之和，称为拮抗作用，亦称为减毒作用。药物间的拮抗作用指两种以上药物合用时，其中一个药物的效应被合用的药物减弱，或者说各类药物在体内交互作用的总效应，低于各类药物单独效应的总和。药物在体内产生拮抗作用可能有几种形式，即：

- 药物之间的竞争作用，如肟类化合物和有机磷化合物竞争与胆碱酯酶结合，致使有机磷化合物毒性效应减弱。
- 药物间引起体内代谢过程的变化，如1,2,4-三溴苯和1,2,4-三氯苯等一些卤代苯类化合物能明显地引起某些有机磷化合物的代谢诱导，使其毒性减弱。
- 功能性或效应性拮抗，从而可降低药物的副作用，如一些中毒治疗药物，阿扎品对抗有机磷化合物引起的毒蕈碱症状。

antedependence model 先验模型
对相同样本的一系列重复测定进行分析的统计方法。这一方法根据先前的测定来对数据进行描述。

a posteriori 事后决策 事件发生后采取的行动，一般指在获得研究结果或数据后所作出的决定或采取的行动。

a priori 事前决策 事件发生前拥有的信念，一般指在研究数据或结果获知之前作出的决定或持有的信念。这种决定或信念是根据过去的研究或非正式的临床经验的主观感觉来获得的。

**apparent volume of distribution (V_D)
表观分布容积** 体内药物总量达到平衡后，按此时测得的血浆药物浓度计算该药物应占有的体液总容积，即体内药量与血药浓度的比值（mL/kg或L/kg）。它不是真正的容积，而是假设药物在所有部位都是按血浆药物浓度药物均匀分布状况的一个理论容积，即药物溶解于体液中的假设量。这个量不是真正的生理或解剖容积。推算V_D可以通过估算药物相对于血浆浓度的体内水平来获得，即

$$V_D \times C_p = D_B$$

式中，C_p为药物血浆浓度；D_B为药物在体内的剂量。
根据这个公式可以得知V_D与C_p成反比。计算这个值的意义在于可以推算药物在体内的分布范围、推算药物从体内的排泄速度或计算体内药物总量或欲达到体内某一有效血浆药物浓度时应该服用的剂量。

applet 附属程序 一种需要和其他系统或程序（如浏览器）一起运行的

A

软件程序，通常其本身拥有狭小功能，但不能单独被运用。这个词也被用于描述小型独行程序，比如，Java程序需要利用客户的浏览器为用户提供界面。

applicable regulatory requirements 适用药政要求　按照ICH E6 1.4的定义，这是指所有药物临床试验适用的法律和法规条文，或与某项特殊研究有关的实验性或区域性的特殊药政要求。

applicant 申请者　任何向药政部门或伦理委员会递交药物临床试验申请或新药上市批准申请，或其他需要批准的文件的个人或公司，或者拥有这种被批准申请的个人或公司。

application 应用程序（申请）　在电子临床系统中，多用于表示为某项特殊目的而设计的软件程序，如EDC就是一种应用软件程序。任何临床试验采用的应用软件程序都需要经过计算机系统验证程序并获得批准后方可投入使用。否则应用其程序获得的数据信息可以不被申办方或监管部门接受。在用于药政事务时，多用于表达向药政监管部门递交的正式新药临床试验审查申请，或新药上市审评申请。

application notice 申请公告　公布在政府或有关管理部门文件或信息栏中的通告，邀请申请方们递交相关申请，并阐述相关项目申请的基本要求和标准、申请表格和信息获取的时间和方式、递交的截止日期等。

application site reaction 应用部位反应　泛指有局部用药（如软膏或油膏

等）后引起的不良反应，如影响皮肤、眼睛、黏膜、肌肉或关节活动等。

appointment/visit deviation 约定/访视偏差　当临床试验要求的安全性或检测评价访视程序没有按照试验方案规定的时间窗发生则被视为访视偏差。这需要按照GCP原则（ICH 6.6.1）报告给申办方，并在最后的试验总结报告中予以统计。

approvable letter 可批准信　一种药政管理部门或伦理委员会与申请者的交流方式，表达如果所要求的申请材料或信息能符合相关要求的话，新药或研究新药的临床试验申请可以予以批准。这种可批准信函并不构成对新药或研究新药申请的批准保证，也不能用作为上市新药或研究新药的凭证。

approval 批准　按照ICH E6 1.5，表示相应的药政管理部门或伦理委员会（IRB/IEC）对个人或组织递交的药物申请要求予以批准或赞许。前者的批准表示药物可以上市销售，后者的赞许意味着在IRB/IEC、研究机构、GCP和适用药政要求下在研究机构启动进行。例如，伦理委员会赞许试验方案后发布的批准函。

approval letter 批准信函　药政管理部门或伦理委员会对申请者的新药上市或研究新药临床试验申请表示批准的交流方式和凭证。

approved 被批准　见"approval 批准"。

approximate 大约　指接近"真实值"。但"真实值"通常无法知道，也因人或具体条件而有不同的解析。所以，这种说法可视为一种相对模糊的术语。

approximate lethal dose (ALD) 近似致死剂量 毒理学研究术语，指介于最小致死量（minimum lethal dose, MLD）与最大非致死量（maximum non-lethal dose, MNLD）之间的剂量。

approximation 估算（估计） 一种对可能的参数给出一个大约答案的方法。

archive 归档（存档） 将历史记录置于专门的数据管理人员控制下，保存在一种安全的状态，避免被擅自修改或删除，并储存这些记录，以便今后可以对临床研究中获得的数据或遵循的程序进行确认或再现的行为或程序。在存档中需要注意文件档案的防火、防水、防蛀、防霉、防破损等，也需要遵循数据保密和隐私性。存档数据或文件的调阅或查阅需要有严格的良好操作规范来管理。

对试验相关文件的归档保管没有明文规定。但ICH/GCP规定了最低限度的归档文件——基本文件。有关试验文件的归档保管，应遵循以下几个原则：

- 试验方案及其他相关文件为保密文件，应控制可能接触到这类文件的人员；
- 应保证所有试验相关人员在需要时能及时获得试验的相关文件；
- 试验点应有试验专用的文档夹和适当的保存地点；
- 认真保管文件，不可随处乱放；

- 当对如何保管以及存放时间有疑问时咨询监查员；
- 保存全部原始资料；
- 切记患者身份表和知情同意书只在研究者处保管，不可丢失；
- 应标明并保存参加试验的患者的病历，当文件转至其他地方保管时注明应与谁联系；
- 尽量保证患者的病历和其他原始资料不丢失或不被提前销毁。

除非申办者允许，研究者不能销毁任何与试验相关的存档文件。许多申办方要求保存与试验相关文件至少15年，以备随时接受药政部门检查，或数年后申办方再回来重新参阅试验结果。但长期保管试验文件，特别是长期、复杂的试验，对研究者来说是个难题。申办方通常非常乐意对文档保管给予帮助。例如，申办方可以向研究者提供一个储藏盒，并当着研究者的面密封好。除非有研究者在场，这个储藏盒不能启封。申办方提供经费给研究者将文档保存在第三方的专业档案馆。中国GCP要求研究者保存试验资料至试验结束后5年，申办方保存试验资料至药品上市后5年。

area under the curve (AUC) 曲线下区域 反映随时间变化而进入药物体循环的相对药物量，即血液中药物浓度与时间相关性。其曲线下面积单位为mg/（L·h）或μg/（mL·min）。通过时间变化点而不断收集血浆药物浓度测定数据。数据的表达通常用时间作为x轴，浓度作为y轴，区域指连

A

接数据点和x轴的线性部分（图1）。比如，血浆浓度时间曲线下的区域常用于计算不同药物的相对有效性，也可以用于计算药物的体内总消除率或表观分布体积等。在毒理学研究中，AUC常用于测定药物体内接触性。从药物浓度和时间的关系可以测定出药物在体内接触量有多少和多久。长期低浓度体内停留可能要比短期但高浓度停留结果要好。有些药物可以利用AUC结果来定量最大耐受性剂量。在药物生物等效性或生物利用度研究中，药物服用后的AUC测定是比较药物疗效的重要参数。在药代动力学中，药物AUC值可用于确定其他药代动力学参数，如清除率、生物利用度、最大浓度时间（T_{max}）、最大有效浓度（C_{max}）等。

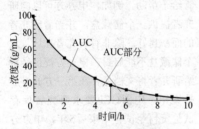

图1　显示 AUC 和 AUC 部分的浓度 C_p 与时间区域线性坐标图

arithmetic mean　算术平均值　描述一组数据在数量上的平均水平。总体均数用μ表示，样本均数用X表示。适用于对称分布或偏斜度不大的资料，尤其适合正态分布资料。

arm　组别　常用于表示随机试验中受试者所在的组别，如试验药物组或对照药物组等。

artefact　人造数据　指没有被证实的和不是真正有效的数据。

ascending dose　递增剂量　在临床试验中，逐渐增加试验药物服用剂量直至达到最大耐受剂量（MTD）。通常在Ⅰ期剂量爬坡临床试验中采用。

ascending order　递升序列　分类数据的方法之一，即最小值数据最早出现，较大的数值随后，最大的数值放在最后。这个方法可用在分类字母数字的数据中，即按照包含数字和特殊符号的字母规则将数据排列。

ascertainment bias　预知偏差　由于数据采集的方式作造成的偏差。比如，在健身俱乐部调查健康状况；一定出现不健康状况比例偏低的结果。但如果在诊所做健康问题的普查，可能会出现身体不佳比例较高的情形。

ASCII (American standard code for information interchange)　美国信息交换标准代码　一种可广泛用于不同计算机之间字母数字符号转换的标准规范。

assay　含量测定　一个测定样品（通常为血液或尿液）中化合物（通常为药物）含量的程序。

assent　赞同（赞成）　以被动的方式同意某件事情，并未经过全面考虑其中的利弊。这与临床试验中所引用的"consent　同意"含义不同。在临床试验中，对于没达到法定年龄但有一定表达和理解能力的青少年（18岁以下）被招募参加临床试验时，通常要求在研究者向他们进行简明易懂的试验项目性质和程序描述后，这些小年龄的试者经过考虑表达他们同意参加试验项目的意愿，并需要签署这种知情赞同书。同时，这些孩童或青少年的法定监护人或父母也必须签署正常的知情同意书（ICF）。需要签署知情赞同书的年龄界限需要根据各国和地区的药政规定和试验项目的易理解程度而定。

assessment 评估（评价） 通常指对疾病状态进行确认，如血压的测定、疾病严重程度的判断、生活质量的评判等。

assign 指派（划分） 参阅 "allocate 分配"。

assigned treatment 被分配的治疗 按照随机或其他方法患者被予以的治疗。

assisted living 协助生存 一种需要他人帮助照看生活起居的服务安排，如喂餐、房屋清理、交通出行、日常活动协助等。大多数情况下，这种被照顾的人士需要支付一定的酬劳给协助者。如果居住在提供这种协助生活的公寓中，还需要按月支付租金。

associate 副职 意旨助理（相对于"associate investigator 副研究者"）。

associate investigator 副研究者 在相同研究机构与研究者共同参加临床试验项目医生，但不是研究试验项目的主要研究者。

associated serious adverse event information 相关严重不良事件信息 指那些在临床和药物安全性警戒（DSS）数据库间可识别的源于某一SAE的参数，如受试者编号、方案编号、受试者姓名首字母、性别、出生日期、事件发生日期、原因、事件术语、首选归类术语等。

associated with the drug 与药物有关 等同于 "associated with the use of the drug 与药物服用有关"。

associated with the use of the drug 与药物服用有关 常用于不良反应事件中，表示不良反应经历有合理的可能性是由所服用的药物引起的。

association 关联（结合） 意旨两件事务有相关性。比如，吸烟与肺癌有关。

assumption 假设（设定） 被认为是真实的状态，虽然没有足够的证据来确认其状态。比如，常常设定试验数据来自于正态分布状态。

assurance 保证书 一种正式的向申办方、公众或药政管理部门递交的书面承诺，表示研究机构一定依从药政法规、GCP原则和试验方案作规定的程序完成涉及人体的临床研究。

asymmetric 不对称 指不能从中间对称地将数据分布分开，常指非正常数据的分布。

asymptote 渐近值 一个从来不会达到但却越来越接近的值。比如，一个数反复地除以3，这个数将渐渐接近0，但实际上不会达到0值。0值只是一个渐近值。

asymptotic method 渐近法 一种处理大样本试验的统计学方法，但不适

A

用于小样本试验。

atopy 遗传性过敏症 指由于遗传而不是后天患有的过敏性疾病，如哮喘、湿疹等。

attenuation 消减（衰减，渐弱） 指把某些极为异常的症状、结果或论证变得非异常化和更接近正常的过程。

attributable risk (AR) 归因风险度 又叫特异危险度、率差（rate difference, RD）和超额危险度（excess risk），是暴露组的发病率与对照组的发病率相差的绝对值，它表示危险特异地归因于暴露因素的程度。归因危险度指暴露组发病率与非暴露组发病率之差，它反映发病归因于暴露因素的程度，表示暴露可使人群比未暴露时增加的超额发病的数量，如果暴露去除，则可使发病率减少多少（AR的值）。减少暴露对疾病的预防作用较大。其计算公式是：

$$AR = 暴露组的发病或死亡率 - 非暴露组的发病或死亡率$$

例如，重度吸烟者为160人/10万人，非吸烟者为8人/10万人，则每年每十万人由于重度吸烟所至肺癌的特异危险度是AR=160-8=152。

attribute 属性（本性） 通常指患者的特性或特征，如年龄、性别、脉搏、血压、血钠浓度等。

attribute data 属性数据 描述物体或事物属性特征的数据，没有对数据作出度量的测定或定义，也不能进一步细分类。如性别男女数据属于属性数据，年轻、年老或年少属于年龄的

属性数据，但18岁、68岁或12岁则应被视为连续数据，而不是属性数据。

attribution 归属（关联性） 由研究者对不良反应事件的起因做出的判断，特别涉及不良事件是否与研究药物或其他治疗措施有关。

attrition loss 损耗损失 常用于描述患者的退出试验项目不是由于达到研究的主要终点而造成，使得长周期临床试验的受试者数据减少的情形。

audit 稽查 对临床试验数据、临床试验方案操作细节、研究实施、文件或研究程序进行全面和独立审查，以确定有关试验活动，包括数据记录、分析和报告的准确性，是否依从试验方案，申办方的标准操作程序（SOPs）、GCP标准和相关药政法规进行。这是国际GCP规范要求进行的步骤（ICH E6 1.6）。

audit certificate 稽查证书 确认临床研究或场所（合同研究组织、申办方、研究机构等）已被稽查过的证书。这是GCP规范要求的（ICH E6 1.7）。

audit finding 稽查发现 指稽查员在对组织、项目、活动或职能检查后就有关不良行为或事务所得出的结论，这种稽查常涉及问题的发现和为了防止不良事宜的再发生所建议的纠正措施。

audit report 稽查报告 由稽查员发出的描述稽查发现的书面报告。报告中常描述没有满足临床研究治疗标准或完整性的主要问题要点（不是满足质量标准的方面）。这是国际GCP

规范所要求的（ICH E6 1.8）。

audit resolution process　稽查结论程序　被稽查者确定稽查报告中所鉴定的问题是否属于不宜或不应支持的，并启动相关修正行动使问题得以改正或防止再次发生的程序，并能根据文件再现事件的过程。这是国际GCP规范要求的（ICH E6 1.9）。

audit trail　稽查轨迹　是临床试验数据管理规程必须具备的功能之一，无论是人为管理或电子管理系统，稽查轨迹均可以追溯和再现试验过程对应记录和文件的生命周期轨迹。例如，电子临床系统采用安全的和计算机产生的带有时间烙印的电子记录，以便能够独立追溯系统用户输入、修改、删除每一条电子数据记录的日期、时间和执行者，以及修改原因，以便日后数据的重现。任何记录的改变都不会使过去的记录被掩盖或消失。只要受试者的电子记录保存不变，这类稽查轨迹文档记录就应当始终保留，并可供药政检查或稽查员审阅和复制。

auditor　稽查员　负责执行稽查程序的人员。

authorization　授权　个人的书面许可书，允许临床研究中的相关特定信息按照预定的特殊目的使用或披露。除非按照许可的范围内，任何其他内容信息都不应当未经有效的授权被使用或披露。这是保护受试者隐私性权益的重要规范。

autocorrelation　自动相关　相同受试者被连续检查后结果的关联性。

autoencoding　自动编码　利用计算机系统把药物或不良反应事件归类编码的自动方法或程序。

autonomy　自主性　指个人可以在没有干扰或其他影响因素的情况下对临床试验的参加，治疗选择替代方案等做出自主决定。

autopsy　尸体解剖　对患者尸体进行病理剖检以确定死亡原因和其他医疗有关的病因。

autoregressive　自动回归　描述当每个数据点与前者存在着可能相关性（或关联性）时，把这些数据按照时间顺序加以收集的过程。

average　平均数　平均概念的非正式术语。是一组（群）同质数据典型或有代表性的集中趋势，反映其平均水平。这个值趋向于落在根据数据大小排列的数据的中心，包括算术平均数（arithmetic mean）、几何平均数（geometric mean）、中位数（median）和众数（mode）等。

average absolute deviation　平均绝对偏差　一套数据值与一组参比值（通常为平均参比值）差异的平均值。这种差异值一般可忽略符号（+或−）。

average deviation　平均偏差　等同于average absolute deviation　平均绝对偏差，即各次测量偏差绝对值的平均值（参阅"error　误差"）。

average equivalence　平均等效　药代动力学测定的统计分析方法，如最大峰值（C_{max}）。它是依据两个单边检测方法来确定药代动力学的评价值

A

在检测药物和参比药物之间的可比性技术。

average treatment effect (ATE) 平均疗效 用于比较随机临床试验、药政干预评估和医学研究中治疗（或医学处置）结果的度量方法。ATE可用于评估治疗组和对照组之间的平均效益结果差异。ATE一般视为研究因果参数。所用ATE评估方法有多种，视试验方案的具体要求而定。

award 授予（给予，获得经费） 指根据批准的研究申请和预算，某一组织或个人收到支持研究活动或项目的研究经费。

axis 轴 坐标图上的坐标轴。

B

baby boom 婴儿潮 多指第二次世界大战结束后至20世纪60年代中期生育高峰期出生的婴儿群。

background risk 背景风险 没有接触试验药物的特定人群中发生的不良事件（AE）程度。当知道接触试验药物的群体相同AE的发生案例时，可以除以背景风险案例，获得相对风险程度。如果将背景风险案例从中减去，可以得到风险差异值。例如，感染性多发性神经根炎是一种严重神经性病症的不良事件，其背景发生率是每年20例/百万人。在某项临床试验中，此种不良事件反应发生率为580例/百万人。故相对风险为29（580例/20例），风险差异为（580−20）例/百万人，即560例/百万人。显然，试验药物造成感染性多发性神经根炎的风险较大。

backup 备份 在安全状态下保存的原始文件的备份文件，或原始数据库的备份数据或数据库，以防原始文件、数据或数据库的丢失、损坏或不可用，也是一种较易复制但并非永久性的一个或多个电子或书面文件或数据的替代存档版本和核证副本。值得注意的是，备份不同于归档，电子记录的备份仅作为灾难恢复目的，通常只是暂时存储，而且可能会定期覆盖。所以，永久保存不应依赖备份副本作为归档机制。

backward elimination 后向剔除法（后向消元）在进行回归分析变量选择的过程中，首先将所有变量纳入回归模型中，然后再根据事先设定的剔除标准剔除那些显然无用的变量，以保存需要保存的变量的数据处理方法。

backward stepwise regression 后向逐步回归法 见"backward elimination 后向剔除法"。

bacterium 细菌（复数bacteria）一组单细胞微生物，通常只有若干毫米长，形状多异（球形、棒状或螺旋状等），遍布地球所有可以生存的空间或地方，包括土壤、酸性热温泉、放射性废物、水液、地壳深处、有机物质和动植物体内等。细菌在一些再生营养素中，尤其在营养素循环的重要步骤和一些发酵过程中起着关键作用，如大气层和腐败物中固氮步骤等。人体的皮肤和消化道存在着大量的细菌，这些细菌大多数由于体内免疫系统的保护作用对身体无害，少数对人体还有益。有些细菌为病原性细菌，是造成各种细菌性感染疾病的元凶。最常见的致命性细菌性疾病常发生在呼吸道。人类研发的抗生素多用于治疗细菌感染性疾病。但细菌可以产生耐药性，使抗生素效力降低或失效。

Balaam's design 巴拉阿姆设计 一

B

种临床试验交叉设计方法。在这种设计中，按照治疗序列AA、BB、AB或BA，患者被随机给予其中一个治疗组合。

balance 均衡 指相等的状态，通常用于描述临床试验不同治疗组别中，某项特定属性或受试者人数比例均等的状态。

balanced block 均衡区组 临床试验的随机分组的组成部分，在每块组别中，每种治疗的结果分配被认为是同等的。

balanced design 均衡设计 临床试验的一种设计方法。在这种方法中，每一种治疗结果都可以获得相等程度的评价，即每一治疗组中接受的受试者人数相等。比如，在交叉试验中，治疗对AB的人数与治疗对BA的人数相等。

balanced incomplete block design 均衡不完全区组设计 在临床试验中，不是被比较的所有治疗组合在每一个组块中都有代表存在，但综观全局，每一治疗组合在全部区组中的存在是等同的，或达到了平衡。

balanced randomization 均衡随机化 是一种把随机分组和显著性测验相结合的试验设计，其能确保每种治疗结果都能被平等准确地评估的随机方法。该试验设计可避免完全随机分组设计可能会造成所分各组间有较大差异的缺点，保证分组具有平衡性，即可以保证把同样数量的受试者分配到每种治疗组别中。

balanced study 均衡研究 一种特殊类别受试者在每个研究组别中人数相等的随机临床研究。

bar chart 条形图 一种将所代表的分析对象的数值以长方形或圆柱体的长度为变量的统计图表，其长度高度与所代表的值成正比。条形图用来比较两个或以上的价值（不同时间或者不同条件），只有一个变量，通常利用于较小的数据集分析。条形图可横向（x轴）或纵向（y轴）排列，也可以双向排列，或用多维方式表达。

bar code 条形码 由黑色垂直线组成的编码，其中黑线的相对宽度代表不同的独特识别信息或追踪信息等。

bar diagram 条形图 等同于"bar chart 条形图"。

bar graph 条形图 等同于"bar chart 条形图"。

Bartlett's test 巴特利特检验 一种检验若干相等变量为无效假设的统计分析方法，其中的每一个变量是从不同受试者组别而来的。在研究总体离散程度时，例如比较若干组测定值的精密度或者研究一些样本的波动大小时必须事先对它们的分布类型是否一致进行检验。只有当检验结果不显著时，才能采用Bartlett检验对总体的离散程度做进一步比较。

baseline 基线 受试者被随机或给予他们的研究药物的时刻，也可以指研究开始后但在随机开始前的一段时期。在这一时期所检查或评价的受试者特质均被作为他们的基线标准，作为日后检测和观察的参考。试验药物服用后的受试者特质检测数据均需与基线值比较，以评价药物的有效性和安全性。

baseline assessment　基线评价　在受试者招募进入临床试验后和接受任何研究药物或治疗前对他们所作的临床评价。基线评价是临床试验中验证受试者接受治疗药物效益和安全性比较的基础。

baseline characteristic　基线特质　在研究开始时或服药开始前受试者所作的监测结果。这里所指的"开始"一般是指在或接近随机之前。

baseline comparability　基线可比性　确定分配到不同治疗组别的受试者分组（一般为随机性分组）是否在一般健康情况数据和疾病严重性方面有相似的方法和结果。

baseline data　基线数据　等同于"baseline characteristic　基线特质"。

baseline hazard function　基线风险函数　在生存分析中，指协变量在t时刻的风险函数$h(t,x)$。基线风险函数$h_0(t)$表示所有x都取值为0时的个体在t时刻的瞬时风险率或死亡率。例如，临床试验中，若x表示是否暴露在试验药/产品，基线风险函数则为对照组（或被强制指派为对照组，$x=0$）受试者的危险系数。

baseline risk　基线风险　见"background risk　背景风险"。

baseline testing　基线检测　见"baseline comparability　基线可比性"。

baseline visit　基线访视　通常为研究开始前和没有开始试验药物或治疗的头一次或几次的访视。如果随机在访视1或访视1后没有发生，那么基线访视可以包括随机访视发生前（可能包括随机访视）的任何访视。

BASIC　一种计算机程序语言。

Baskerville design　巴斯克韦尔设计　一种临床试验在若干治疗方案中寻找最佳方案的方法。每位受试者被随机给予序列治疗方法中的一种，但每位受试者收到每种治疗的时间长度取决于其本人的选择。如果受试者完全满意他们收到的第一种治疗方法，他们可以不变换到任何其他的治疗方法。相反，如果受试者不满意所收到的任何一种治疗方法，他们可以很快完成所有治疗措施而完成研究方案。

batch process　批程序　一次性处理大量文件或数据，而不是每份文件或数据到达时个别处理。这是数据管理中的常用术语。

batch validation　批认证　成批认证大量文件或数据的过程。

baud (Bd) rate　波特速率　在电子信息或数据交流中，波特是符号或脉冲的同义词，即符号在传媒介质中每秒符号变化的数量，也就是指数据被电子波方式传播的速度，通常用每秒传送的二进制数字来测定。比如，32kBd=32000Bd意味着每秒32000符号的速率被传送。

Bayes factor　贝叶斯因子　先验概率与后验概率的比例。常见于验证所给

B

的假设在收到新数据后，所显示的优势论据的强度相对于先验概率而言是如何增加的。

Bayes' rule 贝叶斯法则 在概率理论中，贝叶斯法则与两种随机事件的状态和少量概率有关。常用于计算在观察基础上的事件可能发生的最大概率。比如，计算某严重副反应事件出现的概率。

Bayes' theorem 贝叶斯理论 一种在数据被分析之前，对研究结果做出判断（先验概率），然后结合所观察到的数据与已有的信念相结合，以获得新的后验概率的过程。

Bayesian approach 贝叶斯方法 临床试验统计概率分析方法之一。这种方法是基于假设的先验概率、给定假设下观察到不同数据的概率以及观察到的数据本身而得出的。其方法为根据以往研究或信息得到的临床试验事件特性的先验信息与试验中样本本身数据信息结合，再根据贝叶斯公式得出后验信息，然后根据后验信息去推断未知参数的方法（ICH 9）。

Bayesian analysis 贝叶斯分析 见"Bayesian approach 贝叶斯方法"。

Bayesian statistics 贝叶斯统计 建立在贝叶斯理论上的一般统计方法。

Bayesian inference 贝叶斯推断 相对于根据传统统计推断或频率推断而言，根据贝叶斯理论所做的统计推断方法。

Becquerel (Bq) 贝可勒尔 放射性物质的活度国际单位。放射性活度是指每秒钟有多少个原子核发生衰变。放射性核素每秒有一个原子发生衰变时，其放射性活度即为1Bq。

before-after design 前-后设计 一种临床试验的设计方法，即在受试者被治疗前对他们的疾病状态和严重性予以记录。然后，针对治疗后他们的疾病状态和严重性被予以重新评价。

Behrens-Fisher problem 贝仁斯-菲西尔问题 当两个总体方差比例未知时，如何对两个总体均值之差进行检验的问题，称为贝仁斯-菲西尔问题。贝仁斯和菲西尔最早提出这个问题。他们曾注意到常用的t检验假设两组变量是相等的。这是一个长期存在的数学和哲学问题，因此被称作为贝仁斯-菲西尔问题，而不是贝仁斯-菲西尔方法。

bell shaped 钟形曲线 用于描述数据分布的方法。当对某一直方图或密度函数作图时，数据呈钟形状分布。正态分布就是一种最常见的例证。

Belmont report 贝尔蒙特报告 美国联邦文件之一，主要内容涉及所有政府资助的人体临床研究项目必须遵循的3项基本伦理学原则：①对人的尊重；②医德；③公正。这件报告已构成当今人体临床试验GCP的伦理基础。

benchmarking 基准比较 一种比较活动结果（通常为行为检验）相对于标准参考值或没有标准值时相对于其他方法所获得的相同结果的过程。比如，不同公司之间临床试验项目投入费用相对于试验数据完成速度的比较，或者不同治疗领域区域招募速度的比较等。

beneficence 医德（医善）　保护患者不受危害，重点在于：①不伤害患者；②最大可能效益和最小风险伤害。

beneficial effect 有益作用　相对于不良作用而言，指药物对于患者有益的疗效，通常意指在临床试验或医药实践中研究药物对处于研究阶段疾病状态的改善程度。比如，局部药物被批准用于缓解头皮红肿症状，但发现它有改善脱发的作用。因此，改善脱发的疗效可以被认为是有益作用。

benefit 效益（受益）　指有利的或理想的药物治疗结果或行为的非技术性术语。常用于评价各种行为结果，如试验费用或治疗费用的降低、患者满意度的提高、生命延长等。有些临床试验中，真正的临床效益需要通过一些间接的药理效益标准（如替代终点指标）来衡量。例如，控制胆固醇是可以即刻评价的替代终点指标，其意味着长期的改善或降低心肌梗死、脑卒中或心血管死亡的临床效益。

benefit-risk assessment 效益/风险评估　见"risk-benefit ratio 风险/效益比"。

benign 良性　一种不会产生有害或不利作用的状态或情形。

Berkson's fallacy 柏肯森谬误　由于选择偏见所造成的错误结论。比如，由于案例或抽样选择的错误，导致研究结论的不正确。

Bernoulli distribution 伯努利分布　考察由n次随机试验组成的随机现象，每次试验相互独立，且每次试验只有两种可能结果，那么这n次独立重复试验中成功的次数x的分布规律称为二项分布，即二分类变量的概率分布。

Bernoulli trial 伯努利试验　在同样的条件下重复地、各次之间相互独立进行地、只有两个可能结果的临床试验。比如，动物毒理学实验中，给动物注射药物后，动物可能存活，也可能死亡。

best case analysis 最佳状况分析　对遗失数据（无论是无意遗漏或无法检测所致）做出设定的过程。在这些设定中，通常假设而不是真实判断治疗有较多的益处。

best fit 最佳拟合　指数据作图时回归和拟合线性（直线或曲线）的处理方法。最佳拟合线通常为所有的数据点都最靠近回归线的那一条。

best interest 最佳利益　多指受试者参加临床研究所能带来的或应考虑的结果，通常要求受试者本人或法律监护人在受试者参加临床研究之前，通过知情同意程序对试验的利害关系作出阐述，以便受试者能对参加临床研究与否做出符合自身最佳利益的决定。

best linear unbiased estimator (BLUE) 最优线性无偏估计　这是一种对估计结果评价的标准，在线性回归分析中，若满足高斯-马科夫（Gauss-Markov）假设，则最小二乘估计为BLUE。高斯-马科夫假设具体为误差的期望为

B

零和误差之间相等且相互独立。

beta (β) coefficient 贝塔系数 等同于"regression coefficient 回归系数"。

beta (β) error β误差 回归系数的误差。

beta level β水平 Ⅱ类错误的概率。

between groups 组间 常用于描述评估两个或两个以上组别受试者平均值间数据变化（即变量）状况。

between groups sum of squares 组间平方和 医药研究中运用平方和方法对不同治疗组别之间变化的测定。

between groups variance 组间方差 以组的总量作为单元值计算的方差。

between groups variation 组间变异 近似于组别方差之间的非正式术语。

between study 研究之间 用于描述各研究项目之间的差异，而不是针对每一项研究中受试者之间的差异的meta分析。

between study variance 各研究间方差 见"between study 研究之间"。显然这是与研究之间的变化差异有关。

between study variation 各研究间变异 各研究间变异的非正式术语。

between subjects 受试者间 常用于描述平行试验中，采用各受试者之间的数据变异（严格讲是变化）来评价疗效差异。

between subjects comparison 受试者间比较 指平行组别研究中所作的非相对应比较，而不是相对应比较分析。

between subjects effect 受试者间疗效 等同于"between subjects comparison 受试者间比较"。

between subjects study 受试者间研究 等同于"parallel group study 平行组别研究"。

between subjects sum of squares 受试者间平方和 运用平方和的方法对某一研究中不同受试者的变化进行分析。

between subjects variance 受试者间变化 见"between subjects 受试者间"。

between subjects variation 受试者间变异 "between subjects variance 受试者间变化"的另一种非正式术语。

between treatments 组间治疗 等同于"between groups 组间"。

bias 偏倚 指从临床试验方案设计到实施、数据处理和分析的各个环节中产生的系统误差，以及结果解释、推论中的片面性使研究结果系统地偏离真实结果的情形，即对某一参数所做系统的过高或过低估算的过程。这种有关影响因素所致的系统误差，会致使疗效或安全性评价偏离真值。偏倚有时但不总是可接受的。例如，临床试验中用"月份"来进行实足年龄估算时，往往会出现偏低的情况。通常不足12个月的受试者年龄以低一年份来计算（如2岁5个月被认为是2岁）。临床试验中常用若干方法来消除偏倚，包括随机、双盲和试验方案的严格依从性等。

biased coin 偏币法 一种不以平等概率随机入组受试者的招募方法。

biased estimator 有偏估算 从所获

得的带有偏差的试验结果中对数据参数进行估算。

bibliography 参考书目 讨论某一特殊议题的已发表的书籍、手稿、论文等清单。

bimodal distribution 双峰分布 显示双模式或双峰的数据分布（概率分布或频率分布）。

binary data 二进制数据 两个数值只能选择一个的数据。比如，是/否、男/女选择等。有时第三个选择，如未知、未进行等，可能被允许包含在这类二进制数据中。

binary outcome 二进制结果 两个数值只能选择一个的结果或产生二进制数据的结果。

binary variable 二进制变量 两个数值只能选择一个的变量或产生二进制数据的变量。例如，性别变量只有男或女，入组标准只能选择是或否等。

binomial data 二项式数据 等同于"binary data 二进制数据"。

binomial distribution 二项分布 在二进制数据（正性或负性结果）中，正性数字的概率分布就是一种二项式分布。比如，相对于被筛选淘汰的受试者人数而言，临床试验中符合入组标准的受试者人数为二项分布。

bioanalyst 生物分析员 泛指负责分析试验药物在受试者体内浓度或血药水平的分析人员。

bioanalytical assays 生物分析测定 定量测定生物体液中药物及其代谢物或化合物的方法。

bioassay 生物活性鉴定 通过观察研究药物在生物体中的疗效来对药物的效价做出评估。

bioavailability (BA) 生物利用度 是指药物活性成分从制剂释放吸收进入全身循环的程度和速度。一般分为绝对生物利用度和相对生物利用度。绝对生物利用度是以静脉制剂（通常认为静脉制剂生物利用度为100%）为参比制剂获得的药物活性成分吸收进入体内循环的相对量；相对生物利用度则是以其他非静脉途径给药的制剂（如片剂和口服溶液）为参比制剂获得的药物活性成分吸收进入体循环的相对量。根据药理学定义，生物利用度指药物服用后能够进入体循环达到作用部位的原药物相对量或浓度比例及速度，即可以产生实际治疗效果的药物浓度和吸收速度。它是药物代谢动力学的主要参数之一。因此，静脉注射药物的生物利用度应为100%，而口服或其他服用方式的药物的生物利用度由于肝脏的首过效应或不完全吸收会有所下降。常见符号为F。其计算公式为

$$F=(A/D)\times100\%$$

式中，A为体循环中药物总量；D为用药剂量。

biochemistry 生物化学 研究生物体化学过程的学科。临床试验中常涉及血液检测的生物化学指标方面，比如血液白蛋白水平、血钙浓度等。

bioequivalence (BE) 生物等效性 是指两个相同药物成分的药学等效制剂

B

或可替换药物，在相同试验条件下，服用相同剂量，其活性成分吸收程度和速度的差异无统计学意义，即在体内达到相等生物效价的结果。换句话说，它是研究两种相同剂量的药物有效成分在产生药物作用的过程和结果中没有显示显著性差异。如果这两个药物达到生物等效性标准，那么意味着它们在相等剂量下拥有相同的生物利用度，在安全性和有效性方面也显示相等的结果。因而，它们可以相互替代被用于治疗相同适应证的疾病。通常意义的BE研究是指用BA研究方法，以药代动力学参数为终点指标，根据预先确定的等效标准和限度进行的比较研究。在药代动力学方法确实不可行时，也可以考虑以临床综合疗效、药效学指标或体外试验指标等进行比较性研究，但需充分证实所采用的方法具有科学性和可行性。

bioequivalence test 生物等效性试验 生物等效性试验是指用生物利用度研究的方法，以药代动力学参数为指标，比较同一种药物的相同或者不同剂型的制剂，在相同的试验条件下，其活性成分吸收程度和速度有无统计学差异的人体试验。生物等效性试验在药物研究开发的不同阶段，其作用可能稍有差别，但究其根本，生物等效性试验的目的都是通过测定血药浓度的方法，来比较不同的制剂对药物吸收的影响，也即药物不同制剂之间的差异，以此来推测其临床治疗效果差异的可接受性，即不同制剂之间的可替换性。例如，仿制药的生物等效性试验就是与原研参比药的质量和药效进行一致性比较的研究（见"consistency evaluation 一致性评价"）。

bioequivalent trial 生物等效性试验 见"bioequivalence test 生物等效性试验"。

biologic 生物物质（生物体）指从生物产品或过程中衍变的用于预防、治疗疾病或伤痛的药物，如治疗性血清、毒素、抗毒素、疫苗、血液、血液成分或衍生物、致敏性产品、蛋白（化学合成多肽除外）或类似产品、arsphenamine或其衍生物、微生物衍生物等。

biological assay 生物测定 见"bioassay 生物活性鉴定"。

biological marker 生物标志物（生物标记）可用于临床情形的非临床检测指标（或标记）。通常是在血液、其他体液或组织中发现的生物分子体，指可客观表现或评价某种疾病状态或特殊生物体状态，正常生物进程、病理过程或药理反应对治疗的效应指标，可用作为观察身体如何应答疾病治疗或病况的效益，包括生理检测、血液检测和其他组织、体液、遗传或代谢物质的化学分析或影像测定，也可同时检测基因序列、多肽、蛋白或代谢物质或其共生体作为生物特征物，或这些类别物质检测的组合体。比如，前列腺癌的分子生物标志物为体内前列腺特殊抗原（PSA）水平的上升。

biological plausibility 生物可行性
一种根据生物理论而不是所观察到的
数据做出判断的假说。

biological product 生物产品 等同于
"biologic 生物物质"。

biological sample 生物样本 泛指
从试验受试者中获得的任何样本。

biologics license application (BLA)
生物制品许可申请 递交给药政部门
(如FDA)的要求审批上市生物药物
的新药申请。

biomarker 生物标志物(生物标记)
见"biological marker 生物标志物"。

biomarker signature 生物特征物
见"biosignature 生物特征物"。

biometrics 生物测定学(生物鉴定
学) 源自古希腊字根(bios,生命;
metron,测定)。最早这个词用于生
物学研究,描述生物学数据的采集、
分析和管理方法。后来,这个词被用
来引喻测定和分析生物信息数据的技
术和方法。在生物信息技术中,这个
词涉及根据个人的生理特征或能代表
其特性或行为的重复性动作特点,鉴
别和分析人体特征的技术与方法,如
指纹、眼睛视网膜和虹膜、声音特
点、面部特点、手势特征、打字节
奏、内在的生理或行为特征等。在临
床试验中,这个词还用于描述对电子
系统登录控制和个人登录管理的技术
和方法,如登录编码、密码、个人识
别号等。这些技术和方法可以提高电
子记录系统的安全性。

biometric identifier 生物鉴别标识符
指建立在生理特征基础上的个人标示
符,如指纹等。

biometrician 生物统计师 一位专
门从事生物应用(包括医学、遗传学
和农业学)统计的人士。

biometry 生物统计学 泛指生物学
的检验,即生物科学中统计理论和方
法的运用。

biopharmaceutical 生物药物学(生
物制药学) 指用生物学技术研发药
物制剂,是与药物学有关的生物学分
支,也常同称为药物学。

bioprecursor 生物前体 生物前体
药物不同于载体前体药物,活性物质
不用与载体暂时性结合,而是通过自
身分子结构的改变来发挥作用。生物
前体药物本身没有活性,有活性的是
其在生物体内的代谢物,即利用生物
体内的代谢生成活性化合物,这样避
免了代谢反应使化合物失活。

bioresearch monitoring (BIMO) 生物
研究监督条例 FDA制定的生物药
物研究计划应当依从的药政规范,其
内容主要有:①确保提交的申报研究
或上市生物药物申请数据的质量和完
整性;②指导申办方、伦理委员会、
研究者和非临床实(化)验室在进行
生物药物研究时对研究机构进行监督
管理,以确保参加生物药物研究的受
试者免受不必要的危害或风险。

biosafety level (BL) 生物安全等级
指在封闭环境中分离或处理危险生物
化合物所要求的生物防护等级程度。
根据风险程度,相关实验室内操作人

B

员、实验室外人员和环境应当采取必要的防护措施以降低可能的人体和环境的生物污染。一般的生物安全等级被分为4个等级，1为安全度最低，4为安全度最高。

biosignature 生物特征物　可辨识不同生物或临床表型亚组的生物分子。

biosimilar 生物类似的　泛指生物产品高度相似于参比产品，尤其在临床非活性成分上有极其细微的差异，在生物类似药的安全性、纯度和效价等方面也与参比生物药物没有显著的临床差异。

biosimilarity 生物类似物　见"biosimilar 生物类似的"。

biostatistician 生物统计师　等同于"biometrician 生物统计师"。

biostatistics 生物统计　生物科学中统计理论和方法的运用，其包含生物试验（如医学等）的设计，特别是数据的采集、总结、分析方法，以及从试验数据中解析和推断研究结果的方法等。

biotechnology 生物技术　建立在生物学基础上的科学理论和试验技术，即任何运用生物系统、有机生命体及其衍生物来发展或修饰生物产品或生物过程的技术，如从生物产物中开发药物的过程。生物技术综合了多门学科，如遗传学、分子生物学、生物化学、胚胎学和细胞生物学等，也有化学工程学、遗传工程学、信息技术和生物仿生学有关。

biotransformation 生物转化　指药物在体循环的过程中所进行的代谢或药物化学结构发生改变的现象。这些生物转化的最终目的是使药物被排出体外。生物转化反应包括：Ⅰ相反应，即氧化、还原和水解，结果是多数产生活性或毒性或失去活性；Ⅱ相反应，即结合反应，与体内水溶性大的物质结合，以利于排出体外。生物转化反应主要在肝脏进行，肝微粒体细胞色素P450酶系和非微粒体酶系（胆碱酯酶、单氨氧化酶等）在反应中起催化作用。

bivariate 二元化（双变量）　对两种性质进行综合测定和考虑，如描述人体特征时往往用高度和体重双重标准来表达。

bivariate analysis 二元化分析　对二元化数据进行分析的特殊方法，也可视为多元化数据分析一般方法的简化。

bivariate data 二元数据　涉及两种反应变量的数据。比如，血压的舒张压和收缩压。涉及两种以上反应变量的数据则为多元数据。

bivariate distribution 二元分布　指两种不同但常常是相关或有关联的数据测定结果的综合分布状态。

black box 黑匣子　多指内部工作程序不为人知，但其输出结果却是可信的。比如，计算机对大多数人来说就是一种黑匣子。

blind 盲态　不被知道或不能看见。比如，在临床试验中，研究者和受试者都不知道受试者在接受何种治疗药物，这称为双盲试验。此外，还有单盲试验，即只有受试者不知道被给予何种治疗措施，但研究者知道；三盲试验，研究者、受试者和疗效评价员等其他第三方都不知道受试者所收到的治疗药物或措施是什么。

blind data　盲态数据　是指无法从中分辨出受试者试验组别的数据。在临床试验中对于盲态数据的处理必须遵循盲态管理的原则，无论数据管理员或监查员都不应该从样本数据中能判断出受试者的试验组别，如血液样品中的药物浓度或某些关键变量等。

blinded medications　盲性药物　临床试验中研究药物（治疗药物、对照药物和安慰剂）在形状大小、形态、色泽、味道和其他特征方面都显得一致，使得受试者和研究者都无法辨别出受试者服用何种药物，等同于"masked medication　盲态药物"。

blinded study design　盲性研究设计　比较两种或多种研究药物或治疗措施时，使研究者、受试者或其他试验人员都不能知道受试者被分配到哪一个治疗组别的研究设计。等同于"masked study design　盲态研究设计"。

blinding　盲化程序（设盲）　为了避免偏倚，把某些临床试验信息，如数据或研究程序，保持秘密状态的过程。临床试验常用此种程序来对参加试验项目的研究者和/或受试者保密治疗分配状态，对数据管理员也采取治疗分配组别不解盲的状态下对数据结果进行分析。这是国际GCP实践规范之一（ICH E6 1.10）。

blinding review　盲态审核　按照统计方案的要求进行盲态审核，在最后一份病例报告表输入数据库后，第一次揭盲之前对数据保持盲态的预分析审核。盲态审核中考虑是否需要剔除某些受试者或某些数据；是否需要定义离群值；是否需要在统计模型中加入某些影响因素作为协变量等，以便对统计分析计划做最后的确定。以上任何决定都需要用文件形式记录下来。盲态审核下所做的决定不应该在揭盲后被修改。

blinding study　盲态研究　盲态指在整个试验过程中，研究者、受试者、统计师、监查员对每位受试者的治疗用药情况均保持未知，以防止对试验治疗的评估产生主观偏差。临床试验可分为双盲、单盲、第三方盲和开放试验4种：

- 双盲是指所有参与试验的人员对试验治疗的分配均保持未知。由于此类试验可完全避免对结果分析产生主观偏差，因此成为临床试验设计的金标准，并为管理部门所认可。当对照药与试验药的外形不一致（如片剂与胶囊）时，应使用双模拟技术来保证双盲设计。

- 单盲是指仅让对试验结果进行评估的人员（研究者、统计师）对治疗分配保持未知，而发药者和受试者明确知道试验治疗；或受试者不知道被分配到哪一个治疗组别，但研究者或疗效评价人员

B

知道。故这类试验的结果多带有一定的偏差性。

- 第三方盲是指参与临床试验疗效评价的人员对试验质量的分配保持未知，以减少对疗效结果评价的偏倚。医疗器械的试验评价多见此种盲态方法。
- 开放试验是指试验的治疗分配对所有试验参与者均不保密，故其设计包含了较多的偏差，在评估其结果时应十分小心。

block 区组（板块，模块）一般指临床试验随机药物分配的组合，即把若干药物和安慰剂或对照剂按照预定的数量规模放在一个小组内，然后随机地加以组合排列，并确保每一治疗和对照组别被分配的受试者人数相当。当受试者被随机入组时，按预定的给药顺序分配药物或安慰剂/对照剂给受试者。比如，用一种药物与安慰剂进行疗效比较时，通常采用的随机组合模块为四个药物为一组，两个为治疗药物，另两个为安慰剂，而随机顺序每个板块可以不同，如AABB、ABAB、BABA、BBAA等。每个药物组合板块含有的药物和安慰剂/对照剂的数量应当相等。

block effect 区组效应 任何由于治疗药物的板块组合不同所造成的疗效的系统差异。设立板块的目的就是确保通过这种差异的体现来显示治疗分组在整个试验过程中的公平性。

block length 区组长度 指一个区组包含多少个接受不同处理的受试单元，即区组中对象的数目。区组的长度不宜太小，太小则形成不随机，一般区组的长度至少要求为组数的2倍以上。区组的长度也不宜太大，太大易使分段内不均衡。如果只有两个组别（试验组和对照组），区组的长度一般可取4～8；如果有4个组别则区组的长度至少为8。区组长度还与试验的疗程长短有关，对于疗程较短的疾病，患者入组快，结束快，区组长短影响不大，而对于疗程比较长的疾病，区间长度不宜过大。

blocked randomization 区组随机化 也叫均衡随机化、伪随机化或限制性随机化，其基本形式是在一个区间内包含一个预定的处理分组数目和比例。它和简单随机化（simple randomization）相比，可以确保整个试验期间进入每一组的对象数基本相等。这样做不仅提高了统计学效率，即将随机加以约束，使各处理组的分配更加平衡，满足研究要求，而且保证了分配率不存在时间趋势，即使因为某种原因患者预后存在时间趋势，也能将偏倚减少到最小。因而区组随机化是理想的随机化方法。所以，区组随机能够避免简单随机可能产生的不平衡，任何时候试验组（A）与对照组（B）的患者数均保持平衡，也可以说确保整个试验期间进入每一组的对象数基本相等。

block size 区组规模 指形成一个完整板块的药物组合的数量，比如，四个药物一组，六个药物一组等。

blocking 区组过程 运用治疗区组

的过程。

blood-borne pathogens 血源性病原体 存在于血液和某些体液中的能引起人体疾病的病原微生物。例如，免疫缺陷性病毒（HIV）等。

blood/gas partition coefficient 血气分配系数 呼吸膜两侧的分压达到平衡时，某气体在血液内的浓度与在肺泡空气中的浓度之比。

blood level 血液浓度（血液水平）多用于表示药物在血液中的浓度或水平。在临床试验中，药物或其代谢物的血浆或血清浓度是药物治疗中监督受试者安全性的重要手段，特别是那些治疗窗狭小的药物。故其又被称为治疗药物监督。临床上想达到的理想状况是要获得足够高的药物血浆浓度，以便得到理想的治疗效益，又能避免过多的毒性或不良反应。因此，治疗药物监督是一种预防剂量依赖性药物不良反应的手段，并不是检测这种反应的工具。

blood specimen collection 血样采集 实验室检测常为未上市药物临床试验中的安全性评估的一部分，血样用于临床生化和血液学检验，有时还可用于测定试验用药物浓度。除安全性评估外，实验室检查还可评价疗效（如糖尿病试验中的血糖水平）。可用多种方法采集血样。通常使用注射器或真空管。承接人项目的实验室多用真空管。一般应向研究者提供一个采血包，包括一个包装盒、一组标签、一个针头、一个注射器盒及一些采血管。每个采血管均已被抽真空并用橡皮塞密封，其上均贴有标签，采血后放入包装盒直接运至实验室。有时在运输前应先将血样离心分离。血样的质量至关重要，直接与后期的样本检测结果的准确性和可靠性有关。研究协调员（CRC）有责任保证血样的采集、处理、储存和运输符合试验方案和GCP要求。有关血样的常见问题如下：

· 采样设备不合要求；

· 采样时间不正确或不符合空腹要求；

· 血样被放置在过热的温度下或运输时间延迟；

· 采血管标签错误或没有标签；

· 血样或文件未标记时间或受试者的唯一编码；

· 血样的采集量不正确（过少或过多）；

· 血液未及时处理或处理不当，造成样本的溶血、凝血等问题。

临床试验方案中应明确指出在实验室采集样本后如何处理和储存，包括储存条件。当样品要求冷冻或冷藏储存时应特别注意。如要求冷藏，应定期检查冰箱温度并记录结果。通常还要求在冰箱上安装报警装置，在温度高于或低于要求时警铃报警。这有助于确保在试验分析前不丢失有价值和唯一的实验室样本。当样本需要转运至实验室时，也需要对运输途中冷冻或冷藏的条件加以控制和记录。所有记录都需要保存在试验文档中备查。

B

blood urea nitrogen (BUN)　血尿素氮
血液中尿素为蛋白质代谢的主要分解产物，它在肝脏中合成，在血液中循环，最终通过肾脏排出体外。所以测定尿素氮在血液中的水平可反映肝和肾功能水平。当肾衰竭时，尿素水平与肾衰竭的程度和蛋白分解量呈正比。尿毒症状与血液中尿素的含量有关。当肝脏功能不佳时，尿素氮水平呈下降趋势。但许多因素对血尿素氮水平变化都有影响，如蛋白质分解、脱水状况和肝功能状态等。

board-certified　执照　指在某医疗领域经过特殊训练的医生已经通过行医资格考试，并获得证书。无论是家庭医生或专科医生都需要获得行医执照证书。

body-mass index (BMI)　身体质量指数（体重系数，体质指数）　也称为Quetelet系数，是一种比较人体重量和身高比例的统计方法（表1）。虽然它不应当用于检测人体的脂肪百分比，但根据人体的身高和重量，它可以被用来评估人体的健康状况，被广泛用作为医药诊断肥胖问题的工具。体重系数的计算公式为个人体重除以个人身高的平方，即

$$BMI = \frac{体重（kg）}{身高（m^2）}（kg/m^2）$$

$$BMI = \frac{体重（lb）\times 703}{身高（in^2）}（lb/in^2）$$

$$BMI = \frac{体重（lb）\times 4.88}{身高（ft^2）}（lb/ft^2）$$

注：1lb=0.454kg；1in=0.0254m；1ft=0.3048m。

按照WHO的标准，BMI的分类见表2。需要指出的是以下人群不适用于常规BMI来评价身体肥胖与否：年龄小于18岁、运动员、正在做重量训练者、孕妇、哺乳者、身体虚弱或久坐不动的老人等。在临床试验中常常把BMI作为招募受试者的标准之一。

BMI Prime　体重系数质数　BMI系统的简单修正，实际BMI与BMI上限的比例值（目前定义为BMI=25）。按照这个定义，BMI质数也是体重与体重上限（BMI=25）的比例值。由于BMI质数是两个不同BMI值的比例，所以BMI质数是一个无量纲数，即没有相关单位。BMI质数的临床意义在于可以很快判断个人偏离上限标准的百分比状况。例如，某人BMI=34，则其BMI质数为34/25=1.36，即超过其体重上限的36%。由于亚裔的体形偏小，通常在计算BMI质数时建议采用BMI=23作为分母。

body surface area (BSA)　体表面积
这个指数多用于测定或计算人体的总表面积。在临床实践中，这个指数更能作为代谢状态的指标系数，因为与体重相比，这个指数较少受不正常的脂肪重量的影响。BSA的测定与药物服用剂量和注射剂量的多少有关。

Bonferroni correction　邦佛朗尼校正
在统计学中，在进行多重比较时，为了减少犯I型错误的概率，常常需要对I型错误进行校正，Bonferroni校正就是其中的一种方法，其系数（α'）具体公式为

B

表1　身体质量指数换算表（适用于18～65岁人群）

BMI 身高/in	19	20	21	22	23	24	25	26	27 体重/lb	28	29	30	31	32	33	34	35
58（4'10"）	91	96	100	105	110	115	119	124	129	134	138	143	148	153	158	162	167
59（4'11"）	94	99	104	109	114	119	124	128	133	138	143	148	153	158	163	168	173
60（5'）	97	102	107	112	118	123	128	133	138	143	148	153	158	163	168	174	179
61（5'1"）	100	106	111	116	122	127	132	137	143	148	153	158	164	169	174	180	185
62（5'2"）	104	109	115	120	126	131	136	142	147	153	158	164	169	175	180	186	191
63（5'3"）	107	113	118	124	130	135	141	146	152	158	163	169	175	180	186	191	197
64（5'4"）	110	116	122	128	134	140	145	151	157	163	169	174	180	186	192	197	204
65（5'5"）	114	120	126	132	138	144	150	156	162	168	174	180	186	192	198	204	210
66（5'6"）	118	124	130	136	142	148	155	161	167	173	179	186	192	198	204	210	216
67（5'7"）	121	127	134	140	146	153	159	166	172	178	185	191	198	204	211	217	223
68（5'8"）	125	131	138	144	151	158	164	171	177	184	190	197	203	210	216	223	230
69（5'9"）	128	135	142	149	155	162	169	176	182	189	196	203	209	216	223	230	236
70（5'10"）	132	139	146	153	160	167	174	181	188	195	202	209	216	222	229	236	243
71（5'11"）	136	143	150	157	165	172	179	186	193	200	208	215	222	229	236	243	250
72（6'）	140	147	154	162	169	177	184	191	199	206	213	221	228	235	242	250	258
73（6'1"）	144	151	159	166	174	182	189	197	204	212	219	227	235	242	250	257	265
74（6'2"）	148	155	163	171	179	186	194	202	210	218	225	233	241	249	256	264	272
75（6'3'）	152	160	168	176	184	192	200	208	216	224	232	240	248	256	264	272	279
76（6'4"）	156	164	172	180	189	197	205	213	221	230	238	246	254	263	271	279	287

B

续表

BMI 身高/in	36	37	38	39	40	41	42	43	44	45	46	47	48	49	50	51	52	53	54
							体重/lb												
58（4'10"）	172	177	181	186	191	196	201	205	210	215	220	224	229	234	239	244	248	253	258
59（4'11"）	178	183	188	193	198	203	208	212	217	222	227	232	237	242	247	252	257	262	267
60（5'）	184	189	194	199	204	209	215	220	225	230	235	240	245	250	255	261	266	271	276
61（5'1"）	190	195	201	206	211	217	222	227	232	238	243	248	254	259	264	269	275	280	285
62（5'2"）	196	202	207	213	218	224	229	235	240	246	251	256	262	267	273	278	284	289	295
63（5'3"）	203	208	214	220	225	231	237	242	248	254	259	265	270	278	282	287	293	299	304
64（5'4"）	209	215	221	227	232	238	244	250	256	262	267	273	279	285	291	296	302	308	314
65（5'5"）	216	222	228	234	240	246	252	258	264	270	276	282	288	294	300	306	312	318	324
66（5'6"）	223	229	235	241	247	253	260	266	272	278	284	291	297	303	309	315	322	328	334
67（5'7"）	230	236	242	249	255	261	268	274	280	287	293	299	306	312	319	325	331	338	344
68（5'8"）	236	243	249	256	262	269	276	282	289	295	302	308	315	322	328	335	341	348	354
69（5'9"）	243	250	257	263	270	277	284	291	297	304	311	318	324	331	338	345	351	358	365
70（5'10"）	250	257	264	271	278	285	292	299	306	313	320	327	334	341	348	355	362	369	376
71（5'11"）	257	265	272	279	286	293	301	308	315	322	329	338	343	351	358	365	372	379	386
72（6'）	265	272	279	287	294	302	309	316	324	331	338	346	353	361	368	375	383	390	397
73（6'1"）	272	280	288	295	302	310	318	325	333	340	348	355	363	371	378	386	393	401	408
74（6'2"）	280	287	295	303	311	319	326	334	342	350	358	365	373	381	389	396	404	412	420
75（6'3"）	287	295	303	311	319	327	335	343	351	359	367	375	383	391	399	407	415	423	431
76（6'4"）	295	304	312	320	328	336	344	353	361	369	377	385	394	402	410	418	426	435	443

表2 BMI 分类

分类	BMI 范围/(kg/m²)	BMI 质数	亚洲标准/(kg/m²)	中国参考标准/(kg/m²)
严重偏轻	< 16.0	< 0.66	< 16.0	< 16.0
偏轻	16.0 ～ 18.5	0.66 ～ 0.73	< 18.5	< 18.5
正常	18.5 ～ 24.9	0.74 ～ 0.99	18.5 ～ 22.9	18.5 ～ 23.9
偏胖	25.0 ～ 29.9	1.0 ～ 1.19	23.0 ～ 24.9	24.0 ～ 26.9
肥胖	30.0 ～ 34.9	1.2 ～ 1.39	25.0 ～ 29.9	27.0 ～ 29.9
重度肥胖	35.0 ～ 40.0	1.4 ～ 1.59	≥ 30.0	≥ 30.0
极重度肥胖	≥ 40.0	> 1.6	≥ 40.0	≥ 40.0

$$\alpha' = \alpha/n$$

式中，α 为 I 型错误；n 为比较次数。例如，对两个临床试验的终点分别作出评价时，如果原试验的 p 值被设为不小于 0.05 的话，则所计算的 p 值应当用 0.025 来进行比较。

Boolean logic rules 布尔逻辑规则 指使用 "和 (and)、或 (or) 和不 (not)" 的二进制结果作出决策的规则。比如，受试者入组标准被设为 "男性或女性 (和/均) 采取适当的避孕措施"。

bootstrap 引导法 (辅助程序) 用于统计意义检验和尽可能通过抽样估算变量数据值的模拟方法，所用的数据值应当是从实际观察到的数据中提取。

box and whisker plot 箱式图 在描述统计学中，这个坐标图是用于描述五类数值频率分布的主要特性，即最小值、最大值、中位数、两个四分位数 (图2)。图2可用来显示观察对象间的结果差异，方块部分的空间表示数据分散和集中的程度，并可鉴别溢出值。

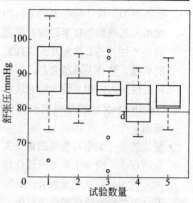

图2 ×× 药物对舒张压影响分布箱式图
1mmHg=133.322Pa

box plot 盒形图 等同于 "box and whisker plot 箱式图"。

Box-Cox transformation 鲍克斯-考克斯转换 用于转换一套数据的通用技术，以便减少数据变化，使数据更加趋于正态分布，并改善变量间的相关性。

branch 分支 主决策杆下的不同流程分支。

Bradford Hill criteria 布拉德福德-希尔标准 描述药物不良事件因果关

B

系因素的标准，由英国统计学家兼流行病学家布拉德福德-希尔提出，其主要标准含义如下：

- 时序关系（时间标准） 事件总是在事件结果发生之前。如果认为某药物造成AE的话，那么一定是服用该药物在前。事件发生太快通常会歧义因果关系的判断。
- 关系强度 自变量和应变量之间存在着一定的统计学检验关系。例如，统计分析表明某药物服用与某严重不良事件间有很强的相关性，那么这就是因果判断的依据。这种关系越强烈，因果可能性越大。相关性和相对风险（relative risk）都是强度判断的依据。
- 量效关系 如果有明显的量效关系的存在，因果关系亦可能性越大。例如，药物剂量提高，某种不良事件的严重度和频率越大。
- 一致性 无论何种环境、方法或群体，如果某种药物总是会导致某种不良事件发生，那么这一定是因果关系的明显证据。例如，某药物在任何国家的男女老少都造成肌溶症。
- 可能性 如果有合理的理由从作用机制或病理生理反应来解释的话，不良事件的因果关系就越有可能存在。例如，胰岛素被怀疑造成昏厥就是一种可能的因果关联性，因为过低的血糖水平有可能造成虚弱和昏厥。

- 替代原因 除了对药物本身有怀疑外，还应当考虑到其他可能在逻辑上造成不良事件关联性的因素。例如，老年人、肥胖者、高血压患者、糖尿病患者、吸烟者，并伴有家族心脏病史的患者有可能在病原上，而不是医源性上造成心肌梗死。
- 实验性 治疗或服药方法上的适当调整或改变可以预防、改善、加重或再生某种不良反应。例如，临床试验不良事件因果关系判断的逆转法（dechallenge）或再转法（rechallenge）。
- 特异性 专指由某种药物造成的某种特异性效应的情形。但这种情况并不多见，因为许多不良事件是由多重或综合原因造成的。例如，孕妇服用沙利度胺（thalidomide）造成生出海豹肢体畸形新生儿。
- 相干性 因果关系的判断受到现有医疗科学发展目前对治疗的手段或病症的了解的限制。

brand name 品牌名 等同于商品名。例如，专利药物通常都有一个品牌名。

break point 转折点 常描述全部数据的回归线不能构成连续平滑状，却是由不同线条（常为两条线）组成。两条线（具有不同斜率）的相遇交点被称为转折点。

bridging study 桥接研究 临床试验中为了延续确证性研究结果而设计的过渡性确认研究，通常涉及的人群比确证性研究适用群体要广或不同，试验规模一般较确证性研究要小。例如，在中国完成了Ⅰ期和Ⅱ期临床试验后，当申办方在美国直接申请Ⅲ期临床试验时，FDA可能会要求进行桥接研究来显示研究药物对美国人群也同样有效。

browser 浏览器 指计算机内装载的使使用者能显示和用文字、图像等进行交流的软件应用设备。现代电子临床试验都离不开计算机系配置浏览器程序。

bulk supplies 整批供应 通常指供应临床试验使用的大量没有经过包装的药物。

byte 字节 由计算机储存的单一字符（一个字母或单个数字）。

C

cache 缓存 数据交换的缓冲区，即计算机硬盘暂时存储浏览器网络页面或图像元素的空间。

cadaver 死尸 去世人士的身体。

cadaveric transplant 尸体移植 将死去人体的器官（如肾脏）切除并移植入适当的活人受体中的外科程序。

calendar days 日历天 两个日期之间的天数。临床试验中严重不良事件的药政申报通常用日历天来计算，例如，通常要求在收到未预期的与试验药物有关的严重不良事件后，需要在7个日历天内递交严重不良事件报告。日历天与工作天不尽相同，因为工作天不包含节假日在内。工作日在全球药物安全警戒中较难遵循，因为节假日在不同国家的标准不同，这就造成严重不良事件报告全球报告递交的时间的差异。按照ICH和CIOMS的建议，大多数国家和公司都采用日历天，而不是工作天来要求完成严重不良事件的报告。

calibrate 校准（校正） 以已知标准为基础，对测定值进行检验。常见于临床试验采用的医疗检测仪器的标准操作程序中。任何此类的校准纪录必须保存在案，以备稽查。

call center 呼叫中心 临床试验中根据试验方案需求，利用电脑或电话设备而协助受试者、研究机构招募和其他支持性服务，或申办方不良反应报告的辅助设施，可以是接听、答疑或记录受试者反馈或对产品/服务不满的电话服务机构或平台，或作为招募临床试验受试者和接受不良反应报告的电话服务中心等。

capacity 能力 指对临床试验知情同意内容，即试验目的、程序、风险、效益和替代临床研究疗法的方案，具有理解力，也包括对参与试验与否的选择和表达能力，拒绝参与不会有所损失或惩罚的理解力等。

capsule 胶囊 一种供口服用的药物固体剂型。在这种剂型中，药物成分和赋形剂被包裹在明胶制成的薄型囊壳中。明胶胶囊可以有硬囊和软囊两种，采用何种硬度的胶囊制剂应视实际需要而定。

carcinogen 致癌物质 一种可造成癌症的化学或放射性物质。

carcinogenicity 致癌性 指造成癌症或增加患癌症风险的可能性。

carcinogenicity study 致癌性研究 决定化学物质是否是致癌物质的研究。通常在药物临床前研究中，新药成分的致癌性与否是动物安全性实验的组成部分，一般要求至少采用两种动物来完成临床前毒理学的研究。

caregiver 照料者（看护者） 提供情感、财务、医疗和日常生活照料或帮助者，可以为家庭成员、朋友、邻居或专职雇用人员。

carrier-prodrug 载体前体药物 指具有活性的化合物（前休母体药物）与某种无毒性、有运输作用的化合物通过共价键结合，在体内通过简单的水解作用卸掉载体，由活性化合物发挥药理作用。对于载体的结构，多是亲脂性，要求对生物体无害，且能及时释放活性化合物。载体前药必须具备3个特征：①前药应无活性或活性小于原药；②原药与载体一般以共价键连接，但进入体内后可断裂形成原药，此过程一般是以简单的酸、碱水解或酶促转化来实现的；③通常要求前药在体内生成原药的速率是快速的，以确保原药在靶位有足够的浓度，但是当修饰原药的目的是延长作用时间达到缓释的效果时则可设计代谢速度缓慢的前药。载体前药设计的核心问题是选择合适的载体，并根据体内组织的酶、受体和pH等条件的差异，在合理的作用部位释放原药。

carryover effect 延滞作用（延续效应，干扰效应） 指原因发生后经历一段时间才出现结果的因果现象。常用于描述临床试验交叉研究中，当前一组药物治疗停止后，药物疗效依然存在。特别是当受试者还需要服用下一组治疗药物时，前期药物疗效的延续性可能会影响后期药物疗效的可靠性。

Cartesian coordinate 笛卡尔坐标 也可称为矩形坐标系统，常用于通过两个位于x轴和y轴上数值来确定平面上的特殊的点（图3）。例如，受试者的舒张压120mmHg和收缩压85mmHg可以用解析坐标的形式表示为（120，85）。

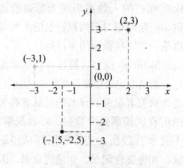

图3 笛卡尔坐标解析示意

cascade effect 瀑布效应（后续效应） 又称继发效应（secondary effect）或链效应（chaining effect），指一个不良事件的发生是由于前一个不良事件引起的。例如，受试者眩晕并摔倒，导致骨折或皮肤擦伤。这里的初级事件是眩晕，后续事件是骨折或皮肤擦伤。

case 病例（案例） 通常指某受试者患有的某种疾病或其治疗结果分析或记录。

case control study 病例对照研究 一类评价某种特殊疾病原因的研究。在这种研究中，研究者将患有某种疾病的患者与没有患有此类疾病的患者进行比较，如他们之间的生活习性，讨去对有害物质的接触史或某种有害因素的暴露经历，患者自身特质等，以便发现可能染上此类疾病的途径或特征，并分析他们在各种情形中的相

C

对个体差异。也可以将服用某种药物的患者与没有服用同类药物的患者进行比较，以确定药物疗效和安全性等。

case-fatality ratio 病例死亡率（病死率） 表示一定时期内，因患某种疾病死亡的人数占患病人总数的比例。一定时期对于病程较长的疾病可以是一年，病程短的可以是月、天。

case history 病史 描述某受试者医疗史的精准记录档案。在临床试验中，泛指研究者记录和保留的受试者相关的所有试验事件原数据、疗效观察、不良事件经历、药物服用等试验记录，如源文件记录、知情同意书、医生记录的病情进展记录、研究护士笔记、住院记录等。

case history record 病历记录 记载有受试者医学和人口统计学信息的医院图表、医疗档案或患者记录。其被视为临床试验源数据文件。临床试验病例报告表中收集的数据需要和病历记录做比对，以证实收集数据和信息的准确性、完整性和真实性。

case management 病例管理 指医生、护士或其他卫生专业人员采用的管理患者卫生保健的过程。病例管理员要确保患者得到所需的服务，并监督管理患者医疗设备和物质的使用状况。

case record form (CRF) 病例记录表（案例记录表，病例记录报告） 等同于"case report form 病例报告表"。

case report form (CRF) 病例报告表 指申办者准备的临床试验中用于记录需要向申办者报告的、试验方案要求的每位受试者的试验记录和信息，其可以为印刷的纸质、光学或电子的文件形式。每位受试者至少有一份病例报告表，如为长期试验，每位受试者的病例报告表可按治疗阶段被分为几份。其中纸质临床试验病例报告是由若干页组成的书籍报告，其页数按照临床试验的访视顺序和各访视相应的疗效和安全性评价项目排列。研究者在完成受试者的评价后被要求将相关评价数据和结果填入相应的试验报告表中。印刷的纸质病例报告表通常使用三联无碳复写纸，第一页作为原始资料用于存档，第二页送数据管理部门使用，第三页保存在研究机构。因此，第一页、第二页由监查员收集交付申办方，第三页保留在研究者处。电子CRF又称为电子数据采集系统（EDC）。这是ICH/GCP要求的临床试验记录受试者有效性和安全性数据的试验文件（ICH E6 1.11）。

在填写病例报告表时应注意以下几点：

- 受试者的唯一试验编码应记录在病例报告表上，并与受试者入组表上该受试者姓名缩写的号码相一致。

- 为保护受试者隐私权，受试者的全名不应出现在病例报告表或其他任何须向申办方提供的试验文件上。

- 在填写病例报告表时应字迹清晰、内容完整。

- 通常应首先将尽可能详细的受试者资料记录在原始病例中，再对照原始数据填写病例报告表。为保证试验资料的真实、准确，监查员将进行原始数据的核对。因此，不应将原始数据记录在随时可能丢弃的单页纸上，而且管理部门也会要求研究者将原始资料与病例报告表一起保存。

· 为保证仅对符合试验要求的研究者收集的资料进行分析，GCP对如何改写病例报告表上的数据做出了严格规定，即在原错误数据上画一条横线，将新数据写在旁边，研究者须签名并注明日期，不可使用涂改液。此步骤虽然烦琐，但研究者必须严格遵守。同时，监查员也有责任来确保所有改动过的数据均附有研究者签名及日期。

· 填写病例报告表的人员应在完成的病例报告表上签字并注明日期以确认所填写的资料完整、真实、准确。如有必要，主要研究者应加签并注明日期以保证数据的质量。

case report form completion instruction or guide　病例报告表填写指南　向所有研究者提供关于理解试验方案、遵循评价临床和实验室发现的统一标准以及完成CRF的指导性文件。由试验项目管理经理、数据管理员、统计师共同协作完成撰写，其涵盖CRF填写的一般原则和特殊数据或程序的处理流程，如日期的格式、缺失或未知数据的填写格式、数据修改规则等。

对于纸质CRF而言，CRF填写指南通常会印制在CRF的封面页上，以便填写者在浏览每一页病历报告表的同时能看到该页的填写原则。电子CRF的完成指南通则会设置在eCRF的页面上，每个数据条目的填写指南会配置在相应需要填写的数据变量或空格旁。

case report tabulation (CRT)　病例报告表格　指纸质临床试验申报材料中，按照数据类别或受试者分类的数据列表，是集注释纸质病例报告SAS数据集、元数据和原程序为一体的准备提交给药监部门新药申请的组成部分。例如，CDISC数据标准中的研究数据表格模式（STDM）中含有的供数据分析之用的元数据域表格。CRT文件通常需要的形式为：

· 每个数据集是单一SAS传输文件，通常包含原始数据和演绎数据；

· 每个病例报告表数据域（如人口学特征、生命体征检查、不良反应事件等）应当制作成单独数据集；

· 可能还需要适用于再现和确认分析的数据集；

· 受试者资料可以以pdf文件形式出现。

case study form　病例研究表　等同于"case report form　病例报告表"。

catastrophic illness　灾难性病症　可能威胁生命或造成终身残疾的非常严重和耗费巨大的健康问题。这类严重状况的医药服务费用可能造成患者的财务窘况。

C

catchment area　涵盖地区　包含研究对象在内的地理区域。换句话说，卫生部门或试验项目所涵盖的地区被称为"涵盖地区"。

categorical data　分类数据（类别数据）　多指将观察单位的某项观察按照类别或属性分组，然后清点各组观察单位的个数而得出的数据，又可称为计数资料。例如，吸烟与不吸烟患者对试验药物疗效的数据；疾病严重性分类（轻微、中等、严重）等。

categorical scale　分类度量（类别度量）　指用于分析类别数据的度量标准。

categorical variable　分类变量（类别变量）　指根据分类数据获得的受试者特质变量。例如，受试者的性别术语类别变量，它可分为"男性"或"女性"两类。或称定性变量，其取值是定性的，表现为互不相容的类别或属性，有两种情况：

- 无序分类（unordered categories）
  - 二项分类，如"性别"变量，表现为互相对立的结果；
  - 多项分类，如"血型"变量，表现为互不相容的多类结果。
- 有序分类（ordered categories）各类之间有程度上的差别或等级顺序关系，有"半定量"的意义，亦称等级变量。

category　分类　多指将具备许多相同性质的数据分门别类的过程。例如，药物可以被分为处方药物和非处方药物，它们的临床试验程序和数据要求不同。

causal relationship　因果关系　指当一种变量引起另一种结果时可以观察到的相互关系。例如，饮酒的时间长短和量与肝损伤就是这种因果关系。

causality　因果关系（关联性）　临床试验中试验药物与某个不良反应事件之间的关联性，用于表示二者的相关程度。常见的关联性类别有：

- 4级　有关（＞95%置信度因果关系）。
- 3级　也许（50%～95%置信度因果关系）。
- 2级　可能（5%～50%置信度因果关系）。
- 1级　不可能，怀疑（＜5%但＞0%置信度因果关系）。
- 0级　无法评价（案例数据不足）。
- −1级　无关（审阅了案例数据后排除因果关系）。

causality assessment　关联性评价（因果关系评估）　确定药物是否会造成某件不良反应事件的可能性，包括评价内在关系、回转法/逆转法信息、与内在疾病的相关和可能原因的存在与否等。

cause　原因（起因）　指研究者或申办方对临床研究不良反应事件起因所作的评价。

cause and effect　因果　用于引喻起因的术语，不仅指关联性，还表示某结果一定是由某原因导致。

ceiling effect　上限效应（天花板效应）　描述接近最大上限的术语。相对于低限效应（floor effect，地板效应）而言，当要求试验项目的完成过于容易，所有不同水平（数量）的自变量都获得很好的结果，并且没有差别时，试验即出现了上限效应。

cell　单元格　指数据表格中的单元格，患者个人数据中每一个数据点可视为数据格。

cell frequency　单元格频率　各图表中每个单元格中受试者出现的次数。

cell mean　单元格平均值　指在表格中的一个格子中所有受试者数据的平均值。

censor　检查员（检查和删除）　多指伦理委员会委派的检查员，或防止被检查出而将数据或记录删除的行为。

censored data　删失数据（待验数据）　当知道一个测量值超过了临界值，但又不知道具体超过了多少，就叫"删失数据"（较少出现低于临界值，但又不知道具体低多少的删失数据）。也就是说删失数据是那些在临床研究中被掐头（当然也有的是去尾）的数据，知道是被掐了头，但不知道掐了多少。在临床试验中很多这类研究都是当缺失值处理，但这样做容易导致样本有偏差（即差的都被去掉了，不能反映数据全貌）。所以，缺失值是指在数据采集与整理过程中丢失的内容。一般情况下，临床试验数据都是以关系型表的方式采集的。例如，某受试者没有完成中期访视（如访视5——V5）的试验检测，这样的话，V5的化验值采集就无法完成，从而出现缺失值。

缺失值的处理一般有两种方式，一是删除对应的记录，例如在上例中，如果该受试者缺失V5化验值，则将其所有化验值信息全部从数据库中删掉，这种方式在临床试验中大多不会采用，因为如果对试验项目中每个这类缺失数据记录都进行删除，可能就会使总样本量变得非常小，从而损失许多有用信息，也不能反映受试者的全貌；二是进行插值处理，所谓插值，是指人为地用一个数值去替代缺失的数值。插值处理根据插值的不同，有如下一些方法：

- 随机插值　根据缺失值的各种可能情况，等概率地进行插值。例如如果缺失某受试者的性别数据，由于性别只有两种可能性存在，一是"男"，二是"女"，可以简单地掷一枚硬币，如果正面朝上，则赋值为"男"，如果反面朝上，则赋值为"女"。

- 依概率插值　随机插值是假定各一个变量取各种值的可能性是相等的，但有些情况下，我们可以事先知道一个变量取各种值的概率，例如，假设知道在上述的案例中，该研究机构的女性占的比例是75%，男性的比例是25%，则在对缺失的性别数据进行赋值时，不是按50%概率赋为"女"，而是按75%概率赋为"女"。

- 就近插值　就近插值是指根据缺

C

失记录附近的其他记录的情况对缺失值进行插值，例如在某受试者缺失V5化验值的案例中，可以用其前次V4的化验值数据替代V5化验值数据。从某种意义上说，就近插值是依概率插值的一种简化处理。

- 分类插值　依概率插值是将记录置于总体的背景上进行插值，没有充分利用记录的其他信息。如果在记录的其他信息中有某些项目与缺失项目存在相关性，则可以根据这些辅助信息对总体进行分类，在每一类内部进行插值处理。例如在上述性别案例中，假定该试验项目单位中95％的受试者性别为"女"，则在进行插值时，就不是使用该研究机构单位的女性比例75％，而是使用项目中的女性比例95％对该受试者的性别进行赋值。

待验数据的含义是需要记录某一事件（主要指症状治愈、复发或死亡）的数据值时，如果该事件还未在某一位特定患者身上观察到时，这个数据值就称为待验数据。或指由于受试者的提前退出或失去联络而无法得到的后续疗效数据。在许多实际数据分析时，样本的单位事件本不应该丢失（即事件没有被观察到）或确切的时间失效点无法知道。这种情形下得到的数据集也被视为删失数据。删失数据的类别有三种，即右删失（也称延缓数据）、区间删失和左删失。

censored observation　待验观察　见"censored data 删失数据"。

center　中心　多指临床试验机构。

centile　百分位等级（百分之一，百分位数）　如果大量观察按照顺序发生，第一个百分位等级就是那些数据集低于1%的值，第二个百分位等级是那些数据集低于2%的值，以此类推……

central laboratory　中心实验室（中心化验室）　在多中心临床试验中所有研究机构都使用的某一单个实验室，用于生物样本的检测或分析。其在地理区域上并不一定是中心地带。

central limit theorem　中心极限定理　概率论中针对随机变量序列部分和分布渐近于正态分布的定理。

central nervous system (CNS)　中枢神经系统　脊椎动物体内由脑干和脊椎构成的神经系统部分，对感觉末梢的传入和动感信号的传出脑神经起着控制作用，对整个神经系统的活动有着监控和协调的作用。

central processing unit (CPU)　中央处理器　计算机的核心部分，主要由运算器、控制器、寄存器和总线等组成。用于运算解释计算机指令与处理数据。

central randomization　中央大随机（中心随机化）　在多中心研究中，一个研究中心常用于随机招募受试者的随机列表，使研究中心可以按照招募的序列随机入组受试者。同理，也可以是单一随机序列表，由中心站（如

IVRS）控制，研究机构可以通过电话或其他联系方法取得每次的随机编码。

central range 中心范围 数据分布线中心90%的数据范围。

central tendency 集中趋势 指的是一个计量资料的大多数观察值所在的中心位置。描述集中趋势的主要统计指标有算术均数、几何均数和中位数。用平均指标值来说明总体各单位标志值的集中趋势。例如受试者用药后血压平均改善是多少或是正偏分布还是负偏分布可以用集中趋势的方法来分析。

centralized recruitment program 中心招募计划 通过一个或多个广告媒介，针对潜在的受试者群体、社会或疾病团体而制定的专项招募活动，其优势在于可以最大化和有目的地招募可能的受试者。

certificate of analysis 分析证书 临床试验中所用的研究药物成分、纯度和剂量分析文件，是ICH所要求的必备文件之一（ICH E6 8.2.16）。

certificate of destruction 销毁证书 证明某批或某种试验药物或试验物质（如血液样品）已被销毁的官方认可文件。多涉及临床试验未用完的药物或过期药物被销毁的备忘录，它需要与其他试验文件存档保留。

certified 证明 多指官方认可的认证结果，严格地说多指评书，适用于个人、机器、血液样品等。

certified clinical research associate (CCRA) 资格临床研究监查员 接受过所要求项目培训或通过有特定专业协会或组织组织的专业书面考试，并获得证书的有相关工作经验的临床研究监查员。

certified clinical research coordinator (CCRC) 资格临床研究协理员 接受过所要求项目培训或通过有特定专业协会或组织组织的专业书面考试，并获得证书的有相关工作经验的临床研究协理员。

certified clinical research investigator (CCRI) 资格临床研究者 接受过所要求项目培训或通过有特定专业协会或组织组织的专业书面考试，并获得证书的有相关工作经验的临床研究者。

certified copy 核证副本 指已经通过审核，如注明日期的签字或通过可核实的程序产生的，并证实与原始记录或文件有相同信息的，包括描述数据的上下文、内容和结构、含有验证者签名及签署日期的原始文件的复制件或副本（任何形式的媒介版本）。核证副本与原件具有同等效力。

challenge test 应急试验（激发试验，负荷试验） 专指服用某种物质或药物来测试是否可引起过敏或不良反应。

chance 可能性 指机会（好或坏），多为无法预测的事件发生的可能性，其发生概率小于1。例如，受试者被随机入组接受治疗药物或安慰剂的概率各为0.5。

change control 变更控制 泛指临床试验中，当试验程序、环节、人员角色或职责、职责执行部门发生变化

C

时进行的过渡、无缝移交或迁移的规范管理过程。在电子临床系统中，指系统升级或修改时需要进行的使用中的变更过程的控制过程。变更的原因一般来自若干方面，任务的部门间交接、项目管理人员的变化、项目范畴的增减、电子系统的更新，或研究方案的修订所导致的数据采集发生变化等。变更过程应遵循事先建立的标准操作规程执行，并做好变更过程管理记录。临床试验项目中的特殊变更规程，应当在项目管理计划中建立变更计划，明确变更的内容，指定具体实施的人员、方法和步骤；变更记录中应包括开始日期、变更实施过程中的规划偏离和应对措施以及最后的处理结果、结束日期，此即所谓的过程控制。变更控制的主要目的就是确保试验过程的变化或过渡不会因为人员、程序、范畴或要求的变化而违背试验方案、GCP和药政要求，系统中已经记录的数据不会因为系统的升级或修改而受损；变更后程序和试验质量仍能满足预期的要求。

change from baseline 基线变化 多指临床试验中，在接受药物或随机前（基线值）进行某项生理指标的测定，接受药物治疗后再一次进行相同指标的测定，然后进行治疗前后指标差异的计算。所得出的差异常用于评价治疗效益。

change score 变化指数 多指与基线相比的变化。

changeover design 变化设计 即交叉设计（crossover design）。

changepoint model 变化点模型 试图鉴别事件平稳过程突然发生变化的统计学模型。例如，生长中的儿童身高一般遵循平稳曲线态，直到发育期。在发育期生长曲线可能发生突然变化。凡遵循此规律的模型常称为变化点模型。

characteristic 特性 数据或检测的不同叫法，常限用于描述患者基本状态数据或基线数据。

chart 图表 任何图像或数据表的通用术语。

check 检查 确认事务或数据正确与否的行为。

check digit 校验位 一个附加位，用于对计算机系统内部以及系统之间所传输的成组数据位进行错误检查。计算机通常在调制解调器之间的通信中使用校验位，以检查传输每个字符时的准确性。校验位也常用于检查存储在RAM中的各字节的准确性（通常位于0～9）。

checklist 清单（备忘录，检查表）用于确保在某项检查或行动中所有应当采取的重要步骤或措施都已完成的工具或记录有关项目待查或任务列表。

chemical carcinogenesis 化学致癌 化学物质引起正常细胞发生恶性转化并发展成肿瘤的过程。

chemistry, manufacturing and controls (CMC) 化学、生产和质量控制 新药申请中的组成部分，主要描述或研究药物成分、生产和质量标准。

chemotherapy 化疗 通过杀灭分化或快速生长的细胞来达到治疗疾病或预防现有疾病扩散或恶化的药物治疗手段。

children 儿童 未达到法定年龄的人士。他们不能在临床试验中签署知情同意书，需要有法律监护人代为行使知情同意书的签署行为。但具备一定阅读和理解能力的儿童，如8～17岁，除了法律监护人签署知情同意书外，他们本人还需要签署知情赞同书。

chi-squared（χ^2）distribution 卡方分布 χ^2分布是一种连续型随机变量的概率分布。如果Z服从标准正态分布，那么Z^2服从自由度为1的χ^2分布。当自由度v大于1时，随着v的增加，曲线逐渐趋于对称；当自由度v趋于∞时，χ^2分布逼近正态分布。

chi-squared goodness of fit test 卡方拟合优度检验 拟合优度检验是根据样本的频率分布检验其总体分布是否等于某给定的理论分布。该检验通过比较实际频数与理论频数之间的差异程度，反映样本的频率分布是否服从理论分布。

chi-squared statistic 卡方统计量 对一组数据进行卡方统计得出的计算值。

chi-squared test 卡方检验 卡方检验是用途非常广的一种假设检验方法，常用于分类资料的统计推断，它的理论依据是χ^2分布和拟合优度检验，用途包括：单样本频率分布拟合优度检验、两个率或两个构成比比较的卡方检验；多个率或多个构成比比较的卡

方检验以及分类资料的相关分析等。

chronic 慢性 多指某种疾病周期呈长期状态。

chronic study 长期研究 对疾病进行长期治疗的研究。

chronic toxic effect zone (Zch) 慢性毒作用带 指急性阈剂量与慢性阈剂量之比，其公式为：Zch=Lim_{ac}/Lim_{ch}。其比值越大，表明从慢性阈剂量至急性阈剂量的距离越宽，即引起慢性中毒或亚慢性中毒的剂量范围越宽，引起慢性中毒的机会就越多，反之亦然。

chronobiology 时间生物学 研究生物特征如何随时间变化的科学，是对生物样品进行时间序列分析的方法学。

chronotropic effect 节律效应 指通过影响神经对心脏的控制或改变窦房节产生的节律对心率改变产生的作用。

CIOMS form CIOMS表 在国际多中心临床试验中，申办方需要向参与的其他国家药政部门递交个案不良反应事件的标准报告模式。CIOMS是国际医药科学组织顾问组织（Council for International Organizations of Medical Sciences）的缩写。

circadian rhythm 昼夜节律（日周期节律） 在24h内人体自身重复的生物过程，也称为生物钟。

citation 引述 指在发表论文或书籍时参考或采用过去发表的研究工作的资料或信息行为。

class 类别 等同于"category 分类"。

class effect 类属作用（类属效应）多见于临床试验安全性评价中描述一

组"同类药物"（相同化学结构、适应证或作用机制等）会产生同样的或类似的不良事件。这一概念可用于药物安全性问题的标签实践中。如类抗炎类药物NASID有类属标签术语，描述此类药物可产生肠胃道出血的类属效应。

class interval　组距　当连续数据被按类别分组时，每组的最高数值与最低数值之间的距离，即指按照一定的时间段或阶段对每类数据进行分组。例如，按照年龄分组时，每10岁被分在一个组内，即0～9岁、10～19岁、20～29岁等。这多用于同类数据具有相同间隔或段落时的分组，但也有例外。

class limits　组限　当连续数据被按类别分组时，组限是定义每组起始和结束数值的指标值。例如，年龄组可以是0～15岁、16～64岁或65～75岁，其中的起始和截至年龄就是类别限值。要注意的是在每一类别数据分组分类时，一定需要有相同的类别限值。

classical statistical inference　古典统计推论　主要依赖于显著性检验和计算可行限的统计学方法。

classification variable　分类变量　用于划分患者组别的变量，例如，血压组、族群组等。

classify　分类　指根据相关数据类别要求对临床试验中的受试者进行分类。

clastogen　断裂剂　指可引起染色体或染色单位断裂，导致染色体结构异常的化学物质。

clean data　清理数据　临床试验数据管理的必要步骤，指对数据的正确性进行核查审阅和修正，使其不含有任何错误的过程。对于清理过的数据来说，表示试验数据已经没有逻辑或合规性的问题。

clean database　清洁数据库　泛指已经经过审核的数据集，其中所有的数据错误或质疑已得到解决，错误率符合QA的质量指标要求，所有的数据单位和检测都是处于可接受状态等。因而，这种数据库已达到可锁定状态。

clean file　清洁文档　泛指已经过审核的临床试验文件档案，其中错误率指标已符合QA的质量要求，所有文件内容及其数据记录，准确性和完整性等都处于可接受状态。

clearance (CL)　清除率　药物代谢动力学或毒理动力学术语，表示单位时间内从机体清除的表观分布容积。单位为L/(h·kg) 或mL/(min·kg)。

client　客户（委托人，客户端）　作为客户解释时，表示接受服务的人员或团体，或向第二方提出服务要求的人员或团体。作为客户端解释时，表示向其他程序或服务器提出要求的程序。例如，网络浏览器就是一种向网络服务器发出HTML页面请求的客户端。

clinic　诊所　为人们提供医护服务的医疗中心。

clinical　临床　与患者打交道的医学分支领域，指医学的实践运用于病员身上，而不是医药本身。

clinical clarification 临床澄清　泛指申报方、监查员、数据管理员等收到的有关数据质疑的答复。

clinical data 临床数据　泛指临床试验中试验方案要求收集的与受试者相关的任何试验数据。

clinical data acquisition standard harmonization (CDASH) 临床数据获取协调标准　为CDISC的组成部分，用于病例报告表中数据收集字段的注释标准。

Clinical Data Interchange Standards Committee (CDISC) 临床数据交换标准协会　一个发展和支持全球独立临床研究数据标准平台的非营利组织，其致力于发展行业临床研究数据标准，即就如何收集数据、收集什么类型的数据以及如何将数据提交给负责审批新药的机构建立一套标准，使医学和生物制药产品的开发所涉临床试验数据和元数据的标准化取得、交换、提交以及存档的电子手段成为可能（参阅www.cdisc.org）。这个协会目前已经建立的临床研究数据标准包括：

- 研究数据表格模型（SDTM）　有关临床研究项目病例报告表数据表格，用于向监管部门递交的内容标准。
- 临床数据获取标准协调（CDASH）以CDISC为指导，用于病例报告表中基础数据收集字段的内容标准。该标准基于SDTM。
- 方案表述（PR）　用于支持临床试验方案信息交换的内容和格式标准，该部分与HL7联合制定。
- 分析数据模型（ADaM）　有关分析数据集及相关文件，用于向监管部门递交的内容标准。
- 操作数据模型（ODM）　基于XML，用于获取、交换、报告或递交，以及对基于病例报告表（CRF）的临床研究数据归档的内容和格式标准。
- 化验数据模型（LAB）　用于在临床化验室和研究申办方/CRO间进行数据转移的内容和格式标准。
- 试验设计模型（TDM）　用于表述事件的计划顺序和试验处理计划的结构的内容标准。该部分是SDTM和方案表述（PR）的子集。
- 病例报告表格数据定义规范（CRTDDS）　基于XML的内容和格式标准（define.xml），用于CDISC SDTM数据集数据定义的规范文件，提供给FDA参考。该标准也称为define.xml，是ODM的拓展。
- 专业术语　全部CDISC模型/标准所涉及的标准词汇和编码集。
- 非临床数据交换标准（SEND）SDTM的拓展标准，用于递交临床前研究的数据。
- 词汇表　CDISC词典，用于解释与临床研究信息电子获取、交换、报告相关的术语及其定义，简称或缩写也列在表中。

CDISC已经与HL7签署协议以实现"形成基于标准的信息桥同时连接HL7和

CDISC标准"的目标。目前，CDISC正在进行建立临床研究域分析模型——生物医学研究整合域组（BRIDG）模型，用于协调和连接整个医学研究构架。

clinical data management (CDM) 临床数据管理　对临床试验数据采集、录入、加工、审核、清理、分析和报告等事宜数据环节进行全生命周期管理的过程，以保证数据质量和真实完整性。

clinical database management system (CDMS) 临床数据库管理系统　支持临床试验数据采集和管理的软件应用系统，包括数据输入界面的设计、临床试验数据库的界定、数据输入、更新和报告等功能。

clinical development plan (CDP) 临床发展计划　概述一项针对研究药物或医疗器械开发的临床研究或支持项目研究的临床战略书面文件。

clinical documents 临床文件　与临床试验有关的文件，但不一定是要求递交的文件。

clinical efficacy 临床有效性　见"efficacy　有效性"。

clinical endpoint 临床终点　见"endpoint　终点"。

clinical epidemiology 临床流行病学　见"pharmacoepidemiology　药物流行病学"。

clinical ethics 临床伦理　对患者实施治疗时需要考虑的伦理原则和行为实践。

clinical evaluation 临床评价　用于表达通过文献资料、临床经验数据、临床试验等信息来评定和分析与医疗器械是否满足制造商的预期和用途，对其临床安全、疗效和性能进行确认的过程。

clinical information system (CIS) 临床信息系统　医院信息系统的组成部分，用于支持医院医护人员的临床活动，收集和处理患者的临床医疗信息，丰富和积累临床医学知识，并提供临床咨询、辅助诊疗、辅助临床决策，提高医护人员工作效率和诊疗质量，为患者提供更多、更快、更好的服务，像医嘱处理系统、患者床边系统、重症监护系统、移动输液系统、合理用药监测系统、医生工作站系统、实验室检验信息系统、药物咨询系统等。

clinical investigation 临床研究　对服用试验用药物的患者或受试者状况进行评价或提供的样本进行分析研究，以帮助对病症或效应作出诊断（见"clinical trial　临床试验"）。

clinical investigation brochure (IB) 临床研究手册　全面描述已知研究药物性质和用途的文件（见"investigator's brochure　研究者手册"）。

clinical monitor 临床监查员　见"monitor　监查员"。

clinical observations 临床观察　对受试者的临床症状和迹象的查看。

clinical outcome assessment (COA) 临床结果评价　临床结果指通过医疗工作对患者的病情和健康所带来的结

果，例如生存和死亡，症状和体征是否消失，精神心理上是否恢复正常，疾病对社会带来的影响等。其类别可以有以下几种：

- 临床结果报告（医师报告），如总体印象、实际观察评价、表现评估等；
- 替代终点报告，如血压测定、MRI肿瘤大小、生存率等；
- 观察结果报告（非临床医生观察者报告），如照料负担、观察评价等；
- 患者结果报告（PRO），如症状或感知自我评价，功能评价问卷等。

clinical performance measure 临床行为检查 这是评估或监督卫生保健工作者履行医药实践时的行为符合实践指南，医药审核标准或治疗标准的方法或手段。

clinical pharmacology 临床药理学 研究药物性状、效益、作用、反应和用途的学科，特别包括与人体药物治疗效价的关系，药物毒理学/安全性研究，和药代和药效学的研究等。这一术语也用来表明人体临床试验的药理学研究，以区别与动物药理学的研究。

clinical phase 临床阶段 多与临床试验有关。指研究机构的临床试验开始和完成之间的时间段。

clinical practice 临床实践 治疗和看护患者的通用实践，包括门诊、药房、诊疗所等方面的医护服务。

clinical protocol 临床试验方案 见 "protocol 试验方案"。

clinical research 临床研究 指为开发新的治疗药物或手段，招募患者并让他们服用这些研究药物或接受新的治疗手段来进行临床医学研究的过程，以便对新药和治疗手段的疗效和安全性做出判断。

clinical research and development 临床研发 泛指对药物在人体中的安全性和药理效益进行测试的行为过程。药物临床研发通常按发展阶段来进行，以控制药物对人体的安全风险。在临床阶段，药物研发涉及从控制严格的少量受试者剂量探索，到大量受试者参与的对照研究。上市药物的安全性跟踪仍然属于药物临床研发的后续阶段。

clinical research associate (CRA) 临床研究监查员 由申办方或合同研究组织雇佣的负责监督临床机构的临床试验行为的人员。他们的职责可以包括收集研究文件，协调研究活动的畅通，验证完整和无误的数据，确保临床试验行为的依从性，以及研究药物或其他临床研究物资供应充足等（见"monitor 监查员"）。

clinical research coordinator (CRC) 临床研究协调员 在临床研究机构，协助研究者完成临床试验程序的准备、数据的整理、填写CRF表、受试者访视的安排、基本检测和评价程序的完成、药政文件的收集和完成、试验药物或物质的管理等临床试验事务性职责的人员。根据研究协调员的

C

资格和能力，他/她可以代表主要研究者完成许多具体试验工作，如：

- 可作为GCP执行员之一，协助试验机构的临床试验符合GCP要求；
- 确保试验按照标准操作程序执行；
- 随时指出试验过程中出现的违背GCP及标准操作程序的步骤；
- 保管试验人员登记表并确保所有与试验相关人员的简历均有备案；
- 保证试验文件被妥善保管和归档；
- 确保原始资料既不丢失亦不提前销毁；
- 负责受试者的随访预约；
- 协调各试验相关人员的工作；
- 负责联络监查员或申办方；
- 确保试验用药品和试验设备的供应；
- 保证在监查员进行访视时提供原始资料；
- 向受试者介绍患者须知的内容并进行讨论；
- 可负责体检或抽血等工作；
- 配合和支持监查员对试验项目质量的监控，使监查员的访视更有效率。

研究协调员可在监查员访视前做一些简单的准备工作，如：

- 准备好所有试验文件和往来通信记录；
- 检查全部应完成的CRF是否填写完整、字迹清晰、改正方法符合要求，在有疑问的病例报告页上做标记；
- 确保获得了所有受试者的知情同意书并备案；
- 准备好所有入组患者的病例以便进行SDV；
- 检查并准备好所有受试者退回的试验用药品包装和剩余药品以供核对，澄清药品包装和剩余药品未被退回的原因；
- 确认未用的试验用药品总量以便在适当的时间要求药品再供应，准备好盲表以供检查；
- 检查是否报告了所有不良事件且备案，并与监查员讨论新发生的不良事件；
- 估计近期的入组速度，监查员非常关心近期内可能会有多少受试者入组试验；
- 把监查员访视的日期通知其他试验相关人员（研究者、药师和实验室），并确认他们是否有时间接待监查员；
- 为监查员的访视提供适当的地点，以便进行原始资料的核对等工作。

对于申办方来说，临床研究协调员代表研究机构起到协助申办方和研究机构之间联络临床试验事务，完成研究机构基本临床试验准备，实施和结束试验项目等事务性职责。对于临床试验记录来说，CRC在保证CRF质量方面的作用尤其重要。为减少监查员和研究协调员在监查随访中对CRF的更正时间，研究协调员应定期对CRF进行必要的核对，以降低CRF的错误率。CRC对CRF核对内容包括但不限于：

- 检查每页CRF，确保填写完整，与研究者一起核对空缺或字迹不清处；
- 检查每处改动是否符合GCP要求和有源文件支持；
- 检查每页记录受试者身份编码和随访日期的标头处是否准确和留空；
- 检查所有不良反应是否被完整记录，如发生严重不良反应，还应检查严重不良反应表格和报告是否完成；
- 检查所有合并用药的情况是否被详细记录，包括商品名、通用名、剂量、用法和服用开始/结束日期；
- 检查所有原始记录（实验室检查结果、ECG等）是否均与CRF

一致，并正确保存。

clinical research organization (CRO) 临床研究组织 又称为"contract research organization 合同研究组织"。由申办方签约授权的可行使与一个或多个申办方试验有关的职责及功能的个人或公司（商业机构、学术机构等）。

clinical significance 临床意义 当治疗临床研究药物拥有最小临床效益和/或最小安全风险危害统计学效力就称为具有临床意义（图4），其临床意义数值通常用等于（＝）、大于（＞）或小于（＜）符号表示。按照无效假说理论，假设真正疗效为零，当观察值低于假设概率值，无效假说则可被拒绝。例如，假设0.05为临床意义的可信限度，$p < 0.05$ 则被认为可能拒绝无效假说，所以药物疗效具有临床意义；相反，$p > 0.05$ 则被认为没有足够的证据推翻无效假说，表3演示了各

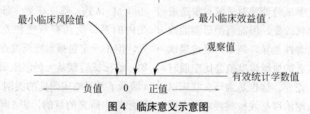

图4 临床意义示意图

表3 概率与临床意义的关系

概率		比例	结果……效益 / 风险
＜ 0.01	＜ 1%	＜ 1：99	不是……，几乎确定不是……
0.01 ～ 0.05	1% ～ 5%	1：99 ～ 1：19	很不可能是……
0.05 ～ 0.25	5% ～ 25%	1：19 ～ 1：3	不可能是……，大概不是……
0.25 ～ 0.75	25% ～ 75%	1：3 ～ 3：1	也许不是……，可能不是……
0.75 ～ 0.95	75% ～ 95%	3：1 ～ 19：1	可能是……，大概是……
0.95 ～ 0.99	95% ～ 99%	19：1 ～ 99：1	很可能是……
＞ 0.99	＞ 99%	＞ 99：1	是……，几乎肯定是……

C

种可能概率表示的临床意义结果。

在临床试验实验室检查中，与基线相比的样本检查结果的变化（如血液检测）有否临床意义需要研究者做出判断。任何有临床意义的变化判断结果都需要研究者在试验结果报告中签名和日期以示确认。对于试验药物效益和安全性评价的临床意义标准通常需要在试验方案中做出明确定义。

clinical significant difference 临床显著性差异 是临床统计学上对临床试验数据差异性的评价。从定性的角度解析，当数据之间具有了临床显著性差异，就说明参与比对的临床试验数据不是来自于同一总体（population），而是来自于具有差异的两个不同总体，这种差异可能因参与比对的数据是来自不同实验对象的，例如，试验药物和安慰剂服用的不同受试者组别的临床效益会有临床显著性差异。也可能来自于试验处理对试验对象造成了根本性状改变，因而前测后测的数据会有显著性差异。例如，经过餐饮后，受试者的血糖浓度值会比空腹时有显著性差异。这也是为什么临床试验中的血糖浓度基线检测要求在空腹状况下进行。从定量的角度看，临床显著性差异是一种有量度的或然性评价。当A、B两数据在0.05水平上具备显著性差异时，两组数据被认为具备显著性差异的可能性为95%。两个数据所代表的样本还有5%的可能性是没有差异的。这5%的差异可能是由于随机误差造成的。通常情况下，

临床试验结果达到或小于0.05水平或0.01水平，才可以说临床试验数据之间具备了临床显著性差异或是极显著性差异。在做出试验结果结论时，应确保有方向性的描述，即显著大于或显著小于。显著值通常用 $p > 0.05$ 表示差异性不显著；$0.01 < p \leq 0.05$ 表示差异性显著；$p \leq 0.01$ 表示差异性极显著。如果临床试验数据之间具备了临床显著性差异，临床试验的无效假设（null hypothesis）就可被推翻，备择假设（alternative hypothesis）得到支持；反之若临床试验数据之间不具备临床显著性差异，则临床试验的备择假设可以被推翻，无效假设得到支持。要注意的是临床显著性和统计学上的显著性有所不同，前者是指临床上有意义的发现，可以由机遇或非机遇引起，后者经过统计学处理后得到，不受条件的限制。

clinical study 临床研究 涉及患者在内的系统医药有效性和安全性研究，但不一定包括治疗研究在内。例如，临床试验就是一种临床研究。表4演示了常见临床研究的类别。

按照临床研究的目的，表5展示了临床研究的分类。

clinical study agreement (CSA) 临床研究协议 由研究者和申办方之间签署的有关临床试验职责、财务安排、试验保险等条款的协议文件（见"contract 合同"）。

clinical study report (CSR) 临床研究报告 任何治疗药物、预防或诊疗

表4　常见临床研究的类别

临床研究设计	临床研究类别
对照研究	·随机对照试验——盲态、开放
观察研究	·现况调查、纵观研究、病原研究 ·群组研究（追溯群组研究、前瞻性群组研究） ·案例对照研究 ·案例系列分析 ·案例研究 ·案例报告
流行病学/特征医学研究	·临床试验分析 ·风险效益分析 ·系统综述 ·元分析

表5　临床研究的分类

研究类型	研究目的	研究举例
人体药理学	·评估耐受性 ·定义/描述PK和PD ·探索药物代谢及药物间的相互作用 ·评估药物活性	·耐受剂量研究 ·单剂量或多剂量的PK及PD研究 ·药物间相互作用研究
疗效探索	·探索适应证的疗效 ·为后期研究估算剂量 ·为验证性试验的设计、观察指标以及方法奠定基础	·使用替代或药理学指标或临床措施进行相对短期的初期试验，试验人群为少量健康受试者 ·剂量效应的探索研究
疗效验证	·确证疗效 ·建立安全特性 ·为评估效益/风险关系奠定坚实的基础以支持药品上市许可 ·建立剂量效应关系	·用充足的对照试验确立疗效 ·随机平行量效关系研究 ·临床安全研究 ·死亡率/发病率结果研究 ·大量简单的试验 ·对比研究
治疗应用	·进一步理解利益/风险在普通人群或特殊人群与环境间的关系 ·确定罕见不良事件 ·精确推荐剂量	·对比效果研究 ·死亡率/发病率结果研究 ·额外指标的研究 ·大量简单的试验 ·药物经济学研究

物质在人体临床试验中进行临床试验结果的书面总结性文件，包括临床和统计概述，结果和分析描述等。按照ICH指南，任何临床试验都需要提出结果总结报告（ICH E6 1.13），也包括多项临床试验的综合结果报告。

clinical trial 临床试验 属于"临床研究 clinical study"的一种。临床试验中的"试验"一词暗示着通过正规医学途径对不同药物治疗和方法或医疗器械进行比对，包括研发、测试、评价和观察等手段，以获得新药或治疗措施对于某种疾病筛选、预防、诊断或治疗的全面知识。从医学实践角度来说，临床试验就是一种个人或群体（患者或健康志愿者）参与的试验用药器械的临床、药理学或其他药效学作用的医学研究，或对药物的吸收、分布、代谢和排泄的研究，目的在于系统研究或评价医学治疗或药物/医疗器械对健康和生活质量的影响、作用和对疾病治疗的有效性与安全性。这种研究行为可以是多方面或多层次的研究，可以是一种比较，也可以是多重比较，所涉及的不仅仅是新药，还可能包括任何类型的医学治疗手段或措施，如医疗器械、外科手术技术、放射治疗、心理治疗，行为矫正、医学保健实践等。对人体治疗效益的系统研究，有Ⅰ期、Ⅱ期、Ⅲ期和Ⅳ期临床试验或临床评价之分。其中的手段有盲态或开放、随机或非随机等多种形式的程序。其试验结果可用作为新药/器械上市批

准申请的依据。

临床试验的规模需要根据试验方案调整，可以只涉及一个国家或单研究机构，也可以是多国或多研究机构参与。临床试验可以是正式的评价有效性和安全性的研究，也可以是为日后正式临床试验做准备的探索性研究。临床试验涉及的手段或措施可以包括药物、药物组合、矿物元素或维生素类保健品、疫苗、医疗器械、诊断试剂或生活习性的变更等。按照临床试验的研究方式，可以把临床试验分成：

- 治疗介入性研究 按照临床试验方案制定的特殊医疗程序或环境，研究者给受试者特殊的药物或治疗措施，或对照/安慰剂，以比较受试者的预后效益和安全性。

- 观察性研究 按照常规的医疗实践并按照一定的预设程序，研究者运用药物或治疗措施给患者提供常规治疗，以观察受试者的预后结果。

如果按照临床研究目的分类，其可以把临床试验分成：

- 预防性试验 探索预防某种疾病发生或治愈后复发的最佳手段或措施。

- 筛选性试验 测试检测某种疾病或健康状况的最佳方法或途径。

- 诊断性试验 探索利用诊断试剂诊断特殊疾病或病况的更好检测方法或程序。

- 治疗性试验 研究试验性治疗药物、新的组合药物或治疗方法

（如器械或放射疗法）的效益和安全性。

- 生活质量性试验 也称维持疗法或支持性医护试验，探索改善或缓解某种慢性疾病患者生活质量的手段或措施。
- 特许使用性试验 也称扩大使用试验。这类试验是针对那些尚处于试验阶段和还未被批准上市的研究药物或器械，用于那些没有有效的治疗方法，或现有任何其他标准治疗措施都无效的少数患者。他们也不符合参与任何随机临床试验项目，以至于这部分患者的健康状况每况愈下。这类患者的个案参与通常需要药政部门、伦理委员会和申办方预选予以豁免批准。

clinical trial agreement (CTA) 临床试验协议 等同于 "clinical study agreement 临床研究协议"。

clinical trial certificate (CTC) 临床试验证书 准许启动临床试验的证书，获得这一证书涉及许多药政批准步骤。各个国家的要求和名称也不尽相同。

clinical trial coordinator (CTC) 临床试验协调员 等同于 "clinical research coordinator (CRC) 临床研究协调员"。

clinical trial data 临床试验数据 泛指临床试验过程中采集得到的试验数据等。

clinical trial exemption certificate (CTX) 临床试验豁免证书 由药政部门签发给药物公司的证书，允许他们使用未上市药物或没有在所在国或地区上市的药物来进行临床研究。注意这只适用于豁免药政法规规范的药物在批准上市前用于临床试验，而不是研究本身。所以，一份CTX可用于一个药物的若干研究。

clinical trial information 临床试验信息 临床试验过程中采集得到的数据或与数据管理或真实完整性有关的试验记录文件的总称。

clinical trial management system (CTMS) 临床试验管理系统 一种涉及临床试验运营的参数或文件的专属性的应用软件管理系统，用于管理临床试验运营所涉及的大量数据及其数据文件，维护和管理临床试验的计划、准备、运营和报告等，重点在于可以为各方干系人保存同步的联系信息、追踪进展状况、时间节点和里程碑事件和为决策层提供实时数据。

clinical trial materials (CTM) 临床试验材料 由申办方提供给研究者的、不包括试验药品的其他临床试验所需物质，如试验文件、化验室样本试管、试剂或试验工具等。

clinical trial office 临床试验办公室 在临床试验机构负责处理各种临床试验事务性职责和功能的部门或中心管理机构。

clinical trial report (CTR) 临床试验报告 等同于 "clinical study report 临床研究报告"。特别适用于单项临床试验项目的结果总结文件。

clinical trial supply plan (CTSP) 临床试验供应计划　一份针对特定临床试验项目而制定的试验药物供应和服务计划蓝皮书，它应该由试验药物供应协调员或经理负责和项目经理协助完成，含有试验方案中有关试验药物信息，包括：

- 试验项目参数，如首位或末位受试者入组和出组时间、试验周期、制剂特性、服用频率、受试者人数招募计划、IVRS的采用与否等。
- 试验药物标签和包装程序，包括标签和包装设计的批准程序、标签和包装地点或外包服务公司信息、包装规格和要求、标签文本样本等。
- 试验药物供应要求，包括运送程序、外包服务信息、供应量、运送数量和频率、药物生产批量计划等。

clinical trial type 临床试验类别　新药研发中临床试验的种类可以依照不同的特性、参加试验的中心的数量、对照组、是否随机、是否盲法或形式对临床试验进行分类。如果试验依照参加中心被分类，可以是单中心试验或多中心试验。如果依据临床试验的目的，则可以分为以下几类：

- 以观察药物疗效为主要目的，主要为Ⅱ期和Ⅲ期临床试验。
- 评估药物安全性的试验。对于几乎所有的临床试验，安全性都是必不可少的观察项目，但是把安全性作为主要试验目的的试验，药品获批上市前仅见于Ⅰ期临床试验，Ⅰ期临床试验主要在于决定试验药物对于受试者临床耐受性的剂量范围，以及观察不良反应、体征或生命指数的变化等。
- 药代动力学参数的评估试验。常见于新药药代动力学探讨或药物等效性研究。
- 新剂型的临床试验。常用于老药新剂型的研究。
- 新给药途径的临床试验。
- 医疗器械的验证评估或临床试验。如新型的造影剂、植入性医疗器械、血糖仪、测氧仪等需要临床试验的验证。

clinically important 临床重要性　等同于"clinical significance　临床意义"。

clinically meaningful difference 临床意义差异　等同于"clinically significant difference　临床显著性差异"。

clinically significant 临床显著性　临床研究中一组受试者群体比另一组受试者群体在接受治疗后显示有临床意义的更大疗效或风险性的情形。

clinically significant difference 临床显著性差异　被治疗的患者或不同的治疗组别治疗前后显示具有临床意义的不同疗效结果。

clock start date 时钟启动日期　按照监管报告的要求，不良事件报告的日期是申办方首次收到事件报告的日子算起，通常向药监部门报告SAE的时间要求是7d或15d。所以，时钟启动日期就是申办方首次收到不良事件报告的日子开始算起，在药政部门规定的天数内完成SAE报告递交程序。

closed system　闭合系统　临床试验计算机化系统专用术语，泛指对计算机系统的登录或接触环境受到负责对存储在电子系统中电子记录内容实施监控的人员控制。

closed sequential design　闭合序贯设计法　一种没有预设受试者人数上限的连续研究设计方法。在这种设计中，实际上受试者人数上限还是存在（即闭合），但极可能在受试者人数达到足够大时研究结论已经获得，并可以终止研究的继续。例如，如果招募了10位受试者来比较两种治疗措施时，有9位显示B方案有效益，1位显示A方案有效益，则可以停止研究而得出B方案显著优于A方案。如果受试者显示等同或接近等同的疗效人数的话，则可以停止研究而得出两个方案没有显著性效益差异的结论。

closed sequential study　闭合序贯研究　采用闭合连续设计法的临床研究，即事先确定受试者的最大招募人数（参阅"sequential design　序贯设计"）。

cluster randomization　整群随机化　零散个体受试者不能被随机接受不同的治疗方案，但整体受试者可以集体随机加入某种治疗方案。例如，某学校学生被集体教育改善生活保健习性，而另一个学校学生则没有。3年后随访评价他们血液胆固醇水平与保健习性的关系。在这个例证中，学校的每一位学生不能被随机接受保健计划，但必须以学校为单位整体加入随机与否计划。

coarse data　粗糙数据　非常粗略地测定或记录的数据。

code　代码　间接连接两个或多个信息在一起的标示物。例如，每个研究药物包装盒都标有一个与随机入组编号相关联的药物盒代码。通过这个药物盒代码，在临床研究结束后，或紧急情况下，研究者经过解盲程序可以知道受试者被随机给予何种治疗药物或进入哪一种治疗组别。

code break　盲码破解　指临床试验中在数据库锁定之前随机编码被揭示的结果。

code breaker　盲码破译信封　装有受试者随机编号的密封信封或标签，其包含有受试者所服用药物的信息，在医学紧急或异常情况下，处于救急的医疗需求，按照试验方案或试验项目破盲程序被打开。这种情况下受试者的随机编号被视为破盲，受试者必须退出试验项目。

Code of Federal Regulations (CFR) 联邦监管法规　这是美国政府机构或行政部门发表在美国联邦公报的具有一般或永久性规范性质的年度编纂法典。CFR分成50个专题领域，遍布联邦监管的广泛领域。每个CFR又分成若干章节，由专属专业领域的政府负责机构编纂发表。每个章节分成若干部分，每个部分又再分成若干节（CFR的基本单位）。CFR的目的是以一种有组织的出版物形式向公众推荐官方和完整相关政府部门的监管条例，为任何需要了解一般和永久联邦监管法案的公众提供了全面和便利的途径。美国FDA的CFR属于第21专题。例如，21 CFR part 11是指美国FDA联邦监管法规第11部分，这是有关电子签名规范的药政法规。

coding 编码（归类） 划分数据到特定类别以便进行数据检索、分析和报告的程序。例如，临床试验中采集的不良事件名称术语需要采用MedDRA词典进行归类。

coding convention 编码协定 规定的归类或分类不良事件、病症或药物的方法，以使数据归类方法标准化和一致性。例如，心脏病发作（heart attack）归类为心肌梗死（myocardial infarction）。

coding dictionary 编码字典（代码字典） 含有与代码有关的术语定义的字典或词典。例如，MedDRA含有不良反应术语的归类术语信息。

Coding Symbols for Thesaurus of Adverse Reaction Types (COSTART) 不良反应类别分类词典编码标志 美国FDA编撰的不良反应术语词典，其中包括归类、存档和检索上市药物不良反应报告信息。编撰这一词典是FDA试图使不良反应事件报告标准化所采取的举措之一。近来COSTART有被MedDRA取代的趋势。

coding system 编码系统 一套制造数据代码的规则或程序。

coefficient 系数 某一参数的恒定相乘因子，常见于临床研究统计公式中。

coefficient of concordance 协同系数 也记作为Kendall's W，是一种非参数型的统计方法，用于评价不同等级量度间的协同性，数值是0（没有协同性）到1（完全协同性）。例如，临床研究中评价疼痛程度时，受试者被要求对疼痛等级反应作出选择，从最痛（10）到最不痛（0）。然后从所选择的等级量度作出统计来评价治疗疼痛药物的疗效。如果统计检验结果W为1，则表示所有回答具一致性，即每个选择都显示相同的疼痛等级。如果W为0，则受试者的回答没有协同性的倾向，他们的选择回答基本上是随机的。当W为0～1的中间值时，表明各种量度选择呈或多或少程度的一致性。

coefficient of determination 决定系数 回归平方和与总离差平方和之比称为"决定系数"，用于在其他相关信息基础上对未来结果的预测，记为R^2。R^2取值在0～1，没有单位，它反映了回归的贡献程度，即在因变量Y的总变异中回归关系所能解释的比例。

coefficient of variation (CV) 变异系数 亦称离散系数（coefficient of dispersion），为标准差与均数之比，常用百分数表示。换句话说，它常用于比较度量单位不同或均数相差悬殊的两组或多组资料的离散或变异程度，记为数据集标准偏差σ与相对数据集平均值μ的比例，即C(%)=$\sigma/\mu \times 100\%$。变异系数的意义是变异的大小相对于其平均水平的百分比。变异系数没有单位，消除了量纲的影响，变异系数越大，意味着相对于均属而言，变异程度越大。

coercion　压服　多指招募临床试验受试者过程中的不当行为或方法，如束缚受试者的选择、过度的诱惑或间接压力等。

cognitive impairment　认知受损　见"cognitively impaired　认知削弱"。

cognitively impaired　认知削弱　指在一定程度上具有心理或生理紊乱，导致认知或情感功能低下而明显地无法对事物或环境做出判断或推理。

cohort　群组　在某一阶段所观察到的拥有共同特征的个人群体。例如，都出生在某年份，或都接触了致癌物质，或都接受了新的相同治疗药物等。

cohort effect　群组效应　描述某一研究阶段或区域特性随着时间的变化在群体间显示的特性差异。例如，不同年龄段人群对某种疾病发生率的差异。接触研究药物事件的长短所造成的不良反应症状有显著性的系统差异。

cohort study　队列研究（群组研究）　一种非试验性研究设计。在不同时间段或条件下对一组或多组受试者个体或群体（队列）进行研究，包括临床试验，观察该组内或组间个体之间的事件发生情况有何差异。或观察两组及其以上队列，一个群组已接触或暴露（或高暴露），另一群组未接触

或未暴露（或低暴露）某种环境或场景，随访其结局事件发生的概率，并进行比较分析。但多用于观察性临床研究，或流行病学研究。常见的研究方法有前瞻性群组研究，即随着时间的推移，对不同程度的暴露研究群组进行前向性随访；回顾性研究，即通过回忆或现有数据来确定研究群组可疑因素的暴露及其结局；双向性队列研究，即研究队列的确定是过去，根据研究对象过去某时刻的暴露情况分组，但是需要随访，部分结局可能已经出现。

co-intervention　协同干预（合并干预）　同时用一种以上治疗手段对受试者的效益进行研究。要注意的是这种合并治疗并不一定需要在同一时间给予受试者，但需要在研究期间同时发生。两种治疗措施也不一定是针对同一种疾病，或同一类型的治疗措施。例如，药物治疗和患者医护措施在临床研究中并存时对疗效结果的影响研究。

co-investigator　合作研究者（协调研究者）　非正式术语，指在临床研究机构与主要研究者共同承担临床研究职责的人员。协调研究者是临床试验研究队伍的成员，他被主要研究者指定执行与试验相关的一些特定医疗职责，如获得受试者知情同意书、进行治疗评估、填写病例报告表或代表主要研究者做决定等。协调研究者应熟悉试验方案和试验步骤。主要研究者、协调研究者和试验协调员应定期

C

召开会议以保证所有试验步骤顺利而准确地执行。作为一个具有临床经验的协调研究者，他协助管理研究药物，熟悉并了解研究药物的性质、作用、疗效以及安全性，同时也了解在试验进行期间发生的所有与该研究药物的相关信息并负责研究药物温度记录并确保研究药物的妥善管理。同时，他帮助研究者对受试者进行随访，帮助协调研究者及受试者间的沟通，帮助研究者通知及提醒受试者进行随访，关注受试者的安全及健康，及时地帮助研究者将所有不良事件相关数据真实、准确、完整、及时、合规地录入病历和病例报告表中。当受试者发生严重不良事件时，他帮助研究者沟通并报告给药品监督管理部门、卫生行政部门、申办方和伦理委员会，并积极主动地随访受试者不良事件的结局，采取有效的沟通以保证受试者在发生不良事件时得以适当的治疗。另外，他能够很好地整理研究过程中产生的研究资料；及时提醒研究者对受试者的实验室报告进行评估并归档在受试者相关的文件夹中；定期的查阅和审核研究者文件夹，帮助研究者完善研究资料；也帮助研究者进行一些管理工作和改善管理流程，以确保研究者更高效地进行项目操作；有时也被称为助理或附属研究者。协调研究者应当提供最新的个人简历，并在试验人员表格上登记。

collapse 兼并（合并）　用于描述减少数据组别的行为。例如，临床试验中原来将受试者年龄分组划分为5岁以下、5～15岁、16～65岁等。由于5岁以下受试者人数较少，决定将5岁以下和5～15岁相邻组别"合并"为一组。

collective ethics 群体伦理理念　更关心对受益于其他人群而不是个人的伦理行为。例如，临床试验中服用安慰剂可能对服用者本人并没有利，但可以从所获得的对比信息中对其他人群产生效益。

column vector 列矢量　见"vector矢量"。

combination drug 合用药物　一个以上的药物同时被服用，通常指当各种药物都被包装在相同的片剂或胶囊剂中，或若干种药物同时被服用的情形。

combination therapy 联合治疗　使用两种或两种以上的医疗手段或方法对患者进行治疗，如药物、手术、放疗、理疗、化疗等的方法交替或一起使用。

commercial off the shelf (COTS) 商购产品　用于表示可购买得到的软件。

comedication 同期药物（伴随药物）见"concomitant medication　同期用药"。

community intervention study 社区干预研究　对整个人群组进行干预效益的研究。例如，在特别城市中，对空气质量控制与人体健康的研究。多用于公共卫生或流行病的研究。

community study 社区研究　在一个社区中大量人群参加的研究。它可以是一种抽样调研研究，或社区干预或治疗，或比较相似性的研究。常用于调查两个随机组别在基本信息数据或疾病严重性等方面的相似与否。

common technique document (CTD)
通用技术文件　ICH为统一世界各国药监审批程序和文件所作出的国际新药申请标准化文件（ICH, 2002），它的实施作用如下：

- 药物公司与药政部门之间的药政管理信息的全球传递提供了方便，临床试验数据的建立、审阅、终生管理和存档的一体化成为可能；
- 报告的格式、图表的格式和内容、档案和词汇名称和格式一致，方便纸质或电子化的申报；
- 临床试验数据的分析、化学生产和质量控制的描述、上市批准和非临床数据信息的递交都在统一框架下完成；
- 简化药监部门之间的药政信息交换成为可能。

通用技术文件由五个部分组成：

- 模块1为区域管理和特定信息。这个模块的信息含有每个国家或地区药政监管部门的管理和要求，以及风险和受益评价描述。所以，它被视为国家或区域性的专属性或特定性文件部分。例如，国家和地区要求的申请表格、文件，或适合所在国家和地区的标签说明建议等。由于这个模块是国家和地区专属性信息，CTD对

这个模块并没有提出具体的规范和要求。

- 模块2为模块3～5的综述和总结。这个模块含有质量全面总结、非临床概述、非临床书面总结、临床概述和临床总结。通常还需要对药物属性作一简短的介绍（约为一张纸的内容），包括药物类别、作用机理、建议的临床用途等。
- 模块3为质量总结。这一模块应当概述化学活性成分和生物药物的化学——药理和生物关系。它应当包括的内容顺序为：
  - S部分——药物原料；
  - P部分——药物产品；
  - A部分——辅料信息和附加成分安全性评价；
  - R部分——任何针对各国或地区所要求的信息，如生产批记录（美国需要），或试验方案认证总结（欧洲需要）；
  - C部分——关键参考文献。
- 模块4为非临床安全性（毒理研究）报告。这个模块含有非临床研究报告。从目录部分就可以了解有哪些非临床研究报告和每一项非临床研究报告在通用技术报告中的内涵。这些研究报告中所列出的非临床数据应当与相关的临床试验结果相关联，所有支持非临床研究的文献和附录也应当被列出。
- 模块5为临床有效临床研究报

C

告。这个模块对临床研究报告和相应信息的内涵都提出了详尽的要求。每一项研究报告的地位可以通过主要研究目的来判断。对于多目的的临床研究应当与其他相对应的研究相关联。对于未进行的临床研究部分应当在相应的部分中列出"未进行"或"不适用"等字样。所有临床研究的文献和附件也应当被列出。

common terminology criteria for adverse event (CTCAE) 常见不良反应术语标准（通用不良反应术语标准） 美国国家卫生院（NIH）和国立癌症研究所（NCI）建立的用于抗肿瘤临床试验常见不良反应评价的分级标准，可作为描述性术语用于不良反应报告，即评价事件症状、病况和实验室异常值的严重度。CTCAE术语按照MedDRA初级系统器官分类进行分组，每个器官分类里，不良事件按照其严重程度描述和罗列。其严重程度的分级为：

- 等级1：轻度。无症状或轻度症状；仅临床或诊断观察；无须干预。
- 等级2：中度。最小的、局部的或非侵入性的治疗指证；或年龄有关的工具性日常生活活动受限（ADL）。
- 等级3：重度。或重要医学意义，但不会立即威胁生命；或致使住院或延长住院时间；或致残；或个人日常生活活动能力受限。

- 等级4：危及生命。需紧急干预。
- 等级5：死亡。与不良事件相关的死亡。

同时，有五个因果归属类别，即无关、不可能有关、可能有关、也许有关和肯定有关。

common toxicity criteria (CTC) 通用毒性标准 见"common terminology criteria for adverse event (CTCAE) 常见不良反应术语标准"。

comparable 可比的 指两种或两种以上相似状态的可比性。

comparative study 比较研究（对比研究） 指将研究药物与另一个研究药物或上市药物进行比较的临床试验。

comparator 对照药物 临床研究中被用作为与研究药物的疗效和安全性参比对照的药物。按照ICH的定义，它可以是研究药物，目前市面上公认疗效较为确切的治疗药物（即活性对照），或作为标准疗效的指标性药物等（ICH E6 1.14）。安慰剂可以视为一种类型的对照药物。

comparator group 对照组 临床研究中接受对照药物治疗的受试者组别。

comparator study 对照研究 采用对照药物为参照物对研究药物进行疗效比较的临床研究。

comparator treatment 对照治疗 指用对照药物、安慰剂或其他治疗措施与新的实验性治疗方法或药物进行对比。

comparison design 比较设计 二者或多个组别之间对比（正式或非正

式），或者是指对同一个人在较长时期内的变化状况，或者是指那些在某些时间内几个子群组样本的比较研究，也包括对处于多个环境中的样本之间的比较研究。通常所指的比较研究是横断研究和纵向研究。

comparison group 对比组（对照组）等同于"control group 对照组"。

comparisonwise error rate (CER) 比较错误率（比较误差率）进行统计学多重比较检验时，比较错误率（也称为配对错误率）是指错误地拒绝每个检验无效假说的概率，即Ⅰ类错误出现的概率。简单地说，它是"假阳性"在每次统计检验中出现的概率。如果α_{pc}代表一次检验中比较性错误率的话，则Ⅰ类错误不会出现在这次检验中的概率是$1-\alpha_{pc}$。随着比较次数的增加，累计误差率也迅速增加。因此，待检验的比较次数在大多数多重比较方法中是较为重要的决定因素。

compartment 室 药物动力学或毒物动力学的数学模型，其含义是假设机体是由一个或多个室组成，为有界空间，外来药物随时间变化在其中运动，它不是解剖学部位或器官，也不是生理功能部位，而是理论的机体容积。

compassionate use 特许使用（恩慈疗法）药政术语，指医生或研究者申请未批准上市的但处于临床试验阶段的药物，被准许给予没有任何替代治疗药物或措施的少量或个别患者服用。虽然它的疗效还未确定，但患者无法从已核准的非传统疗法取得满意的治疗或患者不符合临床试验入组条件而无法进入该临床试验的情形下，可以考虑特许使用的方式给予患者未上市药物。但需要个案方式分别向药政部门申请批准。

compassionate use protocol 特许使用临床方案书 描述一个药物在特许使用的情况下应该如何被使用的临床方案。

compensation 补偿 在临床研究中向受伤的受试者提供费用或医疗照料，不涉及作为报酬参加临床研究的费用。

competence 能力 从临床试验的角度看，这个术语的法律含义指以自己的行为能力对事情和选择做出决定。例如，受试者有能力理解所介绍的试验信息，能评估得到信息后采取的行动或不行动可能造成的后果，并做出自己的选择。

competent authority (CA) 主管部门 意旨负责监督欧盟成员国各国家药政法规和药政规范依从性的监管机构。

competitive enrolment 竞争性招募 多中心临床研究中，每一个研究中心被允许尽可能多地招募受试者，直到达到总体招募指标，而不是每个研究中心有自己的招募指标。

complementary log _log transformation 余双对数变换 在正态分布基础上允许使用统计方法对部分数据进行分析的公式，其变换式为$y=\lg[-\lg(1-p)]$。

complementary medicine 补充性医疗法 指西医之外的疗法，如推拿、按摩、针灸、草药疗法等，也成为替代或结合医学。

complete block 全区组 含有临床随机试验所有可能治疗入组分配方案（研究药物与对照药物分配顺序、治疗组合或治疗顺序）的药物区组块。例如，具有A和B药物的临床试验中，一个4×4的全区组可以记作为AABB、BBAA、ABAB、和BABA。

complete block design 全区组设计 运用全区组治疗方案的研究设计。

complete carcinogen 完全致癌物 指同时具有引发、促进和恶性进展作用的化学致癌物。

complete cases analysis 完整病例分析 只对拥有完整数据的受试者进行数据分析的策略，任何有数据遗漏的受试者数据被排除在外。

complete file 完成文档（完成文件）泛指含有已经完全清理的所有数据和数据库可以开始质量审核和锁定的文档。

complete response 完全显效 在抗癌药物研究中，常表示所有肿瘤完全消失和没有新的肿瘤出现的情形。

completely randomized design 完全随机设计 受试者以无限制（如每组受试者人数相等、没有区组分配、没有阶层分配等）的随机方式接受治疗组别分配的研究设计。

compliance 依从性 泛指临床试验参与者在试验过程中遵循试验方案和GCP的状况。在总结试验结果时，确保申办方、研究者和受试者严格按照GCP和试验方案完成试验程序和服用试验用药物至关重要，例如，研究者依照临床试验方案，GCP和国家药政要求进行临床研究的行为规范，受试者遵循临床方案的服药时间和频率，试验访视和化验/检测要求等。这可以保证所有试验疗效和安全性结果均由试验用药物所致。

compliance date 服从日期（执行日期）指被规范的实体必须服从或执行标准，实施规范细则，要求或修正指南的日期。在特批的情形下，有些实体可能会被允许延长服从日期。

compliant 依从的 在临床研究中指完全服从临床试验方案的要求完成试验程序的行为。

component 成分（部分）多用于描述药物的一种化学成分，或数据档案或病例记录的组成部分。

components of variance 方差分量 评价临床试验数据变异特性的统计分析方法。所分析的特性类别通常为受试者、治疗中心和不同药物等。

composite hypothesis 复合假设 在统计显著性检验中，没有指定某一参数单值的备择假设，例如，$H_1 : \mu > 0$。

composite outcome 复合结果 指临床研究结果的分析是若干检测结果的综合效应。例如，所谓治疗成功的定义包括患者没有症状和比某些指定的指标更好的生活质量分数两个方面。这两个方面任何单一结果都不能构成治疗成功，只有同时具备才能视为治疗成功。

composite score 复合分数 等同于“Guttman scale 格特曼量表法”。

compound 化合物（复合物，混合物） 可以解释为混合物中的单一成分，多种成分的组合产物，或多成分的物质等。

compound symmetry 复合对称 用于评价重复检测的术语。数据在每一个时间点都要求有相同的变量，在时间点之间也必须有相等的协同变量。一般来说，如果数据分析可以设定用复合对称方法的话，数据分析则变得简单得多。

comprehensive cohort design 全面群组设计 一种受试者可以在知情同意前自行选择研究组别的临床试验设计方法（图5），其很适合受试者或研究者对某项干预措施有很强烈的愿望而导致高比例的适宜人群拒绝随机化的情况，这时研究实际上就是前瞻性序列研究加上低比例参与者的随机对照试验（RCT）研究。这种研究的主要局限在于序列研究和RCT研究结果的差异总可以用两者基线的不一致进行解释。

comprehensive inpatient rehabilitation facility 住院患者综合康复科室 医疗机构中在医生监督下对有生理失调的住院患者提供全面康复服务的科室。服务包括理疗、职业治疗、语言治疗、社交或心理服务、假肢装置和矫正服务等。

comprehensive outpatient rehabilitation facility 综合康复门诊室 在医生的监督帮助下，向门诊患者提供各种康复服务的科室，包括理疗、社会或心理服务、门诊康复等。

computer 计算机 用于数字计算和数据加工的机器（包括机械和电子部分）。目前的应用范畴定义更广泛，从复杂和快速计算，到控制机械和文字加工程序等。

computer application 计算机应用程序 见“application 应用程序”。

computer assisted data collection 计算机辅助数据采集 一种利用计算机方法（各种可能的方法）来帮助采集和/或记录数据的过程。例如，取代纸质病例记录表的电子化病例记录表，直接连接到血压仪上无须人工辅助而直接记录血压测定结果的计算机装置等。

computer assisted new drug application (CANDA) 计算机辅助的新药申请 将所有临床或非临床数据库、研究报告、项目档案等均通过计算机化申报

适宜人群→知情将被随机分配
- 同意→随机分配
  - A治疗
  - B治疗
- 不同意→愿意接受哪种治疗
  - 接受A→A治疗
  - 接受B→B治疗

图5 全面群组设计流程

途径完成向药政部门新药申报的程序。

computer-assisted product license application (CAPLA) 计算机辅助的生物药物许可申请 将所有临床或非临床数据库、研究报告、项目档案等均通过计算机化申报途径完成向药政部门生物药物上市申报的程序。

computer based training 计算机辅助培训 指利用台式计算机或手提电脑进行的自我掌控的课堂式培训方式。通常这些培训模式都是通过网络或公司内网完成的。

computer matching agreement 计算机匹配协议 将两个或多个临床研究计算机记录系统进行比对，或对提交的计算机记录系统进行核查，以便确认所有申报记录的提供者或所含的信息受益者记录都符合规范，或符合法律或药监依从性的要求，包括费用付讫是否合理等。

computer package 计算机包裹 可承担各种相关任务的计算机程序。

computer program 计算机程序 可发出控制计算机运行功能的指令。临床试验中应用的计算机程序种类繁多，如数据采集和管理、统计分析、图像绘制和报告写作等。

computer validation 计算机验证 评价和记录一个计算机硬件和软件系统在建立、实施运行和使用的过程中能准确和可靠地符合用户设计要求的过程。

computerized axial tomography scan (CAT Scan) 计算机X射线断层扫描 一种利用X射线技术借助计算机系统辅助产生人体体内结构影像的技术。

computerized system 计算机化系统 指在临床试验项目中使用的由计算机硬件、软件、运行环境以及操作人员和操作管理程序等组成的体系。因此，其涉及了功能性软硬件配置、运行环境、安全保密措施、操作人员及其培训、设备、程序和管理规程等。从计算机化系统生命周期管理的角度看，应该包含体系的建立、验证、维护、运营、培训、变更、保存、灾难恢复、退役等规程管理，以及相关人员的标准操作规程和培训的质量控制和质量保证。临床试验中的计算机化系统的应用例证有临床试验的项目管理系统、临床试验数据的采集、整理、分析和报告系统、安全性报告系统、药物供应管理系统、药政申报和文档管理系统等。

computerized system life cycle (CSLC) 计算机化系统生命周期 指临床试验用的电子系统从开发到系统退役的整个过程，主要包括系统建立的启动、系统需求、系统设计、系统开发、系统配置、系统测试、系统验收、系统运营、系统维护以及系统下线（其中包括系统数据的存档）等。

computerized system validation (CSV) 计算机化系统验证 指建立一套文件化的证据，以提供一个高水准的保证体系，证明临床试验用计算机化系统满足其设计、安装、运行、维护或退役的各种要求，确保该系统生产出的产品的适用性始终达到预定的标准和药政质量要求。具体来说，计算机化系统验证是用记录的文件为证据，证明系统的开发，测试、实施，操作以及维护等都处于监控的质量管理规程中，或能通过文件的形式高度再现这些过程标准和功能的合规性，且贯穿于从系统开发到系统退役的整个生命周期（SLC）。验证方法基于风险评估，考虑系统的预期用途和系统潜在影响受试者保护及试验结果可靠性的可能。通过计算机化系统的验证，可确保整个计算机化系统生命周期中的质量保证体系得以建立，并始终处于可控制状态下。因此，计算机化系统验证过程必须确保系统功能的准确性、可靠性、持续性和稳定性。

concentration 浓度 溶液体积中溶质的含量水平。例如，表示药物服用后单位血液中吸收和分布的有效药物含量。

concentration maximum (C_{max}) 药峰浓度（最大浓度，最大峰浓度） 与药物生物利用度相关，指受试者服用一次药物后血药浓度时间曲线上被检测出的最大药物血浆或尿液浓度，此时药物吸收和消除达到平衡点（参阅"time maximum 达峰时间"），也可以表示许多受试者服药后血浆或尿液最大浓度值的平均值，此种情况下，平均值表示某种药物的血药代谢性质，而不是只针对个别受试者而言。

conclusion 结论 在采集和分析数据的基础上所作出的决定。需注意结果和结论的区别。前者是过去结果的表述，如A药物比B药物有效，后者是当前感觉的表述，有隐喻未来的意味，如我们认为A药物优于D药物。

concomitant medication 合并用药（伴随用药） 受试者在参加临床试验过程中，由于其本身的疾病的原因，除了服用试验用药物外，还会同时服用其他治疗或预防性药物。所有试验中同时用药的情况（性质、剂量、病因、起止日期）均须详细记录。合并用药的原则是在试验中使用的药物不能影响对试验用药品的评估。要注意的是根据试验方案的要求，由于防范某些药物与试验用药物的相互作用，或干扰对试验药物有效性和安全性的评价，有些药物会被禁止服用。例如在评价一个新的非甾体类消炎药治疗疼痛的试验中受试者不能同时服用阿司匹林。在不影响试验用药物的前提下服用伴随用药是允许的。在试验方案中应明确规定哪些药物不能同时服用。有时，如果不影响试验用药物的药物也被列入禁用的范围，研究者可以对此提出质疑。一旦试验方案定稿，即使研究者认为某些要求并不恰当，也必须严格遵守。有关合并用药的一个大问题是当受试者服用了非处方药而没有及时向研究者报告。另外，非药物治疗同样会影响试验结果。例如，一些受试者接受了物理或针灸治疗而另一些患者没有。于是，不同受试者对试验用药物的反应会因伴随治疗的不同得出不同的结果。在健康受

C

试者参加的试验中（如Ⅰ期临床试验），应统一受试者的食品和饮料标准，因为饮食有可能影响试验用药物的吸收。药政部门会要求检查试验中受试者服用的合并用药的名录，并将其与受试者的病历和其他原始资料相核对（如比较HIS系统中的受试者开药情况），以确定所有有关试验用药物疗效的结论与受试者服用的合并用药物无关。所以，检查合并药物的合规性是监查员监查工作的任务之一。

concomitant treatment　伴随治疗　除了临床试验药物外，受试者正在同时接受的其他治疗，例如、食疗、替代疗法、心理治疗等。

concomitant variable　伴随变量　一种可能影响研究结果但并不是研究设计一部分的变量。例如，患者可能正在服用的其他非研究药物或可能患有的疾病。

concordance　协同（协议）　常表示协议。

concordant pair　协同对　在临床研究中，受试者在两种情形下或两种不同监测仪器被评价，其测定的变量是二进制的。例如，疾病存在或不存在。数据可以用2×2表格加以总结。协同对就是那些两种检测结果彼此吻合的数值对。

concurrent control　相互对应（同步对照）　观察对照受试者，并与临床试验中的治疗受试者的数据记录相对比。这些相互对应的数据不一定是在同一个对照试验中获得的。

concurrent medication　同期药物　见"concomitant medication　合并用药"。

concurrent standard therapy　同期标准治疗　受试者在参加临床研究期间同时接受的与临床研究无关的治疗措施，或受试者接受的但不是临床研究所设定的治疗。例如，在比较治疗服用抗癌药物患者的抗呕药物的疗效中，化疗就是一种"同期标准治疗"，抗呕药物则是研究目的的治疗。

conditional distribution　条件分布　假设有两个相关变量X和Y存在，当X为一个已知的固定值时，相对于X的Y变量的分布就是条件分布。例如，年龄适用于任何性别的受试者，但如果按照男性和女性来加以区别的话，那么指定的性别年龄分布就是一种依据性别的条件分布。

conditional odds　条件可能性　指发生某一事件的可能性的条件分布。

conditional power　条件功效　根据预设信息得出的临床研究可信度，即在临床研究完成后，采用治疗组之间的数据结果差异和从这种差异中得出的方差所计算出的研究结果可信度。

conditional probability　条件概率　事件A在另外一个事件B已经发生条件下的发生概率。

confidence　可信度　用来描述人们对研究结果的信心有多大的非正式术语。

confidence coefficient　置信系数　见"confidence interval　可信区间"。

confidence interval (CI)　可信区间（置信度，可行限）　又称估计区间，

是按预先给定的概率确定的包含未知总体参数的可能范围。该范围称为总体参数的可信区间。它的确切含义是：可信区间包含总体参数的可能性是$1-\alpha$，而不是总体参数落在该范围的可能性为$1-\alpha$，用来估计临床试验特定发生概率的随机数据参数的取值范围，常用可信系数标志p来表示。在统计学中，一个概率样本的可信区间是对这个样本的某个总体参数的区间估计。可信区间展现的是这个参数的真实值有一定概率落在测量结果周围的程度。可信区间给出的是被测量参数的测量值的可信程度，即前面所要求的"一定概率"。这个概率被称为可信水平。可信水平一般用百分比表示，因此可信水平0.95的可信区间也可以表达为95%可信区间。可信区间的两端被称为可信极限。对一个给定情形的估计来说，可信水平越高，所对应的可信区间就会越大。可信区间只在频率统计中使用。在贝叶斯统计中，它的含义为在一定可信水平时，以测量结果为中心，包括总体均值在内的可信范围。例如，临床试验中常采用95%可信区间（CI）来表示试验结果估计区间，其寓意为当试验结果的平均值落在区间[a, b]时，对试验结果可靠性的信心率为95%，而发生错误的概率为5%。在知道样本均值（M）和标准差（SD）情况下，可信区间具体计算方式为：可信区间下限$a=M-n\times SD$，可信区间上限$a=M+n\times SD$；当求取95%可信区

间时$n=1.96$。对于一个数据估算程序来说，p值越高，其可信度越大。

confidence level　置信水平　见"confidence limit　可信限"。

confidence limit　可信限（置信界限）　一个数据可行限的最大或最小值界限。例如，临床试验两个治疗组中平均收缩压的差异为−3mmHg和+8mmHg的话，−3和+8则为收缩压的可信限度。

confidential　保密（隐私）　多指临床试验数据属于私人信息范畴的部分，在未经受试者许可的情况下不应披露给第三方。通常在知情同意书中需要对这个问题予以说明。这样当受试者签署知情同意书后，相关私人信息可以在允许的范围内向第三方提供，如申办方、伦理委员会或药政部门稽查员等。

confidentiality　保密性　指临床研究中防止将申办方的自主知识产权或受试者身份信息在未经许可的情况下披露给未授权他人的要求。这也是ICH的要求（ICH E6 1.16）。

confidentiality agreement　保密协议　信息接受方和提供方签署的确保彼此向对方提供的信息不会被彼此在未经许可的情况下披露给他人或第三方的法律文件。在临床试验文件交流前，申办方与研究者、申办方与合同研究组织和受雇的雇员或顾问与雇用单位等之间通常都需要先签署保密协议，再进行下一步的临床试验信息交流。这是为保护临床试验参与各方的利益

所必须采取和遵循的措施。

confidentiality disclosure agreement (CDA) 保密性非泄露协议　见"confidentiality agreement　保密协议"。

confidentiality statement 保密声明　指包括在知情同意书中的有关向受试者声明将会保证受试者身份识别信息不被外泄和在相关法律和监管条例允许的情况下，只有特定的第三方，如申办方临床试验代表、伦理委员会代表或药政部门代表等，才有可能接触这些信息，并不会向公众公布的承诺。

configuration 配置　临床试验用计算机系统的专用术语，表示计算机系统或其内置程序按照序号、属性和配件的相互关联性组合在一起，使之能正常运行和执行功能。

confirmatory analysis 验证分析　对验证研究所做的分析。

confirmatory study 验证性研究　指为了回答或解决某些特殊问题，使其答案变得毋庸置疑而进行的研究。通常指为了药品注册申报所需提供的药物疗效和安全性重要评价依据而进行的临床研究。此类依据多为随机双盲对照试验。对于临床研究来说，Ⅰ期和Ⅱ期临床研究为探索有效性和安全性信息的研究，Ⅲ期临床研究则常被认为是验证性研究。

conflict of interest (COI) 利益冲突　指个人或组织由于涉及的自身利益而难于做出公正声明或判断的处境的情形。例如，伦理委员会的成员之一参加自己临床试验项目的审批或审评，则该成员被认为存在伦理利益冲突。拥有较多某药物公司的原始股份或股票但又作为研究者参加该药物公司的临床试验，则该研究者会被认为存在财务利益冲突。因为药物研制的成功可能有利于该药物公司股票的升值而对研究者带来直接经济益处。

conformity assessment 合格评估　多指对临床试验中GCP依从性的基本要求状况进行评价的过程。

conformance 一致（顺应）　某种产品或服务满足相关指标、约定或法规要求的确认标示或判断结果。例如，输入的临床试验数据符合格式要求就可以用这个词来表示。

confounding 困惑（混淆）　在临床试验中，两个或以上的因果变量（常常是一个独立变量，一个是外衍变量）引起的问题没有很好地被控制，从而造成它们的分别效应在结果中无法区别。例如，假如临床试验中所有吸烟者被给予一种治疗，非吸烟者被给予另一种治疗，则最后的结果和吸烟与否就无法区别，或彼此相互困扰。

confounder 混杂因素　用于观察研究中描述与原因和结果因素有关的协同变异的术语。

confounding factor 混杂因子　也称为混杂因素，是关联（正或负性地）独立变量（自变量）和非独立变量（应变量）的统计学模式中的一个外源性变量。所以在临床研究中需要控制这类因素的发生，以降低I类错误的存在。这种因素的存在会直接威胁临床研究因果关系推论的有效性（即内源有效性），因为所观察到的临床效益可能造成混杂因素的结果，而不是非独立变量的结果。

confounding variable　混杂变量　与可能原因和结果相关。混杂变量不允许在原因和结果之间依赖于原因途径。例如，吸烟是造成肺癌的原因，女性并不一定会吸烟，女性吸烟也不总是会造成肺癌。因此，在研究女性和肺癌之间的关联性时，吸烟应当只视为造成肺癌的一种可能变量因素。此外，混杂因素总是在不同风险情况下有不同的风险程度和发生率，如男性和女性吸烟造成肺癌的结果。

congenital anomaly　先天异常（先天畸形）　按照医学正常标准，无论其原因为何，人体器官结构或功能出生时就有缺陷的情况。这种情况可能是遗传因素造成的，也可能是在分娩过程中的不当因素引起的。由试验药物造成的新生儿异常或畸形必须被视为严重不良事件（SAE）。

consent　同意　正面协议，特别用于指临床试验中的知情同意程序。

consent form　同意书　见"informed consent form　知情同意书"。

conservative　保守　趋于安全的保留态度。当已知临床数据值会低于真正数值（存在偏差的情况下）和不打算增加过高估计其值的风险时，人们往往会对试验值做出保守的估算，即尽量增加结果的安全系数范畴。

consistence/consistency　一致性　多用于表示数据保持一致，在分布式系统中，可以理解为多个节点中数据的值是一致的。同时，一致性也是指事务的基本特征或特性相同，其他特性或特征相类似。ALCOA+原则中，一致性是其中的一条原则，表示临床试验中，对数据一致性的检查是保证数据及其数据库无论任何状态和阶段，原始数据、记录数据和报告数据间数据都具有一致性的状态。

consistency check　一致性核查　多指对数据进行编辑核查，以确保两个或多个数据值发生序列的合理性。例如，舒张压总是低于收缩压。如果舒张压低于收缩压的话，我们就说这两个测定值彼此一致。虽然它们的数值可能都不正确，但至少它们符合一致性原则。

consistency evaluation　一致性评价　指药物一致性评价，即仿制药一致性评价是要对拟批准上市的仿制药，按与上市的原研药品质量和疗效一致的原则，分期分批进行质量一致性评价，要求仿制药需在质量与药效上达到与原研药一致的水平。

consistent　一致的　不会随时间有上移或下移趋势的可重复性现象或结果。多指两个数据点可能同时或按顺序发生的情形，或记录与报告数据相同。参阅"consistency check　一致性检验"。

consolidation of the standards of reporting trials (CONSORT)　统一报告试验标准　为描述临床试验结果报告撰写标

准指南，许多主要医学杂志多要求投稿按照这一标准完成试验结果报告。

consortium 合伙（合作） 一般用于大学和公司之间签署的进行特殊研究项目或计划合作的协议。例如，药物公司赞助的研究者倡导临床试验（IIT）项目。

constant 常量 多指在受试者之间或随着时间不会变化的常数。

constitute ratio 构成比 表示某事物内部各组成部分在整体中所占的比重，常以百分数表示。计算公式如下：

构成比=（某一组成部分的观察单位数/同一事物各组成部分的观察单位总数）×100%

累计百分比是构成比概念的直接延伸，二者都是一个大于0小于1的比值。所以，只要看见"比"这个概念，就可以知道，它的数学意义是真分数。

consultant 顾问 临床研究过程中，由于试验项目管理和操作人力资源的不足，公司或研究机构内部聘用的不占公司正式雇员编制名额的承担一定的临床研究职责的人员，或外包给特定的人员，让其从事某项具体临床研究职责。所聘请费用一般都是从研究项目的预算经费中划拨，而不是从正式的员工雇用预算中提供。

Consumer's risk 客户风险（用户风险） 某种事物或数据质量并不好或不能接受但结论却是好的或可接受的风险概率。

content validation 内容效度 又称逻辑效度，指测量工具或手段能够准确测出所需测量的内容、事物或行为的程度（ICH E9）。这种测量工具必须由专家经过科学设计和验证后建立。其结果也必须经有科学的统计分析方法而得出。例如，临床试验中的疼痛量表就是这种测定疼痛效度的工具。

contingency and disaster recovery plan 应急计划和灾难恢复计划 数据管理员在电子系统投入运行前，与相关试验人员对可能导致电子临床系统运行时由于突发或灾难事故，可能导致的系统中断风险所进行的防范措施计划，并据此制定的相关对策的文件，以保证最大可能的不会或减少临床数据丢失。本计划包括对人员、软硬件设施的要求、预估发生重大灾难或数据丢失事件时的补救和恢复措施，数据恢复的对策计划等。

contingency table 列联表 将临床试验数据的两个或多个类别变量进行交叉归类的表格。最简单的列联表是2×2表格（表6）。在这个例证中，每个受试者人数变量被按性别交叉归类。这个表中有四个格子，每个格子含有一个称为格子频率的数值。

表6 显示性别类别分布的列联表

项目	治疗组 A	治疗组 B	总计
男性	63	65	128
女性	34	35	69
总数	97	100	197

continual reassessment method (CRM) 连续再评估方法 一种运用于Ⅰ期临床试验中的找寻研究药物剂量的临床

试验设计方法。与传统的剂量递增设计方法不同，这个方法以前期获得的剂量信息为基础，在后续受试者的给药剂量上采取逐步调整（升、降或不变）的策略，使患者最大限度地降低毒性剂量和增加有效剂量的治疗。目前运用的CRM设计方案包括不允许陡然增加剂量，比传统试验方法更注重安全性标准的考量。每个剂量梯度不超过4位受试者人数，常用"3×3"设计法。在这种设计方法的临床试验中，最大耐受剂量（MTD）一般认为可能是最接近期望毒性率的剂量。在典型的3×3的剂量调整设计中，每个剂量水平有3位患者开始接受起始剂量的治疗。递增或递减至下一剂量的原则为：

- 如果3位患者中没有患者出现剂量限度毒性（DLT），则递增下一等级的药物剂量。
- 如果有2位以上的患者出现剂量限度毒性，则递减药物至前一剂量等级。如果这发生在首次剂量等级组别，则需要终止临床试验的继续。
- 如果3位患者中有1人出现剂量限度毒性，则需要保持同一等级的剂量药物不变，并另选3人开始相同剂量等级的药物尝试。
- 如果6人中有1人出现剂量限度毒性，则可递增至下一剂量等级药物的尝试。
- 如果6人中有2人或更多患者出现剂量限度毒性，则需要递减服

用药物剂量至前一剂量等级组别。
- 如果药物被递减至前一剂量等级组别：
  - 如果只有3位患者接受了前一等级剂量的治疗，需招募另外3位患者尝试。
  - 如果已有6位患者接受了前一等级剂量的治疗，终止研究继续进行，并确认前一等级剂量为最大耐受剂量（MTD）。

所谓MTD是指只有1位或更少的患者出现DLT的最大剂量。在这种设计方法中，当有2位或更多患者出现DLT的话，则不应当递增给药量至下一等级剂量。除了上述"3×3"设计方法外，也有一些改良CRM设计方法运用于临床研究中。

continuing review 继续审核 伦理委员会对进行中的临床研究进行周期审核，以确定是否允许其继续进行、需要修正、不批准、终止或暂停等。

continuity correction 连续校正 对离散数据进行显著性检验计算时所做的一种调整，以便对数据的连续检验概率统计做出更好的估算。在这种概率统计的连续更正中，常涉及对观察和预期数据值之间的差异加或减0.5。

continuous data 连续数据（连续资料，计量资料） 一种可以在几何空间或标度尺上测定的数据，而不是指属性数据。它可以是任何形式的数据值，可以被有意义地进一步细分类（取决于测量系统或所期待的精确度）。这类数据在几何或连续数值范

C

围内可以是连续性数据。对于一个特定检测项目来说这种数值范围有最小值和最大值的存在。例如，临床试验中测量受试者高度（1.2m、1.5m或1.8m等）和体重（80kg、85kg或76kg等）就是一种连续数据，但描述受试者胖或瘦是指受试者的特征，没有标度测定的意义。所以这种属性的描述不是连续数据。临床试验中对入组年龄的限定，如18～65岁等，也是一种连续数据，但描述年轻、儿童或年老的特质不应该视为连续数据。

continuous scale 连续标尺度 指测定连续数据的标尺度，如疼痛标尺度。

continuous variable 连续变量 属于连续数据的受试者特性的数据值。例如，具体的身高（以米或英尺为度量单位）。

contour plot 等高线图标 在临床试验结果分析报告中，利用二维图标（x和y坐标图）做出常数z部分的三维表面坐标图。在这个图标中，两个变量被标示在x轴和y轴上，第三个数据z用等高的形式标示在如图6表示的凸出部分中。

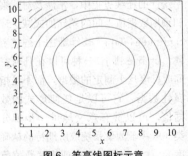

图6 等高线图标示意

contract 合同 一份涉及双方或多方的被签署的和标有签署日期的书面协议，表明所涉各方各自在临床研究中的职责委托、任务分配及其义务或任务的承担期限等。如有需要，也可以含有财务安排的条款（ICH E6 1.17）。临床试验中的合同多是根据试验方案的职责分工等来签署的。例如，经过研究者签署的临床试验方案就是一种研究者向申办方承诺按照临床试验方案完成试验过程和要求的合同（见"clinical study agreement 临床研究协议"）。

contract research organization (CRO) 合同研究组织 由申办方授权并签署了合同帮助申办方履行一项或多项临床试验有关职责或功能的组织或个人。这些组织或个人可以是具有商务性质的公司、学术机构或专业服务公司等（ICH E6 1.20）。当申办方没有足够的人力资源来实施一项临床试验时，可以委托一个CRO来组织并实施试验。CRO可以是一个小型、中型或大型的公司，多数为私营企业。大型的CRO通常有数百名员工来承担所有与试验相关的活动，如撰写试验方案、选择研究者、试验监查、准备试验文件、数据处理、结果分析和准备试验总结报告。一些跨国CRO能够组织多国参与的国际临床试验。当由CRO代表客户实施临床试验时，研究协调员（CRC）通常直接和CRO联络。有时申办方的代表会和CRO的监查员一起进行试验点的访视，以确保

CRO按照GCP和方案要求正确地执行其职责。

contractor　合同工　临时雇员，通常为专业人员而不是义职人员，可以承担全职人员所应该担负的职责，也可以作为内部全职人员不足或职责外包时，补充人员短缺或降低内部人员营运成本的权宜之计。

contraindicated　禁忌的（不当的）指不利的，也许是危险的情形。多指不宜向某些个人或由于风险状况不宜进行治疗的情形。例如，临床研究中研究药物对于孕妇来说是禁忌的药物。

contraindication　禁忌证　临床研究药物特别不推荐使用的疾病情形或状况，虽然这可能与当前的治疗或受试者状况有关。对于禁忌使用的病症和限制情况需要在试验方案、标签等中予以标明。

contrast　对比　进行比较的较正式的术语。最简单的比较事例是两组变量平均值差异的比较，或两组中每组具有某些特质的受试者比例差异的比较。较复杂的形式有进行多组分之间加权差异的比较。例如，在有三个组分的临床研究中，进行治疗组A和治疗组B与安慰剂组C之间疗效的比较。简单的比较是对两个不同剂量组A和B的疗效进行比较，复杂的对比可以将两组有效药物的总和效益与安慰剂比较。

control　对照　用于描述病例对照研究的术语，特别针对与没有任何疾病或无活性药物成分（安慰剂）对比的临床研究。在临床试验中，多指比较组的研究对象，他们多被随机分配在安慰剂、标准治疗组或已知疗效的药物治疗组内。

control arm　对照组　见"control group　对照组"。

control group　对照组　指接受对照治疗药物或安慰剂（无治疗活性成分药物）的受试者组别，其结果与服用试验用药物（试验组）相比较。在抗癌临床试验中，对照治疗通常是当前的标准治疗药物或措施。

control intervention　对照治疗　见"comparator treatment　对照治疗"。

control subject　对照受试者　没有受到研究药物治疗，或只接受安慰剂、无治疗、其他治疗的受试者。

control treatment　对照治疗　等同于"comparator treatment　对照治疗"。

controlled clinical trial　对照临床试验　一种临床试验类别的正式术语，特别强调试验的"对照"性质，即将研究药物与安慰剂或其他治疗方法的效益进行对比的临床试验。在这类试验中，受试者需要随机分配至研究药物或对照组。

controlled experiment　对照实验　类似于"controlled clinical trial　对照临床试验"的术语，但不只限于临床性质的任何类型的实验，如动物实验等。强调点在于包括了一个或多个对照组别的实验形式。

controlled study　对照研究　将研究药物与已知作用的药物或治疗效益进行

比较的试验，是"controlled clinical trial 对照临床试验"的另一种称谓。

convenience sample 便利样本 指所选择的部分或全部患者样本是以研究者方便获得的方式而不是随机程序的方式招募的。从统计学角度看，这种便利样本较难产生能代表真实人群状况的结果，可能存在着一定的偏差。但便利样本可以提供有用的信息，特别是在临床探索性研究中。如果要对便利样本得到的结果做出解释，需要定性地描述所选择的便利样本与随机选择的理想样本有何区别。特别是哪些样本没有反映在便利样本中，或哪些样本在便利样本中不具备代表性。此外，便利样本的质量直接与所发现结果的确定性与否有直接关系，通常需要在严格对照环境中显示重复性。当然，从便利样本中也可以推演出具有特别针对性和较窄目标人群的结果。例如，当进行舌下含服硝酸甘油对心绞疼痛变化量度评价时，任何在某一时间段到急诊室就诊的胸痛患者就可以被选作为便利样本，给予硝酸甘油服用后对胸痛的缓解结果进行等级度量评价。

cooperative studies program 合作研究计划 指来自两家以上医疗中心的研究者同意以统一的方式集体对某项问题进行临床研究的计划，其研究遵循共同临床试验方案，通过中心协调统一部署。

coordinate 坐标（协调） 用来确定平面中两个数据点的位置（图3），即数据在 x 轴和 y 轴上的位点。也用来表示确保所有活动按照计划发生。

coordinating committee 协调委员会 由ICH指南定义的申办方组织的协调多中心临床试验活动的委员会（ICH E6 1.18）。

coordinating investigator 协调研究者 由ICH指南定义的负责协调多中心临床试验各中心研究者试验活动的研究者（ICH E6 1.19）。

co-principal investigator (Co-PI) 共同主要研究者 在临床试验中与主要研究者共同承担临床试验职责的研究者。

copyright 版权 指运用原创工作结果在某一特定时期内在任何媒介或媒体发表，或发表后的复制，以及任何形式的交流（包括直接或借助于机器或特殊装置，如文字、软件和视觉或听觉材料）的排他性掌控权力。在临床试验中，对于试验结果归属权应当在临床试验开始前就予以明确，特别是涉及临床试验数据分析结果的发表和可能涉及的发明专利权归属。通常在临床试验方案中，申办方都会明确指出研究方参加的申办方赞助的临床试验成果归属为申办方所有，任何结果的发表都需经过申办方的批准等要求。

core safety information (CSI) 核心安全性信息 作为临床试验不良药物反应核心安全性信息部分来说，它收载着研究药物全球所有临床试验的安全性数据。按照临床试验是否拥有安慰剂或阳性对照，或剂量-疗效研究，核心安全性信息表通常可以被分成为三类：

- 研究药物和对照药物/安慰剂或不同剂量组不良药物反应发生率。
- 任何其他大于或等于设定发生率阈值，且没有被收载在上述核心安全性信息表中的不良药物反应事件。
- 其他没有包括在上述两个表格中的不良药物反应事件。它们的发生率可以小于上述所规定的阈值，属于较不常见的不良药物反应类别。

比较核心安全性信息或标签说明是除研究者手册以外的其他重要药物安全性信息文件，它记载了与药物有关的所有不良药物反应事件及其发生率信息。核心安全性信息文件可以作为申办方递交新药申请和未来标签制作的基础性文件。它包含了临床试验收集的与药物有关的不良药物反应，也收载着上市后药物的与药物有关的不良药物反应信息。药物SUA信息和信号的分析可能会导致研究者手册和药物核心安全性信息或标签说明的修订或补遗。

corrective action and preventive action (CAPA) 纠偏和防偏（纠正和预防措施） 在质量管理体系（QMS）中，纠偏和防偏措施是重要的质量保证环节。纠正措施是指针对已存在的不符合或不期望的现象，消除其根本原因所采取的措施，防止重复出现（recurrence）。预防措施是指针对潜在的不符合或潜在不期望的现象，消除其原因所采取的措施，防止发生（occurrence）。如果只是纠正某种错误，而不去查找根源的话，就不可能达到预防的目的。这只能被视为纠正（correction），不能称为纠正措施（corrective action）已经发生。所以，根本原因的分析以及纠正和预防措施是质量体系建立目的的基础，CAPA是质量持续改善的核心。

corrective measure 矫正措施（纠正措施） 当用作药物警戒术语时，在观察到患者或受试者经历不良事件时，如果有理由怀疑药物可能是造成该事件的原因，医生或研究者从患者或受试者最佳安全利益的角度可以采取的矫正措施包括：

- 确定停止使用可疑药物。
- 剂量减少。
- 服用途径的改变。
- 停止使用可疑药物，取而代之的是：
  - 使用同类具有类似作用机制的药物；
  - 使用具有相同活性成分的药物；
  - 使用不同类别的药物。
- 暂停使用可疑药物，并有意识地过段时间后再次使用该药物，进而可以：
  - 确认药物是否真正会引起不良事件；
  - 在效益与风险比的考量下，观察药物的继续使用是否被接受，直至真正停止使用。
- 继续无间断的治疗，但保持观

C

察，直至真正无法接受风险而停止使用（用效益/风险比考量）。

coronary artery disease (CAD)　冠状动脉疾病　冠状动脉血管壁由于病灶的产生而造成动脉传送给心肌的含氧血液减少或中断。这些病灶是由于脂肪、胆固醇、钙质或其他物质在血管壁上的堆积而形成，从而使动脉通道变得狭窄，并减少血液向心肌的供应。动脉血管被病灶完全阻塞（也称为血栓）可能造成血流部分或全部中断。这种疾病如果不及时治疗有可能威胁生命。

corrective action　惩治行动（纠正计划）　消除所发现的不规范行为起因的计划方案，并防止再次发生。

correlate　关联　将临床试验中所发生的原因和结果或两个或多个事件相联系的行为，或临床试验数据分析中评价一个变量如何随着另一个变量的变化而变化。

correlated samples t test　相关样本t检验　也称为配对样本t检验。在这类相关样本设计中，利用相同等级量表对两组变量进行结果评分，但评出的分数结果不是独立的。常见的相关样本情形有3种：

- 对临床试验的每一位受试者的治疗前和治疗后疗效进行自身变化的重复评价。在这类评价中每位受试者本人是他们自身的对照样本。由于两套评价分数都是从同一样本中产生，两组分数不是独立的。

- 每对评价个人之间建立自然相关性配对而形成的对照组别。例如，家族遗传史的精神病患者的疗效与其家族人员进行比较。由于比对双方的自然相关性，所得出的评价分数也不是独立的。

- 根据某些预先检测得出的类似分数结果来分组配对受试者，即具有相似基线评价分数的两位患者，一位接受研究药物的治疗，另一位不接受研究药物的治疗。这样做的目的是控制某些个人差异变量的存在。例如，具有相同忧郁评价基线分数的两位患者，一位被随机接受治疗忧郁症的药物的治疗，另一位被随机接受对照药物的治疗。

以上任何情形的配对分组都是建立在相关性基础之上。对他们的结果进行t检验统计分析的过程就称为相关样本t检验，或配对样本t检验。

correlation　相关性　两个变量彼此相互关联程度的统计学技术。正相关表示一个变量随着另一个变量的增加而增加。负相关意味着一个变量随着另一变量的降低而减少。这里的相关性并不包含因果关系。

correlation coefficient　相关系数　用以说明具有直线关系的两个变量间相关关系的密切程度和相关方向的指标，称为相关系数，又称为积差相关系数（coefficient of product-moment correlation），总体相关系数用希腊字母ρ表示，而样本相关系数用r表示，其范围是-1.0 ～ +1.0。$r > 0$ 为正相关，$r < 0$ 为负相关，$r=0$ 为零相关。相关系数0.00表示没有相关性。相关性接近-1.0或+1.0表示变量之间有强烈的相关性。然而，无论两个变量之间的相关性有多大，它们之间相关性的原因推论都无法依据相关系数做出判断。

correlation matrix 相关性矩阵 描述 M 个变量间的相关性，为一个具有 (ij) 因子的方形对称 $M \times M$ 矩阵。其中的数值是所有变量对（例如，变量 i 和变量 j 对）之间的相关系数。其对角元素（变量本身的相关性）总是等于1.00。表7演示了5个血液生化参数相关性例证。

correspondance 书信往来 按照ICH指南，双方之间任何书面协议、讨论和交流的文件或记录（ICH E6 8.3.11）都需要作为临床试验的书信往来或数据/证据原文件被保留在临床试验文档中。例如，信件、电子邮件、传真、电话记录报告、备忘录、便签、留言簿等文字性文件。

correspondence 一致（相当，通信） 用于表示一致性研究中，例如生物一致性评价有时可以译为biological correspondence trial（见 "bioequivalent trial 生物等效性试验"）。

cost benefit analysis (CBA) 成本收益分析 试图对不能立即产生直接市场赢利的某种药物或研究程序进行定量评估的过程，以便对是否需要对药物或研究进行投资运作做出决策。在评估过程中，为了选择最佳或最为获利的成本收益率，常用货币为基础对总的预期投入费用与未来预期结果效益的时间变量关系进行不同角度的衡量。也可以被称为收益成本分析（benefit cost analysis，BCA）。

cost benefit ratio 成本收益比 药物成本与药物效益的相对权值率。

cost effective 成本效益 通常隐喻资本投入的后续价值。从药物市场经济的角度看，只有药物效益胜过成本才是好的成本效益。

cost effectiveness analysis (CEA) 成本效益分析 试图比较对某种药物或程序相对投入的费用和所产生的结果之间的关系。常用于不适用成本收益分析的情况。例如，在药物经济学中分析抗癌药物的研制价值往往是根据

表7 100位健康受试者血液生化参数相关性矩阵表样本

项目	血清肌氨酸酐	血清钠	血清磷酸盐	血清尿素氮	血清钙
血清肌氨酸酐	1.0	0.41	−0.03	0.03	0.08
血清钠	0.41	1.0	−0.05	0.00	0.11
血清磷酸盐	−0.03	−0.06	1.00	0.07	0.15
血清尿素氮	0.03	0.00	0.07	1.00	−0.05
血清钙	0.08	0.11	0.15	−0.05	1.00

C

抗癌药物开发的费用所能带来的生命延长或生活质量改善来做出决策。患者治疗某种疾病或进行某项昂贵检验的费用与相对应的效益后果，以便判断患者是否值得进行治疗。因此，分析方法是基于治疗所需要的费用与所产生的效益之比，如生命延长周期、保持不失明状态的年数等。

cost effectiveness ratio 成本效益比 药物成本相对于药物临床疗效的权值率。

cost function 价值函数 计算治疗一位患者所需总费用的公式。其主要包括阳性价值（如药费、住院费、误工费等），但有时也含有阴性费用（如住院天数的减少、早日返工所增加的生产率等）。

cost minimization 成本最小化 评价把总价值函数降至最低所需的最优花费量的策略。

cost sharing 费用分担 当有两个或多个研究单位，例如药厂和大学，共同开展某项临床研究时，某一方（如大学）正式承诺负担该临床项目的一部分资金，这就是费用分担。

cost utility analysis (CUA) 成本效用分析 试图定量分析患者治疗所带来的生命周期的效益变化与患者在不同保健努力下相对公共效用费用的关系。

cost utility ratio 成本效用比 药物成本相对于药物公共效用的权值率。公共效用指与药物有关的所有领域和各种评价度量的总效益，包括医药、财务、生活质量等。

Council for International Organizations of Medical Sciences (CIOMS) 国际医学科学组织委员会 一个国际非政府机构的非营利组织，总部位于瑞士日内瓦，主要成员来自于生物医学领域，包括48个国际成员组织和18个国家科学和医学研究所。旨在协调和促进医学活动，特别是有许多国家和国际协会参与的活动，为国际医学领域提供科学利益的服务，长期在下列方面实施国际CIOMS计划，包括生物伦理学、卫生政策/伦理和人类价值、药物发展和使用、国际疾病命名原则等。

count 计数 查询有多少东西（如研究药物）还剩存，或某件类型事件（如不良反应事件）已发生多少次的行为。

count data 计数数据（计数资料） 将全体观测单位按照某种性质或特征分组，然后再分别清点各组观察单位的个数，所得的观察单位数称为计数资料。计数资料亦称定性资料（qualitative data）或分类资料（categorical data）。其观察值是定性的，表现为互不相容的类别或属性。如调查某地某时的男、女性人口数；治疗一批患者，其治疗效果为有效、无效的人数；调查一批少数民族居民的A、B、AB、O四种血型的人数等。

covariance 协方差 分析两个变量一起变化与否的统计检验方法。如果两个变量一起发生正向变化，即一个增值，另一个也增值，则这两个变量间的协方差为正向性。反过来说，如果一个变量增值，但另一个变量降值的话，则这两个变量间的协方差为反向性。

covariate 协变量 在临床试验的设计中，协变量是一个独立变量（解释变量），不为试验者所操纵，但仍影响试验结果。其不是一个主要关注的却可能影响疗效的变量。例如，临床试验中疾病严重性的基线评价结果。

Cox-Mantel test Cox-Mantel检验 用于比较两组受试者生存时间的统计方法。

Cox model Cox模型 考克斯比例风险模型的缩写。

Cox's proportional hazards model 考克斯比例风险模型 属于统计学中生存模型的一种统计分析模型，用于两个或更多组别的受试者之间在调整协变量允许的情况下生存时间的比较。一般说来，生存模型有两个部分组成，一个是内在风险函数，即风险如何随时间而变；另一个是效益参数，即风险与其他因子有何关系，如治疗措施的选择等。比例风险模型是用效益参数乘以风险函数来分析受试者的生存状态与其他有关参数的关系。例如，某癌症受试者服用研究药物若干周后，分析用药时间的长短与该受试者疾病恶化风险（生存时间）和生活质量改善的关系。

Cox's proportional hazards regression model 考克斯比例风险回归模型 等同于"Cox's proportional hazards model 考克斯比例风险模型"。

cream 乳剂 油脂（如石蜡油、羊毛脂等）和水的混合物，作为局部（如皮肤）给药途径药物制剂的基质。

credible interval 置信区间 贝叶斯统计中表达贝叶斯可行限的术语，类似于频率统计中的可行限（confidence interval）含义。当一个以上未知量同时需要分析时，英文中常用这个术语来表达与点估计相比数据区域估计的后验概率区域。

critical appraisal 临界评价 用于评价临床证据的技能或判断过程，常见于循证医学中。

critical data 重要数据（临界数据） 在最重要的研究目标中用于得出结论的最重要的数据。

critical period 致畸敏感期 即器官形成期（organogenesis period），胚胎从着床到继发腭闭合对药物最敏感。

critical region 临界区域（判别区域） 导致在所限定的显著性水平上拒绝无效假设的检验（如t检验或卡方检验）统计值。

critical value 临界值 在所设定的显著性水平上拒绝或不拒绝无效假设的临界线的检验统计值（如t检验或卡方检验）。

Cronbach's alpha 克伦巴赫系数 常用于衡量心理或教育测试量表工具内在可靠性误差的统计系数。由美国心理学家克伦巴赫创立。

Cronbach's coefficient alpha 克伦巴赫系数 等同于"Cronbach's alpha 克伦巴赫系数"。

cross dependence 交叉依赖性 泛指有的药物可以抑制另一种药物戒断后出现的戒断症状，并有替代或维持后者所产生的身体依赖状态的能力，这种现象称之为交叉依赖性。

cross-product ratio 交叉相乘比 见"odds ratio 优势率"。

cross-sectional 横向（截面）指只考虑单一时间点的数据，并不涉及时间跨度因素。

cross-sectional analysis 横断面分析 只观察在相同时间点某些组别的数据的研究方法，例如，不同年龄的受试者相对独立变量犹豫症状在服药4周后的变化，或所有10岁儿童（不是所有年龄受试者）的疗效。相对于纵向研究而言，横向分析只发生一个时间点，而纵向研究涉及某一时间段系列测定分析，多用于观察性临床研究中。

cross-sectional study 横断面研究 对一组人群在某一时间点的暴露或疾病状况进行研究，分析疾病与暴露因素之间可能的关联性，或一组类别数据进行数据分析的研究，并不考虑受试者效益间的比较。这种研究比较适用于评估人群中某种疾病的患病率。

crossed design 交叉设计（横断研究）对某一个特定点上的几个不同组（通常是具有不同的年龄）之间的比较。临床试验方案的设计采取治疗组别自身交叉比对的方法，即受试者自身间的效益对比设计就是横断研究的案例之一。在这种临床试验的设计中，每位受试者都有一套以上的疗效数据。

例如，一位受试者首先接受药物A的治疗阶段后，经过休整期再接受对照药物的治疗。然后比较这位受试者前后两种治疗对其的影响。交叉设计的好处在于通常需要的受试者人数较少。其次由于自身间的对比，更容易判断出真实的临床显著效益。但这种交叉设计的逆势在于试验者必须顾及残留效应的干扰。例如，由于某人未知体内代谢酶效应的差异，前种药物的效益减退可能还未完全消失，后种对照品的效益的结果会有所影响，尽管两种治疗组别间有休整期的存在。

crossed factors 交叉因子 在临床研究中当两种或数种变量因子中的任一种因子彼此存在在对方的变量因子组别中时，这种变量因子被称为交叉因子。例如，性别和种族变量，男性和女性无论在何种种族中都存在。

crossover design (COD) 交叉设计 在临床研究中同一组受试者先后接受两种或两种以上的试验治疗，并且自己作为对照体，按照某种顺序或随机顺序逐一接受研究药物和对照药物治疗。这里的随机化只用于确定其接受治疗的顺序，又称为自身配对设计（self-matching design）。其最简单形式就是用于比较两种药物、两种疗法的二周期交叉对照试验（two-period cross-over trial, TPCOT）。二周期交叉对照试验分为两个阶段。将全部研究对象随机分为甲组和乙组。在第一阶段，甲组为试验组，乙组为对照组。第一阶段结束后，同样要经过一个洗脱期，再进入第二阶段。此时，将甲乙两组的治疗方法（或药物）加以对换，即甲组作为对照组，乙组则为试验组，在全部研究工作结束后再进行疗效评价。在交叉对照设计中，至于甲组和乙组到底谁先接受试验组的治疗，谁先接受对照组的治疗，可由研究者来安排，或由随机分组的方法来确定。后者又叫作随机交叉对照试验。在交叉对照设计中，洗脱期一定要足够长，使第一种治疗措施的后遗效应完全消退，以避免第一阶段药物或其他处理措施的作用。如果没有足够的洗脱期，则第一阶段的治疗效应肯定会影响第二阶段初期的效应。洗脱期的长短要足以使受试者的病情在第一阶段刚开始与第二阶段刚开始中时基本相同，同自身前后对照设计一样，交叉设计的洗脱期一般也在第一阶段治疗药物的 $t_{1/2}$ 5 倍以上的时间。在交叉对照试验中，应符合以下条件：

- 两组患者的病情在试验期应该是稳定的。为了保证在试验期有稳定的病情，可在试验开始前对患者进行一段时间的观察。例如，用交叉对照设计研究对高血压的治疗，可先让患者用安慰剂 2～4 周，只有在服安慰剂期间内仍保持较稳定的高血压的患者才列为研究对象，而那些波动型高血压患者则予以剔除。
- 患者必须是随机地分配到两个组。如果患者不是随机分配，则很可能会导致试验的最终失败。

例如，在这样的一个交叉试验中，研究低脂饮食能否降低血清胆固醇，减少心血管意外的发生，对两个精神病院的患者分别用低脂肪饮食和常规饮食 6 个月后，两个医院分别变换饮食，继续进行 6 个月相同的试验。对这个试验的结果进行分析是相当困难的，因为患者分组不是随机的，而是以医院分组，组间可比性差，两组间患者不均衡，且试验时间长达 12 个月，环境与生活的差异，患者的轮换，以及前 6 个月与后 6 个月的影响等，都使最终难以做出有效的比较。

- 药物在短期内只能改善疾病的症状，而不是能根治疾病。

交叉设计的优点是：疗效比较是在研究对象的自身内进行，而非对象间进行比较，故所需样本量相对较小。缺点是：研究对象在治疗第一阶段中或第一阶段后可能退出试验，不再接受以后的治疗。退出的原因可能是因为不良反应事件；前一个阶段治疗效应可能会延续到后一个治疗阶段。如果前后治疗阶段之间存在着这种相互效应，后一阶段的效应数据可能需要舍去。以上两种情形都可能减弱临床试验的检验效率。此外，某一治疗阶段可能存在的系统误差也可能会有影响试验结果比较的准确性。所以，交叉设计临床试验不宜用于较难治愈的疾病治疗的药物研究，而比较适用于治疗效应可被快速评价的药物研究。

crossover study　交叉研究　运用交叉设计原理开展的临床研究（见表8）。交叉法适用于临床试验的下列几种情况：

- 计划获得目标测定和可解析的有效性和安全性数据；
- 慢性（相对稳定）疾病的研究；
- 有较短半衰期的防治性药物研究；
- 基线值和清洗期有可能实现；
- 在有残余效应存在的情况下，即使有受试者中途退出临床试验，也有足够量的受试者样本使残余效应的检出成为可能，或有其他研究信息可用于残余效应的分析。

表8　常见交叉设计法系列组成

类别	交叉形式	系列组成
I	2×2式	AA、BB、AB、BA
II	2×3式	ABB、BAA
III	2×4式	AABB、BBAA
IV	4×2式	AABB、BBAA、ABBA、BAAB

crude estimate　粗略估计　没有经过调整的数据估算分析。

crude rate　总率（原始率）　没有调整的比率。一般指被报告发生某种事件的人数在处于相同事件风险总人群数的比率。

cumulative frequency　累积频率　随着时间的推移而不断积累的事件频率总计。例如，临床试验中当统计受试者每天发生哮喘的次数（每日频率）时，经过一段时间的治疗后在某一天或试验结束时哮喘发生的总数就是一种累积频率。

cumulative frequency distribution　累积频率分布　累积频率的统计学分布状态。

cumulative hazard rate　累积风险率　从试验开始到某一时间段截止所有有害事件或经历的累积数。

cumulative meta-analysis　渐增阶分析　阶分析是将相关研究假说的若干研究结果综合在一起的分析方法。渐增阶分析是指当每个临床研究结束后把治疗效益的结果分析不断添加到综合分析中的统计分析方法。这样，所得出的结论不会简单地呈现所有研究中的某一个研究的结果，而是累积研究结果的结论。

curative rate　治愈率　见"recovery rate　治愈率"。

curriculum vitae (CV)　简历　某人教育、工作历史和专业技能的记录文件，包括担任的社会工作或专业协会的任职、接受的培训、被授予的荣誉、发表的论文等。临床试验中研究者的简历是必不可少的药政文件之一。合格的简历应清楚地表明一个研究者有足够的资格和经验履行一项临床试验要求他的职能。一份研究者的简历至少应包括以下内容：

- 姓名；
- 正式资历（何时获得何种学历）；
- 专业协会；
- 工作经历（包括现任职务）；
- 所发表的与试验领域相关的重要文章；
- 曾参加过的正规GCP培训。

与研究者简历一起需要存档的文件还有研究者的行医执照。但也可以将行医执照证书的编号写在简历上。需要注意的是行医执照证据的有效期。研究者应在简历上签字并注明日期。签字表明研究者认可其内容，日期表明此份简历为最新简历。通常研究者简历需要每两年更新一次，并经研究者重新签名和日期确认。

curve 曲线 连接各个数据点的平滑线或表面。这个术语必须只用于描述线条（二维空间）或表面线图（大于二维空间）。

curvilinear regression 曲线回归 在分析临床研究的非线性数据关系时，人们常常采用多项回归的方法进行分析。这样得到的数据线性关系为非线性的曲线图。这种技术称为曲线回归分析。

custodial care 监护 通常指日常非技能性的个人看护，例如，协助老年人或有生理残缺或失调的人的日常起居生活，像如厕、穿衣、吃饭、上下床或坐轮椅、周边走动、洗澡、服药（如滴眼药水）等。

cutoff design 截止设计 根据基线检测结果来确定受试者治疗组别的方法。在这种临床研究设计中，低于某一预设基线检测值的受试者被认为有较好的预后效益，被划分到对照组。所有达到基线中间范围值的受试者不被招募入组。所有高于某一预设基线检测值的受试者被认为没有较好预后效益，被划分到治疗组。

cutoff point 截点（分界点） 多指临床研究中决策数据取舍标准的界定值。例如，入组标准的年龄是18～65岁（包括18岁和65岁），那么低于18岁和高于65岁的患者不能被招入临床研究中。17岁和66岁可被视为年龄分界点。

cutpoint 截点（切点） 在线条上的划出的截线点，或平面图上斜率突然发生变化的数据点。例如，疼痛度量尺中要求受试者在疼痛度量线上画一条竖线来表示疼痛的程度。竖线与疼痛量度尺上的交界点为截点。

cyclic variation 循环变化（周期变化） 随时间周期而发生的系统变化。昼夜生理节律是一种周期变化。

cytochrome P450 system (CYR 或 P450) 细胞色素 P450 人体肝脏中存在的氧化酶系，对药物的体内代谢有重大影响。人体中有18类P450酶系。药物可以通过抑制或产生药物-药物相互反应而改变P450异构酶的活性。通过抑制这些P450酶系活性，药物可以增加药物血药浓度而达到毒性水平。同样，药物也可以诱导酶系，导致其他药物更快地被代谢和清除，进而降低其活性。在Ⅰ期或Ⅱ期临床试验中，如果药物涉及肝代谢，需要研究相关药物对一种或多种P450酶系的抑制和诱导作用。药物代谢属于药代（PK）研究的范畴。在某些情况下，食物和其他物质对P450酶系也会产生诱导作用。

cytotoxic 细胞毒 对某些细胞能产生毒性的药物，多用于抗癌药物中。

D

data 数据（资料） 临床试验中数据的概念不仅指狭义的数值变量，而且包括文字、音频、视频、图形等一切能以纸质记录或计算机接收且能被处理的媒介记录或符号。数据是事物特性的反映和描述，是符号的集合。数据在空间上传递称为通信（以信号方式传输）。数据在时间上传递称为存储（以文件形式存取）。与数据有关的任何形式的事实或定量信息、数字、图标、字母、估算值、精算值或字符等，可用于推理、讨论或计算试验结果信息之用。在临床试验中，数据可以包括源数据、源文件、核证副本、元数据及其数据文件和报告等，其可以体现GCP的合规性、评估和再现试验过程的证据。这些数据的管理需要有标准操作规程来规范，数据的类型包括计量数据（quantitative data）、计数数据（count data）和分类数据（categorical data）。

data acquisition 数据采集（数据获取） 指不经过人机界面而是从其他自动或计算机化的来源将临床试验数据以样本信号的形式转化成计算机化的数码数值过程。例如，EDC系统直接从电子患者自评价系统（ePRO）中获取受试者生活质量自我评价数据结果。

data analysis 数据分析 对数据进行总结的程序，包括得出结论或简单描述过程等。

data and safety monitoring board (DSMB) 数据安全监测委员会 见"data and safety monitoring committee (DSMC) 数据安全监督委员会"。

data and safety monitoring committee (DSMC) 数据安全监督委员会 为确保临床试验的安全性，专门建立的定期审阅临床试验累积数据，并根据试验数据分析结果，对临床试验的继续进行或修正试验方案必要性与否做出决断的小组。如果临床试验显示绝对的有效性或存在安全性风险都有可能被要求停止临床试验的继续进行（ICH E6 1.25）。

data archival 数据存档 多指临床试验进行期间和结束后对试验数据的保存行为。

data audit 数据稽查 对临床试验数据的质量、源数据的一致性、数据的严谨性和可靠性进行核查的程序。

data audit trail 数据稽查轨迹 追述对所记录的数据或数据库作出修改痕迹的文件。

database (DB) 数据库 以结构化的计算机格式保存临床试验数据的计算机是数据库系统的核心和管理对象，数据库是存储在一起的相互有联系的数据集合。数据库中的数据是集成的、共享的、最小冗余的、能为多种应用服务，数据是按照数据模型所提供的形式框架存放在数据库中。含有记录的信息或从数据表格中（如病例记录报告）转录的数据信息为计算机电子化数据文档库。

database lock　数据库锁定　当临床试验数据已被清理完毕，所有数据质疑均得到满意答复，所有数据已输入数据库中，并且数据库中的问题数据都已获得修正或澄清时，数据库中存储的数据不再需要以任何方式予以修改或变更，至此，数据库的修改或编辑功能都被冻结或失活。这种失活数据库修改或编辑功能的行为过程被称之为数据库锁定。数据库的锁定需要按照数据管理计划执行，并有相应的审批程序监督。数据库锁定的目的是对试验数据进行统计分析做准备。被锁定的数据库不得进行任何形式的修改。如果需要修改的话，则应当经过解锁的规范管理程序，解锁后的数据修改后需要重新按照锁库管理规程再锁定。

database management system (DBMS)　数据库管理系统　任何处理和加工数据库数据的软件工具，包括数据储存、检索、图表产生、网络模式等任何形式的应用。DBMS是为数据库存取、维护和管理而配置的软件，它是数据库系统的核心组成部分，DBMS在操作系统支持下工作。DBMS主要包括数据库定义功能、数据操纵功能、数据库运行和控制功能、数据库建立和维护功能、数据通信功能等。

database system (DBS)　数据库系统　由硬件、软件、数据库和用户四部分构成的整体。

database transfer specification　数据库转移细则说明　临床试验中将会被迁移的数据格式的说明文件，包括但不限于完整的试验数据集，如试验访视检查数据、ECG数据、互动音响应答系统（IVRS）数据、一般问题答疑数据等。

database unlock　数据库解锁　指按照数据管理计划（DMP），数据管理人员由于发现一些重要的数据问题需要在锁定的数据库中进行修改，而不得不打开已锁定的数据库的过程。数据库解锁的频率反映了数据管理质量的优劣。通常情况下，只有在发现一些关键的试验数据问题时才考虑解锁，如安全性数据的一致性问题、主要试验终点的关键有效性数据的遗漏等。一般性数据错误不必对数据库解锁，附以说明文件即可。修改后的解锁数据库需要按照锁库规范管理程序重新锁库。

data center　数据中心　临床试验数据被集中储存、加工和管理的地方。

data clarification　数据澄清　由研究者对临床试验数据质疑做出的回答。

data clarification form (DCF)　数据澄清表　要求对病例记录报告中记载的数据做出澄清或要求另外的补充信息的文件。DCF完成后通常需要研究者或指定的研究协调员签字以示对原疑问数据澄清的确认。收集的DCF可以被作为修正试验病例记录报告数据的依据而输入相应的数据库中。见"data correction form 数据修正表"。

data cleaning 数据清理 对数据可能存在的错误或错误数据进行咨询、核查和修正的整理加工程序。

data coding 数据编码 泛指对临床试验采集的数据信息进行编码，用一个编码符号代表一条信息或一串数据。

data collection 数据采集 临床试验过程中由研究者或研究协调员将受试者临床试验信息记录在数据记录表中的过程。

data collection form 数据采集书（数据采集表） 等同于"case report form 病例报告表"。

data collection protocol 数据采集方案 专门概述如何采集或记录数据的书面指导性文件。

data condition 数据状况 对某些数据的要求或产生条件的描述。

data content 数据内涵 根据患者隐私保护指导原则（HIPAA），它与被披露的数据要素和类别有关，但与披露的方式无关。

data coordinating centre (DCC) 数据协调中心 等同于"data center 数据中心"。指对临床研究的数据管理实施中心管理的某一组织机构或职能部门。

data correction form (DCF) 数据修正表 澄清或修正过去记录或报告在病例报告表的数据问题的表格。一旦收到DCF并完成更正数据的输入，这些表格应当作为病例报告表的组成部分存档保留。等同于"data clarification form 数据澄清表"。

data dependent stopping 数据相依终止原则 根据已经采集到的数据分析结果对临床研究终止招募受试者或继续进行做出决定的预设条件。

data description materials 数据描述材料 数据库标准文件和指南的文件集，通常包含有常见源数据模式、注释病例报告表、试验方案数据定义和数据库转移细则说明等。

data dictionary 数据词典 描述某一系统数据内涵特性的文件或系统。

data dredging 数据挖掘（数据捕捞） 指从大量的数据中通过算法搜索隐藏于其中信息的算法，即在大量数据中随意地寻找"统计意义"关系的数据的行为。其与可接受的科学性或统计原理无关。

data driven analysis 数据驱动型分析 在对所观察到的数据进行分析的基础上做出的决策过程。

data edit 数据编辑 泛指人工或自动对比临床试验数据、检测错误或不合逻辑的信息，以确保试验数据的质量和真实完整性。

data editing 数据编辑 将输入系统的数据进行校验、检查、修改、重新编排、处理、净化、组织成便于内部处理的格式的过程。

data element 数据元素 计算机科学术语。在临床试验元数据中，数据元素是指具有精确含义或语义的最小数据名称单位，也可视为临床试验中采集的数据基本单位，由数据项组成。例如，受试者性别"男"或"女"就是一种数据元素。在不同的条件下，数据元素又可称为元素、结点、顶点、记录等。数据元素可以用一组属性描述定义、标识、表示和允许值的一个数据单元。它在数据库或数据系统中代表了一个数据条目的名称识别符及其属性。例如，临床试验的病例报告表中的数据变量命名就是以数据元素为基本单位进行的。

data element identifier　数据单元标识符　电子源数据独有的并与数据单元关联的用于定义和识别该数据单元的一组信息，通常包括数据单元生成的系统日期、时间以及该数据单元所属的受试者编号等。一旦将数据单元录入到计算机系统，该信息即由系统自动生成且无法变更。数据单元标识符主要用于帮助申办方、监管部门和其他授权机构审查电子源数据中的稽查轨迹和支持电子数据系统间的传输。此外，数据单元标识符也有助于监管部门对临床试验的重建和评价。

data encryption standard (DES)　数据加密标准　一种广泛采用的运用秘密符号对数据加密的方法。每个信息使用七千二百万之四次方之一或更大随机挑选的加密符号。发送者和接受者都必须知道和使用相同的秘密符号。DES对每一个64位数据块应用56位符号。临床试验中的数据系统或数据传输都必须符合数据加密标准。

data entry　数据输入　把数据通过界面（如键盘、声音识别）输入结构化计算机系统的行为。这包括将病例记录表的数据输入电子数据采集系统，或在数据中心把纸病例记录表的数据转录入计算机系统中。可以由研究者、研究协调员、数据录入员，或数据管理员等完成。

data error　数据错误　指临床试验数据记录中出现的错误。

data field　数据域　具有独立含义的最小数据标识单位，是数据元的一个具体值，或可视为数据记录中最基本的、储存或显示各个数据点区域的最小数据域单位。比如，数据库存放数据的一个栏，或数据输入表或网络表中的每个数据项等。

data file　数据档案　高度结构化和组织良好的相关数据集。可用于表示纸文件的临床研究数据文档（如病例记录表），或计算机系统中保留的临床研究数据库。

data form (DF)　数据表　用于记录所有试验方案要求的每一位受试者信息的印制好的文件，如病例记录报告表等。

data integrity　数据可信性（数据真实完整）　数据可靠性是指贯穿整个数据生命周期的数据采集是可靠的、完整的、一致的和准确的程度，与数据的采集、修正、维护、转移和保留的系统和流程有关，是数据值得信赖的属性。所收集的数据质量应该符

D

合ALCOA原则，即可追溯的、清晰的、同步记录的，原始的或真实准确的。保障数据可靠性需要适当的质量和风险管理系统，包括遵守合理的科学原则和建立良好文档质量管理规范，涉及数据的安全性、隐私性、属性和价值稳定性、权限控制、从采集到存档的连续过程、防止丢失或被破坏、易于被审阅、管理数据的系统的验证和用户的培训等诸多方面。在具体的表现形式上，它分为四种类型：

- 实体完整性　规定表的每一行在表中是唯一的实体。
- 域完整性　是指表中的列必须满足某种特定的数据类型约束，其中约束又包括取值范围、精度等规定。
- 参照完整性　指两个表的主关键字和外关键字的数据应一致，保证了表之间的数据的一致性，防止了数据丢失或无意义的数据在数据库中扩散。
- 用户定义的完整性　不同的关系数据库系统根据其应用环境的不同，往往还需要一些特殊的约束条件。用户定义的完整性即是针对某个特定关系数据库的约束条件，它反映某一具体应用必须满足的语义要求。

data interchange　数据交换　泛指为了满足不同信息系统或不同团队之间数据资源的共享需要，依据一定的保障和维护数据内容完整性的原则，采取数据标准化规范和相应的技术，实现不同信息系统或团队之间数据资源共享的过程。

data item　数据项　等同于"data field 数据域"。

data listing　数据列表　泛指按照数据管理计划（DMP），从病例报告表中记录的在试验中经观察获得的一系列编程数据集或报告，或按照每次访视将受试者的数据集予以分类的数据集表格。

data management　数据管理（数据处理）　把收集到的大量数据经过记录、处理、整理、保存、转换和使用，从中获取有价值的信息的过程。临床试验的数据管理就是指将数据记录转换成信息的过程。数据管理可定义为对数据运营纸质或电子的方式进行有序收集、存储、加工、分类、检索、传播、报告、质控、存档等一系列活动，使之易于后续的检索和分析的行为。数据管理的宗旨就是保证数据的完整、可靠、一致和准确。

data management plan (DMP)　数据管理计划　由数据管理人员依据临床试验方案书写的一份动态工作文件，它详细、全面地规定并记录某一特定临床试验的数据管理任务，包括试验信息、人员角色和职责、数据管理流程及其数据流程、数据标准、数据系统的管理、外部数据的管理、医学编码、安全性数据管理、质量规范等。数据管理计划应在试验方案确定之后、第一位受试者筛选之前定稿，经批准后方可执行。通常数据管理计划需要根据实际操作及时更新与修订。其目的是规范临床试验数据管理的具体程序和过程，以获得真实完整、准确可靠的高质量数据。申办者需要建立标准操作规程来管理DMP的制定和执行。

data management report (DMR) 数据管理报告 临床研究结束后，数据管理人员撰写的试验项目数据管理全过程的工作总结，是数据管理执行过程、操作规范及管理质量的重要呈现手段。通常以定性和定量的参数来描述数据管理过程，如数据量、疑问数等，基本内容包括但不限于：

- 参与单位/部门及职责；
- 数据管理的主要时间节点；
- CRF及数据库设计；
- 数据核查和清理；
- 医学编码；
- 外部数据管理；
- 数据管理的质量评估；
- 重要节点时的数据传输记录；
- 关键文件的版本变更记录；
- 报告附件：空白和注释CRF、数据库锁定清单及批准文件、DVP。

data manager 数据管理员（数据管理经理） 负责确保数据管理有条不紊进行的人员。

data mapping 数据映射 确认一组数据要素或每个归类值与相应的另一组数据要素或归类值有最相近意义的过程，有时也称为交叉穿越（cross-talk）。

data mining 数据挖掘 采用一种统计技术，通过检索（也就是"挖掘"）大数据库来发现那些隐藏于其中的发生频率比预期要高的药物-事件关联性信息的过程。

data model 数据模式 描述数据如何被表示和加工的信息概念模式，它详尽地确定数据的定义，使数据本身、数据项之间和数据结构的关系及其应用以清晰而有序的方式表达。典型的数据模式运用包括数据库模式、信息系统的设计和数据交换程序等。数据模式通常需用特殊的数据模式语言或程序语言来表达，使数据在进行交流时不会失去其原有的含义。数据模式往往还需要功能模式来辅助，以便更有效地支持企业商务功能或过程的信息需求。

data monitoring 数据监查 审核采集的数据，并确保它们的质量（准确性和完整性）符合预期的过程。

data monitoring committee 数据监查委员会 见"data and safety monitoring committee 数据安全监督委员会"。

data monitoring report 数据监查报告 对数据进行审核后完成的数据质量和完整性状况或结论的报告。

data originator 数据产生者 临床试验中记录到病例报告表的数据单元有多种数据来源和产生方式，可以是被授权进入电子病例报告表中录入、添加、修改或传输数据单元的某人、某计算机系统、某种设备等。就受试者电子临床结果评估系统产生的源数据而言，受试者应被列为源数据产生者。

data point (s) 数据点 临床试验过程

中产生的任何形式的文字或数字信息。

data pooling 数据富集 将多种信息来源或数据库中的数据富集在一起，以便改善数据的利用度和准确性的过程。例如，分析各种不良事件数据库的数据信号，汇总后进行信号挖掘分析，以便有足够的案例信息来建立药物-事件关联性或进行流行病学的分析。要注意的是当从不同数据来源富集数据时，需要关注各数据来源的可靠性和质量，以免在结果分析中引入数据偏移的风险。

data processing 数据处理 涉及数据计算机化，特别是计算机系统中数据管理步骤的程序。

data quality 数据质量 通过内部和外部数据指标监控、质量控制和保障规范措施等所建立的能经得起验证的数据属性，与数据的准确性、敏感性、验证性和相关目的都有关联性。所以，需要理解的是数据质量并不能在临床试验的过程和数据的采集中被检测出，它只有通过数据结果的监查、稽查和验证的行为结果才能体现。国际普遍接受的数据质量标准是ALCOA原则。

data query 数据质疑 对数据点的真实性和有效性提出问题，并要求解答的行为。

data reconciliation 数据一致性核查 检查安全性数据，特别是有关严重不良事件报告的信息，与源文件数据的一致性和临床试验数据库与安全性数据库一致性的过程。

data reduction 数据压缩（数据处理） 对数据信息分成若干类别以便进行总结，或将原始数据转化成更有用状态的过程，特别是用数据归类法把数据加以分类和总结分析。

data safety committee (DSC) 数据安全委员会 等同于"data and safety monitoring committee 数据安全监督委员会"。

data safety monitoring plan (DSMP) 数据安全监督计划 临床试验过程中研究者或申办方指定的任何监督药物或受试者安全性的计划书。

data screening 数据筛选 审视和核查数据以确定它们的可信度和完整性的过程。

data security 数据安全性 泛指为免除采集和储存的临床试验数据被有意、无意或恶意地人为修改、篡改、删除或破坏等风险而采取的保护数据安全的措施。

dataset 数据集 一种由数据组成的集合。

data tabulation 数据表格 泛指临床试验中采集的受试者单次试验观察记录的数据集。

data transfer 数据传输 泛指临床试验采集的数据在不同数据系统之间的传输。例如，中心实验室样本检测数据迁移到EDC系统中。这种外部数据转移进入中心数据库的过程需要有严格验证规程和记录来保证数据迁移过程和结果的完整性。

data use agreement 数据使用协议 根

据HIPAA要求，研究者、公众（患者）、卫生部门或保健人员之间对于共享保护性的卫生保健信息应当达成书面协议，特别需要表明所采集的信息用于什么目的、谁可以被允许接触相关信息和信息被披露的条件和范围等。这些协议在实施前需要双方的签名和签署日期。临床试验中这种受试者试验数据的披露准许协议通常可以与知情同意书合在一起签署完成，也可以单独签署。

data validation 数据核查（数据验证） 确认临床试验数据是否准确、完整和合理的行为过程。这种验证过程包括数据格式检验、数据完整性检验、数据合理性检验、数据范围检验和校验关键值测试，也包括临床试验数据是否符合临床试验方案要求、监管规范和标准的检验等。

data validation plan (DVP) 数据核查计划 也称逻辑核查计划，是由数据管理员来检查数据的逻辑性，即完整性、正确性和一致性，依据临床试验方案以及系统功能而撰写的数据核查文件。

data verification 数据核对（数据审核） 检查已经输入病例报告表或计算机数据库的受试者数据与源文件数据的一致性、完整性和准确性的过程。

data warehouse 数据仓库 指从多种来源采集的数据被汇集在一个中心数据库。例如，从临床试验、上市后报告系统、文献检索和监管部门数据库收集到的药物安全性数据信息都被保存在一个中心数据库中，便于在单一库的环境中对数据信息进行分类、检索和分析。

death 死亡 死亡事件是临床试验中严重不良反应事件之一，需要立即向申办方、伦理委员会和药政部门报告，无论它是否与研究药物或治疗有关。临床试验中在最后一次给予药物治疗或研究治疗后的30d内如果出现受试者的死亡事件，它必须被报告，无论研究者是否认为死亡事件与研究有关。如果死亡事件出现在最后一次药物或治疗干预后30d之外，但受试者仍然在临床试验中，如还未完成最后一次试验访视或后续随访，死亡事件仍然被视为可报告事件。如果受试者已经完成或退出临床试验并超过30d以上，死亡事件一般不被视为可报告事件。

death rate 死亡率 用来衡量一部分人口中一定规模的人口大小每单位时间的死亡数目（整体或归因于指定因素），通常以每年每一千人为单位来表示。

debug 调试［除去（程序中）错误］ 发现计算机程序中的错误，并改正这些错误的过程。它为计算机系统提供了有力的侦错、跟踪程序运行、检查系统数据的工具程序。

debarment 禁止 指临床试验中被药政管理部门制止或阻止参加药物临床试验。这种制止可以针对个人或公司，被禁止的信息常会被公布在《药政通报》或网站上。

deception 欺骗 指临床试验中有目的地误导或隐瞒试验信息的行为。

deception study 欺骗研究 在涉及心理学的临床研究中，有时需要有意识地对受试者采用欺瞒的手段或技术来达到实际的研究目的。这种欺骗技术的理由在于，人们特别是一些神经质患者，对某些问题的回答或出现在别人面前的形象很敏感，这种自我保护的意识有时会干扰或偏导对他们现实生活中实际行为的问答结果的准确性。所以研究者采取直截了当询问患者他们如何或为什么要做他们要做的事的方式显然是行不通的。此时，研究者需要采用欺骗技术来分散受试者对真正问题兴趣本质的注意。这类采取某种技术来有目的地误导临床试验过程中受试者的研究又被称为欺骗性研究。参与这类研究的受试者需要被告知研究是为了探索他们对某种问题的直觉，不是为了让他们把自己的秘密告诉别人，即研究的真实性质和为什么欺骗技术是必需的。此外，在研究结论获得后往往需要将结果总结告知所有参与研究的受试者。

dechallenge 逆转法 判断临床试验不良事件是否与试验药物有关的常用手段之一。当受试者停止或暂缓使用试验药物后，观察不良事件是否仍然存在、恶化、消失或减轻。一般说来，一旦药物停止后不良事件消失，则被视为"阳性逆转"，如果仍然存在则视为"阴性逆转"。

decile 十分之一（十分制，十分位数） 以十位为单位的数字，如第10、第20、第30等。

decimal 小数 带有十分之一或百分之几的整数单位的数字，有时涉及小于1的数字部分，（即位于小数点后面的数字）。临床试验中有些有效数字要求保留至小数点后的若干位。比如，以千克为单位的体重往往就要求保留到小数点后一位数字，54.6kg。

decisionally incapacitated individual 丧失判断能力的人 指18岁以上不能对参加临床试验的知情同意内容给出有效判断的个人。这类人由于生理或心理的问题不能充分理解所要参加的临床试验的性质、参与程度或后果，也不能充分评价参与临床试验的责任、风险和效益，或在出现法律纠纷时更不可能与法庭交流研究参与的决定过程和判断。这类人的知情同意书必须经过法定监护人的同意和签署同意后方可准许参加临床试验。

decision function 判定函数（判别函数，决策函数） 一种根据所给的环境做出决策的数学函数。

decision rule 判定法（判定原则，决策方法） 这个术语是决策函数的非正式性同义词，可以看作为比较样本均值与假设均值后对假设值做出选择的方法。如果样本均值接近假设均值的话，临床试验中的无效假设可以被接受。它有时也可以通过决策树途径加以判定。

decision theory 决策理论 如何做出

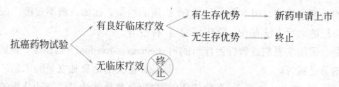

图7　抗癌药物研发决策树示意

最佳决策或判定的理论。

decision tree　决策树　如同一个家族树图像一样，决策树可以视为从一套预设标准中获得最后选择或结论的指南。比如，抗癌药物研发策略可以根据试验效益分析结果的好坏做出决策（图7）。

Declaration of Helsinki　赫尔辛基宣言　由于发现在第二次世界大战中有些纳粹医生用囚犯进行人体试验，由此开始对有人类受试者参与的临床试验进行管理，即《纽伦堡法规》（Nuremberg Code）。它随后被《赫尔辛基宣言》所替代，成为最早的GCP雏形。《赫尔辛基宣言》是1964年在芬兰的赫尔辛基举行的第18届世界医疗协会上颁布的医生进行人体研究必须遵守的伦理学原则指导性文件。该宣言确定了在药物研究中为保护受试者的权益、安全及健康，医生们应尽的责任。这一宣言已经有过多次修正，现共有32个段落组成。这一宣言从道义上对所有从事人体研究的医生都具有约束力，陈述医生的首要职责是在进行研究时保护患者的生命和健康，为保护人类安全提供了全球最高伦理标准。所以任何医生除了必须遵循本国的药政法规之外，还必须遵守《赫尔辛基宣言》。作为指导医生进行人体临床试验的原则，该宣言的基本精神包括：

- 医生必须遵从一般公认的科学原理。
- 试验方案应当在不违背所在国法规的前提下由独立委员会审阅并批准。
- 所进行的研究只应当由有资格的人承担。
- 研究只有在研究目的重要性大于对患者的风险前提下才能进行。
- 医生有义务对所发表的数据结果准确性负责。
- 必须完成患者知情书程序。
- 医生可以根据自己的判断来做出新的诊断/治疗措施可否对恢复健康有利。
- 科学利益绝不应当置于受试者福利之上。
- 任何新的治疗方法都应当与最好的现行治疗方法进行比较，安慰剂只有在没有可行的治疗方法存在时方可适用。

虽然这个宣言贯穿于临床研究的每一步骤，但对它的争议一直未断。其中备受争议的一点就是即使在对照组，每位受试者都应被确保他们正在接受最好的诊断和治疗，但实际上虽然有一个可行的治疗方法存在，临床试验中还是会采用安慰剂或假性治疗组的方法招募受试者。

decrement 减少（降低）　在数值或价值上下降。

deduction 推论（演绎）　根据临床试验中广泛的案例得出特殊结论的行为。

deductive inference 演绎推断　根据推论得出结论的过程。

deductive reasoning 演绎推理　与"deductive inference 演绎推断"相似，但"推理"比"推断"含义更广。

default 违约（隐含值，系统默认值）　维持一种假象状态直到有合理的理由接受其他状态。比如，在临床试验的显著性差异检验分析中，通常会以默认状态接受无效假说，除非有证据表明可以推翻无效假说。

definitely related 明确相关　用于表示不良反应事件清楚地显示与研究药物或治疗有关，即不良事件与所服研究药物或参与的研究治疗方法有明确的因果关系，遵从已知的反应类别和没有其他可能的原因存在。

definitive study 确认研究　一项被普遍同意对所含的医药问题给予了确定无疑答案的研究。与"验证研究"有所不同的是确认研究通常指已经完成的临床研究，但"验证研究"多指将计划进行的临床研究。

degree of belief 可信度　p 值的非正式术语，通常指特殊假说证据可信强度的检验。比如，概率尺度，或直觉标度等。

degrees of freedom 自由度　描述具有统计意义的信息独立量的术语。所谓自由度数量就是可供统计分析的不会变化的数据数量。比如，在"2×2"的卡方检验中，存在一个自由度。n 个数据点的样本均值有 $n-1$ 个自由度。

dehydration 脱水　指人体体液丧失的状况。当人体中丢失的水分多于吸入的水分时被视为体液丢失或脱水。出现脱水时人体的血压不能保持正常，细胞中不能载有足够的氧气和营养，体内的废物也不能正常排除，从而导致生理或体力的各种疾病状况，直至死亡。

deidentification 去可识别化　除去任何可以识别试验数据个人归属或关联性的要素，使之成为名副其实的佚名数据信息。

delayed effect 迟发作用　指药物在服用或接触一定的时间间隔后才发生，甚至停药后才发生的疗效、损害或不良反应作用。例如，通常人们在第一次接触致癌物可能10～20年后才表现出致癌作用，即使在啮齿类动物也需要很多个月的间隔。这就是为什么在研究药物毒性作用时，需要考虑迟发反应而必须进行长期毒性试验。

delayed neurotoxicity 迟发性神经毒性　中毒症状发生后8～14d，再出现持久的神经中毒症状，主要表现为弛缓性麻痹或轻瘫，而后出现脊髓损伤体征。

delayed toxic effect 迟发性毒作用 在一次或多次接触某外源化学物后，经一定时间间隔才出现的毒性作用。

delegation of authority log 授权团队人员登记表 详尽注明参与临床试验项目的临床研究机构人员职责并附有相应人员签名和/或姓名首字母签署的文件，同时注明了每个人在试验中的角色以及参与试验的起止日期。除主要研究者、协调研究者以及负责获得知情同意书、进行评估和填写CRF的人员需要提交个人简历备案外，其他试验参与人员的资格情况须在本登记表上注明。本表应随时根据人员的变动而更新，它是了解在试验中何人何时做何工作的记录。监查员在监查访视中会检查本表的完成和更新情况。这是ICH规范所要求的需保留在临床试验研究机构试验项目文档中的文件之一（ICH 4.1.5和8.3.24）。

deliverable 交付物 泛指临床试验中按计划完成的任何文件，如报告、表格、列表或图表等。

delivered dose 到达剂量 又称靶剂量或生物有效剂量，是指吸收后到达靶器官的药物和/或其代谢产物的剂量。

delivery device 给药装置 用于将有效药物送入人体内的媒介或介质。比如，片剂、油膏剂或注射剂都是不同给药装置的药物剂型。

demographic data 人口学数据 临床研究中涉及受试者年龄、身高、体重、生日、家族病史等涉及人口结构或人口统计学信息的数据。常被用作描述受试者基本特征的基线鉴定。但有时很难区别人口学和疾病信息数据。比如，有关研究受试者体重状况（减肥药）的临床研究中，体重既是人口学数据，也被用作为疾病变量数据（如体重降低）。

demographic variable 人口学变量 指人口学数据的变量，如体重。

demographics 人口统计学 等同于"demographic data 人口学数据"。

demography 人口统计学 研究人口数量状况变化的统计学研究。

density function 密度函数 计算随机变量等于任何特定值的概率的数学函数。

dependent samples t test 相依样本 t 检验 又称配对 t 检验，适用于配对设计的计量资料两相关样本均数的比较，其比较的目的是检验两相关样本均数所代表的未知总体均数是否有差别。比如，在抗高血压药物的临床研究中，将受试者服药前后血压变化状况进行比较的 t 检验。

dependent variable 因变量（相依变量，应变数） 在临床研究的统计学分析（如回归模式）中，因变量指依据另一个独立变量影响来预测的数据变量。相对于可以被研究者操控或变化的独立变量而言，它通常是研究或测定的结果。大多数情况下，有效性数据的变量被视为因变量。比如，在抗高血压的临床试验中，某一研究药物剂量或剂型（独立变量）可以受到人为操控，其控制血压变化的效应就是一种因变量。

derived data 衍生数据 从原有的数据或其他根据算术公式验算得到的数据，可参阅 "derived variable 衍生变量"。

derived variable 衍生变量（派生变量） 依据其他数据的计算或在其他数据的基础上转换而来的数据值。比如，根据受试者的出生年、月、日与签署临床研究知情同意书或首次试验访视日期的差值得出的年龄是一种衍生变量。

descending order 降序排列 将数据值按照从大到小的顺序排列，即最大值排在第一个，数值从大到小，最小值排在最后。

descriptive statistic 叙述统计学 描述统计学是一种用于对大量数据的特性以定量的方式进行描述或总结，以便其易于被理解而进行归纳，但并不寻求对数据值得出结论。常用于连续性数据的总结。例如，平均值、标准偏差、最大值、最小值、中值和置信限等。

descriptive study 描述性研究 针对某种现象或一组受试者特性进行描述的临床研究。它不属于真正的试验性研究，包括病例分析、记录审阅、案例史分析、观察研究、经验总结、个案报道、无对照或对照不合理的临床总结。这种研究方法最常被临床医生所用，特别是许多临床医生在没有接受正规的科研方法学训练之前，常通过这种总结病历资料的形式来对某疗法的疗效下结论。目前，这种研究方法在省级医学杂志中还比较常见。描述性研究用于临床疗效研究，因无对照，更没有随机分配患者，是一种回顾性的资料总结，论证强度较差，正规的新药临床试验是绝对不能采用此方案的。从这类研究中得出的数据分析一般用于叙述统计的目的，而不是显著性检验或统计推论。描述性研究有时用于病因学研究，通过探索总结特殊病例、罕见病例的临床表现，从而发现病因线索。

descriptor 标码（描述符） 归类编码中对编码定义的文字描述。

design 设计 对临床试验所遵循的研究规程、内涵、方法和程序做出计划的广泛过程，包括计划的事件时间点、受试者人数、访视次数、研究机构数量、招募方法、对照访视的选择、随机和盲态形式、治疗组别（平行、交叉等模式），统计方法等。

design qualification (DQ) 设计合格 核实所设计的系统或单元适用于所设目的。这类核实活动是通过设计细节的审阅和对比实现的。

designee 被指定者 任何被授权或指派的可以代表公司或他人签署协议或对某事决策或采取措施的个人。

design effect 设计效益 通过临床研究中设计变量造成的试验效益。这种效益可以是有利的，也可能是中立或负面的。比如，临床研究中按照年龄段随机分组招募受试者，观察不同年龄的受试者对某种药物疗效的反应可视为一种设计效益，因为分年龄层的方法是试验方案的组成部分。

design variable 设计变量 临床研究设计中涉及的任何变量。这些变量的定义对临床试验的招募层次等级或过程的操作有着影响。

destruction records 销毁记录 未用研究药物被申办方或研究机构销毁的文件证明。

deterministic 确定法 由于只存在已知或与过去事件或过程相同的因素，保证临床试验可以反复地给出与预测相同结果的过程，其中没有无法解释的变量，如随机或其他过程涉及在其中。

developmental toxicity 发育毒性 在到达成体之前诱发的任何有害影响，包括在胚期和胎期诱发或显示的影响，以及在出生后诱发和显示的影响。主要表现为：

- 发育生物体死亡（death of the developing organism）。
- 生长改变（altered growth）即生长迟缓（growth retardation）。
- 功能缺陷（functional deficiency）。
- 结构异常（structural abnormality）。

deviance 偏差 确定临床研究的一组数据与相关模式预设的结果有多少差异的统计检验结果。

deviate 偏离 某一变量与所选择的参考值（如平均值）之间差异量的检验结果。

deviation 偏差（偏离，偏向） 在讨论临床试验的数据统计分析时，某一变量测量值偏离所选择参考量的大小的检验结果（$d_i = x_i - \bar{x}$）。分为平均偏差（average or mean deviation，AMD）、相对平均偏差（relative average deviation，RAD）、标准偏差（standard deviation，SD）又称均方差（mean square error，MSE）和相对标准偏差（relative standard deviation，RSD）又称变异系数（coefficient of variation，CV）（参阅 "error 误差"）。偏差可用于衡量试验数据测定的精密度。当涉及临床试验行为依从性时，试验方案偏离是指任何有意或无意偏离和不遵循未经伦理审查委员会（IRB）批准的试验方案规定的治疗规程、检查或数据收集程序的行为。一般来说，当偏离是不可预见性的，即在没有预先同意的情况下发生的，这种偏离只是逻辑的或管理性的偏离试验方案，不会对受试者的安全和福祉产生实质性的作用、也不会影响所收集数据的价值。但事后需要采取纠正措施避免再次发生。如果这种偏离是可预见的，需要按照预定的偏离豁免程序，预先得到申办方的同意才能实施。有些情况下，这种偏离是为了避免对受试者或他人可能造成的伤害。

所有方案偏离或纠正措施要求都必须保留或记录在临床试验有关的管理文件中。

device 装置（器械） 一种用于诊断、治疗或预防疾病的仪器、装置、设备、机器，植入物、体外试剂或其他类似或相关物质，包括任何配件、附件或零件等，也有与药物连在一起用作给药途径工具或医疗器械用途的物质。

device defect 器械缺陷 指临床试验过程中医疗器械在正常使用情况下存在可能危及人体健康和生命安全的不合理风险，如标签错误、质量问题、故障等。

diagnosis 诊断 对患者的疾病状况做出判断的决策。

diagnostic test 诊断化验 用于准确评价受试者是否患有某种疾病或疾病状况的检验，包括生理、精神、生化等多种方法。

diagnostic 诊断检验（诊断试剂）用于鉴别人体内紊乱或疾病的化验或物质。

diagram 图 用于表示一组数据、目标或活动相对位置的线条连线。

diary card 日记卡 临床试验中受试者每日在家记录服药状况，不良反应症状或其他特定数据信息的纸质日记。通常需要根据试验方案的要求，由申办方项目经理设计后通过研究机构提供给受试者，研究协调员需要监督和培训受试者对日记信息的记录。

dichotomous data 二分数据（分生数据）被分成两组的临床试验结果数据，比如，生存期延长或生存期没变、死亡或生存、血压高或血压不高等。见"binary data 二进制数据"。

dichotomous outcome 分生结果 人为划分的两组不同标准的临床试验结果，比如，受试者服药后胆固醇降低或胆固醇没有显著变化的结果。见"binary outcome 二进制结果"。

dichotomous variable 二分变量 临床试验中设计的可以被分成两组数据的变量。见"binary variable 二进制变量"。

difference 差异（差别）两个数值之间的差值，常用在表示临床研究结果统计学差异方面，既可以为受试者个人有效性和安全性效益数值的统计学分析，也可以是试验项目整体疗效的统计学分析。比如，受试者治疗前后治疗组与对照组血压改善平均值的差异比较。

difference study 差异研究 多用在临床等效性研究或非逆性研究中的术语。前者的无效性假说是为了证明两个治疗组间疗效无差异，后者的替代假说是为了表明两个治疗组间疗效有差异。但无论任何临床研究的目的都是要显示两个治疗组间疗效有差异，只是研究的统计分析角度有所不同而已。

digit 数字 任何 0～9 的基数字。比如，57 含有两个数字，即 5 和 7。

digit bias 数字偏倚 指当记录基数字时，由于对某些数字有意或无意的偏好，导致对某种测量结果用近似数字来记录。例如用最接近的整数、偶数、5 或 10 的倍数，或者是 7、14（当时间单位用周时）等，由此可以导致数字偏选或偏倚。这种偏倚可以是观察者变异的一种形式，或者是调查中应答者变异的一种表现。比如，临床研究中体重测定有时会以最接近10g的数字予以记录（即归零法）。受试者对服药时间记录往往会不自觉地记录成整数时间，如5min、10min、15min等。

digit preference 数字偏选 等同于"digit bias 数字偏倚"。

digital signature 数码签名 根据原始授权的密码方法所做的电子签名，通常需要一套严格的规则和参数在计算机环境中完成，用于签名者身份的识别和数据完整性的确认。

diagnostics 诊断试剂 一类可支持诊断、监督和管理疾病或疾病状态，提供有效医疗支持或辅助的产品。按照其功能，可以分为以下类别：

- 第一类产品
  - 微生物培养基（不用于微生物鉴别和药敏试验）；
  - 样本处理用产品，如溶血剂、稀释液、染色液等。
- 第三类产品
  - 与致病性病原体抗原、抗体以及核酸等检测相关的试剂；
  - 与血型、组织配型相关的试剂；
  - 与人类基因检测相关的试剂；
  - 与遗传性疾病相关的试剂；
  - 与麻醉药品、精神药品、医疗用毒性药品检测相关的试剂；
  - 与治疗药物作用靶点检测相关的试剂；
  - 与肿瘤标志物检测相关的试剂；
  - 与变态反应（过敏原）相关的

试剂。
- 第二类产品 除已明确为第一类、第三类的产品，其他为第二类产品。主要包括：
  - 用于蛋白质检测的试剂；
  - 用于糖类检测的试剂；
  - 用于激素检测的试剂；
  - 用于酶类检测的试剂；
  - 用于酯类检测的试剂；
  - 用于维生素检测的试剂；
  - 用于无机离子检测的试剂；
  - 用于药物及药物代谢物检测的试剂；
  - 用于自身抗体检测的试剂；
  - 用于微生物鉴别或药敏试验的试剂；
  - 用于其他生理、生化或免疫功能指标检测的试剂。

按照药品管理的用于血源筛查的体外诊断试剂和采用放射性核素标记的体外诊断试剂，不属于按医疗器械管理的体外诊断试剂。用于血源筛查的诊断试剂品种包括：

- A、B、O血型定型试剂；
- 乙肝表面抗原酶联免疫诊断试剂（HBsAg ELA）；
- 丙肝病毒抗体酶联免疫诊断试剂（抗HCV ELA）；
- 艾滋病毒抗体酶联免疫诊断试剂（抗HIV ELA）；
- 梅毒诊断试剂（RPR及USR）。

dimension 维度 描述某一物体任何变量的空间位置点，常用在作图数据中。比如，临床试验中服药时间与

D

疗效变量作图时产生的二维空间时间效益曲线。当有第三个变量组成时，可以作出立体三维数据结果关系图来表述试验效益。

direct access 直接接触（直接获取） 多用于接触试验文档或计算机中储存数据的行为。这个术语表示在批准的前提下可以对临床试验的重要评价记录和报告进行直接检查、分析、核对和复制的行为，或用于源数据核对的行为。例如，稽查员核查临床试验数据时，被允许直接查看源数据信息，而不是通过第三方间接传递来核查源数据。根据ICH的指导原则，任何直接接触数据的个人或团体，如药政部门授权者、申办方、检查员或稽查员等，都应当对遵循药政要求维护受试者身份的隐私和申办者知识产权信息的保密负有责任（ICH E6 1.21）。

direct acting carcinogenesis 化学致癌 化学物质引起正常细胞发生恶性转化并发展成肿瘤的过程。

direct acting mutagen 直接诱变剂 化学物原型或其化学水解产物就可以引起生物体的突变。

direct cancerogen 直接致癌物 泛指进入机体后不需体内代谢活化而直接与细胞生物大分子（DNA、RNA、蛋白质）作用而诱发细胞癌变的化学物质。这类化学致癌物都是亲电子反应物，易与电子密度高的细胞生物大分子发生反应。如各种致癌性烷化剂和金属致癌物等。

direct contact 直接传染 一个人与另一个人的直接接触导致传染性疾病的传播。

direct cost 直接费用 治疗受试者产生的实际费用。临床试验中研究者费用通常分为非间接费用和直接费用两部分。直接费用指与临床试验方案要求步骤有关的成本费用。比如，评价受试者疗效、解释和签署临床试验知情同意书、药物本身的成本、住院费、化验费等。非间接费用指不是临床试验方案要求的但按照GCP要求必须完成的试验步骤费用。比如，研究协调员准备药政文件申报的时间、研究者对试验方案的审阅、受试者津贴等。

direct data entry 直接数据输入 临床研究中，电子病例记录报告系统的运用，使研究者或研究协调员运用研究机构的计算机能直接将临床数据输入数据库，而无须通过纸质病例记录报告的数据的记录和再转录入申办者计算机系统的程序。

direct effect 直接效应 多指临床试验中药物治疗产生的主要疗效。见"main effect 主效应"。

direct entry 直接输入 泛指临床试验数据最初变成电子记录的过程。例如，由某个人将最初的观测值输入到系统中，或由某个仪器自动记录受试者的某指标测量值。

direct relationship 直接关系 多指临床研究中两个变量之间的所属正态相关性。比如，如果不良反应事件被确定由研究药物引起的话，不良反应事件的起因被归结为与药物有直接关系。此外，有些直接相关的试验结果变量可以用坐标图的方式表示。

directional hypothesis　定向假说　特指可以预测结果趋势的假说，如某种治疗等于或优于另一种治疗的设定。非定向假说不能预测结果趋势，但可以表明两个变量之间的关系。

dirty data　未清理数据　含有错误，或可能含有错误，并还没有完全审核和校对以发现可能错误的数据。

disability　伤残　为严重不良事件的标准之一。指研究药物或治疗严重造成受试者丧失正常生活的能力。

disclosure　披露　指将受试者信息在未经许可的情况下泄露给他人或第三方。这与临床试验患者隐私权保护（HIPPA）规范有关。

discontinuation　中止（停止）　泛指结束已入组受试者继续参与临床试验的行为结果。中止临床试验参与的形式有多种，其中包括：

- 终止（terminated）　对于临床试验而言，如遇盲底泄密，或应急盲态信封拆封率超过20%，意味着双盲失败，需要终止该临床试验的进行；如伦理委员会根据试验中出现的安全性问题或有效性明显的情形，有权要求该临床试验的终止或暂停进行；当研究者不遵从临床试验的方案或GCP监管要求，并屡教不改时，申办方可以提出终止该研究者参与临床试验；申办方出于某种原因取消已经启动的临床试验项目等。

临床试验项目的终止决定及其原因需要及时报告给伦理委员会和监管部门。

- 脱落（drop out）或中途退出（early withdrawal）　受试者签署知情同意书并筛选合格后，改变初衷不愿继续完成临床试验的访视进程，或由于某种原因不能继续完成临床试验的全部或剩余所有访视进程，可以视为脱落或中途退出。脱落或中途退出的受试者不仅停止服用试验药物，而且也不再继续接受后续的研究者对安全性或有效性的访视观察。退出的原因包括但不限于：

-不良反应事件；
-出于安全性考量而被揭盲者；
-受试者出现新的疾病症状而影响试验药物有效性和安全性评价；
-受试者失访；
-缺乏疗效；
-受试者依从性差；
-受试者撤销知情同意；
-研究者出于受试者的安全性考虑。

对于脱落或中途退出的受试者来说，研究者应尽可能地完成脱落访视程序，并在源文件中记录脱落原因。试验方案中应当对脱落标准和处理方法做出规定。在需要的情况下，可以对脱落率要求做出规定。

- 提前中止（earlier terminated）　出于安全性的考量，严重不良事件发生，或受试者自己提出等，研究者可以中止某受试者继续服用试验药物，但仍继续完成后续的有效性和安全性访视评价访问，如生存访视或生活质量评价等。中止标准应当在临床试验方案中予以定义。

- 剔除（rejected） 对于随机入组后发现不符合入组或排除标准的受试者、错误的治疗分组、违反试验药物用药规定、未按规定服药而影响疗效判断等时，需要将该受试者剔除出合规受试者参与者中。被剔除的受试者不能参与疗效统计分析。但如果至少已接受了一次治疗，且有安全性记录者，可以视情况参加安全性数据集分析。这种剔除标准和参与数据集分析的前提条件需要在临床试验方案中预先予以定义。

discordant pair 非一致性配对 在临床研究中，当受试者的评价数据结果以两种不同结论，或通过两种不同鉴定途径来表示，并且结果为二进制结论的话，即数据对为彼此不协调的观察配对点，通常用"2×2"表来表明（见表9）。在这个例证中，47位患者和13位患者的数据代表了非一致性配对数据。

表9 非一致性配对数据交叉分类

项目	A组药物治疗效益	
B组药物治疗效益	改善	未改善
改善	55	47
未改善	13	24

注：疗效用"改善"和"未改善"表示。

discovery 开发 在整个研究药物或器械发展过程的早期阶段，药物的合成或器械的探索以及其后的筛选过程都被视为药物或器械的开发期。由于这些开发期的成功，导致最终发展出"主导"药物或器械。

discrepancy 差异（不一致） 常见于表示对提交的临床试验数据进行源文件数据核查时发生的不一致情形。

discrete data 离散数据 离散数据是指一个变量值只能用自然数或整数单位计算，这不仅包括属性数据，如1、2、3这样的自然数；还可以指计数数据，即这类数据可以是经过观测而知的，间断性的、可一个一个计算的，其只能按计量单位数计数。所有离散数据全部都是整数，而且不能再细分，也不能进一步提高它们的精确度。例如，血液样本分析中，对不同细胞数目的计数。

discrete variable 离散变量 只产生离散数值的变量。

disease profile 疾病类型 表明某种疾病症状和迹象特性，或描述某个患者疾病的严重程度，以便对其做出诊断。临床试验中常用疾病统计分析的指标包括发病率（morbidity）、患病率（prevalence）、病死率（case fatality rate）和治愈率（recovery rate）。

disk 磁盘（硬盘） 计算机中用于储存数据的一种装置，或使计算机呈可读形态的装置，通常都为磁性装置。

diskette 磁盘 "disk磁盘"的同义词。通常指人们把个人电脑中可以携带的小型软盘，不是指永久性固定在计算机中的大硬盘。

dispensing　分派（发药）　临床试验中多表示将试验药物提供给受试者的行为，包括给受试者注射药物、分派药物、敷用药物或在受试者身旁观察药物的服用情况等。

dispersion　分散（离散）　与变异性（即数据的变异）有相同意思。

distributed data entry　分布的数据输入　输入数据进入若干计算机的系统，这些计算机可能遍布世界各地，形成一种分布式的数据库。

distributed database　分布性数据库　所有与某一研究有关的数据并不被输入到一个计算机中，而不同的数据部分被分布在不同的计算机中。不同的计算机通过网络连接在一起，使用户并不会明显感到数据库分布在各地。

distribution　分布　❶统计学中常见的术语，如频率分布或概率分布等；❷在药物代谢动力学中，它表示一个药物自口服吸收或注射入体内后，从吸收部位经过血流运转到达特定的体内靶器官和组织，如肌肉、脂肪、脑组织等，以及这些分布的药物在组织中的相对浓度比例。

distribution free method　任意分布法见"nonparametric method　非参数方法"。

distribution function　分布函数　一种随机变量小于预定值的概率分布函数。

doctors and dentists exemption (DDX)　医生和牙医免责　类似于"CTX"临床试验免责证书，同意医生在临床试验或实践中使用未经批准上市的试验药物。这是颁布给医生或牙医的，而不是给药物公司的。

doctor of medicine　医学博士　一种医学科的学位，表示某人在正规的医学院校已经成功地完成并通过了规定的医学课程，并被授予该学位。

documentation　文件　描述或记录临床研究活动方法和/或实施确实发生和按照标准规范进行的书面证据。它包括所有形式的记录，如各种书面报表、电子记录、磁带、光学记录、扫描、X光片、心电图等。这些文件可以使人们再现记录的试验方法，描述试验行为和结果，影响试验的因素和采取的相应措施等。这些文件必须被完好无缺地保留在临床试验的主文档中（ICH E6 1.22）。

domain name　域名　因特网上某一网络服务器的标示。比如，www.nmpa.gov.cn表示世界宽网［World Wide Web（www）］服务器上的国家药品监督管理局的网站。

dosage　剂量（用量）　泛指临床试验期间受试者按规定需要服用的试验药物的量。

dosage form　剂型　药物制备成型后的一种药物给药系统的物理形态，比如，胶囊剂、注射剂等。药物的给药途径与剂型的种类有关。

dosage regimen　给药方案　指患者服用药物的单位时间剂量、服药的时间间隔要求（如每天每6h服用一次），或在特定服用时间服药数量和服用方法（如每次口服2片）等服药计划。

dose 剂量 指每次服用的药物剂量或总的服用量，而患者机体对这种服药剂量产生的反应通常与防治疾病时所需药物服用量有密切关系。因为药物要有一定的剂量被机体吸收后，才能达到一定的药物浓度，只有达到一定的药物浓度才能出现药物作用。如果剂量过小，在体内不能获得有效浓度，药物就不能发挥其有效作用。但是如果剂量过大，超过一定限度，药物的作用可出现质的变化，对机体可能产生不同程度的毒性。因此要发挥药物的有效作用，同时又要避免其不良反应，就必须严格掌握用药的剂量范围。药物剂量可分为：

- 最小有效量 药物达到开始出现药效的剂量。
- 极量 指安全用药的极限剂量。
- 治疗量（常用量） 指临床常用有效剂量范围。它比最小有效量要高，又比药物极限量要低。
- 最小中毒量 指药物已超过极限量，使机体开始出现中毒的剂量。
- 中毒量 指大于最小中毒量，使机体中毒的剂量。
- 致死量 引起机体死亡的剂量。
- 药物的安全范围 指最小有效量与极限量之间的范围。安全范围广的药物，其安全性大；安全范围窄的药物，其安全性小。

以上是临床应用的各种剂量。此外，在实验研究中，还要引用统计学计算的两种剂量：半数致死量（LD_{50}）及半数有效量（ED_{50}）。

- 半数致死量 指给一定数量动物投药后，引起半数动物死亡的剂量。并以半数动物死亡为标准，作为测定药物急性毒性的指标。
- 半数有效量 指药物在一群动物中引起半数动物阳性反应的剂量。半数致死量越大，半数有效量越小，则表明药物的安全度越高。因而常用治疗指数（LD_{50}/ED_{50}）作为药物安全度的指标，其比值越大，则安全度越高；其比值越小，则安全度也就越小。这个比值常称为治疗指数。

常见药物剂量的计量单位有以下几种：

- 克（g）或毫克（mg） 固体、半固体剂型药物的常用单位。$1000g=1kg$，$1000mg=1g$。
- 毫升（mL） 液体剂型药物的常用单位。$1000mL=1L$。
- 单位（U）、国际单位（IU） 某些抗生素、激素和维生素的常用剂量单位。

dose density chemotherapy 剂量密度化疗 通过缩短化疗间歇提高化疗频率，可望减少肿瘤在化疗间歇的生长，从而提高疗效。

dose effect relationship 剂量疗效关系（剂量效应关系） 指不同药物服用后，在其个体或群体中所表现出的与剂量相关的量效应疗效结果。

dose response relationship 剂量反应关系（剂量响应关系） 指不同剂量

药物服用后，与在其个体或群体引起的质效应发生率之间的关系。

dose response relationship assessment 剂量效应关系评定　在药物毒理学研究中，它是危险度评定的定量阶段。通过剂量-反应关系评定外源化学物接触水平与有害效应发生概率之间的关系。可用于危险度评价的人类资料往往有限，常要用到动物实验的资料，而危险度评价最为关心的是处于低剂量接触的人群，这一接触水平往往低于动物实验观察的范围。这样需要有从高剂量向低剂量外推及从动物毒性资料向人的危险性外推的方法，这构成了剂量-反应关系评定的主要方面。由将动物实验的毒理学资料外推到人存在着高剂量向低剂量外推，短时间向长时间外推，小样本向大样本外推，特别是存在着种属差异这些不肯定因素，因此将动物实验毒理学资料外推时必须非常慎重。在剂量-反应关系评定中，人群流行病学资料就成为更重要、更关键的资料。根据外源化学物毒作用类型不同，剂量-反应关系评定可分为有阈值化学物的剂量-反应关系评定和无阈值化学物的剂量-反应关系评定。

dose escalation study　剂量递增研究　以不断增加药物剂量的方式给予一位或一组受试者服用研究药物。在这种方式中，受试者被给予一种药物剂量。如果没有不良反应出现，增加下一位或组的患者的药物服用剂量，直到有不良反应事件出现。这种临床试验的方法常见于 I 期临床试验的最佳剂量与毒性关系探索中。

dose finding study　剂量探寻研究　发现最佳剂量的临床研究。

dose intensity (DI)　剂量强度　不论给药途径、用药方案如何，疗程中单位时间内所给药物的剂量。

dose limiting toxicity (DLT)　剂量限制毒性　药物具有的严重但可逆的组织器官毒性。这些主要的毒副作用成为限制继续增大化疗药物剂量的主要原因，这些在某剂量水平出现的毒副作用即为化疗药物的剂量限制性毒性。

dose ranging study　剂量范围研究　确定某种药物不同剂量疗效和安全性效应的研究。与剂量递增研究相比，这种研究不一定是以剂量递增的方式进行。

dose range finding study　剂量范围探寻研究　见"dose ranging study　剂量范围研究"。

dose response　剂量反应　见"dose response relationship　剂量反应关系"。

dose response relationship　剂量反应关系　与"dose effect relationship　剂量疗效关系"相同，研究药物疗效如何随着剂量变化而变化。它是指不同剂量的毒物与其引起的质化效应发生率之间的关系。剂量-反应关系是毒理学的重要概念，如果某种毒物引起机体出现某种损害作用，一般就存在明确的剂量反应关系（过敏反应例外）。剂量反应关系可用曲线表示，即以表示反应的百分率或比值为纵坐标，以剂量为横坐标，绘制散点图所得。不同毒物在不同条件下引起的反应类型是不同的，这主要是剂量与反应的相关关系不一致，因此，在用曲线进行描述时可呈现不同类型的曲线。

- 直线形　反应强度与剂量呈直线关系，即随着剂量的增加，反应的强度也随着增强，并成正比例关系。但在生物体内，此种关系较少出现，仅在某些体外试验中，在一定的剂量范围内存在。
- S形曲线　此曲线较为常见。它的特点是在低剂量范围内，随着剂量增加，反应强度增高较为缓慢；剂量较高时，反应强度也随之急速增加，但当剂量继续增加时，反应强度增高又趋于缓慢，成为"S"形状。S形曲线可分为对称和非对称两种。
- 抛物线形　剂量与反应成非线性关系，即随着剂量的增加，反应的强度也增高，且最初增高急速，随后变得缓慢，以致曲线先陡峭后平缓，而成抛物线形。如将此剂量换算成对数值则成一直线。将剂量与反应关系曲线换算成直线，可便于在低剂量与高剂量之间进行互相推算。
- 指数曲线　在剂量反应关系的曲线中，当剂量越大，反应率就随之增高得越快，这就是指数曲线形式的剂量反应关系曲线。若将剂量或反应率两者之一变换为对数值，则指数曲线即可直线化。
- 双曲线　随剂量增加而反应率的增高类似指数曲线，但为双曲线。此时如将剂量与反应率均变换为对数值，即可将曲线化直。
- 受干扰的曲线　有时由于毒物的致死作用或对细胞生长的抑制作用等各种原因，可使曲线受干扰，在中途改变其形态甚至中断。虽然，在某些毒性实验中，可见到"全或无"的剂量反应关系的现象，即仅在一个狭窄的剂量范围内才观察到效应出现，而且是坡度极陡的线性剂量反应关系。产生这种情况的原因应依据具体情况做出解释。

dose titration study　药量滴定研究　等同于"dose escalation study　剂量递增研究"。

dosing　给药　用于表示将单位剂量的试验药物给予受试者的行为，包括注射、敷用或观察受试者的用药情况。

dosing error　用药错误　在临床试验中任何无意或有意错误地服用、分发或使用试验药物的行为结果，包括在错误的日期或时间服用试验药物、服用非试验允许的药物或非试验用药或服药剂量和频次不正确等。这些都可能造成临床试验有效性和安全性效益结果的不准确，也会产生用药依从性的问题。

dosing schedule　给药日程表　类似于"dosage regimen　给药方案"。

dot chart　圆点图　见"scatter plot 散点图"。

dot plot 点图　见"scatter plot 散点图"。

double blind (DB) 双盲　在临床试验中，当受试者和研究者都不知道受试者的治疗组别时的情形被称为双盲。

double data entry 双数据输入　在采用纸质病例报告表的临床试验中，将病例报告表中的数据由两位不同的人员分别输入计算机中，并对两位的输入进行比对，以便减少数据输入错误和由于阅读手写不清楚的数据造成的解析错误。

double dummy 双模拟　在双盲试验中，如果两种试验用药物的外观（颜色、形状、大小或剂型）不同时，使试验保持双盲的一种技术。通过采用模拟药物方法，用与两种试验用药物（甲和乙）外观相同的安慰剂来保证双盲设计，一组受试者服真甲和假乙，另一组反之。这样，每位受试者会同时服用一个有效试验用药物和一个外观与对照药相同的安慰剂，即每人服用两种不同试验药物，但其中只有一个为有活性成分的试验药物，另一个为对照治疗的安慰剂。但无论研究者、受试者和数据分析者均对试验治疗保持未知。

double entry 双输入　等同于"double data entry 双数据输入"。

double mask 双面罩　等同于"double blind (DB) 双盲"。

doubly censored data 双删失数据（双截断数据）　在许多生存时间数据的统计分析中，样本中的所有组别数据不能都获得完整的数据结果，即有个别组别的目标事件没有被观察到，或确切的时间失败关系不可预测。这类观察值只能部分知晓的情形称为截断数据或删失数据。比如，研究抗癌药物对癌症患者死亡率影响的临床试验中，设定某种癌症患者的存活时间长度为6个月。当患者患病已超过6个月后才入组试验药物试验或患者在服药6个月后仍然活着的情形的数据都可视为截断数据。当一个数据点低于预定值但不知会低多少时的情形被视为左删失；当一个数据点大于某一预定值但不知会大多少的情形被视为右截断。既有左删失又有右截断的数据为双删失数据。右截断数据较为常见，但左删失较不常见。双删失数据更罕见。

doubly censored observation 双截尾观察　见"doubly censored data 双删失数据"。

download 下载　从某一计算机处复制文件、数据或程序到某一光盘或另一个计算机的行为。

dropin 插入（中途进入）　脱落或中途退出的反义词。临床试验中中途插入试验访视的情形一般不会出现，但如果发生的话，一定会造成左删失观察结果。如果发生中途临时增加的试验访视，通常被视为试验方案计划外访视。临床试验方案需要对计划外访视予以定义，并要求在病例报告表中对此类插入访视数据予以记录。

dropout 脱落（中途退出）　指由于

不符合方案要求被中止治疗或未到规定的治疗期就退出临床试验的受试者，即在整个临床试验方案要求的访视次数完成之前，不能按试验方案要求进行到最后一次试验访视并需要终止参与试验项目的行为结果。如果在临床试验中出现脱落的话，通常需要补充新的受试者以满足临床试验受试者人数的统计学要求。要注意脱落受试者与剔除受试者的区别，前者是符合入选标准但未完成后续试验访视，而后者是不符合入选标准但可能参与了部分或全部试验访视的受试者。脱落受试者视情况来决定需要包括在哪一个试验数据集进行分析，剔除受试者通常不能被包括在试验统计数据分析集中。两种情况都需要在试验方案中予以定义（见"discontinuation 中止"）。

drug 药品（药物） 泛指供人们或动物用于诊断、治愈、缓解、治疗、预防疾病或计划生育服用的药物制剂，影响或调节人体、动物或细菌（包括病原体）任何生理功能或结构和生化过程，以及细胞生物学过程或功能主治、用法和用量的物质，包括中药材、中药饮片、中成药、化学原料药及其制剂、抗生素、生化药品、放射性药品、血清、疫苗、血液制品和诊断药品等。在临床试验中也可意旨安慰剂。

drug absorption 药物吸收 泛指药物从用药部位进入血液循环的过程。药物吸收的途径包括口服和非口服。口服药物吸收的原理是药物通过生物膜的转运，包括被动扩散、主动转运、促进扩散、胞饮作用。能影响药物在胃肠道吸收的生理因素包括胃肠液成分与性质的改变、胃排空、蠕动以及循环系统，还有食物对吸收的影响。非口服药物吸收包括注射部位吸收、肺部吸收（吸入剂）、鼻黏膜吸收（鼻喷雾剂）、口腔黏膜吸收（舌下片等）、阴道黏膜吸收（如阴道栓）、透皮吸收（如膏药等）、眼吸收（滴眼液）等。影响药物吸收的因素有内因和外因。其内因包括：

- 药物的理化性质 药物的分子大小、脂溶性高低、溶解度和解离度等均可影响吸收。一般认为：药物脂溶性越高，越易被吸收；小分子水溶性药物易吸收；水和脂肪均不溶的药物，则难吸收。解离度高的药物口服很难被吸收。

- 药物的剂型 口服给药时，溶液剂较片剂或胶囊剂等固体制剂吸收快，因为后者需要有崩解和溶解的过程。皮下或肌内注射时，水溶液吸收迅速，混悬剂或油脂剂由于在注射部位的滞留而吸收较慢，作用时间久。

- 吸收环境 口服给药时，胃的排空功能、肠蠕动的快慢、pH值、肠内容物的多少和性质均可影响药物的吸收。如胃排空迟缓、肠蠕动过快或肠内容物多等均不利于药物的吸收。皮下或肌内注射，药液沿结缔组织或肌纤维扩散，穿过毛细血管壁进入血液循环，其吸收速度与局部血液流量和药物制剂有关。由于肌肉组织血管丰富、血液供应充足，故肌内注射较皮下注射吸收快。休克时周围循环衰竭，皮下或肌内注射吸收速度减慢，需静脉给药方能即刻显效。静脉注射时无吸收过程。

影响药物吸收的外因包括：

- 给药途径不同　给药途径不同，吸收的速度及程度必然不同。同一种药物，如头孢类抗生素，静脉注射就比肌内注射吸收速度要快，而肌内注射比口服吸收速度要快，而且吸收完全。

- 服药的方法不同　同一种药物，饭前、饭中、饭后服用各有讲究。有的人把本应饭前吃的药改为饭后服用，怕药物引起胃肠刺激。但就吸收而言，还是空腹吸收速度快，吸收完全。

- 药物剂型决定吸收速度　如治疗糖尿病的胰岛素，有短效、中效、长效之分，因为制剂不同，吸收速度也不同；又如各种缓释片剂，能在12h或24h内以平均速度向体内释放；再如，抗心绞痛的片剂，决定它的吸收速度是舌下含咽而不是口服。

- 机体胃肠障碍和微循环障碍　有些药物在胃肠道中很不稳定，容易被胃液或肠液破坏。腹泻也可造成药物吸收不完全。休克患者

微循环出现障碍，药物吸收速度就必然减慢或停滞。

drug accountability　药物计量清点
试验药物合规性监查的组成部分。狭义指临床试验中监查研究药物消耗状况的过程，包括药物存储剩余量、受试者服药的依从性，并记录结果作为试验原文件的一部分。按照GCP的要求，药物计量清点不仅仅局限于受试者对试验药物的费用依从性，而应该扩展到证实试验药物从生产至被受者服用或至最终被销毁的全过程。申办方和研究者（或被指定负责发药的药剂师）应将试验用药物在试验中的使用情况备案。包括药物计数记录的试验备案文件如下：

- 申办方提供
  - 药物按照GMP标准生产的证书；
  - 试验用药物包装、标签、批号以及有效期或再药检日期的详细资料；
  - 哪些药物在何时被发放至哪位研究者处；
  - 储存条件以及运输记录；
  - 核查全部用过以及剩余药物数量的记录；
  - 剩余药物的销毁记录。
- 研究者（负责药师）提供
  - 何时从申办方处收到了哪些药物；
  - 按照正确的储存条件保存药物的文件；
  - 发药记录：何时向哪位受试者发放了哪个试验编号的药物；

-受试者返还药物的数量和编号；
-试验用药物返还申办方的记录：时间、方式、数量、内容；
-有关丢失或未收回药物的详细记录；
-在试验点改变包装或重新包装的记录；
-剩余药物的销毁记录。

需要指出的是临床试验中应当回收使用过的药物包装，无论是空的、部分使用或全部未用的，作为核查药物曾经被发放和受试者依从性的证据，必须在试验结束后全部回收。GCP甚至要求必须保存所有未使用的剩余药物直至完成试验总结报告，以便药政部门对试验用药物计数进行核对。如果为长期试验，药政部门可以接受稽查后的有关药物返还情况的报告并允许在试验总结报告完成前销毁药物。无论何种情况，均要求研究者回收每位受试者用完及未用完的药物包装。

drug action 药物作用（药效作用） 指药物对机体细胞间的初始作用。药物进入机体后，会激发某些受体、离子通道和生物酶发生反应，或传送蛋白等。其结果就是通过某种特殊的方式造成机体的生物效应，如受体直接结合产生某种生物效应，或诱发机体释放激素和/或其他内源性物质产生特定的生物效应。所以药物作用是一种动应作用，属于分子反应机制。药物作用物质的类别有两种：

· 激动剂 激活和刺激受体发生药效，有完全激动剂和部分激动剂

两种。
· 拮抗剂 抑制激活剂的作用，产生相反的药效。

药物作用方式可分为直接作用和间接作用，作用范围有局部和全身。

drug company 药物公司 泛指生产、研发和销售药物制剂的公司，英文表达还可以为"pharmaceutical company"。

drug development 药物开发（药物发展） 指涉及开发新的研究药物/器械的所有活动和决策过程和推动新的研究药物/器械通过药政部门审批上市的过程。

drug distribution 药物分布 指药物吸收并进入体循环后向组织、器官和体液的转运过程。

drug industry 药物工业 泛指与药物有关的行业，也称为"pharmaceutical industry 制药工业"。

Drug Information Association (DIA) 药物信息协会 药物信息协会是一个国际非营利性、多元发展、信息中立的多学科专业协会。目标在于将药物发展的过程和生态的管理分享及最佳化。药物资讯协会的会员包括政府专员、工业界的精英和技术研发人员。从新近员工到专家学者，无不专注于全面性的探索、研发、测试乃至于充分地使用制药及医疗相关的科技。专注于每日充满挑战的生活，秉持着不断改进、求进步的目标及宗旨，提供会员最新及最实用的资讯。药物信息协会的理想是促进世界性的资讯交流，引领更好的药物发展及促进身体

健康。有关DIA的详情可通过它的网站 www.diaglobul.org 获知。

drug interaction 药物相互反应（药物交互作用） 一种或 种以上的药物的作用被同时服用的另一种物质或产品改变时的情形。这种作用的改变可能是有利的，也可能是不利的。改变的机制可能通过药物代谢的方式造成，即第二种物质或产品改变第一种药物血液或组织浓度；也可能是药效变化的结果，即第二种药物本身对身体产生的作用干扰了第一种药物的作用。这种药物相互作用的类别包括：

- 药物-药物相互作用 两种或更多药物彼此相互影响产生的效应。
- 药物-食物相互作用 与药物同时服用的食物改变药物的吸收，或对药物代谢发生变化，或使药物的药效学受到影响。
- 药物-酒精相互作用 类似于药物-食物的相互作用。
- 药物-草药相互作用 类似于药物-食物的相互作用，多见于服用保健品或食品添加剂的情况。

drug inventory 药物库存 指临床试验中研究药物在储存仓库和研究机构中的剩余数量，通常需要通过药物清点计量程序予以评估。

drug level 药物水平 指药物被发现或存在于各种体内组织（如血液、血浆、血清、尿液或粪便等）中的含量。

drug master file (DMF) 药物主文档 含有保密和详尽的有关药物生产、加工、包装、储存等所有信息的文件档案。在临床试验中，临床试验主文档通常含有与临床试验项目有关的所有文件，比如，临床试验方案、病例记录报告表、药政部门和伦理委员会申报资料、研究机构资料、研究药物资料、试验统计和数据管理文件、临床试验程序监查报告等。

drug metabolism 药物代谢 见"metabolism 新陈代谢"。

drug product 药物产品 含有药物有效成分和赋形剂的最终药物制剂，如片剂、胶囊剂、溶液剂等。

drug reaction 药物反应 指药物所产生的效应，即可以是好的效应也可以是不良效应。

drug action selectivity 药物作用选择性 指在一定的剂量下，药物对不同的组织器官作用的差异性。药物作用选择性与药物化学结构、药物浓度和受体分布等有关。药物作用选择特异性与药物化学结构的关系形成了药物构效关系。

drug substance 药物原料 具有药理活性或其他直接效益的可以用于诊断、治愈、缓解、治疗和预防人体疾病或影响人体结构和功能的有效物质，但不包括这类化合物合成的中间体。

drug trial 药物试验 多指药物的临床试验。

dry run 排练（演练） 类似于实验性研究。在人为条件下来确定某一程序在真实环境下是否可行的过程。

due diligence 恪尽职守（谨慎处理，尽职调查） 指具有通常要求的并谨慎行事的人所采取的为特定情况合理要求的各种措施。

dummy loading　虚拟给药　在临床试验的双盲治疗中，为了达到药物服用频率的一致性，虚拟性地增加一次服药时间的方法。比如，在抗高血压的临床试验中，一组受试者要求每天服药一次，另一组受试者要求服药两次。服药一次的受试者组别的依从性有可能比服药两次的组别好。为了避免由于服药频率的不同可能造成的依从性差异，给服药一次的受试者组别虚拟地增加一次服用安慰剂的时间。这样两组受试者都需要每天服用药物两次（表10）。

表 10　虚拟给药时间表

时间	治疗组别 A	治疗组别 B
上午	抗高血压药 A B 类安慰剂	A 类安慰剂 抗高血压药 B
下午	A 类安慰剂 B 类安慰剂	A 类安慰剂 抗高血压药 B

dummy variable　虚拟变量（哑变量）　一个虚构的变量，用来包括在统计模型中不能自然量化的因素，其同义词包括设计变量、性质变量、分类变量、指标变量或代理变量等。在统计学的回归分析中，用以反映质的属性的一个人工变量，可视为一个量化了的自变量，通常取值为0或1，表示某个分类效应的存在或不存在。一般地，在虚拟变量的设置中，基础类型、肯定类型取值为1；比较类型、否定类型取值为0。例如，临床试验中对性别分类变量的选择有"男"或"女"两种，分别可记为男=0或女=1。

Duncan's multiple range test　邓肯多范围检验　一种比较两个组别或两个以上组别之间变量平均值的多重比较检验方法。

durable power of attorney　持久委托书　当人们被致残或丧失能力时，使他们能够指定他人（也称为代理人）行使委托人的权力的法律文件。

duration　周期　指临床试验中每位受试者应该经历的治疗周期。

duration of action　作用周期　指治疗所能带来效益的时间长度。

duty of care　监护职责　医生必须看护患者的要求，这一要求必须优先于研究项目。

dynamic allocation　动态分配　随着研究的进展改变组别之间入组概率的随机方法。这种概率的改变可能是由于疗效和不良反应数据的结果，也可能源于保持组别之间预后因素的平衡。

dynamic randomization　动态随机　指在临床试验随机入组中，受试者的治疗组别分配按照某种概率方式进行。这种随机分配中，各个受试者被分入某组的概率不是固定不变的，是根据一定的条件进行不断调整的。这是一种最小化随机的过程，其优势在于能够很好地平衡影响因素在不同组别的构成情况。不足在于随机分组过程复杂。

dynamic recording format　动态记录格式　泛指临床试验中采用动态格

式记录的形式，可以反映和追踪用户和记录内容之间的互动关系。例如，采用数据库格式的电子数据采集系统（EDC），可以跟踪、趋势分析和查询所记录的数据；具备电子记录维护的色谱记录，允许用户重新审视、处理和再现数据，如查看隐藏字段，放大基线以更清楚地查看积分。临床试验中的动态电子记录需要符合GCP要求。

E

early stopping 提前终止　在临床试验招募受试者样本达到最大设定人数之前，停止招募新的受试者进入试验项目。这可能是经过中期分析后做出的决策，也可能是与有效性或安全性无关的其他实践因素所导致。

early stopping rule 提前终止规则　一种根据统计学规则制定的终止临床试验与否的标准，用于临床试验中期数据分析后决策停止试验受试者招募或继续试验项目进行。通常由数据安全监督委员会（DSMB）监督实施。

early withdrawal 提前退出（中途退出）　指受试者虽然符合试验方案要求或标准，但由于某种原因没有按照临床试验方案的时间要求而提前离开参与的试验项目。典型的原因包括严重的不良反应的发生、研究者从医学安全的角度终止受试者的参与、受试者自己不愿意继续参与等。如果死亡不是研究项目的终点，死亡也可以被包括在提前退出的原因之中。由于提前退出的受试者是符合试验方案要求的，所以这些受试者是应当纳入符合方案数据集（PPS）中进行分析（见"discontinuation　中止"）。

early termination 提前终止（早期终止）　对于临床试验而言，如遇盲底泄密，或应急盲态信封拆封率超过20%，意味着双盲失败，需要终止

该临床试验的进行；如伦理委员会根据试验中出现的安全性问题或有效性明显的情形，有权要求该临床试验的终止或暂停进行；当研究者不遵从临床试验的方案或GCP监管要求，并屡教不改时，申办方可以提出终止该研究者参与临床试验；申办方出于某种原因取消已经启动的临床试验项目等。临床试验项目的终止决定及其原因需要及时报告给伦理委员会和监管部门（见"discontinuation　中止"）。

eCase report form (eCRF) 电子病例报告表　电子病例报告表是纸质病例报告表的电子形式，通过网络途径实时采集受试者在各访视中的疗效和安全性评价数据（见"case report form　病例报告表"）。

eCase report tabulation (eCRT) 电子病例报告表格　提交给监管部门的新药申请中病例报告表格的电子版形式（见"case report tabulation　病例报告表格"）。

eClinical trial 电子临床试验　泛指采用电子临床系统完成试验计划、管理、数据采集、数据交换、报告和存档的临床试验。

eClinical trial record 电子临床试验记录　泛指通过电子临床系统采集并保存的任何临床试验数据记录，如EDC、IV/WRS、ePRO、EHR、EMR、 eTMF等。

ecopharmacology　生态药理学　专门研究药物对环境造成的影响的学科。环境保护的关注点在于药物在排放到水、空气和土壤后，能否很快代谢或分解成无害的物质。

ecopharmacovigilance　生态药物警戒　见"ecopharmacology　生态药理学"。

edit　编辑　指对临床试验数据、档案中数据或文字记录或者计算机中的文件进行修正的过程。

edit check　逻辑核查（编辑核查）　指临床试验数据输入数据管理系统后，如电子数据管理系统，对数据有效性、一致性、可靠性和标准范围进行有效性检查。这种核查可以通过系统的程序逻辑、子程序和数学方程式等方法实现，主要评价输入的数据域与其预期的数值逻辑、数值范围或数值属性等方面是否存在错误。

edit query　编辑质疑　编辑核查中提出的问题。必要的话，在获得解答后需要对相关的数据进行核查并做出相应的修正。

effect　效果（效应，作用）　多指研究药物治疗后引起生理、生化功能或形态的变化或治疗效益。这个术语有时被误解为在临床试验的药物治疗过程中被检测生理项目与基线相比的变化。实际上，疗效应当是一个相对测定结果。比如，治疗组与对照组经过治疗后的作用比较。男性与女性经过治疗后显示的疗效性别差异。有时也可以比较不同国家，研究中心或种族

受试者的疗效差异等。用于表示"效应"时，即生物学效应，指机体在接触一定剂量的化学物后引起的生物学改变。生物学效应一般具有强度性质，称为量化效应或计量资料。例如，有神经性毒剂可抑制胆碱酯酶，酶活性的高低则是以酶活性单位来表示的。效应用于叙述在群体中发生改变的强度时，往往用测定值的均数来表示。计量资料（效应强度）与计数资料（反应强度），可从同一整体的试验对象中获得，有些效应无强度差别，如死亡等。有时，根据计量效应强度改变超过一定程度时可认为为异常，则将量化效应转换为质化效应。由此可见，"效应"仅涉及个体，即一个动物或一个人；而"反应"则涉及群体，如一组动物或一群人。效应可用一定计量单位来表示其强度；反应则以百分率或比值表示。

effective dose　有效剂量　研究药物可以产生有效结果的剂量。临床试验方案通常需要列出临床试验中需要运用于受试者的有效剂量。

effectiveness　有效率　泛指在通常医疗保健环境中药物治疗对疾病的理想效益的程度，这种程度可以通过监控良好的临床研究中获得的大量证据而呈现。临床试验中常用的"有效性"指患者服用试验剂量药物后疾病状态或进程得以改善的效益率。有效性与探索性研究有关，即研究药物对受试者的实际疗效如何。有效率与实用性研究有关，即药物在日常医疗实

践和环境中对患者的总体效果如何。

effective sample size　有效样本数
指临床试验中满足试验方案终点目标的结果概率所需要的受试者人数。一般说来，临床试验中数据变量越多，显示疗效所要求的样本数越大。然而，对于一个规定了样本数的试验来说，如果数据点的变异性比预期增加（如遗失数据增加、提前退出人数增加、无效数据增加等），意味着样本数有不足的可能。反之，如果数据点的变异性比预期少，则样本数可能会偏多。由此可见，如果数据点的变异性能够被正确地估算，所要求的样本数则可视为有效样本数。

effect modifier　效应修饰因子　等同于"covariate　协变量"。

effect size　效应大小　在统计学中，统计功效与效应大小是两个有关的概念，但不完全是一回事。统计功效是指当 H_0 为错时正确地拒绝 H_0 的概率，而效应大小是检验两个变量之间关系的强度，二者都与样本大小有关。在临床试验中，效应大小不仅可以分析试验样本是否有显著性效应，而且可以看出这种效应的关系大小，通常可以用效应大小除以标准偏差来表示。如果两个变量平均值之间的差异等于标准偏差的话，则被认为有很大的效应关系；如果效应大小为0.5，则为中等效应关系，如果效应大小为0.1，则被认为有很小的效应关系。

efficacy　有效性　泛指在理想环境中药物试验剂量对疾病周期和状态的

理想治疗效应的程度，即试验药物对人体达到理想效益能力的统计功效。新药的申报上市批准依据通常是根据有效性和安全性的统计意义来确定的。临床试验中常用的"有效性"指患者服用试验剂量药物后疾病状态或进程得以改善的效益率。有效性与探索性研究有关，即研究药物对受试者的实际疗效如何，有效率与实用性研究有关，即药物在日常医疗实践和环境中对患者的总体效果如何。

efficacy data　有效性数据　与药物治疗效应有关的数据。

efficacy population　有效性人群　见"per protocol population　符合方案集"。

efficacy review　有效性审阅　对有效性数据进行全面验证和分析的行为。

efficacy sample　有效性样本　等同于"per protocol population　符合方案集"。

efficacy study　有效性研究　主要研究药物的疗效而不是安全性的研究。Ⅲ期临床试验多属于此类研究。

efficacy variable　有效性变量　有效性数据检测中的变量。

efficient　效率高的（有效的）　使得资源能被很好运用而不浪费的行动或结果。它也可以用于统计分析，表示当样本数较小时可以做出有效估计的参数值。

efficient estimator　有效估计　对参数做出有效估计的结果。

eldercare　老年看护（老年照顾）　公共、私人、正式或非正式的计划和扶助系统，主要针对老年人的住房、家庭看护、抚恤、社会保险、长期保健看护等需求提供帮助。

elderly 老年人 通常指到达退休年龄（65岁）的人，也有用于表示80岁的老龄人，或仍可以独立行事的患者年龄。在临床试验中，老年人的年龄最低限制通常为65岁。但老龄人的身体机能与老年人（65岁）还是有着一定的差异。所以对老龄人的临床试验研究的年龄限制可能会延伸至80岁。

elective treatment 选择性治疗 患者选择而不是通过随机程序选择治疗组别，或患者根据医疗或某些要求必须加入某一治疗组别。

electronic case report form (eCRF) 电子病例报告表 根据临床试验方案规定所设计的记录受试者信息的可用于稽查的电子临床数据记录，一般最终提交给申办方。电子病例报告表实现了系统化记录、审核、管理、存储、分析和报告临床试验数据。

electronic database 电子数据库 见"database 数据库"。

electronic data capture (EDC) 电子数据采集 基于计算机网络技术永久性地用于临床试验数据采集，通过软件、硬件、标准操作程序和人员配置的有机结合，以电子化表格系统或形式直接采集和传递临床数据。这里所指的永久性是指一旦数据进入系统后电子记录不会被删除，任何更改都以编辑轨迹的形式予以保留，包括数据输入、数据传输、数据修改等。常见的可用于电子数据采集的电子终端

系统包括普通电脑、平板电脑、智能手机、扫描仪等。EDC系统的基本功能要求有eCRF构建、数据保存和稽查轨迹、逻辑核查、数据质疑管理、电子签名、数据库锁定和数据存储和导出。显然，基于网络技术的EDC使电子商务成为可能。在药物临床试验中，在研究机构用一台预先安装好特殊软件并可以上网的笔记本电脑（即eCRF）来替代长久以来一直使用的需要研究者填写的病例报告表。研究者通过上网与中央数据库联络，下载该试验点的电子病例报告表（eCRF），同时可以收到有关前次传去数据的问题查询表（DQF），在数据输入完成后，研究者再将数据传输回去。如果网络速度允许，研究者可以在线完成。试验监查员在做完SDV后，可以通知中央数据库并冻结数据，数据库在收到通知后，通过识别可以自动产生相关数据问题查询表，发送给研究者及试验监查员，或者对无疑问的数据锁定。应用EDC将会为研究者和申办方带来极大的益处。首先，对于研究者来说，使用EDC不仅仅节省了试验相关文件存放的空间（如试验方案、病例报告表等），更重要的是它可以省去许多原来需要重复填写的内容（如患者编号、姓名缩写等等），减轻了工作负荷，提高了工作效率；其次，由于软件中已经预先设置好了一些质量控制的标准，当研究者在输入错误信息时，系统会立即提醒研究者需要复查或报告的疑

问数据，从而使得数据输入的速度及准确性提高，也使得研究者与试验监查员之间的合作效率得到提高。可以说，它不但缩短了试验数据锁定的时间，由原先的数周缩短到数天，将来，随着各方面技术的提高，时间将会缩短到数小时以内，而且提高了监查员和数据管理部门的工作效率，节省了大量的人力及经费。由于数据质疑表得以及时解决，因而使得试验数据的质量大大提高，大大缩短了试验结束后获得统计结果的时间。另外，EDC也是比较安全的操作系统。使用者根据不同的授权，只能对其进行事先约定的操作。没有相应的授权就不能对数据进行修改，甚至不能进入该系统。系统也会自动记录数据的修改时间及次数，并要求记录修改原因，以便于查证。总之，EDC的优越性是显而易见的。它不仅提高了试验数据输入的准确性与及时性，避免了试验数据的丢失，而且适时控制了试验质量（如对违背试验方案的快速反应等），大大地减少了研究者、监查员、数据管理员的工作量，提高了试验管理的工作效率。

需要指出的是所有临床试验中应用的电子数据采集系统都需要经过验证，并在使用中始终维护其验证状态。EDC的运用需要符合计算机化系统的要求。

electronic data interchange (EDI) 电子数据交换　计算机系统间用于商业目的的标准文件或数据交换过程或

系统，属于电子商务的一部分。比如，临床试验中电子数据采集系统与其他试验数据采集系统，如中心化验系统、音响互动应答系统间的数据交换。CDISC就是一种用于规范临床试验的电子数据交换的数据标准。

electronic form 电子形式　指运用电子媒介，如网络、电话、电子媒体（如磁带、光盘）等，将文件或数据从一个地方转移到另一个地方的方式。

electronic funds transfer 电子转账（电子基金转移）　通过电子终端，自动取款机、计算机终端、磁带或网络，把临床试验研究经费付讫给研究者，或不同试验项目经费账户的转账过程。这一术语也适用于信用卡和自动电子付账过程。

electronic health record (EHR) 电子健康档案　根据国家认可的互通性标准，由医疗服务提供者创建、记录、存储和使用的服务对象的临床健康信息的电子记录。电子健康档案具有的显著特征包括多源性、共享性、互通性和授权访问性等。

electronic mail service 电子邮件服务　通过计算机网络提供不同个人电脑之间电子化发送和接受信息的服务。

electronic medical record 电子病历卡（电子病历，电子病案）　利用计算机系统得到的患者电子化医疗和临床记录（见"medical record　医疗记录"）。

electronic patient-reported outcome (ePRO) 电子患者自报告结果　患者用电子系统直接报告所采集的疗效结

果数据，临床试验中也称为受试者自报告结果。

electronic record 电子记录 任何使用计算机系统将文本、图表、数据、音响、音频、图片或其他信息数码化，或其电子格式信息的任意组合，以便于这些电子记录的建立、修正、保存、存档和分发。

electronic regulatory submission 电子药政申报 运用电子化技术进行电子新药申请的过程。

electronic research administration (ERA) 电子研究管理 运用电子技术进行临床研究的管理。比如，电子申报、电子数据采集、电子研究经费付讫等。

electronic signature 电子签名 电子签名意味着电子签名者对电子信息的内容产生、核准或授权予以认可，电子签名在法律上与其个人的手写签名具有同等法律效力。按照美国联邦法规的定义，任何用电子格式手段的形式所签署的文件，如电子音响、符号或一系列符号所组成的数据集或程序等，均视为电子签名。其可以与签名人身份的签名相关联，如合同或其他记录等。目前，电子签名普遍运用于电子商务中，如药物的电子药政申报，临床试验数据电子化采集等。

electronic source data (eSource data) 电子源数据 指一开始就是以电子形式附载于计算机系统中直接收集的永久性电子记录数据。这些数据的生成和表现也是多样化的。一般可以分为以下几种类型：

· 经过验证的电子数据采集系统中由研究者现场直接录入产生的数据。

· 受试者或研究者电子临床结果评估系统（electronic clinical outcome assessment，eCOA）直接产生的以电子形式存储并可以实现传输的数据。这些系统均需要符合监管部门的要求。例如：

- 电子日记（electronic diary，eDiary）；

- 电子患者自报告结果（electronic patient reported outcome，ePRO）；

- 电子医生报告结果（electronic physician reported outcome）等。

· 检验报告、检查报告、药物分发管理等过程中，由经过验证的电子系统直接产生和电子形式存储的，并通过经验证的系统传输过程而获得的数据。例如：

- 中心实验室的实验室信息管理系统（laboratory information management system，LIMS），存储了各类实验室指标的检测结果和专业评估报告；

- 医学影像检查科室的医学影像存档和通信系统（picture archiving & communication system，PACS），存储了各类医学影像的检查结果和专业评估报告；

- 受试者的动态血压、心电生理、脑电生理等监测设备，存储了所记录的监测结果和专业评估报告；

E

-药物分发和管理系统记录的有关数据；

-其他，如中央随机化系统记录的有关受试者随机分配的信息等。

-电子健康/医疗档案（electronic health/medical record，EHR/EMR）中存储的源数据。病例报告表中同时出现在电子健康档案中的有关内容，相应的数据可从电子健康档案中直接导出。值得注意的是，当在使用电子健康档案系统的机构进行临床试验时，申办方必须评估所使用的电子健康档案系统能多大程度满足临床试验要求，用于临床试验源数据载体的电子健康档案系统必须经过系统验证，至少应具备可靠的稽查轨迹记录功能和完善的权限管理体系。

electronic source document (eSource Document) 电子源文件　用于集积经采集、转移、存储和显示电子源数据条目的电子记录，可用作为临床试验中的源文件。电子源文件需要遵循监管标准的要求运营，并符合ALCOA原则。

electronic subject-reported outcome (eSRO) 电子受试者自报告结果　见"electronic patient-reported outcome 电子患者自报告结果"。

eligibility criteria 合格标准　泛指符合临床试验方案入组和排除的标准。

eligibility requirements 合格要求　泛指允许受试者加入临床试验专属条件或参数标准。合格要求一般包括研究疾病适应证（如疾病器官位置、疾病阶段等），过去接受的治疗方法和时间，或自身其他疾病的状况等。

eligible 合格的　指符合所有入组标准和排除标准的受试者。

elimination 消除（排除）　药物从体内排除或体内作用部位除去的过程。

elimination constant 消除速率常数　简称 K_e。药物代谢动力学或毒理动力学术语。表示单位时间内机体能消除的药物或毒物百分率，即反映体内药物消除快慢的重要参数。其单位为时间的倒数（h^{-1}），K_e 值大则消除速率快。

elimination rate 排除率（消除率）　一旦药物被完全吸收后，从体内排出体外的速率常数。

emancipated minor 未成年当事人　指还未达到法定年龄的人员的法律地位。这些人虽然不可以签署医药保健知情同意书，但他们却可以被给予医学治疗，好像他们实际上需要负有成年人责任一样。但需要法律监护人代为签署相关文件。

embryotoxicity 胚体毒性　药物作用于妊娠早期，对胚体发育产生损害作用。

emergent (or urgent) unblinding letter 紧急破盲信封　紧急破盲信是由申办者提供的一份包含有每位受试者试验治疗分配的密封文件，它与随机表一起起到减少试验中可能产生的偏差，以使试验结果更为药品监督管理局和决策者所接受的作用。除了有密封信封式盲表以外，还有使用可刮式的卡片式盲表或密码纸等。破盲信封一式两份，一份由研究者保管，另一份保留在申办方处。在整个试验期间，除非有必需的医疗原因，研究者不可随意破盲，而且在试验结束后申办方会要求将全部盲信封收回。只有当受试者出现紧急情况，如发生严重不良事件时，研究者方可紧急破盲以便了解受试者的试验用药情况，以保证对患者提供正确的医疗救治。一旦揭盲，该受试者应立即退出试验，同时研究者应立即将此情况通告监查员，并在CRF中的"受试者提前退出页"中详细记录破盲的相关资料，包括破盲时间、原因、试验治疗、救治情况等。紧急信封用厚的不透光纸制成，其样式如下：

- 应急信封信息

××××××胶囊或××××××片

申办单位：×××××××公司

注意：非必要时切勿拆阅。遇有下列情况时，由研究者决定是否拆阅。

－严重不良事件；

－患者须紧急抢救。

如果拆阅，请注明：

◆拆阅人

◆拆阅日期

◆拆阅时间

- 信封中密封信纸信息

×××××××公司

临床研究编号

已经被分入

××××××胶囊组

（或×××××××片组）

应急信件的数量和受试者人数应相同。随分装好的药品一同发往各中心。临床研究编号一定要在信封上注明，而不能只放在密封信纸中。否则没法根据药物编号找到相应的应急信件。在临床试验过程中，如全部盲底泄密或应急信件拆阅率超过20%时，本双盲试验失效。

临床试验中如果发生SAE时，一般情况下不需要紧急揭盲，只有在所用研究药物对治疗手段的选择有影响时才能紧急揭盲。常见紧急破盲程序为：

- 破盲前通知申办单位；

- 根据紧急信件所提供的该受试者服用的药物信息破盲；

- 研究者完成破盲记录表的填写，并在CRF上注明；

- 如破盲前不能联系到申办方，则需及时在破盲后通知到。

如果采用电子临床试验系统的话，紧急破盲可以采用系统揭盲的程序，而这个系统揭盲程序需要在电子系统上线前就预设完成。电子系统揭盲程序通常为登录电子系统，选择紧急破盲选项，输入授权密码和破盲原因，系统会自动揭示受试者的盲底。同时，电子系统也会自动通知申办方紧急破盲结果。

emergent and/or urgent treatment 紧急和/或即刻治疗事件　需要报告的不良反应事件，在这种事件中，患者虽然并没有受到威胁生命事件的影响，但由于生理或心理创伤，或被送到急诊室、救护中心、心理医生办公室或其他提供紧急医保场所进行伤痛治疗的情形，他们仍然需要即刻获得治疗。

emergency care　急救医护　当健康随时都在受到严重威胁时所必须提供的医疗紧急救护。

emergency room　急诊室　医院提供紧急诊断和治疗疾病或伤痛的部门或场所。

emergency use　紧急使用　多指用于人体的治疗威胁生命疾病或状态的试验药物或物质的情形，在这种情形下，没有可接受的治疗措施可以采用，也没有足够的时间获得伦理委员会的批准。但事后需要获得伦理委员会的补充批准。

emergency use application　紧急使用申请　由于紧急使用需要而特别向伦理委员会提交的研究药物或物质使用申请。

empirical　以观察为依据的（经验的）　多用于临床试验中在观察的基础上得出的数据结论，或做出的曲线、分布分析等。

empirical Bayes　经验贝叶斯　一种临床试验数据结果统计分析方法。在这个方法中，所有或部分根据贝叶斯统计理论算出的条件概率分布的数值和根据贝叶斯先验概率分布的相应评估数值均被数据的直接估算所取代。通过整合个别和整体数据的观察值这些方法使得人们估算一组群体中的个别值、概率或平均值成为可能。

empirical distribution　观察分布（经验分布）　被观察到的数据的频率分布。

empirical result　观察结果　根据事实或数据而不是根据理论得出的结果。

empty cell　空格　在一个交联列表中不含有数据或记录的单元格。

endemic　地方病　指在某一地区流行的疾病。常见于流行病学临床研究中。

end of study　研究结束　指整个临床试验项目完成，或受试者完成临床试验方案要求的最后一次访视（包括随访）程序，或者由于受试者提前退出而终止参与试验项目的时刻。

end-of-study visit report　研究结束访问报告　临床试验结束时监查员对试验机构进行研究结束监查访问后提交的监查报告。

end of treatment　治疗结束（治疗末期）　受试者按照试验方案的程序完成研究药物的服用或治疗，或由于某些因素受试者提前退出试验项目而停止服用研究药物或治疗的时刻。

end of treatment value　末次治疗值　在最后一次治疗访视中获得的数据变量值。

end of treatment visit　治疗访视结束（末次治疗访视）　受试者按照试验方案程序最后一次接受服用研究药物或接受治疗的访视，或由于某些原因停止服用药物或治疗，或提前退出试验项目时所完成的最后一次服用研究药物或接受治疗的试验访视。

endpoint　终点（终点指标）　临床试验中用于评价受试者或生物样本疗效假设指标，或事件属性或结果变

E

量，可以客观地将检测的事件或结果用于评价试验药物对疾病适应证治疗是否有效。大多数情况下，临床终点即为有效性变量或安全性变量或特定检测结果指标，即反映受试者感觉、功能或生存状况的结果变量或属性。但在某些情况下，研究终点不一定是直接检测的结果，可以是推衍或从分析数据结果中得到的。试验终点也可以是评价某种客观事实。例如，在用死亡作为试验终点的抗癌药物临床试验中，评价服用试验药物与对照药物患者生存率延长的影响。在临床试验中，常设的临床终点有主要终点和次要终点，前者是临床试验项目主要评价的事件属性或结果变量，后者是其他感兴趣的事件属性或结果变量。

endpoint assessment or adjudication committee (EAC) 终点评定委员会
又称为终点评价和判决委员会。由一组临床专家组成的，按照标准的工作程序对临床试验的主要评价终点进行评定的委员会。它的工作成效应当在盲态（即使临床试验本身可能是非盲态的）、无主观意识的可能性存在和清晰的疗效反应率定义的状态下才能达到预期的目的。它的操作和管理过程的要求包括：

- 它的评价和判决受试者结果过程应当严格地独立于申办者行事，以避免偏见的介入或出现。
- 数据传递给该委员会的程序需要限制申办方的介入，即在最后研究结果确定前申办方不应当对呈报给该委员会的待分析数据有任何形式的接触。通过预设数据收集程序和外部数据管理或要求专人负责研究管理和数据处理的过程可以保证这一限制措施的严谨性。
- 该委员会应该建立清楚的评价数据结果和降低评价者偏差出现的书面程序，对于受试者的治疗组别应当以盲态方式呈现给评价者评判。
- 该委员会应当有清晰设定的、当评价者出现分歧时毫不含糊完成判决结果的程序。

该委员会应当有独立于评价者和申办方的质量管理系统，即邀请独立的质量检查员审查限制数据接触的程序，参加数据处理和评判者的资历及依从性和评判数据结果过程的严格性及其质量保证措施。

enrichment 富集法 将可检测出研究药物有效益的受试者群体经筛选后与不可能有效益的受试者群体区分，以便进一步进行试验药物研究的方法。在这类临床试验设计中，受试者被给予一定剂量的相同药物，不同药物、特殊治疗或特殊生物标示物检测等，以筛选对后期药物治疗可能有效益的受试者。然后，被选择的受试者被随机接受研究药物或安慰剂的分组治疗。这类富集法通常有两个周期组成。第一个周期为富集期，受试者在开放式的环境中以剂量梯度或固定剂量方式，接受有明确药理作用的药物治疗，或对生物标示物有阳性反应的受试者，以选择有临床疗效的受试者继续参加第二周期的试验研究。第二周期通常为随机，双盲或安慰剂对照临床试验，以进一步研究药物的有效性和安全性。

enroll 招募 泛指接纳符合临床试验入组和排除标准的受试者参加临床试验的行为。

enrolment 招募（入组，招聘） 泛指符合试验方案入组条件的受试者被随机入组试验项目。试验方案应严格定义什么样的受试者可以入组（入组标准），什么样的受试者不能入组（排除标准）。在选择受试者时应严格检查入组/排除标准是否符合。如果招募了不合格的受试者，不但蒙骗了伦理委员会，而且一旦受试者出现了与药物相关的不良反应也会因此得不到申办方的赔偿。此外，当用此试验结果向药政部门申请新药上市许可时，会因违背试验方案入组了不合格的受试者而使申请遭到拒绝。招募受试者的方法很多。在健康受试者的试验中（I期试验），研究者可以在当地报纸或刊物上登载广告招募，也可以在网上做广告招募受试者，或考虑电台或电视广告。大部分机构会定期进行健康志愿者体检以保持一份可随时使用的志愿者名单。保存一份受试者诊断目录（diagnostic index，DI）是用于筛查受试者参加某项试验资格的另一个有效方法。DI是一个简单记录有患者姓名和特点的文档或计算机系统，通过输入符合入组条件的一些关键词，在此系统中搜索可用于筛选的受试者。虽然使用DI省时方便，但对于进行常规试验的研究者来讲并不是一个有效的方法。其他一些可用于部门受试者的方法还有：

- 在门诊或手术室张贴布告；
- 根据性别/年龄登记表，向可能的受试者直接发邮件；
- 对所有就诊患者进行普遍筛选（例如在一项高血压试验中，测量所有40岁患者的血压）；
- 在门诊等待合格受试者前来就诊（如已感染患者）；
- 建立专科、专病门诊（如哮喘门诊）。

GCP要求所有用于招募受试者的方法在开始实施前均应获得伦理委员会的批准，而且应得到伦理委员会对广告和布告定稿的书面批准。研究机构招募受试者的方法各不相同。有时在试验开始前即可确定全部受试者，有时需随着试验的进展逐渐入组受试者。对于后一种情况，研究机构能否准确预测受试者人数至关重要。如果入组工作被延误致使申办方不能在规定的时间内完成受试者入组计划，会给下一步试验的实施造成很大困难。入组的延误会推迟整个新药研发过程，并最终导致新药上市时间的延迟。

enrolment period 招募期 允许受试者被招入临床试验项目的时间段。

enteric coating 肠溶包衣 片剂或胶囊外包裹层，通常用明胶制作而成。

用于预防片剂或胶囊在胃酸环境中被溶解吸收。

enterohepatic circulation　肠肝循环
又称肝肠循环。指药物经胆汁或部分经胆汁排入肠道，在肠道中又重新被吸收，经门静脉又返回肝脏的现象。此现象主要发生在经胆汁排泄的药物中。药物及其代谢产物经胆汁排泄往往是主动过程，有酸性、碱性及中性三个主动过程排泄通道。肝肠循环可使药物在体内停留时间延长，延长多少取决于进入肝肠循环的量与给药量的比例。

entry criteria　进入标准　包含了"入组标准"和"排除标准"的受试者被吸收加入临床试验项目的标准。

epidemiological study　流行病学研究
用流行病学的方法进行的研究，包括临床试验、病例对照研究、群组研究、自然实验、调研等。

epidemiologist　流行病学家　从事流行病学研究或实践的人。

epidemiology　流行病学　对影响人群健康和疾病的因素进行研究的学科，包括病因学、自然起因和治疗等。它被认作为公共健康研究的方法学基石，是鉴别疾病风险因素和确定最佳临床治疗方法的循证医学。常见的临床研究方法包括群组研究、病案对照研究、系列病案研究、疾病暴发研究、疾病传染或传播性研究等。与流行病学与其他若干科学关系密切，如生物学（可理解疾病起因）、地理信息科学（理解疾病分布类型和数据分布等）、统计学（可分析所收集数据的结果）和社会科学（可理解各种风险因素）等。

episode　发作　某种事件（如癫痫）发生。在有关癫痫病药物的临床试验中，主要终点或主要有效性变量可以是癫痫发作的次数。

equal allocation　均等分配（相等配置）　每个治疗组别给予同样数量的受试者。

equal randomization　均等随机　等同于"equal allocation　均等分配"。

equation　等式　用于计算的某种数学符号或计算式。

equipoise　均衡（平衡）　对两种或多种治疗选择没有偏见的状态，即研究者不确定临床试验中哪一个治疗组别更有利于受试者。伦理学上来说，如果研究者不清楚哪一种治疗方案更具有优势，受试者需要被随机招募进入临床试验。如果有证据显示哪一种治疗有优势，那么这种随机选择治疗组别被认为是不符合伦理学的。如果研究者要保持均衡状态，随机招募患者被认为是符合伦理学原则的。

equipotent　等效　拥有相等效力，因此也显示相等作用（阳性或阴性）。

equitable　平等　指临床试验的公平状态，用于表示临床试验的效益和风险被平等分布在受试者选择中的情形。

equivalence　相等（等效）　表示两种治疗结果显示相等效果。比如，药代动力学中常表示两种药物具有生物等效性。

equivalence study 等效性研究 临床研究的主要目的是证明两种治疗或药物是否在某些特定参数方面能显示相等性。大多数临床试验是研究一种治疗或药物比另一种治疗或药物更有效。但在某些非专利药物的临床研究中，有时会涉及证明非专利药与专利药是否具有等效性，或新的剂型与原有剂型是否具有等效性等。

equivalence trial 等效性试验 指那些确认两种或多种治疗效果的差别大小在临床上并无重要差异的临床试验。通常那些在临床上的结果差异处于可以接受的等效性的上下限之间的药物被认为是真正等效的（ICH E9）。在这类临床试验中，等效性的统计学方法通常采用双侧检验的方法。

equivalent 等效的（相等的） 具有相同效果的（阳性或阴性）。

erect 竖直（坚挺） 表示直立或站立状态。

error 误差 多用于表示临床试验中观察值或测量值与真实值之间所存在的差异，或统计分析中统计结果（样本指标）与实际变量（总体指标）间存在的差异值。从理论上来说，对任何一个物理量进行的测量都不可能得出一个绝对准确的数值，即用测量技术所能达到的最完善的方法，测出的数值也和真实值存在差异，这种测量值和真实值的差异称为误差，分为绝对误差（absolute error）和相对误差（relative error）。也可以根据误差的来源分为系统误差（system error），又称偏倚（bias）和随机误差（random error），又称机会误差（表11）。试验数据随机误差的分布情况具有如下性质：

· 误差的绝对值有一定的限值。

· 绝对值较小的误差比绝对值较大的误差多。

· 绝对值相等的正负误差的个数相近。

误差可用于衡量试验数据测定的准确度（accuracy）。

error band 误差范围 用于描述实际结果与估计值相差大小的非正式术语，这种估计多用于半定量估计某种

表 11　误差的分类

准确度	精密度	
误差	偏差	
绝对误差 $\delta = x - \mu$ 或 $\delta = \bar{x} - \mu$	平均偏差 $\bar{d} = \dfrac{\sum\limits_{i=1}^{n} |x_i - \bar{x}|}{n}$	标准偏差（$n > 5$） $S = \sqrt{\dfrac{\sum\limits_{i=1}^{n}(x_i - \bar{x})^2}{n-1}}$
相对误差 $\dfrac{\delta}{\mu} = \dfrac{x-\mu}{\mu} \times 100\%$	相对平均偏差 $\dfrac{\bar{d}}{\bar{x}} \times 100\%$	相对标准偏差 $RSD = \dfrac{S}{\bar{x}} \times 100\%$

无法确定的参数。

error bar 误差图 类似于误差范围的非正式术语，用图表来表示误差间隔的大小。通常用单一标准误差、单一标准偏差值、双标准误差或双标准偏差值来表示估计误差图的长短。如果采用这种误差图，需要标明精确的定义。

error mean square 误差均值平方 见"residual variance 剩余方差"。

error of the 1st kind 第一种误差 等同于"type Ⅰ error Ⅰ类错误"。

error of the 2nd kind 第二种误差 等同于"type Ⅱ error Ⅱ类错误"。

error of the 3rd kind 第三种误差 等同于"type Ⅲ error Ⅲ类错误"。

error sum of squares 误差平方和 等同于"residual sum of squares 剩余平方和"。

error term 误差项 等同于"residual variance 剩余方差"。

error variance 误差方差 等同于"residual variance 剩余方差"。

errors-in-variables model 含误差变量模型 在临床试验统计学的回归模式中，非独立变量含有错误值或计算错误。但在常规回归模型中，回归值测定准确，误差值存在于响应值中。在许多情况下，虽然响应值由于剩余方差的存在不能测定准确，估计值或协变量却可以测定准确。如果上述关系不存在的话，协变量和响应值间的关系可能会出现偏差，即正相关性的结果会高于实际值，而负相关性会低

于实际结果。在这种情况下，如果要确定协变量的方差的话，与响应值间的关系测定需要进行调整。做出这种调整的统计学模型被称为含误差变量模型。

essential documents 必备文件（必需文件） 为临床试验的药政术语之一。泛指那些个别或整体获得的可以允许对临床试验行为和产生的数据质量予以评价的文件。这些文件能显示出研究者、申办方和监查员遵循GCP标准和所有相关监管要求（ICH E6 1.23；ICH/GCP 8.1）。例如，试验方案、病例记录报告表、研究者简历、研究药物质量保证声明、药政表格等。

essential requirements 必备要求 等同于"essential documents 必备文件"。

essentially similar drug 基本相似药物 如果两个制剂具有等量且符合同一质量标准的药物活性成分，具有相同剂型，并且经过证明具有生物等效性，则两个制剂可以认为是基本相似药物。从广义上讲，这一概念也应适用于含同一活性成分的不同的剂型，如片剂和胶囊剂。与原创药基本相似药物是可以替换原创药使用的，其常被称为仿制药品。

establishment inspection report (EIR) 视察报告集 按照美国FDA颁布的《研究者操作手册》第590章的描述，这种视察报告集汇集了所有FDA在完成研究基地药政视察后所发出的相关视察报告或文件。

estimable 可估计的 多指在临床试

验设计中可以估计的参数。比如，在交叉和因子研究中，可以有目的地加入不太重要的不能估计的某些参数，以便更有效地估算更想研究的参数。

estimate 估计（估算） 对临床试验的数据进行计算以获得参数值。应当注意的是临床试验的任何问题都不可能得到确切的答案。由于变量的测量误差和随机变化的存在，人们所能做的是尽可能地估测出接近实际变量的参数值。

estimated sample size 估计样本 指为了满足研究目标，对招募受试者人数进行测算后的估测结果。

estimation 估计（估算） 根据临床试验数据对参数变量进行估测的过程。

estimator 估算式 用于临床试验结果分析中估测数据参数值的公式。

ethical 伦理化的 与道德或道德原则有关的行为，指行为中的道德对与错。在临床试验中，指遵循良好临床实践或《赫尔辛基宣言》标准或规范的专业研究行为过程。

ethical committee (EC) 伦理委员会 见"ethics committee 伦理委员会"。

ethical pharmaceutical 伦理化药物 指通过医生处方才可得到的药物。

ethics 伦理学（伦理行径） 通常指可被社会所接受的行为、实践、思维或道德观的过程。临床试验必须满足伦理学标准或原则，如《赫尔辛基宣言》等。

ethics advisory board 伦理顾问董事会 等同于"ethics committee 伦理委员会"。

ethics committee (EC) 伦理委员会 一个由医学、科学专业人员及非医学、非科学人员共同组成的独立体（可以为研究单位、地区、国家的或跨国的审查机构或委员会），其职责是通过对试验方案、研究者资格、设备以及获得并签署受试者知情同意书的方法和资料进行审阅、批准或提出建议来确认临床试验所涉及的人类受试者的权益、安全性和健康受到保护，并对此保护提供公众保证。独立伦理委员会的法律地位、组成、功能、运作及管理规定各国可以不同，但应允许伦理委员会依据ICH指南中对GCP的规定行使职责。伦理委员会应由一组有资格和经验并能对试验的科学、医学及伦理方面进行审阅和评估的人员组成，应包括：

- 至少5名成员；
- 至少1名成员来自非科学领域；
- 至少1名成员应为独立于试验所在单位之外的人员（见"independent ethics committee 独立伦理委员会"）。

此外，只有与该试验研究者和申办方无关的伦理委员会成员才能表决提供对试验相关事务的意见。伦理委员会应建立存档书面文件，述明并遵从其工作程序，程序应包括以下内容：

- 应根据运作程序执行其功能，保留其活动及会议记录，并遵从GCP及现行管理法规的要求；
- 应在至少有其运作程序中规定的

法定人数到场的正式会议上做出其决定：

- 只有参加审阅和讨论的委员会成员才可表决、提供意见或建议；
- 研究者可提供试验各方面的资料，但不应参与伦理委员会的讨论或表决；
- 伦理委员会可邀请在特殊领域有专长的非成员人士来协助评估，提供建议；
- 决定其组成（成员姓名和资格）及其应有的权限；
- 安排、通知其成员开会；
- 对试验进行初次和持续的审评；
- 确定需持续审评的频率；
- 对已获批准意见的试验在执行过程中所做的少量修改，伦理委员会应根据现行管理法规加急审阅并提出批准意见；
- 指明伦理委员会发出批准书面意见之前，不可入组任何受试者；
- 伦理委员会应通过提供文件证明的最新简历及其他伦理委员会所要求的相关文件来考虑试验研究者的资格；
- 伦理委员会应根据试验对人类受试者的危害程度，对每项进行中的试验进行定期的审查，应保证每年至少一次。

ethics review board (ERB)　伦理审查董事会　等同于"ethics committee 伦理委员会"。

ethics review committee (ERC)　伦理审查委员会　等同于"ethics committee

伦理委员会"。

ethnic origin　原籍　包括出生地、种族、信仰，有时还涉及本地语言的区域性变量。也常用于简单地描述临床试验中受试者出生的国家或地区。

ethnographic research　人种志研究　涉及现场观察、交谈和记录个人或群体的生存特质、文化、社会习性的研究。

European Community (EC)　欧洲共同体　欧盟的前身称谓。

European Currency Unit (ECU)　欧洲货币单位　指欧洲经济共同体成员国货币的度量单位。

European Economic Community (EEC)　欧洲经济共同体　欧盟的前身称谓。

European Medicines Agency (EMA)　欧洲药品局　见"European Medicines Evaluation Agency 欧洲药品评价局"。

European Medicines Evaluation Agency (EMEA)　欧洲药品评价局　负责协调欧盟成员国科学评价、监督和对上市药物申请提供建议或评注资源的药政机构（http://www.emea.eu.int）。EMEA是一个欧盟非中央化的机构，总部设在英国伦敦，其主要职责是通过评价和监督人类和兽用药物来保护和促进公众和动物健康。EMEA由管理董事会负责管理和运营，下设六个科学工作委员会，即人类应用药物产品委员会（CHMP）、兽类应用药物产品委员会（CVMP）、孤本药物产品委员会（COMP）、草药医药产品委员会（HMPC）、幼儿委员会（PDCO）和先进治疗委员会（CAT）。

European Union (EU) 欧洲联盟委员会 欧洲国家建立的负责增加经济联合和加强成员国之间合作的组织（http://europa.eu.int/index_en.htm），简称欧盟。

evaluable subject 可评价的受试者 满足临床试验方案的入组标准并被招募入临床试验中，可用于评价试验药物有效性和安全性的受试者。评价受试者的定义或标准通常取决于试验方案要求和描述。

event 事件 临床试验中发生或不发生在参与试验人员身上（如受试者）的经历、程序或结果等，属于双变量，即要求有事件本身和受影响的人。事件可以多次，其可以为负面事件，如不良反应事件，也可以为正面事件，如治疗效益或访视等。

event rate 事件率 临床试验中某一特定时间段内受试者经历某种事件的频率。要注意的是事件率是建立在双变量的基础上，即事件率是事件发生在受试者身上的比率，并不是事件本身发生的次数。

every day event 日常事件 临床试验中特殊人群经常或出现概率很大的事件，如老年人便秘等。

every day life 日常生活（平日生活）只用于报告轻微不良反应事件，泛指任何轻微但超出试验研究所期待的正常范畴之外的不良反应事件的频率或强度，如不平常的头痛症状等。

evidence based medicine 循证医学 又称实证医学，是慎重、准确和明智地应用当前所能获得的最好的研究依据，同时结合医生的个人专业技能和多年临床经验，考虑患者的价值和愿望，将三者完美地结合制定出患者的治疗救治措施。与经验医学为主的传统医学不同的是，传统医学是根据非实验性的临床经验、临床资料和对疾病基础知识的理解来诊治患者，而循证医学并非要取代临床技能、临床经验、临床资料和医学专业知识，它只是强调任何医疗决策应建立在最佳科学研究证据基础上。这种诊治还必须尊重患者的选择和意愿。循证医学的核心是高质量的临床研究证据，证据及其质量是实践循证医学的关键。临床证据主要来自大样本的随机对照临床试验（randomized controlled trial，RCT）和系统性评价（systematic review）或荟萃分析（meta-analysis）。临床医生的专业技能和经验是为诊治患者做出最佳决策的必备条件。

遵循证据是循证医学的本质所在，其关键在于提供和应用当前最可靠的临床研究证据。循证医学中的证据主要指临床人体研究的证据，包括病因、诊断、预防、治疗、康复和预后等方面的研究。治疗研究依据按质量和可靠程度大体可分为以下五级（可靠性依次降低）：

- 一级 按照特定病种的特定疗法收集所有质量可靠的随机对照试验后所做的系统评价或荟萃分析。
- 二级 单个的样本量足够的随机

对照试验结果。

- 三级　设有对照组但未用随机方法分组的研究。
- 四级　无对照的系列病例观察，其可靠性较上述两种降低。
- 五级　专家意见。

在没有金标准的情况下，可依次使用其他级别的证据。作为参考依据但应明确其可靠性依次降低，当以后出现更高级别的证据时就应尽快使用。非治疗性的研究依据（病因、诊断和预后等）则不一定强调随机对照试验。此外，医学证据检索与传统医学文献检索的对比也适用于循证医学实践中。

exact statistical method　精确统计法　一种临床试验中估算和有效性检验的统计方法。它并不根据渐进和近似统计方法，而是根据对任何样本规模都有效的精确概率方法来获得试验数据的统计检验和置信限估算结果。这种方法可以避免传统统计方法的不合理假设，比如ANOVA分析中的相等方差假设。这种方法使得对混合模型的方差分量进行确切推断成为可能。

exact test　精确检验　指采用精确统计方法对临床试验的显著性进行统计检验。

examination　检查　临床试验中对受试者进行的系列观察评价，通常是为了确诊或评价疾病进展或预后状况。

exchangeability　可交换性　用于表达生物等效性的术语，表示两种生物药品在所有临床参数方面都拥有相等性。

excipient　赋形剂　药物成分中不具有生物活性但有助于药物制剂成型的成分，也称为辅料。对赋形剂的一般要求是性质稳定、与主药无配伍禁忌、不产生副作用、不影响疗效，在常温下不易变形、干裂、霉变、虫蛀、对人体无害、无生理作用、不与主药产生化学或物理作用、不影响主药的含量测定等。如片剂中的黏合剂、填充剂、崩解剂、润滑剂等。英文中excipient与vehicle虽都可以译为赋形剂或辅料，但二者还是有区别的，前者可理解为辅料，后者多指传播媒介，如溶剂等。

exclusion criteria　排除标准　受试候选者不应当被接受进入临床试验项目的原因。通常需要列在临床试验方案中，与安全性因素有关，并不应当简单地列为入组标准的反方条件。

excrete　分泌（排除）　指从体内消除的过程，如药物代谢后通过尿液、粪便或汗腺排出体外。

excretion　排除（分泌）　药代动力学中常用的表示体内药物或其他代谢物从体内排出过程的术语。

excretion study　消除研究　对药物被排出体外的含量、途径和时间的研究。

executive committee　执行委员会　能代表大组或团队的由若干人员组成的小组，其具有可以对临床试验设计或程序等做出决策的职能。如数据监督委员会对试验能否继续按照"终止原则标准"做出决策。伦理委员会对试验方案的可行性做出"批准""有条件批准"或"不批准"的决定。

exemptions　豁免　在某些情况下，药政要求或条件可以允许某些临床试验过程中的程序或过程可以被免除，或临床试验的招募标准在申办者的特批下可以被修正或不遵循（即例外的情形）的条件或要求等行为。

expanded access　扩展接触（扩展使用）　允许患者在药物被批准上市之前就被予以服用试验药物。这种使用包括由于相信患者可以从治疗中得到效益而被招募入临床试验中服用试验药物，或由于没有其他治疗措施可以实施或得到，允许患者在非临床试验的条件下使用，或知道未上市的研究药物的安全性有很大的保障，而允许在特批的情况下提供患者使用。所以，临床试验又可以被称为扩展使用试验或特许使用试验。

expanded availability　扩展供给程序　允许患有严重或威胁生命疾病，但又没有其他可行的治疗措施予以诊治的患者使用可能对他们带来益处的研究药物或医疗器械的政策或程序。

expectation　期待值（期望值）　见"expected value　预期值"。

expected event　预期事件（期待事件）　不良反应事件的特异性和严重程度在过去的临床研究中都已被发现，并记录在研究者手册或药物标签说明书中。在临床试验中这些已知不良反应需要在研究者手册、知情同意书和药物说明书中予以描述。任何收到的药物不良反应事件报告都需要评判不良反应事件是否为已知事件。根据已知事件与否和事件的严重性来确定提交不良反应事件报告的性质和报告程序。

expected frequency　期望频率（预期频率）　在某种条件下预期发生的事件次数（通常是无效假设下）。这个术语特别是指列联表中数据预期出现的频率（相对于观察频率而言）。

expected number　预期数　等同于"expected frequency　期望频率"。

expected outcome　预期结果　在临床试验的统计分析中，这个术语含义与"expected value　预期值"相当。一般说来，它指某种可以预料的试验结果，如期待出现的治疗后的疾病预后效益。

expected value　预期值（期望值）　对某一临床参数值的预测值。例如，临床试验中样本规模的统计学预测是一种人口均值的期望值。这种期望值可能与实际值有一定的偏差，但可以被校正。

expedited report　加速报告　必须以最快速度提交的报告。多指临床试验中和上市后药物严重不良反应报告提交给药政部门的报告体系。严重不良反应报告的报告标准和时间窗要求各国药政部门都有不同的规范。ICH E2B"临床安全性数据管理指南：安全性病例报告呈报中的数据要素"是全球普遍接受的严重不良反应事件报告系统规范标准之一。例如，在临床试验中，当出现未预期的死亡或威胁生命的不良反应时，要求在收到报告信息后的7d内完成报告递交给药政部门，其他SAE报告需要在15d内完成药政报告的递交。

expedited review　加速审阅（加速审批）　多指伦理委员会在只涉及轻微风险、确信没有有意欺瞒或偏离情况、不涉及敏感人群或议题立项，并有健全的知情同意程序等条件下，可以对某些类别的研究项目在不召开正式全体伦理委员会的情况下予以审批。加速审批可适用于过去已批准的试验方案（仍在有效期内，如一年或一年以下），但只有少许或行政性修正的再审批过程。加速审批的标准需要有伦理委员会预先制定并被批准后再实施。有些国家的药政部门对于某些研究药物临床试验和上市申报也设定有加速或优先审阅标准和程序。符合相应预先标准的新药申请可以得到药政部门的加速或优先审批程序。

experiment　实验　为做出发现、检验假设或证实已知事实而开展的科学研究手段或规程，包括临床前研究、临床试验和动物研究等。可视为涉及医疗干预的任何方式的研究形式的总称。处于实验中的治疗通常为还没有被证明或被科学地确认其有效性和安全性。实验程序也不一定是正式研究程序的一部分。

experimental arm　试验组　在临床试验中，接受试验药物或治疗的受试者组别，与"treatment arm　治疗组"同义。

experimental design　实验设计　一种实验设计的总称。有时也适用于某些特殊统计分析方法的设计，如层化招募、区组随机等。

experimental drug　实验药物　多指临床试验中用于受试者的实验治疗药物。

experimental error　实验误差　等同于"residual variance　剩余方差"。

experimental group　试验组　见"experimental arm　实验组"。

experimental intervention　试验性治疗　多用于表示未经批准或尚未经过科学验证人体安全性和有效性的药物（包括药物剂量或组合药物、医疗器械或医疗程序）用于治疗的情形。

experimental study　实验研究　指按照预设的严格程序，使受试目标被随机招募入治疗组别，并被研究者仔细地监控治疗效益的研究。

experimental treatment　实验治疗　相对于临床试验中对照治疗而言，多指临床试验中主要关注的使用研究药物后的治疗组别或效益。

experimental unit　实验单位　通常指临床研究中的预设最小单位，如每一位受试者、随机组别的最小单位、某家医院病房或研究机构等。

experimenter effect　实验者效应　见"Hawthorne effect　霍桑效应"。

experimentwise error rate (EER)　实验错误率　当分析临床研究的总结果时出现Ⅰ类错误的概率。简单地说，实验性错误率也可以说是在整个试验中至少出现一次或多次拒绝全无效假说概率。值得注意的是如果试验中由

E

若干个试验终点要被分析的话，即使其中的部分分析可能出现Ⅰ类错误，整个试验结果仍然可能正确。显然，实验性错误率取决于比较性错误率和试验时的比较次数。通常α被记作为整体实验检验的错误率，而不是每次实验错误率。如果α_{pc}代表一次检验中比较性错误率的话，则Ⅰ类错误不会出现在这次检验中的概率是$1-\alpha_{pc}$。如果进行了K次检验的话，那么Ⅰ类错误不会出现在任何C次比较中的概率为$(1-\alpha_{pc})^K$。因此，实验性错误率的计算公式为

$$\alpha=1-(1-\alpha_{pc})^K$$

式中，α_{pc}为每次比较分析错误率；K为比较分析次数。

例如，在某项临床试验中，进行了5次比较分析，每次的错误概率为0.05水平。那么，可以得出至少出现一次Ⅰ类错误的概率为$1-(1-0.05)^5=0.226$。如果比较分析不是每次都独立进行，则总实验错误率应小于$1-(1-\alpha_{pc})^K$，即$\alpha\leqslant c(\alpha_{pc})$。例如，在上述例证中，其实验性错误率为$0.226\leqslant(5)(0.05)=0.25$。

expert report 专家报告 总结新适应证药物的安全性和有效性的全套药政文件，这些文件通常为新药申报文件的一部分。

expert review 专家审阅 指专家对临床试验文件、研究结果等进行评审的行为。

expert system 专家系统 比简单代数方法要复杂得多的计算机决策系统，它具有依据过去决策及其结果的学习能力。

expiry date 有效期 由于质量无法得到确保而无法继续使用某一药品或产品的失效日期。

explained variance 可释方差 临床试验数据组别中的数据点间存在的方差是由一些已知原因造成的。比如，受试者间的差异、数据采集时间点的差异、治疗组别间的差异等。如果由于未知原因造成的方差被视为剩余方差，或简称为方差。

explanatory study 解释性研究 在所设定的理想环境中，针对临床治疗效益的原因做出解释的研究，或寻找在什么环境下治疗可以产生效益的研究。这种研究的分析必须依赖临床试验方案中的某种理论或假说，以说明现象发生的原因。

explanatory trial 解释性试验 用于研究药物有效性的临床研究术语。

explanatory variable 可解释性变量 见"covariate 协变量"。

exploratory data analysis 探索性数据分析（拓展性数据分析） 评估试验数据已发现可能的错误，并获得已有结果和现象类型，或可能发生的效益的简要结论。这种方法通常为作图法，通过坐标上曲线或模块等数据的变化规律得出假设性结论。

exploratory study 探索性研究 主要为获得假设而不是确定无误的事件结果的临床研究。

exponent 指数（幂） 在数学公式

$y=x^z$ 中，x 的 z 次方数中的参数 z 就是幂。

exponential 指数的　见"exponential growth　指数生长"。

exponential decay 指数衰减　以极快的下降速率消失的数量。

exponential distribution 指数分布　根据概率理论，指数分布是一类延续性概率分布现象，即当某一事件以某种平均速率连续和随机出现过程中，事件之间再现的时间间隔。这种分布信息在临床试验存活数据分析中较为常见。

exponential growth 指数生长　以极快增长速率生长。比如，肿瘤细胞以每周10倍的速率增加。

exposed group 暴露组　临床试验中，这个术语常用来指接受治疗试验药物的组别。

exposure 暴露（接触）　指患者被暴露在药物或治疗措施下的过程。

exposure assessment 接触评定　危险度评价中很重要的部分，也是危险度评价中最不确定的部分，其确定人体通过不同的途径接触外源化学物的量及接触条件，如经口、皮肤、呼吸道等，在不同阶段，接触化学物的种类及量也不同，且接触往往是长期的，有许多接触需要靠历史资料来评估。所以，在评定时首先要确定化合物在各种环境介质中的浓度及人群的可能接触途径，然后估算出每种途径的接触量，再得出总的接触量。对于接触量的估算既要有一般人群，也要

有特殊人群（高危险人群）的评价，对于不同接触情况的人群经常需要分别进行评定。接触评定主要靠对化学物的监测资料，在缺少足够的监测资料时，需要通过有效的数学模型进行估计。人体生物材料中化学物及其代谢物的监测资料（接触生物学标志），可用于人群过去及现在接触情况的评定。外源化学物对机体的危害主要取决于吸收进入体内或到靶器官的剂量，在危险度评价中基于生理学的毒代动力学模型可描述接触剂量之间的关系。

exposure dose 接触剂量　又称外剂量，指外源药物与机体接触的剂量，可以是单次接触或某浓度下一定时间的连续接触。

exposure variable 接触变量　有关接触或暴露事件或过程的度量。

extensible markup language (XML) 扩展标记语言　一种适用于全球网络系统的计算机标准通用标记语言。换句话说，XML实际上是网络上表示结构化信息的一种标准文本格式，它没有复杂的语法和包罗万象的数据定义。

external consistency 外在一致性　指某一临床研究结果适用于其他临床研究和临床实践的情形。比如，美国FDA要求任何新药申请都必须完成两项临床试验方案完全一致但招募对象不同的关键临床试验。理论上说，所有临床研究都应具备这一性质，但由于每个临床研究的招募和排除标准都不同，也有别于实际临床实践。所

以，大多数临床研究结果并非如此。从数据管理的角度看，它指两套数据之间的数据过程采用同一程序的情形。

external data　外部数据　在临床试验电子化系统管理中，多指不在电子数据采集系统中采集的数据，其由第三方数据服务商采集和提供。例如，中心实验室提供的生物样本检测数据。外部数据可以通过经过验证的电子数据上传或数据直接对接的方式传输到临床数据管理系统，也可以经过手工输入的方式录入电子系统中，再经过数据整合后进行分析。如果不与临床数据库中的数据整合的话，做数据分析时其可作为一份独立的数据源，与临床数据库内的数据一起直接进行数据分析。外部数据包括多种数据来源，多数为打包上传的其他系统记录的电子数据，如IVRS系统的数据；非纸质记录，如电子日志；或直接录入到EDC系统的数据，如ePRO等。

external validity　外在有效性　等同于"external consistency　外在一致性"。

extrapolate　外推　利用统计学模型，正式估测或非正式判断哪些新的数据或结果会出现在所收集和分析的数据范围之外。它也可用于描述根据类似的方法、经验或过程来判断某种方法、过程和经验的实用性。比如，从动物实验结果来推演某种药物的疗效和安全性。根据临床试验的结果来判断研究药物的适用人群。当我们用现有数据进行外推时，应注意无限制的外推。

extreme value　端值　某组数据的最大值或最小值。

F

F distribution F分布 指方差分析中广泛用于显著性差异检验的概率分布。它检验两个方差是否相等，或可以比较若干组别的平均值的方差是否相等。

F ratio F率 等同于"*F statistic* F统计值"。

F statistic F统计值 通过F检验计算得来的统计值。

F test F检验 F检验又叫方差齐性检验。常见于两样本的t检验。从两个研究总体中随机抽取样本，要对这两个样本进行比较，首先要判断两总体方差是否相同，即方差齐性。若两总体方差相等，则直接用t检验，若不等，可采用t检验或变量变换或秩和检验等方法。其中要判断两总体方差是否相等，就可以用F检验，即通过比较两组数据的标准偏差的平方（S^2），以确定它们的精密度是否有显著性差异。

F to enter 进入F值 当采用前向选择法或逐步回归法时，由于确定原则要求把一个变量加进入回归模式的F检验值。

F to remove 消除F值 当采用逆向除法或逐步回归法时，由于确定原则要求把一个变量从回归模式中消除的F检验值。

fabricated data 伪造数据 不是真实的数据或试验信息，是人为编造的数据或结果。这类数据或信息往往不是按照所规定的程序产生的，也无合理及预期的原始数据支持。这类行为在临床试验中是违背GCP原则的。

face validity 表面效度 指打算检验临床试验的某种效益或安全性的查询表中的问题是否合理的术语，即某一问题对于专业领域中的专家而言是否合理，或非领域专家是否觉得易于理解。它具有"看起来像……"的意味。比如，当设计一份有关药物治疗儿童多动症的查询表时，如果是为了病患儿童的家属来回答，需要询问儿童的家长，如果是需要儿科医生来判断，需要征询儿科专家的意见，看看有关儿童多动症的预后效益的问题是否合理和易于理解。这种对查询表问题设计合理性的研究被称为表面效度研究。

facilities and administrative (F&A) 设备和管理 多用于指不能包含在临床试验项目中的操作费用，如水电消耗、中心管理服务等。在临床试验的经费计算中，它常被统称为"人头费（overhead）"，属于间接费用的部分。

factor 因子（因素） 类别变量的另一种表述，通常属于协同变量或层变量，而不是结果变量。

factorial design 因子设计 比较具

有相同受试者人数的两种不同治疗方法的临床研究设计方法。在这种试验设计中，涉及两个或多个因子，每个因子都具有不同的可能结果或水平。试验中的组合单位应当包括所有因子各种结果或水平的可能组合。这样，因子设计试验可以研究每个因子的结果效益，以及因子间相互效益结果。最简单的因子设计为涉及两个因子的两个水平的比较研究。在这种两个因子试验中，有4个治疗组合需要考虑，即"2×2"因子设计。比如，在药物A与安慰剂A及药物B与安慰剂B的临床效益比较试验中，受试者被随机进入4个治疗组别中的一种组合，即药物A安慰剂A，药物B安慰剂B，药物B安慰剂A，或药物A安慰剂B。这样的设计不仅可以在一个组合中评价药物A和药物B的效益，还可以研究药物A和药物B是否具有任何相互作用。

factorial study　因子研究　运用因子设计对两个或两个以上药物效益进行研究的临床试验。

failure　失败（事件）　本身含义是没有达到预期目的，在生存数据中有时来表示事件发生的术语，即死亡或复发事件的发生，或临床试验中不期望的事件发生，如筛选失败事件等。

failure time　失败时间　某一事件发生的时间，在这里失败含有事件的意味。

false negative　假阴性　某种已经发生并应该被检出的事件却没有被检出的情形。这个术语也用于显著性差异检验中的Ⅱ类错误。

false positive　假阳性　某种并未发生的事情却被不正确地检测出的情形。这个术语也用于显著性差异检验中的Ⅰ类错误。在临床试验中，伪造受试者数据的情形属于假阳性事件。

falsification　伪证（伪造）　人为操控研究材料、设备或程序，或改变或删除数据或结果，使临床试验不能准确地反映研究的真实结果记录。

falsificationism　证伪主义　伪造结果或数据的行径。

familywise error rate　族系误差率　将每一个被检验的效果（例如主要效果、交互效果）的统计考验的Ⅰ类错误率维持一定，导出各次决策所犯的Ⅰ类错误率的概率。

family member　家庭成员　任何法定关联的家庭人员，如配偶、父母、子女（包括领养孩童）、兄弟、姐妹、兄弟或姐妹的配偶和任何有血缘或亲缘的与家庭关系密切相关的个人。在临床医学研究中，有时父母会担任孩童法定监护人的角色而需要签署知情同意书。有些疾病可能存在家族遗传史。

familial/social relations　家族/社会关系　临床研究的受试者生活中有主要关联的人员，如父母-子女，配偶，雇主-雇员关系等。在临床试验的某些情况下，如传染性不良反应出现时，这类关系可能造成灾难或麻烦。当有可能出现这种情况时（如遗传性研究等），试验方案或数据安全监督委员会（DSMB）应当对保护这种关系有预定措施。

fatal 致命的　导致死亡的。

fatal event 致命事件　可能导致受试者死亡的事件。按照美国国家卫生研究所制定的常见独立标准，致命事件属于Ⅴ级事件。

feasibility study 可行性研究　普遍采用的一种研究临床试验项目是否可行的科学。它通过各种有效的方法，包括查询问卷、现场视察等手段，对临床试验项目的可行性进行分析，从药物适应证、研究者或研究基地技术能力、患者群的规模、试验操作的环境和条件、未来市场回报、财务效益与风险等方面加以评价，最终给药物公司决策者提供是否选择该项目或某试验机构进行临床试验的依据。可行性分析的焦点是：要站在咨询的立场上；要有多种替代方案；对各种可能预案和环境作全面比较；决定最佳试验机构和试验规模；提出可能实施的具体措施，并从客观立场上得出结论。

Federal Policy 联邦政策　指涉及人体研究的美国国家法规政策，适用于所有涉及人体研究、辅助人体研究或其他美国联邦部门或机构必须采取措施对受试对象加以保护的研究领域。目前，在美国有16个联邦机构需遵循联邦政策行事。通常也被称为"通用法则"。

fetal material 胎盘物质　指胎盘、羊水、胎盘膜、脐带等与胎儿有关的物质。

fetus 胎盘　受精卵着床直至出生阶段时受孕产物。"胎盘"一词通常指受孕体发育的后一阶段。"胚胎"通常指受孕体的早期阶段。

Fibonacci dose escalation scheme 斐波纳契剂量递增法　药代动力学中常用的确定什么药物剂量应当用剂量递增研究的方法。连续增加的剂量遵循斐波纳契级数原则。

Fibonacci numbers 斐波纳契序数　遵循斐波纳契级数的数字。

Fibonacci series 斐波纳契级数　连续将前两位数字加到下一位数字上，使之成为数字递增的序列数。比如1、1、2（=1+1）、3（=2+1）、5（=3+2）、8（=5+3）、13（=8+5）、21（=13+8）、34（=21+13）…

field study 现场研究（实地研究）用于描述不是在医院或类似环境控制良好，而是在患者可以自由进行日常生活的一般场地进行研究的术语。

figure 数字（图表）临床试验报告中常用于表达数字，或图像、图表的术语。

file 档案（文档）文件和数据被储存的物理或电子场所。

final data analysis 终极数据分析　所报告的临床研究结果的最终分析。

final report 最终报告（总结报告）表述临床研究报告的另一种术语，可区别于临床试验的中期报告或研究报告草案等。

financial disclosure form (FDF) 财务披露表　美国FDA制定的官方法律

文件（3454表）：申办方完成的临床研究者财务利益和安排的证书，用于申明研究者和美国新药申请的申办方间没有任何财务安排；或3455表：申办方完成的临床研究者财务利益和安排披露，用于详细列出研究者和美国新药申请的申办方间任何财务安排的特殊状态。

financial disclosure questionnaire (FDQ) 财务披露问卷 美国要求的由研究者、附属研究者及其配偶和子女完成的表格，申明与临床研究申办方有关的法定要求的财务安排。

fine data 精细数据 极为准确检测的数据。

fingerprint-like 指纹般的 指对识别分析差异极其敏感的综合的多参数方法。

finite population 有限总体（有限人群） 指临床试验的统计分析结果适用于许多患者群体，即目前患有相应病症和未来将患有此类病症的所有患者群。

firewall 防火墙 防火墙就是一个位于计算机和它所连接的网络之间的软件或硬件设备组合而成、在内部网和外部网之间、专用网与公共网之间的界面上构造的安全网关（Security Gateway），从而保护内部网免受非法用户的侵入。防火墙主要由服务访问规则、验证工具、包过滤和应用网关4个部分组成。电子临床系统中需要建立严格的防火墙标准规范，以保证试验数据的安全性。

first in humans study 首次人体研究 见"first in man study 首次人体研究"。

first in man study 首次人体研究 完成临床前的动物研究后，第一个用于人体尝试的新药I期临床研究。

first order elimination 一级消除 见"first order interaction 一级反应"。

first order interaction 一级反应 又称"一级动力学过程"，是药物动力学中研究药物体内代谢反应的一种动态表现。在这类一级反应中，随时间延长的药物浓度减少速率与反应物浓度的一次方成正比（即级数$n=1$）。换句话说，单位时间内消除的药量与血药浓度正相关，即恒比消除，单位时间内药物的消除量与血药浓度无关。速率方程写作

$$r=-dC/dt=-KC$$

式中，C为药物浓度；K为一级速率常数。上式积分得

$$C=C_0e^{-Kt}$$

式中，C_0为药物起始浓度。上式改为常用对数式，则

$$\lg C=\lg C_0-Kt/2.303$$

可见，将t时药物浓度的对数对时间作图，可得一条直线，其斜率为$-K/2.303$。所以，一级反应的特点是$\ln C$-t图为一直线；半衰期与初始浓度无关而与速率常数成反比（即$t_{1/2}=0.693/K$），即半衰期恒定，不随药物浓度高低变化而变化，与血药浓度无关。

first-order dynamic 一级动力学 单位时间内药物或底物以一定的份数或百分数转化吸收的过程动力学是理论

力学的一个分支学科，它主要研究作用于物体的力与物体运动的关系。一级动力学过程又称一级速率过程，是指药物在某房室或某部位的转运速率（dC/dt）与该房室或该部位的药量或浓度的一次方成正比（见"first order interaction 一级反应"）。

first order reaction 一级反应 等同于"first order interaction 一级反应"。

first-pass effect 首过效应 也称第一关卡效应。指药物首次通过肠壁或经肝门静脉进入肝脏时，被其中的酶所代谢，致使进入体循环的药量减少的现象。这种未到体循环就在吸收部位或肝脏发生代谢和排泄的现象称为首过效应。首过作用使代谢增强，吸收减少，治疗效应下降。涉及首过效应的部位主要有肠腔、肠壁和肝脏。肠腔内的消化液、消化道酶，甚至肠道菌丛产生的酶，均可使某些药物失活。若要避免首过效应，可以考虑肠道外给药，如注射、皮下或舌下给药等。大剂量口服可使药物肠、肝代谢达到饱和，假定吸收完全，当口服和肠外给药产生相同血浓、相同疗效的剂量相差很大时，以及静脉注射比相同剂量尿液中药物和代谢物大时，可以认为有首过作用发生。肝硬化及行门腔静脉吻合术患者作用降低，药物的生物利用度增加。

first pass metabolism 首过代谢 药物经过肝脏后才进入体内被吸收。药物在肝脏中的代谢过程被称为首过代谢或首过效应。

first subject in (FSI) 首位受试者入组 通常表示临床试验项目被批准启动后，招募已签收知情同意书和符合入组/排除标准的第一位受试者的日期和时间。

first subject screened 首位筛选受试者 第一位签署知情同意书，开始进入临床试验筛选评价步骤的受试者。此时，受试者会被授予一个筛选号，但由于还没有通过入组和排除标准的评价，所以该受试者并不一定会成为随机入组的受试者。如果受试者不符合试验方案入组标准的话，该受试者被视为筛选失败者。

Fisher's exact test 费歇尔确切检验 一种直接计算概率的假设检验方法，用于比较列联表比例的统计差异检验方法。它主要在样本量较小（＜40）不适用于卡方检验时使用。

fishing expedition 探索性调查 对临床试验数据进行"数据挖掘"的行为，即对大量的数据进行分析以便找出数据间可能的关联性或所含的实际信息。

fit 拟合 从得出的数据中测算某一模型的参数的行为。

fitted value 拟合值 根据某种模型得出的某一参数的估算值。

fixed combination therapy 固定组合疗法 将两种或两种以上的药物混装在一种药物制剂中，或特定的两种或两种以上治疗手段设计在一种治疗方案进行治疗的方法。

fixed cost 固定费用 从经济学的角

度讲，这是指与商务活动量无关的商务开销，如与时间有关的工资或月租费等。在药物研究中，指无论是否对患者提供治疗服务都存在的固定服务费用。比如，临床试验中合同服务组织要求的服务管理月费。医院药房无论有否患者来拿药都必须保持待命状态，以备病人用药的需求。药房的运行就需要一定的维持费用。

fixed disk 硬盘 计算机中的必备装置之一，英文也用"hard disk"表示。

fixed effect 固定效应 一种类别变量，表示因子的不同水平完全符合所期待的结论变量。表示只打算比较所选中的几组药物效益。例如，比较3种药物的疗效，其目的就是为了比较这3种药的差别，不想往外推广。这3种药不是从很多种药中抽样出来的，不想推广到其他的药物，结论仅限于这3种药。"固定"的含义正在于此，这3种药是固定的，不是随机选择的。

fixed effects model 固定效应模型 一种统计学方差分析模型，其假设只对临床研究中所用的某一因子（而不是其他因子）的特定水平进行推测。例如，把某一研究机构作为一种因子进行试验结果分析。通过这种分析，希望得出的结论只适用于参与同一临床试验项目的其他机构，或那些被随机选择而参加的试验机构。所以，固定效应方法被认为是对第一个案例分析的模型。固定效应模型的应用前提是假定全部研究结果的方向与效应大

小基本相同，即各独立研究的结果趋于一致，一致性检验差异无显著性。因此固定效应模型适用于各独立研究间无差异，或差异较小的研究（参阅"random effect model 随机效应模型"）。

fixed sample size design 固定样本量设计 在临床试验开始招募受试者前确定受试者的入选人数，并不允许改变这一样本规模的设计。这是临床试验中最常见的确定需要多少受试者参加临床试验项目的统计学设计方法之一。

flat file 平面文件 类似于矩阵式的计算机数据文件，是一种包含没有相对关系结构的记录的文件。比如，每横行代表一位受试者，每竖行代表相应的试验数据变量。

floor effect 低限效应（地板效应）相对于"ceiling effect 上限效应，天花板效应"而言，低限效应（地板效应）多指当要求完成的任务过于困难，所有不同水平的自变量都获得很差的结果，并且没有差别的情形。高限或低限效应都是在临床试验设计中应避免出现的。

floppy disk 软盘 一种便携式计算机磁盘，它可以随时插入或拔出计算机，而不是像硬盘一样永久保留在计算机内。

flow diagram 流程图 演示临床试验中一系列活动趋势或步骤的图表（图8）。

flowchart 流程表 类似于"flow

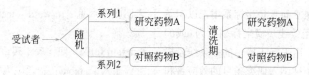

图8   临床试验标准"2×2"交叉招募受试者流程图

diagram   流程图"。可以用文字描述表示。

follow-up   随访（跟踪） 临床试验中某一程序或活动发生后为观察效果或收集后续数据所进行的活动或步骤，或某一事件发生后的后续追踪活动或步骤。比如，不良反应事件发生并被报告后，由于需要事件的进一步后续信息，或为了确保事件的解决，对事件信息的补充收集行为。临床试验药物治疗结束后，为了观察药物的治疗效果，对受试者的效益继续进行追踪观察或询问的行为。

follow-up data   随访数据（跟踪数据） 在临床试验随访或跟踪活动中所采集到的数据。

follow-up period   随访期 临床试验中后续追踪行为的时间窗。比如，受试者被随机入组临床试验和给药治疗后，对受试者进行追踪观察的时间段。

follow-up visit   随访访视 临床试验中任何随访期间的访视。

Food and Drug Administration (FDA) 美国食品药品管理局 美国卫生和人类服务部下属的政府机构，规范药物、疫苗、医药器械和血液制品等生产、临床和流通，以确保所有医学产品的安全性和有效性。

food effect   食品效应 大多属于 I 期临床试验。这类试验通常用于探索用餐前后药物在体内吸收状况的差异。试验通常设计为交叉式临床试验，受试者在空腹和用餐后分别给予两个相同剂量的试验药物，以观察药物吸收的差异。

for cause audit   有因稽查 因为怀疑临床试验过程中出现造假或数据质量不佳，或要确认某种事件起因而进行的稽查活动。

form   表格（报告） 记录临床试验事件或评价结果的报表或报告，如临床试验病例报告表（CRF）。

forest plot   森林图 临床试验中常见于表示疗效或安全性相对向度的图示（图9），用于随机对照研究结果的综合分析中，描述每个研究的结果及其特征，以及展示研究间结果的差异情

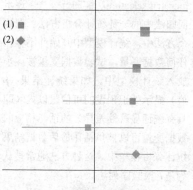

图9   森林图示意

F

况。它在平面直角坐标系中，以一条垂直的无效线（横坐标刻度为1或0）为中心，用平行于横轴的多条线段描述了每个被纳入研究条目的效应量和95%可信区间（confidence interval，CI），用一个菱形（或其他图形）描述了多个研究合并的效应量及可信区间，是临床试验荟萃分析(meta-analysis)中图示法方法之一。

formulary 药物一览表（药品目录）药物及其相应剂型的列表。在某些国家的卫生计划中，医生必须开处方或使用列在卫生保健计划的药品目录中的药物才能获得医保优惠。

formulary drugs 药品名册药物（处方药物） 被批准使用或医保计划涵盖的列在药品目录中的药物，它可以通过参与医保计划的药房提供给相应的患者。

formulation 制剂（配方） 按照一定的药物浓度或重量比例，制备药物的方法或处方。比如，片剂、注射剂制剂等。

forward selection 前向选择法 逐步回归法中的一种统计分析方法。在这个方法中，统计模型中开始并不存在任何数据变量。试验数据变量被逐个放入统计模型中。如果统计结果（p值）显示处于预设的可信限以内（即具有统计显著性差异）的话，相应的数据变量可以被包括在最后数据结果统计分析模型中。这种方法通常被认为是F检验序列法。

forward stepwise regression 前向逐步回归法 见"forward selection 前向选择法"。

fourfold table 四格表（四重表） 见"two-by-two table 2×2表"。

fourth hurdle 第四关卡 药物经济学中常见术语，意旨药物的成本效益信息。有些国家的药政部门，除了要求药物申报具备质量、安全性和有效性证据外，还要求提供药物的经济价值。

frailty model 脆弱性模型 为Cox模型（比例风险模型）的一种延续，常用于临床试验中分析患者生存与其他可能变量的关系。在大多数临床情况下，生存分析往往假设研究对象都处于相同风险环境（如死亡风险、疾病复发风险等）中。但在实际生活中，受试群体不可能处于相同风险环境中，而是具有混杂的风险，即每个人有着不同的风险度。有时与疾病有关的相应协变量无法检测或无法知晓。脆弱性模式就是针对这种由无法检测的协变量所造成的异同性环境下的生存因素进行统计分析的模式，为一种时间-事件数据的随机效应模型。常见的脆弱性模型有两种，即单一变量生存时间作为终点的模型和多变量生存终点模型，如相同患者事件的重复发生、相关疾病的发生、多重风险等。

frame 框架（结构） 用于去解决或者处理复杂的问题的基本结构。

fraud 欺诈（骗术） 有意或不诚实的作为或行为。例如，临床试验中的数据造假、蓄意报告虚假或具误导性的数据、漏报或瞒报需要报告的数据、为了得到理想的结果有意偏离试验方案要求等，这些都是临床试验GCP规范所不允的行为。

fraudulent data 假数据 杜撰出的数据。

free combination therapy 游离组合疗法 两种或两种以上药物放置在一起服用，但不是在同一个制剂配方中的混合物。

frequency 频率 在相同的条件下，独立重复做 n 次试验，事件 A 出现了 m 次，则比值 m/n 称为随机事件 A 在 n 次试验中出现的频率。简单地说，是某种事件或特定数据值在特定时间段内发生或观察到的次数，表示为 $P(A)=m/n$。当涉及药物不良事件或不良反应时，表示在特定时间周期内某不良事件或反应的发生次数。按照CIOMS 的界定，不良事件发生频率的定义见表12。

表12 不良事件发生频率的定义

十分常见	> 10%	> 1/10
常见	1% ~ 10%	1/100 ~ 1/10
偶见	0.1% ~ 1%	1/1000 ~ 1/100
罕见	0.01% ~ 0.1%	1/10000 ~ 1/1000
很罕见	0.001% ~ 0.01%	1/1000000 ~ 1/10000
十分罕见	< 0.001%	< 1/1000000

frequency distribution 频率分布 描述某一件事件出现在一定范围内的次数的分布特征。

frequency polygon 频率图 表示频率分布的图。在这个图中，每个数值被放置在 x 轴，相应的每个时间点用 y 轴上的数据点来表示。这些点的综合体构成了频率图。

frequency table 频率表 用来表示一批数据各观察值或在不同取值区间出现的频繁程度（频数）。对于离散数据，每一个观察值即对应一个频数，如某医院某年度一日内死亡0，1，2⋯个患者的天数。对于散布区间很大的离散数据和连续型数据，数据散布区间由若干组段组成，每个组段对应一个频数。所以，它是每一个数据值出现次数的频率分布、百分比、累积频率或出现累积百分比的数据总结。频数表的编制方法和应注意的问题包括：

- 确定组数；
- 确定组距；
- 确定组限；
- 用手工编制计划表。

frequentist inference 频率推断 对数值可信限和显著性检验进行估算的分析方法。

frequentist method 频率论方法 临床试验统计概率分析方法之一。频率论法认为概率是一个实验重复很多次后的结果呈现的频率。所以，事件的统计均值是一个确定且存在的数，只是不知道也没有办法知道它的确切数值，当采用频率论法对数据进行分析的时候，需要建立一个置信限（confidence interval），其中心在所有数据的均值处。因为频率论的均值确实存在而且确定，所以它或者在置信

F

区间或者不在置信区间。因而频率论法不能说实际均值有95%的概率处在某个置信限中，而应当说对于95%的随机样本，根据频率论法产生的置信限包含了实际均值。在这里实际均值是一个固定的数，并不是随机的。需要注意频率论法与贝叶斯法的区别，后者认为概率从本质上来说是人们对于一个事件的确信度（degree of belief），它用来描述一个事件有多大可行性发生，并不需要大量的实验来检验，它认为数据是真实的，实际均值是一个随机变量。所以基于数据和先验知识，实际均值有95%的概率在可信区间（credible interval）中。当考虑的试验次数非常少的时候，贝叶斯方法的解释非常有用。

Friedman's test 弗里德曼检验 一种用于检验无效假说的非参数显著性检验方法。在临床试验中，同一批的受试者经过多种治疗后分析他们效益的差异分布。所以又被视为数据方差反复检测分析的非参数统计方法。

Friedman's two way analysis of variance 弗里德曼双向方差分析法 见"Friedman's test 弗里德曼检验"。

full analysis set (FAS) 全分析数据集 指尽可能符合意向性治疗原则的合格病例和脱落病例的集合，但不包括剔除病例。主要疗效指标缺失时，根据意向性分析（intention to treat，ITT分析），用前一次结果结转。可比性分析和次要疗效指标的缺失值不作结转，而是根据实际获得的数据分析

（ICH E9）。

full board review 全体委员会审阅 多指由多数伦理委员会成员出席的全体会议审阅提交的研究方案或议题的行动。

fully compliant 全依从 指受试者完全按照临床试验方案服用药物的情形。

function 函数（功能）指一种数学公式或一种能力。

functional accumulation 功能蓄积 当机体多次反复接触药物或化学毒物一定时间后，用最先进和最灵敏的分析方法也不能检测出这种药物或化学毒物的体内存在形式，但能够出现慢性中毒现象，这种情况称为功能蓄积。

funnel plot 漏斗图 临床试验中治疗效果与受试样本规间关系的点状分布图，主要用于检测偏差或系统异向性。常用于元分析和确定发表性偏差分析（图10）。

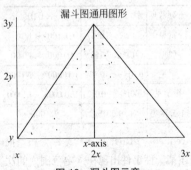

图10 漏斗图示意

G

Galbraith plot 加尔布雷斯图 统计学中，加尔布雷斯图（也称为加尔布雷斯辐射图或辐射图）用于显示若干不同标准误差的等量估算值，也用于检查阶分析中的非均匀性。它是临床试验元分析中图示方法之一。

gas chromatography 气相色谱 一种分析和分离混合成分的技术设备。在这种分析和分离过程中，混合挥发性样品被注入含有载体气体的系统，并使之随着气体一起通过含有选择性吸附作用的物质的色谱柱，从而达到分析和分离挥发性成分的目的。

Gaussian curve 高斯曲线 等同于"normal curve 正态曲线"。

Gaussian distribution 高斯分布 等同于"normal distribution 正态分布"。

Gehan's design 格汉设计 常用于Ⅱ期抗癌药物研究中的临床试验设计，在这个设计中，没有预设的对照组存在。试验初期只招募少量受试者。如果大量证据显示有效或无效，试验即刻停止。如果证据无法显示有效或无效，进一步招募受试者直至获得合理的治疗反应率。

Gehan's generalised Wilcoxon test 格汉推断威尔考克逊检验 一种比较生存分布的非参数统计意义检验。

gel 凝胶 用于局部治疗的药物载体，类似于奶油剂，但更趋固体状。

gene mutation 基因突变 或称点突变（point mutation），DNA受损不能在光镜（0.2μm以内）下见到，只能以生长发育、生化、形态等表型改变来判断。

generalizability or generalization 一般化（普遍化，广义化） 在临床试验中，这个词表示从参与临床试验的受试者得到的临床试验结论可以可靠地推衍到更广的患者群和实际临床环境中的程度（ICH E9）。

general linear model 一般线性模型 见"generalised linear model 广义线性模型"。

general practitioner (GP) 全科医师（普通医师） 不是从事专科医疗的医生，如家庭医生。

generalisability 通用性 指临床试验结论可适用于更广泛人群的程度。

generaliseable 可通用的 指更广泛通用性的结论。

generalised additive model 广义加和模型 一种混合广义线性模型与加和模型性质在一起的临床试验统计学模型，可用于从若干独立变量中预测结论变量的情形。在这种情形下，连接函数是一种数据的复合函数，而不是一种理论连接函数，如正态分布或逻辑函数等。

generalised estimating equations (GEE)

广义估计方程 线性模型的一种延续，特别用于模拟重复性检测数据、双进位数据和泊松数据。

generalised linear model 广义线性模型 引入了连接函数的线性模型的一种演绎。其连接函数是一种反应变量的函数，即模拟独立变量的线性函数，而不是直接模拟反应变量。

generic 通用的（普通的） 指基本的或原始的形式。常见于描述药物名称，如相对于商品名的学名（generic name）。

generic drug 学名药（通用名药，非专利药） 与专利药物具有相同有效成分的非专利药物，通常在专利药物的专利期失效后才被准许推出市场。专利药物和非专利药物都需要在临床试验中被验证。

generic name 通用名（学名） 原生产厂商或开发商给出的药物学术名称，但不是商品名称。如他汀类药物Liptor（商品名）的学名为atorvastatin。

gene therapy 基因治疗 通过改变体细胞（非再生性）或菌株（再生性）细胞的遗传结构来达到治疗遗传疾病的医疗手段。

genetics 遗传学 研究基因和核糖核苷酸（DNA）性状的学科。

genetic screening 遗传筛选 临床试验中鉴别具有某种基因性的遗传特征或拥有遗传疾病或紊乱风险的受试者的检验程序。

Genie score 吉尼分数 一种总结多元数据（通常为实验室数据）的方法。其分数越大，意味着实验室检测数据偏离相对参考范围越多。

genotoxic agent 遗传毒物 直接损伤DNA或产生其他遗传学改变而使基因和染色体发生改变的化学物，又称致突变物或诱变剂（mutagen）。突变的发生及其过程称为诱变作用（mutagenesis）。

genotype 遗传型（基因型） 细胞、细菌或人类的遗传成分，通常使得载体由于这些遗传成分而显示出一定的特质。

geometric mean 几何平均值（等比中项） 用以描述对数正态分布或数据呈倍数变化资料的水平，记为G。多指一组数据中心趋势或特殊值的测算，常用于高度偏斜数据的处理。常算作为n个数字积的n次方根，或所有数字对数平均值的反对数。比如，两个数字2和8的几何平均值为$\sqrt{2 \times 8} = 4$。多用于血清分析中，有些明显呈偏态分布的资料经过对数变换后呈对称分布。如抗体滴度、细菌计数、血清凝集效价、某物质浓度等，其数据特点是观察值间按倍数关系变化。

ghost report 隐形报告（假拟报告） 不含有结果但含有目录，所有章节标题和部分引言的报告草本。利用这种假拟报告模板，可以在数据一旦被获得并填入报告草本后，很快就能完成最终报告全文。

ghost table 隐形表格（假拟表格） 含有行或排的定义但没有数据的格式

表格（表13）。通常表格中小数点后的有效数字也应当予以确定。

表13 血压测定隐形表格

项目	治疗组	安慰剂组
基线血压		
平均值	xxx.x	xxx.x
标准偏差	xx.x	xx.x
最大值	xxx.x	xxx.x
最小值	xxx.x	xxx.x
例数 n	xx	xx

Gini coefficient 基尼指数 用于定量测定收入分配差异程度，国际上用来综合考察居民内部收入分配差异状况的一个重要分析指标。这个指数在 $0 \sim 1$，数值越低，表明财富在社会成员之间的分配越均匀；反之亦然。常见于药物经济学研究中。按照联合国有关组织规定：若基尼指数低于0.2表示收入绝对平均；$0.2 \sim 0.3$ 表示比较平均；$0.3 \sim 0.4$ 表示相对合理；$0.4 \sim 0.5$ 表示收入差距较大；0.6以上表示收入差距悬殊。通常把0.4作为收入分配差距的"警戒线"。

global assessment variable (GAV) 全局评价指标 将客观指标和研究者对患者的病情及其改变总的印象综合起来所设定的指标，它通常被划分为有序分类指标（scale of ordered categorical ratings）（ICH E9）。

glossary 词汇（术语） 文件中常用于表示特殊术语的列表。

goal 目标 多指临床试验中所设定的试验进程目标，如受试者招募人数目标、筛选人数目标等。

gold standard 金牌标准 多用于诊断检测中能给出正确诊断结果的检测试剂或程序，也可表示被广泛认可并采用的治疗手段或措施。

golden rule 黄金法则 "最重要规则（most important rule）"的非正式表达术语。

good clinical data management practice (GCDMP) 良好临床数据管理质量规范 一系列确保临床试验数据管理产生、采集、收集、转移、输入、管理、清理、保存、分析、记录和报告的最高质量和真实完整性的临床试验数据管理原则和标准。

good clinical practice (GCP) 药品临床试验管理规范（良好临床质量规范） 一系列确保临床研究设计、实施、执行、监督、稽查、分析、记录和报告的国际高质量和高伦理标准的临床研究标准和原则。GCP不但与《赫尔辛基宣言》的原则相一致，为临床试验数据和结果报告的可靠性、准确性和完整性，以及为保护受试者的权益、安全性和保密性提供了保障。无论是由药厂或研究者发起或是由合同研究组织（CRO）实施的临床试验，都应遵从此标准进行操作。

纵观GCP的发展历史，在20世纪70年代中期，一些发达国家开始注意到新药研发中的另一个环节，临床试验质量管理中的一些问题。如发现有些研究者滥用受试者进行临床试验（如强迫囚犯或黑人参加具有潜在

G

危险的药物试验），于是在1964年第18届世界医学协会（World Medical Association）上与会者们共同撰写了《赫尔辛基宣言》，该宣言声明医生的首要职责是保护受试者的生命和健康，它可被看作是GCP的雏形。同时，美国食品药物管理局（FDA）在发现了临床试验中欺骗行为的证据后，于20世纪70年代末颁布了临床试验管理规范细则。新的联邦法规定临床试验应取得伦理委员会的批准并获得受试者知情同意书。80年代FDA又修订了新药审评规定，并以法律形式在美国加以实施。此后，欧共体亦在1990年制定了"医药产品的临床试验"管理规范，即现在所称的GCP。在随后的几年中，英国、法国、北欧、日本、加拿大、澳大利亚和韩国也先后制定并颁布了各自的GCP。中国也在1998年首次颁布GCP。各国所制订的规范虽原则相同但具体细节又各有所异。在GCP的基础上，ICH应运而生，其目的是协调并交换意见以制订全球共同依据的准则。迄今为止，有关GCP方面最显著的进步就是ICH GCP的诞生。遵循GCP的益处在于受试者可得到更好的保护；只有合格的研究者及研究机构才能进行临床试验，从而可确保临床试验的质量；试验数据更准确、真实、可信；GCP可促进申办方和研究者更好的培训并提高双方的技术水平；GCP和标准操作程序的实施可使制药企业内部及企业之间的试验操作得以统一；一套完整的试验文档保证了试验的透明度和可靠的质量；管理当局对一贯严格遵守GCP的申办方的信任程度增强；如按ICH GCP的要求，资料可用于全球注册；节约研发及申报时间，药品可尽快上市；良好的临床试验开端会收到事半功倍的效果。

good distribution practice (GDP) 良好分发质量规范 一系列确保药物存储和分发工作高质量标准的指南。

good documentation practice (GDP) 良好文档管理质量规范 GDP是描述建立和维护文件的最佳实践标准，是GMP、GCP和GLP领域都必须遵循的准则之一。任何临床试验活动没有记录在案，则药政部门和申办者将认为所述临床活动从未发生。无论是纸质、电子（CD、计算机记录）或微胶带记录，任何文件都含有数据信息。保证良好文档管理规范就意味着所涉过程或活动有良好的质量管理体系为基础，可溯源、清晰明了、永久、同步记录、条理分明和准确的文件体系能再现所涉事务、决策和完成结果的过程，显示所涉各方是否都在遵循GxP质量规范和依从相应药政要求行事。所以，良好文档管理规范是评价临床试验的实施、已完成的试验及其数据质量的基础，即记录临床试验行为、反映试验数据可信性和对GCP依从性，而所记录的文件集从监管的角度看，应当能做到无须申办者或研究者额外解释就能说明试验过程的质量、合规性和真实完整性。

good laboratory practice (GLP) 良好实验室质量规范 一系列确保非临床实验研究和临床实（化）验室工作高质量标准管理体系的指南和原则。它为申报给药政部门药物安全性数据的质量和完整性提供了保障。

good manufacturing practice (GMP) 良好生产规范 一系列确保人类和动物使用的药物和生物制品生产高质量标准的指南。

good regulatory practice (GRP) 良好药政规范 一系列确保药物药政事务工作高质量标准的指南。

good clinical research practice (GCRP) 良好临床研究规范 等同于"good clinical practice (GCP) 良好临床质量规范"。

good statistical practice (GSP) 良好统计规范 一系列确保临床试验统计工作质量标准的指南。

goodness of fit 拟合优度 多用于一组观察数据与相应数据的模型获得值之间一致性的检测。

goodness of fit test 拟合优度检验 比较一组模型是否比另一种替代模型更适合用于某一临床试验数据统计显著性差异的检验。

Graeco-Latin square 希腊拉丁方 平衡三种变化来源的拉丁方形式。在这个希腊拉丁方（也称为正交拉丁方）中，两套数据A和B相对于n序列构成了正交性拉丁方。比如，含有3个符号的每一格按照"3×3"格的形式排列，其中每格含有序列对 (a, b)，每行和每排都只含有一个$a \in A$和$b \in B$，没有两个格会含有相同的序列符号（图11）。

Aα	Bγ	Cβ
Bβ	Cα	Aγ
Cγ	Aβ	Bα

图 11　三个序列的正交拉丁方示意

grand mean 总均值 一组观察数据的平均值，与相应数据属于哪一个组别（治疗组或其他组）无关。

grand total 总计 一组观察数据的总和，与相关数据属于哪一组别（治疗组或其他组）无关。计算方法可以为总均值乘以观察数。

grant 经费 为临床研究提供的资金和/或物质等财政援助，以便受援者能完成所申报和批准的临床试验项目或活动。

grantee 受助者（承受者，受援者，受让人） 接受经费或合作协议的组织或个人，并负责或承担经费的使用，及其所援经费的临床试验项目或活动的职责。

graph 图形（图标） 在x-y轴或x-y-z轴上绘制出的代表临床试验数据的图形。

Greenhouse–Geisser correction 格林豪斯-盖瑟校正法 临床试验中对受试者间效应的F检验进行方差重复检测分析时，对其自由度进行调整的方法。

group 组别 临床试验某类别的数据或受试者群体，像分层分组时的层别数据（如吸烟组与非吸烟组）、治疗组或安慰剂组中受试者组别等。

G

group data 组别数据 临床试验中按组别分类时得到的各组别数据。如男性受试者与女性受试者数据等。

group ethics 组别伦理 见 "collective ethics 群体伦理理念"。

group matching 组别匹配 临床试验数据比较中常用来表示组别数据相似的情形。比如，不同国家的所有组别，或某两个（或多个）组别受试者的试验结果，如基本人口学性质、疾病状况、安全性观察等，都非常类似。

group randomization 成组随机 见 "cluster randomization 整群随机化"。

group sequential analysis 成组序贯分析（成组序列分析） 常用于临床试验成组序贯研究中的特殊分析方法。

group sequential design 成组序贯设计法（成组序列设计法） 临床试验中序贯设计的一种方法，即当若干受试者被招募进入试验项目后需进行中期分析。比如，当一半、三分之一或三分之二的受试者完成某一试验项目后对研究结果在不间断剩余受试者继续入组的情形下进行2次、3次的中期结果分析。

group sequential study 成组序贯研究（成组序列研究） 指采用成组序贯设计的临床试验项目。

group sequential test 成组序贯检验（成组序列检验） 在成组序贯设计中进行统计学意义的检验方法。

grouped data 分类数据（类别数据）见 "categorical data 分类数据"。

growth curve 生长曲线 用传统作图法表示生物随时间而生长的状况图形。生长状况可以通过高度或重量的变化来检测。从广义的角度来说，它也可以用随时间增加而产生的系统的变化状况来表示。

guardian 监护人 等同于 "legal guardian 法定监护人"。指在法律规范的情形下被授权对孩童或丧失行为或智力判断的患者的医务或生活监护，或代为被监护者执行临床研究参与中的知情同意程序的人。

guideline 指南 指并没有法律强制性但建议人们遵循的规则。如药品临床试验管理规范（GCP）。临床试验中由于各种原因对法规指南的忽视都可能造成临床试验数据的质量和完整性的降低或不可接受。

guinea pig 荷兰猪（豚鼠） 多意旨参加没有获得批准的或没有获准用于人类的药物临床试验的受试者，或不太情愿参加临床试验的受试者。由于它的贬义性，应尽量避免使用此一称呼。

Guttman scale 格特曼量表法（累积量表法） 综合各个问题的答案而获得总体评价结论的方法。每个问题的权重分量可以不同，所以在某些情况下并不能简单地把各个答案相加。从最终的积分可以推测临床试验项目疗效或安全性的全部效应。

H

haematology　血液学　血液成分的研究，通常见于临床试验血液化验指标中，如血小板、白细胞、红细胞、血色素、血蛋白等。

half lethal dose or concentration (HLD or HLC)　半数致死量或浓度　又记作LD_{50}或LC_{50}，泛指引起一群动物50%死亡所需的试验药物剂量或浓度。LD_{50}（LC_{50}）受实验动物个体差异影响相对较小，剂量反应关系较敏感，重现性较好，因此通常以LD_{50}（LC_{50}）表示药物毒性上限。

half life　半衰期　在体内分布达到平衡后，血浆药物浓度降低一半或放射性物质活性衰减一半所需的时间。在大多数情况下，4个半衰期（即原药物浓度的1/16）时可以被认为是药物已降低到最小量的合理时间。常用$t_{1/2}$表示。药物的半衰期反映了药物在体内消除（排泄、生物转化及储存等）的速度，表示了药物在体内的时间与血药浓度间的关系，它是决定给药剂量、次数的主要依据，半衰期越长的药物说明它在体内消除越慢，给药的间隔时间就越长；反之亦然。消除快的药物，如给药间隔时间太长，血药浓度太低，达不到治疗效果。消除慢的药物，如用药过于频繁，易在体内蓄积引起中毒。

每一种药物的半衰期各不一样；即使是同一种药物对于不同的个体其半衰期也不完全一样；成年人与儿童、老年人、孕妇、健康人与患者，药物半衰期也会有所不同。通常所指的药物半衰期是一个平均数。肝肾功能不全的患者，药物消除速度慢，半衰期便会相对延长。如仍按原规定给药，有引起中毒的危险，这点必须特别注意。根据半衰期的长短给药，可以保证血药浓度维持在最适宜的治疗浓度而又不致引起毒性反应。常用的适宜方案是首次给予全负荷剂量，然后根据药物半衰期间隔一定时间，再给以首次剂量的一半。例如磺胺嘧啶1g能在血中产生有效浓度，其半衰期为17h，因此适宜方案是每日服两次，首剂2g，以后1g一次。

halo effect　成见效应（光环效应，晕轮效应）　这个术语的原意是表示由于过去的经验或解释而对某种事物或现象的感觉有一种认证偏见的情形。在临床试验中，它通常暗示患者认为医生能够向他提供有效治疗或获得治疗效益而出现的心理效应的情形，为一种非正式术语。如安慰剂效应。

handbook　手册　专为临床试验中使用的设备、机器、运营临床试验室的工作程序等时编撰的指南性手册或小册子。

handling instructions　处理指南（处

置指南） 根据ICH定义，多指指导如何正确地处理临床试验物质（包括药物）的存储、包装、发放和后置处置的指南性文件（ICH E6 8.2.14）。

handwritten signature　手写签名　个人手写的书面签署的姓名或法律标示，代表其个人以书面授权的方式永久性地同意、接受或同意实施某项声明、计划或程序。运用签署或标示工具完成的签署行为，如笔或印章等，可以等同于手写签名。比如，临床试验中的受试者知情同意书必须由受试者和研究者的共同手写签名才能有效。有些地方还要求有第三方证人的签名才能生效。

haphazard　偶然（随意，随便）　无法预测，且不是以高度随机可控状态出现。

haphazard sample　随意样本　多指临床试验中的人群或样本。其样本成员并不是由于特殊原因而刻意选择的，只是碰巧他们在场或被选择。随意样本通常与真正的随机样本不同之处在于它不可能会呈现定式的形态，所得的结果很难有代表性，因此难以外推到整个群体。

haphazard treatment assignment　随意治疗分配　以非可控或不可预测方式随意指定治疗组别或手段给受试者的方法。与随意样本相同，随意治疗分配通常不会呈现定制式的形态，而是各种形态都有可能出现。

hard data　硬数据　多指以数字或图像形式出现的数据，不是指定性的

信息。

hard disk　硬盘　计算机内部存储数据或信息符号的部件，并不是为了用于不同计算机之间的数据转移。

hard endpoint　硬性终点（硬性指标）　也称为"客观终点"。多指临床试验中作为客观依据的判别指数或标示物，如生物标示物（biomarkers）。

hard outcome　硬性结果　临床试验中采用客观数据获得的治疗结果和评价结论。

hardware　硬件　计算机系统中机械、电子或电子装置部件，如荧光屏、鼠标器、硬盘驱动器、键盘等。数据库系统是建立在计算机系统上，运行数据库系统的计算机需要有足够大的内存以存放系统软件；需要足够大容量的磁盘等联机直接存取设备存储数据库庞大的数据；需要足够的脱机存储介质（磁盘、光盘、磁带等）以存放数据库备份；需要较高的通道能力，以提高数据传送速率。要求系统联网，以实现数据共享。

harmonic mean　调和平均值（调和中项）　临床试验的数据统计手段之一，用于偏斜数据的中心趋势的检测，常用数据倒数的计算公式表示，即 $H=\left(\dfrac{1}{n}\sum_{i=1}^{n}\dfrac{1}{x_i}\right)^{-1}$。

Hawthorne effect　霍桑效应　参与临床试验的受试者因为知道他们处于何种研究环境中而感受或被观察到的效应，然而它不一定是试验治疗的效应。比如，接受安慰剂的受试者因为

知道自己参加治疗某种疾病的临床试验，但并不知道是接受了安慰剂，因而心理上认可以产生了疗效，但这种疗效并不是试验药物所产生的。所以，对于疗效的严格定义在设计临床试验时应当特别注重地予以注明。

hazard function 风险函数（危险率）在某个时刻存活的个体在该时刻死亡的概率$\lambda(t)$，其表达式为：

$$\lambda(t) = f(t)/S(t)$$

式中，$f(t)$ 为死亡函数；$S(t)$ 为生存函数。

某个时刻的风险值越大，说明该个体死亡的概率越大。

hazard identification 危害鉴定 危险度评价的定性阶段，目的是确定接触外源化学物是否可能产生损害作用，以及作用的性质、强度。

hazard rate 危险率 特定时间段中的风险率。

hazard ratio 风险比 在特定时间段或平均周期中两个风险函数危险率的比例。

health 健康（保健） 意旨人们或群体福利的一般状态。

health care 医疗保健（卫生保健，公共卫生服务） 与公众个人医疗有关的保健、卫生服务或供应等领域，包括预防、诊断、治疗、康复、维持或预后保健、咨询、服务、评价、与生理或脑力状况、功能性状态、个人肢体功能等有关的保健方面。药物、医疗器械、设备或其他处方或非处方物质的销售或发放服务也属于这一领域。

health care provider 卫生保健服务商（医疗服务人员，医护人员） 泛指任何提供正常医务或卫生保健的个人、公司或机构，包括负责医保支付或账务的工作人员。

Health Care Proxy 医疗保健文本（医疗授权书） 指按照公共卫生法律的要求卫生部门表达医疗保健决策的文件。

health economics 医疗经济学（卫生经济学） 见 "pharmacoeconomics 药物经济学"。

Health Industry Manufacturers Association (HIMA) 卫生保健生产协会 国际上最大的医疗技术协会，其成员涵盖医疗器械、诊断产品和医药信息系统的生产和服务商。

health information 卫生信息（医疗信息） 口头或媒介记录的任何卫生或医疗信息，包括与过去、目前和未来生理或智力医疗有关的信息，或个人对卫生保健费用的信息等。

Health Insurance Portability and Accountability Act (HIPAA) 健康保险携带和责任法案（医疗电子交换法案） 为一项个人健康信息的隐私保护标准和实施指南。起源于1996年美国立法机构的一项建议，并已于2003年4月14日正式列为个人信息隐私保护法案实施。其要求任何医护人员或相关人员为了治疗、财务、医疗保险、研究或教育的目的，在使用或披露患者卫生或医护信息（PHI）前必须获得患者或其法定监护人的书面授权同意

H

使用相关信息。临床试验中的一项最主要的活动之一就是要求获得患者或法定监护人的同意使用或向有关部门或机构共享所采集的患者数据或信息。大多数情况下，有关患者隐私的条款可以混合在知情同意书条款中，要求受试者在参加临床试验前签署同意。也可能HIPAA被列为单独的授权同意书，与临床试验的知情同意书分别需要受试者在参加临床试验项目之前同意并签署。

health level 7 (HL7)　HL7卫生信息交换标准　国际协调组织（ICH）规范的标准化的卫生信息传输协议，是医疗领域不同应用之间电子传输的协议。HL7汇集了不同厂商用来设计应用软件之间接口的标准格式，它将允许各个医疗机构在异构系统之间，进行数据交互。HL7的主要应用领域是医院信息系统和远程安装服务（HIS/RIS），主要是规范HIS/RIS系统及其设备之间的通信，它涉及病房和患者信息管理、化验系统、药房系统、放射系统、收费系统等各个方面。HL7的宗旨是开发和研制医院数据信息传输协议和标准，规范临床医学和管理信息格式，降低医院信息系统互连的成本，提高医院信息系统之间数据信息共享的程度。在这一标准中，医疗数据按照预设的模式被构建，并可以在各个系统间进行交换。发出数据的系统需要按照标准能将数据转换成HL7信息标准数据，接收数据的系统需要按照标准能将接受的数据按照HL7标准提取和存储。

Health Maintenance Organization (HMO)　医疗维护组织（健康维护机构，保健组织）　一种医疗或卫生服务商的医护团体实践机构，即若干医院、诊所或医生以团队的形式统一参加医务保险和提供医护服务。在临床试验管理和运营实践中，申办方只要与HMO的管理机构协调参加临床试验的合同和研究者费用，而不需要与HMO组织中的各个医院、诊所或医生分别签署协议和商谈研究者费用。所签署的协议和费用标准适用于所有该HMO机构中的医院、诊所或医生。

health services research　医药服务研究（卫生服务研究）　对卫生或医药领域方面的研究，包括费用、需求、资源、供应或结果等。多见于药物经济学研究中。

healthy subject　健康受试者　等同于"healthy volunteer　健康志愿者"。

healthy volunteer　健康志愿者（健康志愿受试者）　虽然没有显著性疾病或健康原因但还是志愿参与临床研究的受试者。这些受试者常见于Ⅰ期临床试验中。需要注意的是所有参加临床试验的受试者（包括患有疾病的和参加任何类别的临床试验的受试者）都应当是志愿参加，需要签署知情同意书。所以，需要特别予以注明，且不能简单地记作为"志愿者"。

healthy worker effect　健康工作者效应（健康工人效应）　流行病学常见术语。意旨平均说来，有工作的受试者往往比一般人群（指那些没有工作的人、老年人或残疾人等）健康的情形。在临床试验中，这种效应多指选择志愿受试者时可能产生的偏倚。比如，在研究某种疫苗对某种疾病的预防作用时，如选择了不同年龄组的人群对象相比较，这显然会带来错误结论，因为不同年龄阶段的人群，对该种疾病可能存在不同的易感性。对某种药物在特定人群中的健康危害的队列研究时，人们有时会发现暴露组的死亡率低于非暴露组。其原因在于接触有毒物质的人群可能都经过了挑选，其初始健康状况比一般人群好，而对疾病的易感性低。

Heisenberg effect 海生堡效应 这是一个来源于物理学领域的术语，用来表示观察和测定某种过程的行为可能对该过程产生影响，因此绝对效应是不可能监测到的。沿用于临床试验中，可以解释为什么临床试验中需要对照组的存在，因为单一药物治疗组可能无法判断药物的绝对效应是多大。只有经过比较，才能相对评价出药物的效应。

Helmert contrasts 黑墨特对比 临床试验中一种进行对比的特殊方法。在这种方法中，一种因子的水平或数值与其他各组因子的综合平均水平或数值进行比较。比如，有三组种族的人群参加临床试验。为了比较药物对族群的效应，第1族群的平均效应与第2族群和第3族群的相加平均值比较，第2族群的平均值与第1族群和第3族群的数据相加的平均值比较，第3族群的平均值与第1族群和第2族群的疗效相加数据的平均值比较。

Helsinki Declaration 赫尔辛基宣言 见"Declaration of Helsinki 赫尔辛基宣言"。

hematocrit 血容量（血细胞压积，血细胞比容） 血液中红细胞容积所占的比例。

hepatic metabolism 肝代谢 指临床试验药物经过肝脏代谢的过程。多见于药物代谢动力学研究中。

hepatitis virus 肝炎病毒 肝炎病毒是指引起病毒性肝炎的病原体。人类肝炎病毒至少有五种，即甲型肝炎（hepatitis A）、乙型肝炎（hepatitis B）、丙型肝炎（hepatitis C）、丁型肝炎（hepatitis D）和戊型肝炎（hepatitis E）。

hepatoenternal circulation 肝肠循环 指随胆汁分泌的药物及其代谢产物经小肠上皮吸收，再经肝门静脉重新进入全身循环的现象。

heterogeneity 异质性 意旨不相似性。在临床研究的汇总分析（meta-analysis）中，异质性是指各项研究之间的不相似性。这可能是由于采用的统计方法的不同（统计异质性）或研究对象是不同类型的受试者、不同的治疗方法或不同结果（临床异质性）造成的。无论哪一类异质性均可导致汇总分析的数据的合并不可靠或不适宜。

heterogeneous 异质的（异种的，不

H

同的）可用于表示某一组别的检测变量与其他组别相同检测变量间存在着差异的情形，或者指数据来源或受试者间的不同等。

heterogenetic matching design 异源配对设计 临床试验配对设计方法之一，也叫异体配对（heterobody matching），指以主要预后影响因素作为配对条件。例如，将年龄相差小于5岁者，同性别、同病型、同病期的患者配成对子，采用随机分组的方法，将其中之一分入试验组，另一个分入对照组。这种设计方法由于人为地控制了主要影响因素，同样具有较好的可比性。异体配对的主要目的就是使每对的内部除处理因素不同外，各主要影响因素尽可能均衡和一致，这样才能保证配对设计的高效性。如果各对内混杂因素未能作有效控制或事实上难以控制，此时应放弃异体配设计，而应采用样本量较大的随机对照试验（RCT）设计方案。

heterologous 异源性（异性的） 指不同成分或元素所组成或不同比例的元素所组成的现象。

heteroscedastic 不同的（差异的，异方差的） 多用于同一变量的数据值的不同方差形式。比如，临床试验中受试者年龄的检测变量通常随受试者年龄组别的不同和试验方案的需求而变化，婴儿组需要用天或月来表示，成年人用年来表示等。

hierarchical 等级的（分层的） 意旨不同层次构建的或分类的。

hierarchical database 层次数据库 具有不同数据层次的计算机数据库。比如，试验过程中的不同访视事件为最高试验事件数据层次，在试验访视层次下，分别记载着每个访视下相对应的有效性或安全性评价数据，如体检数据、同期服用药物数据、疾病状态基线数据或疗效评价数据、接受药物信息和不良反应数据等。

hierarchical models 层次模型（分层模型） 常用于处理不满足Gauss-Markov条件的数据，尤其是具有层次结构的数据，如在临床试验中，受试者重复测量血压值，那么每个个体的前一次测量与后一次测量有关，而个体间的测量是相互独立的，这时若要分析不同组间不同时间点血压值的差异就不能用简单的方差分析进行分析，而应用层次模型。再比如，多中心临床试验，各个中心间相互独立，各个中心内部不相互独立，这时也应用层次结果模型。层次模型的其他说法有Multilevel Model和Mixed Model。

high level term 高级术语 MedDRA中常采用的术语，用于归类症状、症兆和疾病的类别，比首选术语（preferred term）简要，比全身器官类别（systemic organ category）详尽。

high order interaction 高级交互作用 临床试验统计学概念中，用于表述涉及至少三个以上因子（而不是两个因子）的相互反应的常用术语。

highest density region 最大密度区域 在临床试验的贝叶斯统计分析中，表示确定区域估计时涉及的后验分布中区。

highest posterior density　最大后验密度　在贝叶斯统计分析中，确定某一参数点估计的方法。

high-low graph　高低图　用多个垂直线段来表示数值区域的统计图，绘制某一连续变量（通常为y轴）相对于其类别变量（通常为x轴）的坐标图，通常可以表达相对于每个类别变量值的连续变量的平均值和/或中值、最大值和最小值的关系。比如，将100位受试者在五次试验访视中的收缩血压平均值在x轴上作图表示，每次访视中收缩压的最大值和最小值则在y轴上作图表示。

high performance liquid chromatography (HPLC)　高效液相色谱法　为一种通过高密度的吸附剂和高压溶剂的液相色谱装置，使混合物的分离程度可以被大大提高的分析仪器。

hinge　折叶点（铰合，中心）　在临床试验中，其用于临床试验统计学时通常含有四分位（quartile）之义。

Hippocratic oath　希波克拉底誓言　多表示医务人员立誓拯救人命及遵守医业准绳。

histogram　直方图（矩形图，柱形统计图）　类似于条线图，为一种频率分布的作图方法。条线图通常用于表达类别数据，直方图则常常表达连续性数据（图12）。

historical control　历史对照（史料对照）　指过去曾被跟踪过一段时间或拥有医疗记录的患者被作为对比目标，与临床试验中的相同疾病和治疗状况的受试者预后状况进行对比的情形。

historical control group　历史对照组（史料对照组）　一种临床试验方法。在这种方法中，没有被随机招募但过去有被相同药物或类似治疗措施治疗过的受试者被选作对照组，与参加试验并正在被治疗的受试者数据进行对比。虽然这种方法并不是理想的对照治疗疗效的方法，并且可能存在许多无法预料的偏见。但由于不需要随机招募受试者，并避免把受试者置于安

H

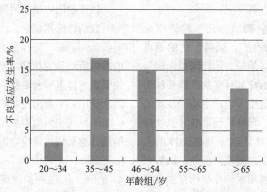

图12　临床试验中195位受试者年龄与不良反应发生率关系分布直方图

慰剂对照的风险境地，这种通过历史资料和信息作为对照基础的方法比随机研究显得更加容易管理和操作。

hold constant　恒量（恒定值） 当通过协方差或其他分析方法进行数据分析和产生调节估算时，最简便的方法就是把所观察到的结果视为每位受试者都具有相同值的特殊协变量。这个协变量有时就被称为"恒量"。

home patients　家护患者 可以在家中自我医治的个人。比如，自己拥有透析设备并经过适当培训后，可以在家中自我单独或在某人的协助下进行自我透析治疗的患者。

home visit　家访 在大多数临床试验中，受试者都需要去医院、诊所或其他各类的保健中心完成试验访视和评价活动。但在一些临床试验中，特别是涉及区域研究的情形下，研究护士、医生或其他保健专业人士需要去受试者的家中或在医护人员的家中对受试者进行评价。

homeopath　顺势疗法者 从事顺势治疗的医务人员。

homeopathy　顺势疗法 顺势疗法也叫"同种疗法"，顺势疗法的理论基础是"同样的制剂治疗同类疾病"，意思是为了治疗某种疾病，需要使用一种能够在健康人中产生相同症状的药剂。例如，毒性植物颠茄（也被称为莨菪）能够导致一种搏动性的头痛、高热和面部潮红，因此，顺势疗法药剂颠茄就用来治疗那些存在发热和突发性搏动性头痛的患者。

homogeneity　同种（同质） 某一试验组别的检测变量与其他组别中的有类似的检测变量，或受试者或试验研究结果显示相同的状况或类似的特质等共性。

homogenetic matching　同源配对 临床试验配对设计方法之一，又叫同体配对（homobody matching），指试验和对照均在同一受试个体身上进行。同源配对有4种类型，即自身配对（self-matching design）、左右配对（right-left matching design）、新旧测定配对和同质样本配对。前两种配对可以参阅相关条目。后两种配对方法的定义如下：

- 新旧测定配对　同一受试对象或同一样品用两种方法或仪器检测。例如，分别用新法和旧法测定同一儿童的血钙含量。
- 同质样本配对　用同一方法或仪器检测同一受试对象不同标本的检测结果。例如，用原子吸收法测定同一儿童的血清锌和发锌，以观察比较能否用发锌测定代替血清锌的测定。

homoscedastic　同方差的 相同变量的数据所具备的相同方差。比如，某位受试者体重和身高检测变量在不同的治疗中心不会出现差异。

hospice　安宁所 看护即将临终患者的特殊慈爱病房或收容所。

hospice care　临终关怀（安宁护理，仁爱保健） 医务护理即将去世的患者的特殊护理形式，包括生理或医疗护理和咨询等。

hospital information system (HIS)
医院信息系统　医院管理和医疗活动中进行信息管理和联机操作的计算机应用系统，即利用电子计算机和通信设备，为医院所属各部门提供患者诊疗信息和行政管理信息的收集、存储、处理、提取和数据交换的能力并满足授权用户（authorized users）的功能需求的系统平台。其由医学影像信息系统PACS（picture archiving and communication systems）、临床信息系统（clinical information system, CIS）、放射学信息系统（radiology information system, RIS）、实验室信息系统（laboratory information system, LIS）组成。临床试验中的有些受试者信息需要从HIS中获取。

hot deck　热板法（热台法）　临床试验数据分析中根据其他非遗失数据来插补遗失数据的方法。

Hotelling's *T* test　赫特灵*T*检验　临床试验中比较两个多变量分布平均值显著性意义的检验方法。比如，生命体征检查中，受试者被检查血压、脉搏和呼吸率等。相对于*T*检验，赫特灵*T*检验只是比较受试者生命体征结果，而不是分别比较血压、脉搏和呼吸率等。

human experimentation committee　人体试验委员会　等同于"ethics committee　伦理委员会"，负责审议、批准和监督药物或医疗人体临床试验的方案和行为。

human immunodeficiency virus (HIV)
人体免疫缺陷性病毒　一种感染人类免疫系统细胞的慢病毒（Lentivirus），属逆转录病毒的一种，可造成人体患获得性免疫缺陷综合征（AIDS）的病原体。HIV通过破坏人体的T淋巴细胞，进而阻断细胞免疫和体液免疫过程，导致免疫系统瘫痪，从而致使各种疾病在人体内蔓延，最终导致艾滋病。由于HIV的变异极其迅速，难以生产特异性疫苗，至今无有效治疗方法，对人类健康造成极大威胁。

humanitarian device exemption (HDE)
人道主义器械豁免　美国FDA设立的医疗器械批准上市前由于医疗的需求而可以递交人道主义器械使用豁免的申请。

humanitarian use device (HUD)　人道使用器械　指打算用于治疗或诊断每年只影响4000例或4000例以下病例或医疗状况的医疗器械。

human in vitro fertilization　体外人工受孕　涉及精子和卵子在人体外完成受精的过程。

human research protection program
人体研究保护计划　临床研究中制定的保护受试者权益的全面和综合措施或计划。这种计划通常需要特殊委员会或团体制定和监督实施。

human subject　人体受试者　见"subject　受试者"。

hydration　水合　指水以水分子的形式与物质的分子结合形成复合物（如盐类的含水晶体、烃类的水合物等）

H

的过程。

hypertext 超文件（超文本） 指计算机网络化连接的全球化的大文档，文档的各个部分分布在不同的服务器中。通过激活成为链接的超文本项目，例如研究论文里的参考书目，就可以跳转到引用的论文。它通过一种按信息之间关系非线性地存储、组织、管理和浏览信息的计算机技术实现。

hypertext markup language (HTML) 超文本标记语言 一种用超链接的方法，将各种不同空间的文字信息组织在一起的网状文本的形式。超文本是一种用户界面范式，用以显示文本及与文本之间相关的内容。现时超文本普遍以电子文档方式存在，其中的文字包含有可以链接到其他位置或者文档的链接，允许从当前阅读位置直接切换到超文本链接所指向的位置。它是通过收集、存储和浏览离散信息以及建立和表现信息之间关联的计算机互联网技术来实现的。

hypertext transfer protocol (HTTP) 超文本传输协议 运用计算机网络化手段在不同服务器和浏览器（即统一资源定位符——URL）间传输超文本要求和信息的技术协议。它是一种运用万维网（WWW）服务器传输超文本到本地浏览器的传送协议。它可以使浏览器更加高效，使网络传输减少。它不仅保证计算机正确快速地传输超文本文档，还确定传输文档中的哪一部分，以及哪部分内容首先显示（如文本先于图形）等。

hypothesis 假说（假设） 临床试验中某一目标的声明，其可能是真实的，或证据可能并不存在，但却是某一试验的主要目标。比如，临床试验中假设"药物A与安慰剂显示相同的疗效"。这一假说可以是真实的或可以是错误的，需要通过相应的试验方案的进行来验证。

hypothesis generating study 假说形成研究 并不打算回答特定的问题以产生进一步的理论或概念，却是为了探讨各种可能有趣问题或假说而通过系列试验来收集数据的研究形式。

hypothesis test 假设检验 临床试验中确定数据证据的可信强度的统计学过程统称为假设验证或检验。这些验证可以是有利于或不利于试验假说。这类假说验证的方法针对不同的情形和问题类别有许多，如非变量验证、变量验证、卡方验证、F检验、t检验或p值等。

hypothesis testing 假设验证（假设检验） 指运用统计学假设检验方法对临床试验中的全无效假说（null hypothesis）进行分析的过程，以便最终得出是接受还是拒绝全无效假说的结论。

hypothetical population 假设总体（假定人群，假设群体） 临床试验中不能完全定义出（即无法列出群体中所有个人的姓名）却可以从实践的角度认为实际存在的受试群体。比如，临床试验中的受试者样本数的设定即可视为是一种假定群体。

I

iatrogenic 医源性的　由于医治而引起的其他疾病或症状的情形。临床试验的不良反应就是一种医源性的状况。

identification number (ID) 标示号（识别号，编号）　等同于"subject ID 受试者编号"。

idiosyncratic reaction 特异质反应　指机体对药物的一种遗传性异常反应。

ignorable missing data 可忽略的缺失数据　指临床试验中尽管缺失或遗漏但不会导致试验结果的分析和结论出现任何偏差的数据值。

ignorable missingness 可忽略的缺失　在统计学上，可以根据缺失是否会对结果造成影响把缺失分为可忽略的缺失和不可忽略的缺失。可忽略的缺失即对结果不造成影响的缺失。完全随机缺失和随机缺失，常常当作可忽略的缺失处理。

ignorant prior 无知先验　临床试验的贝叶斯统计方法中，指由于某个参数没有或有极少的历史信息存在而没有任何或极少信息的先验分布的情形。

imbalance 不平衡（不均衡）　指缺乏平衡或没有均衡存在的状态。在临床试验中某个因素在两组中不平衡，如试验组和对照组性别的比例相差很大，这就是一种不均衡状态，该因素对研究结局没有影响时，可以忽略这种不均衡，有影响时，则应该非常重视这种不平衡性。

immediate effect 速发作用（即时效应）　指临床试验药物在一次接触后短时间内即引起的疗效、损害或不良反应作用。

immediate toxic effect 速发性毒作用　某些外源化学物在一次接触后的短时间内所引起的即刻毒作用。

immune 免疫　人体自身预防疾病或外来有害物质侵害的能力或状态。由于这个人体生理功能的存在，人们可以减少对疾病侵蚀的敏感度。

immune system 免疫系统　人体自生抵抗疾病或外在细菌感染的系统，特别与抗体系统的功能有关。

immunise 免疫化（使免疫）　造成人体抵抗某种疾病能力的过程，它可以通过天然或人工接种的方式实现。

immunosuppressive drugs 免疫抑制药物　抑制患者自身免疫功能的药物，多用于接受器官移植的患者，以减少新器官移植后被排斥的风险。接受器官移植患者通常需要终身服用此类药物。

impartial witness 公正证人　指临床试验中，特别是知情同意过程中，作为见证人旁观事件的发生，如见证知情同意书的签署，但本人并不涉入临床试验项目的人。这个人独立于临床试验、不受与试验有关人员的不公正影响。如果受试者本人或法定代表不能阅读或理解知情同意书和其他书面材料的话，这个公证人可以阅读知情同意书和其他任何书面信息给受试者或其法定代表（ICH E6 1.26）。

implant medical device 植入性医疗器械 用于表示全部或部分放入人体或自然存在的腔道，或替代上表皮或眼表面的医疗器械。这种器械通常需要留在体内30d或30d以上。如果需要去除的话，只有通过医疗或外科手术才能做到。

important medical events 重要医学事件 严重不良事件的标准之一。当研究者认为受试者经历的不良事件从医学角度看需要引起足够的重视，虽然没有立即造成死亡、威胁生命、住院或致残，但有可能引起其他生理或心理问题或隐患，并损害受试者的健康，必须采取干预措施，以防病况的进一步恶化或产生不良结果。

improper prior 不当先验（非正常先验） 指临床试验的贝叶斯统计过程中，出现的非有效概率分布，但如果存在的话仍然被采用的先验分布情形。一般说来，它表明人们有关某种参数的先验信息处于负无穷和正无穷之间的状态。由于它并没有过多地阐述该参数的性质，所以有时也被称为无值先验。

imputation 归责（分配，替换法） 指临床试验统计分析中数值替换或衍派的过程。

impute 替换（衍派，填补） 用视为合理的数值来取代缺失的数据。临床试验的统计分析中有若干方法可以完成这一过程。有些为有效假设，有些为可疑假设。有些是按照其余数据的规律，或根据臆想或猜测来演算出遗失数据。最常见的例子就是临床试验中常用的"末次观察值结转（LOCF）"概念。

in-kind contribution 非现金支援（实物予以） 临床试验项目中，非现金费用的承担或付给，比如，为项目的开展所提供的设备（如心电图机）或借贷的仪器（如计算机）等。

inactive control 非活性对照 指安慰剂。术语"对照"的使用暗示有某种程度治疗的意味，即使只有安慰剂。这个术语一般不会用于没有接受到任何治疗的对照组。

incapacity 无能力 指受试者的智力状态不能理解所介绍的临床试验信息，从而影响对临床试验的参与与否做出判断的能力。在这种情况下，法定监护人可以代表智力障碍的受试者对知情同意内容做出决策。

incidence 事件率（发病率，发生率） 在特定时间段内某事件（如疾病或不良反应）在特定人群中发生的次数或频率，常见的表达方式为：

$$发病率 = \frac{某疾病新发病人数}{同期内被观察的人数} \times 100\%$$

incidence rate 发生率 在某一时间内某事件在特定人群中发生的次数除以患有事件的患者的人数。这可以反映出某种疾病的风险状况，其值可以大于1。

incident 事件（案例）　每件事件（如疾病或不良事件），等同于"event 事件"。

inclusion criteria 入选标准（入组标准）　临床试验中每位受试者被允许筛选或招募加入都必须满足一定的先决条件（疾病、生理状况或伦理等）。这些标准或条件通常都会列在临床试验方案中。这样做的目的是确保参加试验项目的受试者的确患有临床研究针对的疾病状况，并且这些状况的存在和受试者的身体状况不会干扰研究疗效的判断，不会造成对受试者安全性的危害。应当注意的是入选标准并不能简单地列为排除标准的对应反方条件。

incompetence 无行为能力（不适当）　与"incapacity 无能力"的含义相同。

incomplete block 不完全区组　临床试验的统计学概念。在一些试验过程中，由于一些原因（如经费的限制），各个区组只能分配一部分处理因素，不能被分配所有的处理因素，即（区组长度＜处理因素），但是接受每个因素的样本量相同。

incomplete block design 不完全区组设计　采用不完全治疗区组的方案设计的临床试验。虽然每个区组不一定在随机招募概率上处于平衡状态，但研究项目的整体区组状态仍是半衡状态，即为一种平衡不完全区组设计。

incomplete crossover design 不完全交叉设计　不是所有受试者都可能受到可能的药物治疗的临床试验交叉设计方案。

incomplete crossover study 不完全交叉研究　运用不完全交叉设计原理的临床研究。

incomplete factorial design 不完全因子设计　并没有包括所有可能治疗组合的临床因子设计方案。

incomplete factorial study 不完全因子研究　运用不完全因子设计的临床研究。

increment 增加（增值，增量）　在数值方面的增加，常见于药物剂量的变化。

incubation period 潜伏期（孕育期）　临床上多指接触感染源和出现临床症状之间的时间段。

indemnification 赔偿（保障）　临床试验中要求申办方提供的法律声明或文件，表明申办方能通过第三方（保险公司）向参加临床试验的受试者在受到试验药物或程序造成生理损伤后，获得保险补偿的保护，以减轻研究者、研究机构和伦理委员会因参加临床试验而导致受试者受损或伤害的责任。相反，申办方也可以声明豁免此种赔偿和保险保障给受试者。无论何种情况，受试者都应当在知情同意书中被明确告知。申办方与临床试验机构的合同通常也需要列出此类保险赔偿与否的条款。

independent 独立（无涉）　假如临床试验的某一事件（A）或变量的发生对另一个事件（B）或变量的发生

没有影响，就可以认为两个事件或变量相互之间没有联系或相互独立，用概率的表达方式，可以表示为$P(AB)=P(A)(B)$。

independent consent monitor 独立知情同意监督员　由伦理委员会指派的没有利益冲突的监督员，负责监督知情同意过程，确保当受试候选人在失去智力判断的情况下，法定监护人被充分沟通试验要求和程序，并能代表智商残疾人合理做出是否参加临床试验的决定。是否需要此类监督员通常由申办方或伦理委员会决定，或根据所在国家或地区的药政要求进行。

independent contrasts 独立比较法　两个或多个相互独立的事件或变量间的比较。比如，比较3组治疗效果的方法可以有几种。最简单的方法是比较每组之间的平均疗效值，即A/B、A/C和B/C的相互比较。他们之间没有关联性，属于独立比较。然而，如果从结论中已获知A组疗效优于B组，B组疗效优于C组的话，则不难得出A组疗效也一定优于C组的结论。所以，后一种的3组比较不能被视为独立比较法。

independent data monitoring committee (IDMC) 独立数据监察委员会　由申办方建立的独立临床试验数据监察委员会，负责按照计划定期评价临床试验的进程、安全性数据、关键有效性评价终点，并向申办方推荐是否继续、修正或停止试验项目的进行。其他类似的名称还有数据监督委员会（DMC），数据安全监督委员会（DSMB）等（ICH E6 1.25）。

independent data and safety monitoring board (IDSMB) 独立数据和安全监督委员会　见"independent data monitoring committee (IDMC) 独立数据监察委员会"。

independent effect 独立作用（单独效应）　指两种或两种以上的药物同时或先后进入机体，由于各自效益或毒性作用的受体、部位、靶器官不同，且所引起的生物学效应亦不相互干扰，从而表现为各化学物的各自效益或毒效应，这种情况称为独立作用。

independent ethics committee (IEC) 独立伦理委员会　由医学/科学专业人士和非医学/非科学成员组成的负责审查、批准和监督临床试验方案是否科学和可行，试验进展行为是否符合GCP原则的独立机构。它还负责审核临床试验机构及其研究者资历，设施和设备是否符合临床试验的要求，以及知情同意方法、过程和材料是否规范和合理。它对受试者的权益、安全性和福祉的保护也负有责任。它可以是研究机构、区域、国家或跨国级别的委员会。任何临床试验在临床试验机构启动之前，都需要伦理委员会的批准。试验机构也要求每年向伦理委员会提交试验进展总结报告，以便伦理委员会决定是否批准临床试验项目继续进行。此外，临床试验期间严重不良反应事件发生时，研究机构有责任及时向伦理委员会提交报告。伦理委员会的法律地位、组成、职能、运营和药政规范在不同国家可能会有所不同（ICH E6 1.27）。

independent groups 独立组别 临床试验中相互独立的受试者组别。比如，平行组别设计中，参加药物治疗和安慰剂或对照剂的受试者相互之间不会出现互换角色的情形，故可被视为彼此独立组别。但在交叉设计中，受试者接受药物或安慰剂治疗的角色可以互换，因而不能被视为相互独立组别。

independent identically distributed (IID) 独立同分布 在临床试验概率统计理论中，如果变量序列或者其他随机变量有相同的概率分布，并且相互独立或者来自于相同内在概率分布群，那么这些随机变量是独立同分布。换句话说，随机变量 X_1 和 X_2 独立，是指 X_1 的取值不影响 X_2 的取值，X_2 的取值也不影响 X_1 的取值。随机变量 X_1 和 X_2 同分布，意味着 X_1 和 X_2 具有相同的分布形状和相同的分布参数，对离散随机变量具有相同的分布律，对连续随机变量具有相同的概率密度函数，有着相同的分布函数，相同的均值、方差与标准差。反之，若随机变量 X_1 和 X_2 是同类型分布，且分布参数完全相同，则 X_1 和 X_2 一定同分布。比如，受试者参加随机药物分配时，由于所有试验条件和标准都相同，他们被选入某类组别的概率就好比抛硬币的正反面结果一样，属于独立同分布范畴。再比如，临床随机

招募受试者时，吸烟和不吸烟为两个相互独立的组别。吸烟受试者属于一组同分布，不吸烟属于另一组同分布。分析数据结果时，如果把所有受试者都混合在一起分析的话，虽然有吸烟和不吸烟之分，但由于吸烟与不吸烟分属于两个内在的分布群，不应当被视为独立同分布。

independent random variable 独立随机变量 等同于"independent variable 独立变量"。

independent samples 独立样本 等同于"independent groups 独立组别"。

independent samples t test 独立样本 t 检验 常用于临床试验中对两个不同组别的独立和恒等分布的样本进行样本 t 检验，并假设样本数据服从正态分布，以比较两个群体中的每一个组别平均值相等的无效假说是否存在统计学显著性差异。例如，某临床试验项目随机招募50位受试者接受试验药物治疗，50位接受对照剂治疗。这时就产生了两个独立但治疗环境等同的受试者群体组。对他们进行非配对的 t 检验就是独立样本 t 检验。但这种独立样本 t 检验并不一定要求随机招募的设计。如果临床观察性研究中，电话访问40位患者，然后采用按照性别组对年龄的效益差异进行统计分析，同样可以完成独立样本 t 检验。

independent variable 独立变量（自变量） 在做回归分析时，观察一个或多个变量（X）对另一个变量（Y）的影响时，这里的 X 即为自变量。在

做回归分析时，常常要求多个自变量间不存在共线性。在临床试验中，若观察处理因素对某一效应的影响时，若年龄也对该效应有影响，则在考虑处理因素的影响时，年龄也应纳入模型中，这时年龄这个自变量也可称为协变量，这种分析也可叫协方差分析。

index case 指示病例（先症者） 在流行病研究的临床案例研究中，首次出现的第一个流行病群体的患者案例，或对照案例中的个案。指示病例可能表示疾病的来源、可能的传播以及多次暴发之间的传染源。指示病例是表明一次暴发的首个病例。如果发现多个最初的病例的话，会依次以原发（primary）、二代（secondary）、三代（tertiary）等进行命名。此外，在医学文献中被第一次引述的病况或症状案例也可视为指示病例。这种情况下案例并不一定是第一个患者案例。

index group 指标组别 案例对照研究中的所有作为对照的案例。

indexed file 索引文件 保持纸文件可以被容易检出的目录文件的术语，但更多地与计算机数据库检索有关。计算机系统中数据或文件集的检索子目录可以使得直接调出所需条目更容易。

indication 适应证 药物或治疗措施针对或拟定能治疗的某种疾病或医学问题。这种治疗效应需要通过临床试验进行验证，然后通过监管部门的批准后方可被接受为药物治疗的症状。临床试验通常是为评价试验用药物用于某种适应证的效益和安全性而设计和进行的。

indicator variable 指示变量 计算机运算中多维的变量被视为指示变量，也为一种类别变量值的表现形式。比如，受试者被随机招募参加临床试验三个治疗组之一时，可以设定两个指示变量。如果加入A组的话，第一个变量值为1，第二个为0；如果加入B组，分别为0和1；如果出现两个变量都为0的情形，受试者一定被随机招募入C组。

indirect acting mutagen 间接诱变剂 化学物本身不能引起突变，必须在生物体内经过代谢活化才呈现致突变作用。

indirect cancerogen 间接致癌物 泛指进入机体需经细胞内微粒体混合功能氧化酶代谢活化后才具有致癌性的化学物质。未经代谢活化的间接致癌物称为前致癌物。经初步代谢活化生成的化学性质活泼但寿命短暂的中间产物称为近致癌物。近致癌物进一步代谢活化，转变为带正电荷的、能与DNA发生反应的亲电子物质，称为终致癌物。大多数化学致癌物都属于间接致癌物，根据其来源的不同可分为天然的和人工合成的两大类。

indirect contact 间接接触（间接感染） 通过第三方完成的人与人之间的接触或传染，特别是感染性疾病的传播。比如，某人直接接触了带有病毒的猪而患猪流感，其他人由于接触了这位患者而被传染上猪流感，或被感染的其他患者进一步造成感染。

indirect cost (IDC) 间接费用 临床试验研究者经费通常有两部分组成，一部分为直接费用，即与临床试验方案要求的检验或评价费用有关的费用（如验血费用、知情同意书程序费用等）；另一部分为非间接费用，即不是直接与临床试验方案程序有关但试验过程必不可少的费用（如伦理委员会申请材料准备的人工费用、受试者试验访视准备人工费用、数据输入EDC的费用等）。在药物经济学中，间接费用指与直接治疗患者疾病的费用（如药费、化验费等）无关的费用，如医院的管理费用等。

individual ethics 个体伦理（个人伦理，个体道德） 主要与个人而不是集体或群体社会权益有关的伦理或道德行为。

individually identifiable health information 个人识别健康信息 有关患者、个人或受试者健康状况的一组信息，包括患者基本信息（姓名、性别、出生日期、民族等）。这些信息通常是由医务人员、保健计划、人事部门或保险部门等收集，与个人的过去、目前和未来的生理和智力保健状况和趋势有关，可用于鉴别个人身份，或用于某种识别目的。按照国际患者信息保护规范（HIPPA），任何这类患者或个人的信息都属于个人隐私，应当受到充分的保护。临床实践或临床试验中此类个人信息是否会被披露，在什么情况下被披露，和向谁披露都需要在知情同意书中告知受试者，并获得受试者的签名确认。如果此类HIPPA保护信息没有在知情同意书中，申办方或医院需要专门准备一份HIPPA的声明与受试者交流，并要求受试者签署确认。

individual matching 个体匹配 寻找有类似患者基本信息数据或疾病状态的案例或对照的过程。在每一匹配过程中，可以针对一个或数个数据值或组别进行比较。

individual variation 个体变异（个体差异） 临床试验中个人而不是组别测定值的变化。

induce 导致（诱导） 指对数据分析或样本检测后得出的结论，或根据数据的特例演绎出的普遍性结论。

induced mutation 诱变 生物体在外界环境有害因素作用下产生的超过自发突变频率的突变。

induction method 归纳法 又称试验归纳法。一种从观察到的特殊案例演绎出一般规律或原则的推演形式。临床试验的结论通常可视为一种归纳法的结果。

inductive inference 归纳推理 根据归纳演绎得出结论的过程。

inductive reasoning 归纳推测（归纳论证，归纳法） 比归纳推理语气要略逊的术语。

ineligibility 不胜任（无被选资格） 指由于受试者不符合临床试验入组标准和排除标准的某一项或多项条款，受试者不能被接纳入临床试验的项目中。

inequality　不等　表述两种事物不相等的声明。

inert　惰性（中性）　表示没有生物活性的情形。比如，安慰剂可以被认为是惰性物质。

infection　感染（传染）　细菌或微生物侵染并生长致病的情形。

infectious　传染的　通过直接或间接途径在人群中传播疾病的情形。

infer　猜想（推断）　指对试验现象的可能缘由或结论进行猜测的行为。

inference　推论（推理）　根据数据和推测获得事物现象的原因或结论。

inferential statistics　推论统计　对临床数据结果的统计意义进行检验而得出结论的统计方法。

infinite　无穷的（无限的）　多用于表示数据可以无限制地增大或减少。

infinite population　无限族群（无限总体）　意旨含有无穷人群资源的受试者群体（常常是假想群体）。临床试验统计设计中，大多数受试者群体都被设为无限总体。

influence　影响　对做出临床试验决策或结论发挥积极作用的行为。

influential observation　影响点　对统计模式具有很大影响的数据点，特别是一些异常点存在时（但也有例外），应注意和异常值的区别。

informatics　信息学　处理和加工信息的科学，通常用于数据相关程序领域。

information　信息　含有没有限定的数据分析结论的术语。临床试验的数据本身可能并不能构成信息。但经过数据分析后得出的数据值或结论确可以将数据转化成信息而被加以应用。

information technology (IT)　信息技术　指计算机系统及其应用的开发、装配和实施，既包含硬件也涵盖软件，以及网络和电讯交流等领域，也可被称为计算机科学。

informative censoring　信息删失（信息截尾，信息终检）　指被删除的数据是可以告知某位受试者状态的数据。如果这种遗失是随机的，那么这些数据是无法知晓的被删除数据，这种缺失一般对分析结果是没有影响的。如果由于疗效不好而使受试者不愿继续参加试验，或受试者已经没有疾病症状而不再出席试验过程而导致受试者退出试验，这种数据缺失是一种具有某种信息（负性或正性）的删除数据，常常对结果的估计产生影响。

informative missing data　信息缺失数据　从数据缺失的原因中可以了解受试者状态的缺失数据。

informative prior　信息先验　在贝叶斯统计中，任何不属于参考先验的先验分布信息形式。

informed consent (IC)　知情同意　在参与临床试验之前，受试者被告知所有试验目的，及其相关的可影响他（她）参加试验意愿的信息后，自愿同意参加试验的过程。知情同意应当以书面文件的形式获得受试者的签署，并注明签署日期（ICH E6 1.28）。此过程是通过备案由受试者签名并注明日期的书面知情同意书来完成。在获得知情同意的过程中，应注意以下几点：

- 患者须知及知情同意书的文字应简明易懂，避免使用晦涩难懂的医学术语，以便受试者对试验过程及试验用药物有清楚明确的了解；
- 研究者可指定某些有资格的专业人员，如研究护士，完成获得受试者知情同意的过程；
- 即使某些检查为常规医疗的一部分，也应在对受试者采取任何试验相关的检查及治疗措施前获得知情同意书；
- 如果试验需入组儿童或无法亲自给出知情同意书的受试者，如有智力、精神障碍者时，获得知情同意的过程应有独立的证人参与，并由此受试者的合法代理人代为签署知情同意书。

informed consent document (ICD) 知情同意文件 见"informed consent (IC) 知情同意"。

informed consent form (ICF) 知情同意书 将临床试验的程序和信息以非技术性语言的书面文件形式告知受试者，相关信息包括但不限于试验流程、潜在的效益和风险、受试者的权益和应承担的义务等，并要求其在该文件上签名且注明签署日期表示自愿参加临床试验项目的文件。这份文件是受试者自愿同意参加临床试验的证明性文件（ICH E6 8.2.3）。知情同意书的构成主要包括4个方面：

- 信息披露 指依据"合理的"个人标准，告知临床试验信息。告知信息时还需要考虑受试者的母语、受教育程度、对研究的熟悉程度和价值观念。书面信息和口语讨论两种形式通常都是需要的。为了给受试者提供必要的信息并帮助其理解，需要平衡"信息全面"这一目标与"信息的量越多就越难以理解"这一对矛盾之间的关系。
- 理解信息 指受试者理解临床研究的目的、风险、受益、替代方案和对个体的要求。经验表明受试者通常并不十分了解研究的细节。
- 做出自愿决定 指不受强迫和不当影响。可以自由选择不参与研究。许多因素影响受试者的决定。要避免受试者受到控制性的影响。
- 授权 指通常需要受试者在书面同意文件上签名。对于某些受试者个体和群体来说，他们认为要求其签名意味着对他们的文化或者教养缺少尊重和信任。对于丧失自主能力意识或未成年人来说，知情同意书的签署需要由其法定监护人完成。

研究表明，研究小组和受试者之间进行积极持续的对话和讨论，增加解答受试者问题的机会，留出告知信息和受试者实际决定参与的等待时间，提供受试者与其家庭成员和其他受信任的人商量的机会，让受试者能够清楚地理解备选方案和其他策略，是实现真正知情同意的必要步骤。按照GCP的规定，为保证受试者的权益，所有与试验相关的检查、治疗措施均应在受试者签署了知情同意书后方可进行。即使某些检查为常规医疗检查的一部分。如血常规检查，也必须先获得知情同意书后再抽血。

研究者通常应负责获得知情同意书。但实际上，在许多国家，护士或试验协调员常被主要研究者指定去负责获得知情同意书。这也符合GCP的要求。虽然《赫尔辛基宣言》中明确规定只有医生才能获得知情同意书，但并没有说明谁应当负责向受试者提供有关试验计划的详细资料。因此，先由研究护士或有资格的试验协调员向受试者解释患者须知，再由研究者获得知情同意书，同时确认受试者已被告知了所有信息就成为可被接受的程序。研究护士或试验协调员可以有更多的时间向受试者详细介绍患者须知的内容，而且受试者也更容易向研究护士询问一些有关参加试验的棘手问题，如对饮酒及性生活的影响等，试验协调员又可对受试者的具体病情、参加试验的危险性以及可能的其他治疗等做出更准确的判断。因此，研究机构应根据特定试验的要求确定一个最佳的方式获得知情同意书，当然这一方式应事先得到伦理委员会的批准以及申办方的同意。

当在试验过程中收集到试验用药物的新信息或试验方案发生修改，而且这些信息或修改有可能影响受试者是否继续参加试验的意愿时，应更新知情同意书和受试者须知。需要记住的是在开始使用新版本之前，必须获得伦理委员会的书面批准并在试验文档中备案。当更新的内容是有关新发现的药物的不良反应时会引起两个问题：第一是已入组的受试者可能会重新考虑是否继续参加试验。这时，伦理委员会应当根据新资料的性质，决定是否立即让受试者回访或等待下一次就诊时再向受试者告知新信息。为此，受试者应在入组前即被告知如果试验中出现新发现需要他重新考虑继续参加试验的可能性，这样可减少这种问题出现时的麻烦。第二是在旧的版本已过时不能用于入组受试者，而新的版本又未获得伦理委员会批准时，受试者的入组会有暂时的停顿。此时，应督促伦理委员会尽快审阅批准新版ICF内容。

infrastructure 基础构造（基本架构）临床试验中多用于表示电子系统的基本架构，这一架构决定了系统的功能属性和满足未来要求的扩展灵活性。如果涉及计算机系统的应用程序时，其包括了操作系统、数据库管理体系、交流机制、编辑和其他开发工具等方面。

injection 注射（注射剂）将液体药物注入人体的给药方法，或液体药物的制剂形式。

in-kind contribution 非现金支援（实物予以）临床试验项目中，非现金费用的承担或付给，比如，为项目的开展所提供的设备（如心电图机）或借贷的仪器（如计算机）等。

inller 内在值 指一个处于统计学分布范围内却是错误的数值。由于这种数值难以与正确的数值相区别，所以往往难于发现并修正。比如，临床试验中常见的体温测定值，虽然测定体温值没有错误，但由于温度单位（华氏或摄氏）的选用错误，而导致结果的错误。

innovator drug 原创药（创新药物）指已经过全面的药学、药理学和毒理学研究以及临床研究数据证实其安全有效性并首次被批准上市的药品。

innovative therapy 创新性治疗（创新疗法）当一位医生在患者同意的情况下偏离标准或普遍的医疗实践而对患者采取的符合其利益的特殊医疗措施或治疗。这种过程不一定是以研究为目的，但从某种意义上来说，它具有一种新的但未经过认证的试验性质。如果此种试验的目的是为了未来能推广此种试验的结果能更广泛地被公众所运用则应当被视为研究。临床试验的过程一般可以被认为有研究的性质。

inotropic effect 收缩作用 指药物对肌肉或心脏具有的收缩作用。

inpatient 住院患者 指住进医院接受治疗的患者，通常需要待在医院至少一个晚上。

inpatient care 住院患者监护 患者入住医院后得到的医务保健服务。

inpatient hospital 接受患者的医院 在医生的监督下可以向患者提供诊断、治疗（手术或非手术监护）和康复服务的场所，但精神治疗场所除外。

inpatient hospital service 患者住院服务 包括住院床位和设备、看护服务、诊断或治疗措施，以及医疗或手术手段的服务。

inpatient psychiatric facility 住院精神治疗科室 在医生的监护下提供住院患者24h的精神疾病诊断和治疗服务的场所。

input device 输入装置 将数据转入计算机的装置（从简单的键盘输入到复杂的将结果直接转入计算机的血液分析仪）。

input variable 输入变量 协变量或独立变量的另一种说法。

inspection 视察（检查）通常指由药政部门指派的独立审查员对临床试验的文件、数据、设备、记录和任何与临床试验的原始信息和工作实践是否符合GCP和药政规范进行官方审查的行为。这种视察可以在研究机构、申办方办公室、合同研究组织（CRO）或任何被认为需要检查的场所进行（ICH E6 1.29）。

inspectional observations 稽查结果 美国FDA稽查结果表，也称为482表。由FDA的稽查员在稽查结束后完成，记录并呈现在稽查中发现的GCP偏离事实和要求修正方面的结论，或没有违规现象发生的结论等。此种表格需要抄送给被稽查单位的主要负责人。

必要时，FDA的稽查员需要跟踪被稽查单位需要改进的方面是否落实。

installation qualification (IQ) 装配合格 核实电子系统的装配正确无误或符合设计细则要求。这类核实活动是通过检查、检测和其他步骤来实现的，其目的是为了校正软件和硬件的功能和配置。

instantaneous rate 瞬时速率（瞬间率） 在临床试验实践中，指在某一特殊时间点经历某种事件的受试者人数除以相同时刻处于风险状态的受试者人数。比如，接触某种药物后4h内患者发生腹痛的人数除以服用此药后有可能发生腹痛的人数。

institution 研究机构（研究单位） 临床试验中，符合药政管理要求的任何可进行临床试验的医疗场所，通常为公共或私人医疗机构、医院或诊所（ICH E6 1.30）（见"investigational site 研究机构"）。

institutionalized 收容所 在医学领域中，多指被自愿或不自愿拘禁的具有精神失常或其他失智或丧失生活能力的患者或受试者的场所。

institutionalized cognitively impaired 被收容的失智者 被自愿或不自愿地拘禁在收容所的精神失常或其他失智或丧失生活能力的患者。

institutional review board (IRB) 研究机构审评委员会（伦理审查委员会） 等同于"研究伦理委员会（IEC）"。由医学、科学和非科学人员组成的独立机构，负责审查、批准和继续审评临床试验方案、知情同意过程和材料、监督和保护受试者权益和安全性和临床试验是否按照试验方案、GCP和适用药政要求规范进行（ICH E6 1.31）。

institutional review board approval 伦理委员会批准函 指经伦理委员会审阅，同意研究机构在伦理委员会的监督和相关药政法规的规范下进行临床试验的批准同意书面通知。

insurance statement 保险声明 有关受试者在受到与临床试验有关的伤害后必要时可以得到补偿的保险声明（ICH E6 8.2.5）。

integer 整型数（整数） 用来存储整数，整数包括正整数、负整数和零。整型数常量采用十进制整数表示。如1991、0、−123等都是整型数常量。但不包括分数和小数，如52.0或131.4都不是整型数常量。

integrated services digital network (ISDN) 综合服务数字网络 由电话公司提供的集成数码电讯和数据转移服务为一体的系统，它允许声音、数据、文字、图表、音乐、影像和其他来源的物质通过已有的电话缆线传送。ISDN的出现代表了业者试图标准化此类服务，如用户/网络界面、网络和互联网功能。ISDN的运用包括高速影像运用［如第四类（Ⅳ）传真］，居家装备两条或多条电话线来满足电讯工业服务的需求，高速文件传送，声响服务和影像电话会议等。电子化临床试验数据管理的未来发展方向将会与ISDN技术有关。

integrated summary of efficacy (ISE) report 集积有效性总结（综合有效性报告总结） 新药申请中综合所有新药适应证、所有临床试验的人量有效性证据来支持新药申请的部分。

integrated summary of safety report (ISS) 综合安全性报告总结 总结一系列临床试验研究安全性结果的综合性报告，用于支持新药上市申报。

integrity 可信（正直，健全） 用于指人时，意为诚实和正直；用于指试验数据时，指数据的真实完整性。

intelligence 智能（智慧，理解力，信息） 多指对事物理解力的广度和深度，以及解决理论或实践问题的高度能力。它与"一般知识"的程度不同。

intelligence test 智能测试 对某人的智商进行考察的一系列问答测试。常用于"智商（IQ）"测试。

intensive care 重症监护（特级医护，特级护理） 在医学实践中，特别护理（特护）表示对病情危重或重大手术后的患者，随时可能发生意外，给予严密观察和加强照顾。特护的都是重危患者，但重危患者不一定都要特护。特护派专门护士昼夜守护，有时需把患者搬入抢救室或监护室。按照特护计划，定时测量体温、脉搏、呼吸、血压，密切观察病情，记录饮食和排出物的量，进行基础护理和生活护理，翻身按摩等。特护标示用大红色标记。

intent-to-treat (ITT) 意向治疗 指分析那些签署了临床试验知情同意书

表示有意愿参加临床试验并接受试验药物治疗的受试者群体。在临床试验的实际环境中，并不是所有入组的受试者都能如计划完成试验过程。有些在试验期间可能由于各种原因而提前退出试验项目。提前退出试验的受试者和完成试验的受试者在效益方面必定会存在差异。所以，统计学规定必须进行两组受试者的分析，一组包括所有入组的受试者（即打算接受治疗的受试者），另一组包括实际完成试验过程的受试者。当这两组受试者数据的分析结果出现差异，则意味着可能试验药物或治疗对受试者提前退出有影响。这就是意向治疗统计分析的寓意。

intent-to-treat analysis 意向治疗分析 对所有被给予了随机号的受试者进行疗效分析的行为。对于提前退出试验的受试者在进行统计分析时，将其中未能观察到的全部治疗过程的病例资料，用最后一次观察数据结转到试验最终结果，对治疗效益和不良事件发生率进行意向性分析。所以，这是一种根据最初的治疗意向，而不是实际得到的治疗，对试验数据进行统计分析，即任何一位受试者只要被随机入组并服用了一次试验药物就应当被包括在试验结果统计分析中，而不管他是否完成或提前退出试验项目。这种分析可以避免各种由于治疗研究所引起的疗效歧途。例如，许多有复发和严重问题的患者可能会提前退出试验研究。但如果人们只把完成试验研究的受试者的治疗前后的状况进行比较，而忽略那些随机入组但提前退出的受试者，完全治疗无效的试验结果也可能变成有治疗效益的结论。

intent-to-treat population 意向治疗群体 包括在意向治疗分析中的受试者组别群体。

intention to treat principle 意向性分析原则 指基于有治疗意向的受试者（即计划好的治疗）而不是实际给予治疗的受试者进行评价的处理策略，是可以对结果做出评定的最好原则。其结果是随机到每一个处理组的患者即应作为该组的成员被随访、评价和分析，无论他们是否依从计划的处理过程。

interaction 相互反应（交互作用）两个或多个独立变量对彼此变量或其中一个变量的联合影响，但这种影响不是简单的各个影响的总和。例如，临床试验药物与对照药物的疗效差异受到其他因素的影响，如受试者个体差异、研究机构对方案执行度的依从性等。

interaction effect 交互作用效应 与各个效应的总和相比，由两个或多个变量叠加造成的效应规模的差异。比如，众所周知吸烟和接触石棉都有增加患支气管癌症的风险。然而，对接触石棉的吸烟者来说，其风险要比只吸烟或只是接触石棉的个人要大得多。显然，吸烟和接触石棉之间存在着相互影响的作用。

interactive voice response system (IVRS) 交互式语音应答系统（互动语音应答系统） 一种临床试验中运用的语音电话输入和触摸键选择相结合的自动化软件系统，它可以提供声音、传真、回电、电子邮件或其他媒介形式来管理及监督中央随机和药物供应管理的临床试验的过程，使研究者可通过电话键盘输入受试者信息，并从控制随机和用药供应的系统中获得受试者随机分配信息和药物盒供应编号，完成受试者录入、随机、药物分配及药物再供应等操作，试验管理人员以及试验监查员可通过电子邮件或传真获知研究机构受试者入组情况。该系统根据相应试验方案设计，通过对计算机系统的操作，时刻都可获得精确的患者入组人数，以达到准确、及时的药物供应/再供应，避免了原先人工估计导致的药物浪费或供应短缺。使用者根据语音提示就可完成相应的操作，并在结束后收到系统发来的确认传真。在临床试验中应用IVRS，使得烦琐的药物供应工作得以简单化、精确化，它不仅方便了研究者，同时也使得试验药物管理科学化，方便试验管理人员时刻掌握试验进展。

intercept 截距 在数学统计回归模型中，回归线穿过y或x轴的交叉点被视为x截距或y截距，即当$y=0$时回归线上x的值，或$x=0$时，回归线上y的值。

interim analysis 中期分析 临床试验统计学术语。指正式完成临床试验前或在临床试验进行期间，按事先制定的分析计划，对累积的临床试验数据比较处理组间的有效性和安全性所做的分析。

interim clinical study report　中期临床研究报告　根据临床试验进行过程结果所做的阶段性数据统计分析，以得出阶段性结果及其评价报告（ICH E6 1.32）。

interim clinical trial report　中期临床试验报告　等同于"interim clinical study report　中期临床研究报告"。

interim look　中期观察　比中期分析较为非正式的术语，常用于描述临床试验进行过程中对部分数据进行广泛分析的情形。这种分析可以为正式的中期分析，也可以为对数据进行非正式总结的情形。这些情形都不一定需要破盲。

interim report　中期报告　这一术语既可以非正式地指临床试验报告的初稿，也可以正式地表示提供给IRB的中期分析试验报告（ICH E6 8.3.19）。

interim result　中期结果　指中期分析或中期观察的结果。

interim review　中期审阅　指在临床试验进行过程中，对临床试验采集的数据比较处理组间的有效性和安全性所做的分析。常用于指对数据的质量和完整性进行检查，而不是正式的中期分析结果。

intermediate variable　中间变量　由于因果关系而造成变异的应变量，其本身也可以由于独立变量的影响而变化。

internal consistency　内部一致性（内在一致性）　临床试验数据本身没有相互矛盾的情形，或临床试验中通过不同的提问方式得到的相同信息结果或没有相互矛盾的数据结果的情形。比如，询问年龄和出生日期。如果两种提问得到的结果相同，由此得出的结果可以被视为具有内在一致性。所以，在设计提问问题时，最好运用内设的计算程序来校验内在一致性问题结果的正确性，以避免内在一致性的错误。

internal pilot study　内部尝试性研究　临床试验中，为了降低试验失败的风险，或者有更准确的试验统计结果，申办方往往会设计一个尝试性的临床试验。这种试验的规模较小，但获得的数据可以作为正式主要临床试验的设计依据，和/或作为主要临床试验研究数据的组成部分。比如，在不确定需要多少受试者才能达到所期待的药物有效性和安全性置信限，统计学家可以先设计一个小规模的尝试性临床试验，再根据获得的有效性和安全性统计分析结果，来判断确切的所需招募受试者人数。

internal validity　内在有效性　在假设的基础上，认为临床试验结论或结果是有效的。但如果这种假设不正确的话，得到的结论或结果可能也是不正确的。

international classification of diseases (ICD)　国际疾病分类　由世界卫生组织颁发的疾病分类系统。实际上，

在这个系统中每种疾病，伤残或病症等都有一个由字母、数字组成的编码。

international conference on harmonization (ICH) 国际协调会议（人用药品注册技术要求国际协调会议）
国际人体运用药物注册技术要求协调会议（简称ICH）是一项独特的有多国药政部门（美国、欧盟、日本）和药物工业专家一起参加的全球性组织，旨在讨论药物注册过程中应当关注的科学和技术要求，以确保药物的安全性、质量和有效性。第一届ICH会议于1990年4月在布鲁塞尔召开。ICH在1990年启动，该会议由欧盟、美国及日本发起，并由三方成员国的药品管理当局以及制药企业管理机构共同组成。此外，世界卫生组织各成员国以及加拿大和瑞典作为观察员身份参加会议，亦开始遵循ICH GCP，以便于这些国家和地区的卫生管理当局能最终相互接受各自临床资料以用于人用药品的注册。ICH的目的是协调各国的药品注册技术要求（包括统一标准、检测要求、数据收集及报告格式），使药品生产厂家能够应用统一的注册资料，按照ICH的有效性、质量、安全性及多学科指南申报。如果ICH目标达到，制药企业可以在世界各国同时上市其产品，不但提高注册资料的质量；同时缩短研发时间，节省经费开支，进而提高新药研发、注册、上市的效率。ICH的协调统一性可以使人体、动物和原料资源能更经济地被使用，消除新药的全球研发和推广过程

的不必要的延误，并确保药物的安全、可靠和有效，以及药政规范对公共保健的保护。目前，ICH颁布的临床试验行为指南和要求已经成为新药研究的全球药政规范的基础。中国已于2016年6月正式成为ICH成员国.更多信息可参见http://www.ich.org/。

international conference on harmonization–good clinical practice (ICH-GCP)
国际协调会议-良好临床规范指南
ICH-GCP是参考欧盟、日本、美国以及澳大利亚、加拿大、北欧、瑞典和世界卫生组织各成员国现行的GCP所制定的药品临床试验标准而定义的。1996年5月1日欧盟批准了ICH GCP指南，并于1997年1月17日开始实施，美国FDA将ICH GCP列入其出版的1997年联邦注册法规中。日本已修改了现有的制药事务法（PAL）并于1997年4月开始执行。ICH GCP序言中将药品临床试验管理规范定义为是一种对涉及人类受试者的临床试验的设计、实施、记录及报告的国际性道德和科学质量标准。依从此标准将使试验受试者的权益、安全及健康得到保护。ICH GCP与起源于《赫尔辛基宣言》的原则相一致，并保证了试验资料的可信性。这一指南的目的在于：

- 通过知情书的方式保护人体受试者的权益、安全和福祉，受试者在同意参加某项临床研究前，必须被充分和准确地告知可能的风险和益处。
- 患者不能被以奖励、威胁或惩罚

的形式强制性地参加某项临床研究。

- 保护公众免受虚假或欺诈性的药品安全性和有效性的宣传。
- 临床试验数据的质量和科学性都应当同时得到保障，这些数据的准确性应当有充足的原文件得以查证。

International Federation of Associations of Pharmaceutical Physicians (IFAPP) 国际医药协会联盟 IFAPP是一个非营利全球性组织，建立于1975年，现有29个成员国参加。该联盟的目的是为全球的所有医药协会组织提供一个国际交流平台，讨论和处理各成员国关注的事宜和问题。IFAPP旨在培养作为医学专业的医药领域的发展和国际互认，并提供有关医药专业的培训和再教育计划。它也注重促进成员之间的密切关系和改善协会领域与医学及其专业人士、药政部门之间的互信理解等。更多信息可参见http://www.ifapp.org/pub/。

International Federation of Pharmaceutical Manufacturers Association (IFPMA) 国际药物生产协会联盟 IFPMA是一个国际非营利、非政府组织，代表全球以研究为基础的药物工业及其处方药物的生产。更多信息可参见http://www.ifpma.org/。

International Organization for Standardization (ISO) 国际标准化组织 ISO是一个国际最大的标准化发展机构组织。虽然ISO的主要活动集中在技术标准的发展，它的标准在经济和社会领域也占有重要的地位。ISO的标准不仅仅对工程和生产领域生产和销售的基本问题的解决带来积极的影响，也对全社会的各个方面产生了积极的改变。更多信息可参见http://www.iso.org/。

internet 因特网（国际互联网） 全球计算机化网络系统，它为网络或互联网信息交流和其他各种网络在线活动提供构架基础。目前，临床试验的许多活动，特别是数据采集和管理系统都是在因特网基础上实现的。

internet service provider (ISP) 因特网服务提供商 为个人或组织提供因特网联通服务的公司，它可以是区域性的，也可以是全国性的服务公司，如中国电信、美国电话电报公司等。

internist 内科医生 诊治成人健康问题的医生。

interobserver agreement 观察者间一致性 多指两位或多位研究者同意彼此记录研究试验观察结果的情形。在多中心临床试验中，若干研究者运用相同度量对对方的受试者疗效进行评价，常适用于主观性数据，而不是客观性指标。

interobserver disagreement 观察者间非一致性 指两位或多位研究者彼此对记录的评价数据持不同观点的情形。

interobserver variation 观察者间变异 当两位或多位研究者对受试者的相同主观指标进行度量评价时总是存在着差异。这种差异会导致观察者间的非一致性。

interpolate 插值（估计值） 计算两个已知值之间的一个未知值，常用于线性统计方法中。比如，在一个图表中，为了推算某个在表中不存在的数据值，常常运用线性推演的方式从其他相近的数值来估算。

interquartile 四分位数间距（四分位距） 低四分位数与高四分位数值的间距。

interquartile range (IQR) 四分位距临床试验统计学中的变异检测，是由第3四分位数和第1四分位数相减计算而得，常与中位数一起使用，描述偏态分布资料的分布特征，用于测度顺序数据的离散程度。

interrater agreement 评判者间一致性类似于"interobserver agreement 观察者间一致性"。

interrater disagreement 评判者间非一致性 类似于"interobserver disagreement 观察者间非一致性"。

interrater reliability 评判间信度（评估者间信度，评分者内部一致性信度） 当不同的评判者在不同的场合对某度量表进行评判得出的结论无差异，则认为该度量表是可接受的。此处的信度是评价一个由若干的题目编制而成的测验、量表或问卷优劣的重要指标。它反映了度量工具的稳定性，即反复测量的接近程度。如临床试验常用的疼痛量表。所以，用于临床试验中的任何量表都需要经过严格的信度认证才能被认可，所得出的数据才能用于临床试验的结果分析中。

interrater variation 评判者间变异类似于"interobserver variation 观察者间变异"。

interrelate 相关性（相互关联） 指临床试验数据值或事物间具有关联性。

intersect 交叉（贯穿） 指两条曲线相互交叉时的交点。比如，曲线在x轴与y轴上的交点，即截距。

interval 间隔（间距，距离） 两个数据之间的范围，或临床试验这次访视与下次访视时间间隔等。

interval censored 已验证的间距值在某一时间间隔中已被效验的观察值。比如，受试者的身高在第一次试验访视时已被检查。在以后的试验访视中，无论受试者会被评价多少次，其身高值不用再被监测，因为该值被认为是尽管有访视间隔期的存在它却是一个已被验证的数据。

interval data 区间数据 相对于"连续数据"而言，区间数据是指在区间量表中的数据。

interval estimate 区间估计值 可能反映了测定过程中的不确定性和变异性的参数数据范围。最常见的区间估计值是标准误差、置信线、可信区间等。

interval estimation 区间估计 按一定的概率或可信度（$1-\alpha$）用一个区间估计总体参数所在范围，这个范围称作可信度$1-\alpha$的可信区间（confidence interval, CI），又称置信区间。这种估计方法称为区间估计。

interval scale　区间量表（等距量表，区间尺度）　临床试验中用于测量受试者症状疗效或对于治疗方法喜欢或不喜欢程度的差异距离。在等距量表中，量表上相等的数字距离代表所测量的变量相等的数量差值。等距量表包含顺序量表提供的一切信息，并且可以比较对象间的差别，它就等于量表上对应数字之差。等距量表中相邻数值之间的差距是相等的，1和2之间的差距就等于2和3之间的差距，也等于5和6之间的差距。有关等距量表最典型的实际例子是温度计，或疼痛等级量表。在疼痛等级量表（pain scale）中，受试者表示出其生理疼痛处于何种量值。通常疼痛等级量表被分为10个等级，1为没有疼痛，10为最严重疼痛。

interval variable　区间变量　类似于"continuous variable　连续变量"。

intervene　干预（治疗）　对病症采取某种治疗措施，而不是除了观察不做任何治疗的行为。

intervention　治疗　是"intervene"的名词形式。在临床试验中，最常见的干预或治疗措施就是对受试者予以治疗的药物、医疗器械或对照安慰剂等，其对研究项目的结果会产生影响。

intervention study　治疗研究（干预研究）　临床试验的另一种称谓术语。但观察性临床试验（即没有药物或安慰剂治疗的临床试验）不适用该称谓。

interview　面试（面谈）　对受试者提出一系列问题的过程。这种交谈可以是面对面地进行，也可以是通过电话采访进行。

interview study　访谈研究　通过面谈受试者的方式进行的临床研究。

intraclass correlation　组内相关性　同样一位受试者身上相同变量两次不同时间点测定的两个测定值间的相关性

intraclass correlation coefficient　组内相关系数　组内相关性的统计学测算系数，常记为r。

intramuscular　肌肉内　肌肉组织之间：常用于药物给药形式的表达，如肌内注射。

intranet　内网　也称为企业内部网。一般情况下，每个公司都是运用互联网原理建立本公司内部的网络系统。它可以利用防火墙技术，将公司内部网与外部公共网隔开，或者形成自为一体内部运用网络系统。

intraobserver agreement　观察者自身一致性　相对于观察者间一致性而言，这个术语表示同样一位研究者对相同测定评价进行反复评估，并得到相同结论的情形。这也多用于主观数据而不是客观数据的评价。

intraobserver disagreement　观察者自身非一致性　同一位研究者对相同主观指标进行反复监测评价后，反复测定之间的不一致性程度。

intraobserver variation　观察者自身变异　由于观察者间自身非一致性，某人对相同主观指标进行反复检测评价后的变异状态。

intrarater agreement 评判者自身一致性 类似于 "intraobserver agreement 观察者自身一致性"。

intrarater disagreement 评判者自身非一致性 类似于 "intraobserver disagreement 观察者自身非一致性"。

intrarater variation 评判者自身变异 类似于 "intraobserver variation 观察者自身变异"。

intravenous 静脉的 为一种体内存在的血管类别。多用于药物注射给药方式中，如静脉给药。

intrinsic activity 内在活性 与药物与受体结合时引起体内生理生化效应的能力。

intuitive 直觉 多指临床试验中凭借判断和经验而不是数据对疗效或病患状态做出决策的情形。

invariant 不变量 缺乏变异，常用于临床试验统计分析中，运用不同分析方法和许多不同假设，对数据进行分析后发现结果没有变化的情形。这是一种缺乏变化的结果，不是指数据本身。

invasive 侵入 指进入体内以便采集、阅读、治疗或评价生理状况的过程。比如，注射时针头注入体内、肛门体温表，或需要放入体内的才能产生作用的医疗器械，如内窥镜。

invasive medical device 侵入医疗器械 借助手术全部或者部分通过体表侵入人体，接触体内组织、血液循环系统、中枢神经系统等部位的医疗器械，包括介入手术中使用的器材、一次性使用无菌手术器械和暂时或短期留在人体内的器械等。

inventory 存货清单（财产目录） 多指临床试验中试验药物的库存数量。

inverse correlation 逆相关 与负相关相似，但更精确地说它意味着某一个变量与另一个变量的倒数之间的相关性。

inverse relationship 逆关联 严格地说，这个术语应当用于表示一个变量随着另一个变量的倒数变化而变化的关系。比如，一个变量增加导致另一个变量降低，也称为负关联。

investigate 调查（研究） 指系统地对疗效进行观察或测定，但不一定需要包括实验过程。

investigation 研究值 当表示研究值时，指所观察到的特殊变量或变量组值。

investigational agent 试验物质（研究物质） 通常指研究药物或器械。

investigational arm 试验组 见 "experimental arm 实验组"。

investigational centre 研究中心 多指临床试验的研究机构。

investigational device 研究性器械 多指处于研究阶段的医疗器械。

investigational device exemption (IDE) 研究器械豁免 类似于临床试验豁免证书，用于医疗器械临床试验药政条例或要求豁免的证书。

investigational device study 研究性器械研究 等同于 "medical device study 医疗器械研究"。

investigational drug　试验药物　多指用于临床试验中的试验性药物。

investigational drug label　研究药物标签　贴在临床试验用药物包装盒内或外的标签，需标明试验用药物信息，包括药物名称、随机和药物盒编号、存储条件、服用途径和方法、服用剂量和试验专用声明等。通常临床试验方案会注明标签的要求和格式。此标签的制作和内容亦必须符合GCP和药政监管的要求。

investigational group　试验组　见"experimental group　实验组"。

investigational intervention　研究性治疗　见"experimental intervention　实验性治疗"。

investigational new drug　研究性新药　与"investigational drug　试验药物"相同。

investigational new drug annual report (INDAR)　研究性新药年度报告　当IND申请被批准和实施后，申办方被要求每年都需要向有关药政部门提交相应临床试验项目的年度进展状况，包括招募受试者的状态、不良反应情况总结、研究机构状况等。

investigational drug brochure (IDB)　研究药物手册　等同于"investigator's brochure　研究者手册"。

investigational institution　研究机构　见"investigational site　研究机构"。

investigational material　研究性物质（研究材料）　类似于临床试验运用的"研究性产品"。

investigational medical device (IMD)　研究性医疗器械　等同于"investigational device　研究性器械"。

investigational new device (IND)　研究性新器械　等同于"investigational device　研究性器械"。

investigational new drug (IND) application　研究性新药申请　在美国，药物公司向FDA提交的要求准许对新药或生物药物进行人体临床研究的申请，其中包括用于体外诊断目的的生物制剂。

investigational new drug study　研究新药研究　按照GCP和药政法规要求对研发中的新药进行临床试验。

investigational plan　研究计划　它可以指新药研究的整体研究计划，也可以指某一项临床试验方案（见"protocol　试验方案"）。

investigational product　试验用产品　在临床试验中泛指供试验用或测试的有效药物、安慰剂或对照品，包括已上市药品或与批准的药品有不同组合、剂型或包装的药品，用于未批准适应证治疗的药品，或为了获得扩大使用批准而进一步收集信息为目的而供应使用的药品等（ICH E6 1.33）。

investigational product label　研究药品标签　见"investigational drug label　研究药物标签"。

investigational product release　研究药品放行　常见于欧盟质量监查员（QP）或法规合规人员对符合质量规范和药政要求的试验药物予以发放批准的行

为或结果。

investigational site 研究机构 有资格承担临床试验项目的医院、诊所或任何地方。在选择研究机构参与某项临床试验项目时，需要以下四个因素来做出基本判定判断：

- 该中心的研究者及其研究队伍是否有资格和经验实施试验；
- 是否有足够的设备和仪器供试验使用；
- 研究者是否有充足的时间按期完成试验；
- 是否有足够的病源按时完成入组。

申办方需要研究者有效地完成试验项目。好的研究机构由于常常同时担负多个临床试验，因此申办方和研究者有责任保证按照预计的速度入组受试者，而且不与其他试验项目竞争病源。优秀的研究机构点通常由一组有经验的人员（如试验协调员）负责在不同的试验中联络受试者和申办方。这些研究机构点有自己建立的标准操作程序。这些训练有素的研究队伍能够熟练掌握GCP的要求，不但能确保有足够的时间按照严格的伦理和科学标准有效地完成试验，而且可以保证试验数据记录完备、可信并可与原始资料核对而准确无误。总之，由于临床试验越来越趋于复杂，因此对试验越来越需要严格的专业管理。对于不符合GCP要求的研究机构不能批准其参与实施临床试验。

investigational treatment 临床研究治疗 多表示用于临床试验的新药、生物药、医疗器械或组合药物的治疗。

investigator 研究者 指对临床试验的质量和试验中受试者安全和权益（权利、健康和福利）负责的符合药政要求的有资格承担临床试验项目的医生。他们必须是在合法的医疗机构中任职行医，具有资格证书，熟悉并遵守国家有关法规和道德规范的医师。研究者应具有试验方案中要求的专业知识和经验并能得到有经验的同事在学术上的支持。合格的研究者应具备完成特定试验所需的教育、培训和经验。此资格应通过向申办者提供最新的附有研究者签名及日期的个人简历来证明。此外，研究者应熟悉试验用药物的用法、试验方案，并应严格按照GGP对研究者应负责任的要求实施试验，对研究机构的试验项目成员遵循ICH/GCP和试验方案的要求进行临床试验负有完全的责任。同时，研究者应在规定的时间内完成所承诺数量的合格受试者的入组。总之，作为一名合格的研究者，应具备以下基本条件：

- 具备完成特定试验所需的教育、培训和经验，包括业务及GCP方面的知识；
- 熟悉试验用药物的特性及用法；
- 熟悉试验方案，并保证严格按照方案实施临床试验，必要时可参与试验方案的修订；
- 协助申办方在试验开始前获得伦理委员的批准；
- 负责获得受试者签字的知情同意

书；
- 确保试验点具备良好条件，包括足够的人员和适当的设施；
- 具备充足的病源以保证按时完成受试者入组；
- 有足够的时间保质、按时完成试验；
- 应对研究的科学性感兴趣，而非单纯为试验所带来的物质条件所吸引；
- 应保证按时完成受试者入组计划；
- 不应同时进行其他竞争性试验；
- 必须严格遵守GCP对研究者应负责任的要求实施试验。

有时候临床试验是由某研究机构的若干医生小组参加，其中的负责医生可被称为主要研究者。研究者需要在研究者声明上签字。研究者在决定是否参加一项临床试验前，应认真考虑试验可能会占用的时间，它包括入组受试者、配合申办方监控试验质量、参加研究者会议、定期随访受试者、接受申办方或管理部门对试验的稽查或视察。因此，为保证试验质量、试验进度以及严格按照GCP要求进行试验，研究者应确保有足够的时间以完成试验。在某些情况下，研究者不一定是医生。比如，病理学专家参加病理切片的评判（ICH E6 1.34）。

investigator agreement 研究者协议 研究者签署的正式文件，表明其在临床试验中按照试验方案和GCP原则所必须要承担的角色、责任和义务。

investigator file 研究者文件 研究机构在临床试验的日常管理中要求采集、收集或存档的文件。在必要时，这些文件可以被要求提交给监查员或稽查员审阅，以确认试验数据或源文件的完整性、可靠性和准确性。

investigator initiated research (IIR) 研究者发起的研究 见"investigator initiated study (IIS) 研究者发起的研究"。

investigator initiated study (IIS) 研究者发起的研究 由研究者发起并管理的临床试验项目，而不是由药物公司发起和管理的临床试验项目。但药物公司可以参与IIT的研究过程，比如，予以财务支持、试验药物支持等。

investigator initiated trial（IIT） 研究者倡导的试验 见"investigator initiated study (IIS) 研究者发起的研究"。

investigator/institution 研究者/研究机构 意旨"需要按照药政规范行事的研究者/研究机构"的统称表达（ICH E6 1.35）。

investigator meeting 研究者会议（研究者启动会议） 临床试验启动前召开的研究前准备会议，它要求研究机构的研究者、研究协调员参加。会议目的是向与会者培训研究产品/器械的药理和毒理知识，提供最新的临床安全性和有效性信息，共同交流试验方案的要求和程序，以及试验项目要求的数据采集、外包服务程序等。其作用形同于试验启动访视（trial initiation visit）。启动会议的主要议程应包括如下内容：

- 试验概述。
  - 试验目的；
  - 试验用药物介绍，包括非临床与临床研究方面的最新信息（研究者手册）。
- GCP以及相关法律法规介绍。
  - 获得知情同意书的正当程序；
  - 与伦理委员会联络的要求；
  - 严重不良反应处理及报告的要求，包括研究者通报。
- 试验方案介绍。
  - 入组/排除标准；
  - 主要试验操作步骤和随访程序（试验流程图）；
  - 试验文件介绍（病例报告表、患者服药记录卡片等）；
  - 试验进度计划（入组、统计、总结的具体计划时间）；
  - 实验室检查步骤介绍（对仪器设备以及血样的采集、储存和运输的要求等）；
  - 其他特殊试验要求介绍。
- 填写和改正病例报告表（CRF）介绍。
  - 详细介绍CRF的填写要求，包括如何改正错误数据、常见的典型问题、如何避免和纠正问题数据；
  - 完成填写及传送CRF的时间要求。
- 介绍试验用药物的处理和药物计数的要求。
  - 接收药物的程序（接收时核对药物运输条件和数量）；
  - 正确的储存条件；
  - 药物发放规定和发药的记录；
  - 药物计数程序和记录追踪；
  - 紧急破盲和再订药程序。
- 试验监查的要求。
  - 监查的频率、时间以及对地点和直接查阅原始资料的要求；
  - 针对特定试验的原始资料的定义（包括种类和内容）和保存地点；
  - 基本原始资料的记录要求（记录入组时间、试验题目、患者编号以及每次随访的随访编号、日期、既往病史、现病史、不良反应、合并用药、获得知情同意书、试验相关记录等）。
- 文件的归档和保存。
  - 在试验期间正确保管研究者文档的程序规定；
  - 确保在稽查和视察时可直接查阅原始资料；
  - 在试验结束后对试验文档的保管要求。

研究者启动会议是试验项目的培训方式之一。会议的签到表可以作为接受方案培训的记录文件存放在试验文档中。会议纪要也应当作为试验文件存放在试验文档中。

investigator recruitment 研究者招募
遴选可以参加临床试验项目的研究者的过程。这种遴选程序包括与研究者和研究机构人员深入讨论试验方案的要求、目的和程序，评估研究机构的设备、经验和能力是否符合试验项目的要求，受试者来源库和试验时间长度，以及讨论试验费用的可行性等。这种遴选活动可以通过表格问答的形式邮寄进行，也可以实地考察进行。此种遴选活动结束后，一般需要提交评估总结或报告，并存档保留，以作为日后选择和淘汰候选研究机构或研究者的依据。招募有潜力研究者和研究机构的途径有5种：

- 当前相关研究领域的文献资料。
- 有关学科的会议、医学会名录、以前或目前资助的研究者。
- 申办方或CRO的个人或同行的经验。
- 来自感兴趣的研究者的通信和电话交流。
- 其他研究者的举荐。

进行意向性商谈的研究者和研究机构的确定可以根据以下选择标准进行：

- 研究者的选择常用标准。
  - 以往临床试验的经验；
  - 获得行医执照，通过接受教育具有一定的资质；
  - 具备治疗领域和研究操作所需要的知识；
  - 保存研究记录的管理规范；
  - 研究机构关于接触原始材料的规定和途径；
  - 了解有关的法规、GCP指导原则以及研究机构的标准操作规程（SOPs）；
  - 伦理方面的高标准要求和专业人员的正直诚实；
  - 能够达成有关研究预算与经费方面的协议；

  - 有充足的时间进行与试验有关的工作。
- 研究机构的选择的常用标准。
  - 提供支持的工作人员须具有足够的资格以承担具体的临床试验工作任务；
  - 研究机构须有能力提供足够的受试人群；
  - 诊疗方面的条件设施必须足以满足具体研究方案的要求；
  - 实验室的设施必须足以满足研究方案要求的具体实验室检查项目；
  - 如果需要运用电子数据采集系统进行临床试验数据管理，研究机构配备研究协调员十分必要。

investigator's brochure (IB) 研究者手册 由申办方组织撰写的有关试验用药物临床与临床前物理、化学及药理学资料的汇编，包括临床前数据资料，如化学、药理学、毒理学、动物药代动力学和药效学等，以及任何已知的人体临床试验结果总结，包括有效性和安全性数据、人体药代学和药效学等。其主要内容包括：

- 概要 对新药在不同研究阶段所得出的物理、化学、药理、药学、毒理、药代动力学、代谢及临床资料的简要概述。
- 介绍 化学名、通用名、被批准的商品名、活性成分、适应证等。
- 物理、化学和药物特性及处方。
- 临床前研究 临床前药理学、毒

理学、动物体内药效动力学及药代动力学。

- 在人体内的作用　人体药代动力学、安全性与疗效以及市场应用经验，如已上市的国家以及所有上市后累积经验的重要资料（如处方、剂量、用法和不良反应等）。
- 资料概要及研究者指南　即向研究者提供对新药可能出现的危险、药物过量和不良反应以及临床试验中可能需要的特殊检查、观察和预防措施的正确解释。

研究者手册可以为临床试验、安全性评价和预防措施提供合理依据，为研究者熟悉试验药物属性和试验方案基础提供帮助。在临床试验进行过程中，任何新的试验药物信息总结需要不断更新在研究者手册中。必要时，上市药物的用药信息也应当总结在研究者手册中。研究者手册是临床试验项目启动前必须提交给伦理委员会审批的试验项目文件之一（ICH E6 1.36/8.2.1）。

investigators drug brochure　研究者药物手册　见"investigator's brochure (IB) 研究者手册"。

investigator selection　研究者选择　见"investigator recruitment 研究者招募"。

investigator site file　研究机构文件夹　临床试验启动前，申办方为研究机构准备的或研究者自己准备的包含试验项目相关文件的卷宗，属于临床试验主文档的组成部分，需要保存在研究机构的临床试验文档中。监查员需要在监查时审阅研究机性文件夹的完整性、准确性和合规性。研究机构文件夹需要在临床试验期间根据试验文件的增加而及时更新，试验结束后也需要遵循药政要求保存一定的时限，以备药政检查之用。

investigator statement　研究者声明　类似于"investigator agreement 研究者协议"。

in vitro　体外　意旨在试管外或体外进行实验。

in vitro fertilization (IVF)　体外受精　在实验室器皿或试管中使一个卵子受精的过程。在这一过程中，通过外科手段将卵子从妇女卵巢中取出，使其在实验室器皿或试管中与精子混合，然后再将受精成功的受精卵植入妇女的子宫中使其进一步发育成胚胎。

in vitro fertilization/embryo transfer (IVF/ET)　体外受精/胚胎转移　指卵子在体外受精，并在受精成功后受精卵被转移入妇女子宫内的全过程。

in vitro testing　体外检测　人工环境中，如试管或培养介质中，所进行的非临床性检测。比如，抗微生物活性的检测。

in vivo　体内　意旨在生物体内而不是实验室环境中进行研究。

in vivo testing　体内检测　在动物活体或人体内进行的检测。比如，检测药物在体内的代谢过程。

irreversible effect　不可逆作用　指药物停止服用后仍继续存在，甚至进一步发展的毒性作用。例如，某些实质性损害、神经元损伤、肝硬化、肿瘤等。要注意的是给药剂量与给药期限也是决定药物毒性作用是否可逆的一个重要因素。一般在小剂量、短时间内应用时表现为可逆的，而大剂量、长期应用则可能转化为不可逆的毒性作用。

isometric graph 等距图 在二维空间运用技术或工程图像来表示三维空间物体图形，通常含有 x、y 和 z 轴。比如，在临床试验中，用两个指标来表示与某种疾病发生状况的关系，像妇女年龄和绝经年份与更年期症状的关系图。

item 条目 泛指临床试验单个数据元素。例如，血压是由舒张压和收缩压两个数据元素所组成的。临床试验的数据条目通常是和条目组别数据一起被收集的。

J

J shaped curve J形曲线 临床试验数据曲线呈现字母"J"字状，如对数增长，或其相反情形，如对数态衰减。一般说来，此类曲线的形状多为扁平状起始，而后呈陡峭状升高，或呈陡峭状下降，而后呈扁平状。

J shaped distribution J形分布 数据值分布大多数呈峰形，但带有长长的后拖尾（即高度正偏斜），或在峰形前有一个长长的前尾峰（即高度负偏斜）。

jackknife 折叠法（折刀法，刀切法） 用于估算临床试验参数的重采样（resampling）的统计学方法之一，是一种降低误差的估算方法。其过程为将所有数据中的一个数据点排除而估算其他所有数据的相关参数；再除去另一个数据点而估算其余数据的参数，依次循环，每次都排除一个数据点，直到所有参数估算完成，共进行 $n-1$ 次估算。这些不同的估算结果然后再结合在一起进行分析。运用这种重采样的统计方法可以分析样本数据（平均值、方差或百分比）的精确度。

jackknife estimator 刀切法估计值 运用刀切法的估算值。

joint distribution 联合分布 两种或多种随机变量的分布，即频率分布或概率分布。为了完全了解此类分布，人们需要对各个变量分布分别予以探寻，并对它们之间进行相关性研究。

joint frequency distribution 联合频率分布 在临床试验统计分析中，联合频率分布表示两种或多种变量在样本表格所占值的数值分布状况。每个表格中的数据点都代表了相应数值存在的频率或次数。在这种统计方法中，表格列出了样本数值的分布状况。联合频率分布可用于定量或定性数据的统计。比如，临床试验被招募的男性和女性的抽烟人数用表的方式列出，其总人数也被列出（表14）。

表14　被招募的男性和女性的抽烟人数统计表

项目	吸烟人数	不吸烟人数	总计
男性	16	6	22
女性	2	6	8
合计	18	12	30

joint probability function 联合概率分布 在概率分析中，对两个随机变量 x 和 y，其联合分布是同时对于 x 和 y 的概率分布。比如，临床试验对服用某种新药 5mg 和 10mg 后，受试者血压改善的概率进行分析。

judgment 判断（鉴定，评价） 临床试验中运用意念或经验，或有关数据对试验结果或疗效做出结论。

K

Kaplan-Meier curve 卡-迈曲线 临床研究中用于表示患者经过一段时间治疗后生存累计概率的曲线图。图13演示了两种基因的患者经过治疗后死亡率的例证。显然，在这个临床试验中可以看出拥有A型基因的患者对试验药物的疗效反应较好。

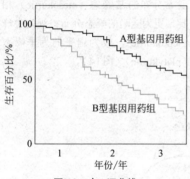

图 13 卡-迈曲线

Kaplan-Meier estimate 卡-迈估计 指临床研究中根据一系列数据（包括删失数据）来评价患者经过治疗后生存累计概率的非参数估量值。

Kaplan-Meier product limit estimate 卡-迈产品限度估计 等同于"Kaplan-Meier estimate 卡-迈估计"。

kappa (κ) coefficient 卡帕系数 当两个不同的评估者对同一效益做出评价时，两个评估者对效益做出的两个评价变量结果间一致性的系数，通常在0～1。例如，两位独立病理学家对受试者的治疗前后病理肝切片进行评估。系数为1的状况表示两个评价变量间有绝对一致性，小于1的状况表示两个评估变量间一致性较差。常见卡帕系数的可能结果如下：

- 极差一致性：＜0.2；
- 一般一致性：0.2～0.4；
- 适度一致性：0.4～0.6；
- 较好一致性：0.6～0.8；
- 极好一致性：0.8～1.0。

Kendall's tau (τ) rank correlation coefficient 肯德尔等级相关系数 在统计学中，肯德尔等级相关系数常可简称为肯德尔τ系数，用于表达两类被测变量间的统计相关性。其中的τ检验是一种非参数假设检验，其等级系数被用于验证变量间是否有统计意义的依赖性。

Key Opinion Leader (KOL) 领域关键专家（主要学术领域带头人） 泛指在医药领域中，拥有很多和很准确的疾病治疗及其相关药品信息，且为相关医药领域所接受或信任的权威，并对该领域的专业行为有较大影响力的人。这些人通常与患者有直接的交流，因而有较多有价值的经验。这些人也常常牵头承担重大医药研究课题，临床试验或是特殊医药领域的科学研究。这些人物有较多的论文发表，并对新的治疗方法通常持积极态度。

keystroke error　按键错误　表示在计算机键盘上敲入错误字符键。这个术语常用于评价试验数据输入质量，也就是按键错误率用来测定数据输入工作实践的质量。这也是数据人工录入时需要做数据双输入的主要缘由之一。

kilobyte　千字节　指计算机信息的一千个字节。

Kinetics　动力学　见"pharmacokinetics　药物代谢动力学"。

Kolmogorov-Smirnov test　柯尔莫哥洛夫-斯米尔诺夫检验　为非参数的统计学意义检验，用于检验两组定位参数相等的全无效假说。

Kruskal-Wallis test　葛斯卡尔-华里斯检验　为非参数的统计学意义检验，用于检定两组或多组不是常态分布的独立母群体之统计量（中位数）是否各组完全相等，所使用的无母数检定方法。

kurtosis　峰态　指临床试验研究结果真实随机变量概率分布"峰形"的评估。相对于常见的中等程度变异而言，越高的峰态意味着数值方差很大程度上是由于较少的极端偏差存在的结果。与正常分布的常峰态（mesokurtic）相比，更为陡峭的峰态分布被视为尖峰（leptokurtic），较为扁平的为平峰态（platykurtic）（图14）。

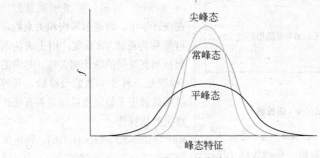

图 14　峰态特征

K

L

L'Abbé plot　阿贝图　临床试验中用于评价治疗组与对照组彼此预后效益一致性状况结果的坐标示意图（见图15的案例）。在坐标图中，两个坐标轴通常分别表示治疗组和对照组。当试验治疗组比对照组有更好疗效时（EER＞CER），数据点将集中于坐标的左上部（y轴）；如果治疗组疗效没有对照组好（EER=CER）时，数据点将集中于中等线附近；如果对照组疗效比治疗组好（EER＜CER）时，数据点将多位于坐标图右下部分（x轴）（示意见图16）。由于阿贝图的直观性，它比较容易被人们理解且常被用于临床试验结果比较中，它是临床试验元分析（meta-analysis）中图示方法之一。

label　标签　临床试验中用于向受试者提供研究药物使用说明的符合药政标签规范的文件（ICH E6 8.2.13）。通常这种文件粘贴在研究药物外包装上。试验药物标签的内容各国的药政要求可能略有差异。在双盲试验中，试验用药品与对照药品的包装及标签应一致。

常见的标签内容应该包括：

- 研究药物的鉴别，包括剂量、剂型等（应当注意双盲试验的要求）。
- 包装盒内试验药物的数量，即单位包装数量。
- 研究方案编号或试验标题缩写（用于鉴别所用试验项目）。
- 独特的受试者鉴别信息，如受试

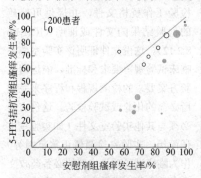

图15　5-HT3 拮抗剂与安慰剂瘙痒风险对比

实心点表示 5-HT3 组瘙痒发生率显著性的较低（$p < 0.05$），空心点表示与安慰剂对照，5-HT3 组的瘙痒率没有显著性差异（数据点位于中心线附近）。British Journal of Anaesthesia, 2008, 101 (3): 311-319

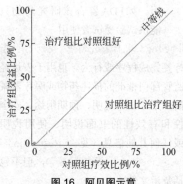

图16　阿贝图示意

者编号、受试者姓名缩写、随机编号、研究机构编号等。这个信息可以要求研究机构人员在发放试验药物给受试者前填写完成。

- 服用方法指南，包括服用途径、剂量范围、储存和/或处理方法（如果是用于静脉注射的安瓿或细颈瓶，这个信息可以标示在外包装的标签上）。
- 有关试验药物"只能用于临床研究目的"的声明。
- 生产批号（或用于盲态研究的特殊研究编码）。
- 失效日期（或重新测定效价的日期）。
- 有关儿童安全性的警告和要求储存的特殊温度和条件，如低温保存2～8℃，避光等。
- 申办方信息。
- 研究机构或24h的紧急情况联络电话（如果不准备将紧急联络信息打印在特殊卡片并发给受试者）。
- 当地国家和地区的特殊要求说明。如FDA警告该研究药物只能供试验受试者使用。

labeling 贴标签（标签，标记） 指标签完成程序或行为。也用于表达经监管部门批准的描述药物或医疗器械的识别、技术说明、预期用途、安全性和有效性的书面说明、使用说明或任何其他信息（见"investigational drug label 研究药物标签"），但不包括货运文件。

laboratory 实验室（化验室） 临床试验中评价、诊断或检测受试者体（血）液或组织样本，以及评估试验效益的场所。一般说来，中心实（化）验室的参与比本地实（化）验室的介入更易于管理和保障检测结果的一致性。实（化）验室的资格证书、化验指标的正常范围值以及实（化）验室负责人的简历是启动临床试验前必须收集的并保留在中心和研究机构文档中的药政文件的组成部分。虽然传统上说实（化）验室是化学或物理学评价研究的工作室，但这一术语现在已被更广泛地用于其他临床试验效益评价相关的场所，如计算机实验室、语言实验室等。

laboratory accreditation 实验室资格认证文件 由相关管理部门出具的针对实验室有能力和资质履行所要求的检验工作资格文件，并提供可信赖的检验结果的文件或证明（ICH E6 8.2.12）。这份文件证明该实验室熟悉临床试验规范要求和标准，能运营试验方案要求的检测规程和程序来完成所必需的化验或试验检验。这份文件必须与其他实验室文件（如实验室主任简历、实验室检测值正常范围等）作为临床试验项目启动的必备药政文件存放在临床试验文档中。资格证书应当定期审核，并经检查合格后重新颁发。

laboratory certification 实验室证书 见"laboratory accreditation 实验室资格认证文件"。

laboratory data 实验室数据（化验数据） 任何源自临床试验实（化）验室样本分析结果数据都被视为实验数据或化验数据，例如，血常规分析、血生化指标、尿样分析、中心心电图分析报告、肝穿刺切片评判等。在临床试验启动之前，需要收集的与实验数据有关的药政文件之一包括临床试验方案要求检测的样本正常化验值范围。如果化验数据异常值影响到受试者的入组标准的话，需要由申办方的医学总监做出判断是否可以授予豁免入组。一旦被批准豁免，需要完成相应的临床试验方案豁免批准程序。临床试验过程中，任何超出预设的化验正常值范围的检测值都需要被评估其异常值是否具有临床意义，并记录在案。一旦出现具有临床意义的异常值时，研究者需要对其的界定签名以示负责。

laboratory data model (LAB) 实验数据模式 为CDISC的组成部分，用于临床实验室和研究申办方之间进行化验数据转移的内容和格式标准。

Laboratory Information Management System (LIMS) 实验室信息管理系统 用于管理实验室的业务流程、环境、人员、仪器设备、标物标液、化学试剂、标准方法、图书资料、文件记录、科研管理、项目管理、客户管理等的软件应用系统，其由计算机硬件和应用软件组成，能够完成实验室数据和信息的收集、分析、报告和管理。临床试验中的一些受试者信息需要从LIMS中获取。

laboratory normal ranges (LNR) 实验室检查正常值范围（化验值正常范围） 列有标准化验项目检测值正常和/或参比值范围的文件（ICH E6 8.2.11）。这份文件必须与其他化验室文件，如实验室证书、实验室负责人简历等，在临床试验被批准启动前收集，并保存在临床试验文档中。

laboratory normal values 化验正常值 见"laboratory normal ranges 实验室检查正常值范围"。指受试者样本进行化验后得出的属于正常范围内的化验值。

laboratory reference values 化验参比值 指化验室提供的可用于对比化验值是否正常的参考值。

laboratory report 实验报告（化验报告） 指临床试验中印有受试者样本检验结果的文件。

lactation 哺乳期（哺乳） 指产妇给婴幼儿喂养自己的乳汁的行为或时期。临床试验中由于研究药物对胎儿和婴幼儿安全性的不确定性，一般都要求排除孕妇和哺乳产妇的参与。这一点必须列在试验方案的排除标准中。

lack of efficacy (LOE) 无效（缺乏有效性） 缺乏有效性意味着临床试验药物并没有起到所设想的效益。在欧美等国家，上市药物的LOE被认为如同不良事件一样需要收集和跟踪。在有些情况下，LOE的增加可能显示了需要风险管理的征兆，如特殊批号药物的问题、服用某种药物的患者群的变化或疾病状态的改变（新的

L

耐药性产生）等。LOE一般涉及未批准的适应证。临床试验中药物有效性尚未建立，所以出现LOE的情形并不会令人意外。上市药物的LOE有时并不一定是药物本身的问题，可能是患者没有按照批准的服用方法按时服用药物，而是懒散地不定时或稀疏地服用药物所造成的。

lag 滞后（延缓） 该术语主要用于临床试验数据管理的计算机编程和统计时间序列法中。

large sample method 大样本法 见"asymptotic method 渐近法"。

large scale trial 大样本试验（大规模试验） 一般指招募10000或10000以上受试者参加的评价试验药物有效性的大规模随机临床试验。

Lasagna's law 拉萨纳法则 拉萨纳法则是著名的过高预测临床试验受试者招募状态的法则（见图17）。在一个研究开始前，预测招募率往往总是比现实招募率要大得多。一旦试验项目启动，由于诸多原因，绝大多数可招募对象似乎立即都消失无几。一旦试验项目结束，可招募对象似乎又变

得多了。这是大多数临床试验项目启动后招募进度远远落后于预估进度而不得不延长招募时间窗的原因所在。

last observation carried forward (LOCF) 末次观测值结转法 对临床试验中有效性指标缺失值的一种估计方法，即采用缺失值之前最接近一次的观察数据来代替缺失值，常见的使用方法是沿用末次观测值结转（last observation carried forward, LOCF）的方法。这一分析采用最后一次得到的疗效反应作为其自身的终点，不一定要遵循具体的研究时点。例如，在一项设有8次临床访视的临床试验中，某一受试者在完成第4次访视后决定提前退出临床试验项目。这样在最后对该受试者疗效数据点的分析中，第4次访视的数据点可以被结转到最后一次访视数据点。这样做的假设前提是受试者从参加临床试验起逐渐有所改善，所以结转中间值是对该受试者如果还在该临床试验项目中本应该观察到的效益的保守估计。这样的分析好处在于可以把受试者排除在临床试验结果分析之外的数量减至最低，并允许试验效

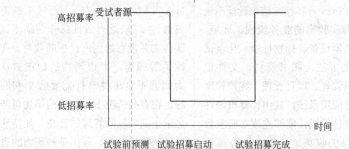

图 17 拉萨纳法则曲线

益趋势随时间变化的分析成为可能，而不只是简单地只着眼于研究终点本身。

last subject in (LSI) 末位受试者入组 泛指最后一位签署知情同意书后符合试验方案入组/排除标准而被招募入组的受试者的日期和时间。

last subject out/completed (LSO/LSC) 末位受试者出组/完成 泛指最后一位受试者完成临床试验访视检查步骤。

latency period 潜伏期 指最后一次服用可能造成不良反应的可疑药物到不良反应首次出现的时间间隔或时期。有时这种潜伏期可达数周或数月。

Latin square design 拉丁方设计 每一种自变量在每一横行和纵列只出现一次，不许重复，这就是拉丁方排列的要求。(因素的k个水平随机分配在k^2个方格中，每一水平在每行、每列中仅出现一次)。换句话说，从统计学的定义看，在有n个不同变量的$n \times n$矩阵中，每一个变量在每一行和每一列只出现一次的矩阵被称为拉丁方。应用于临床试验时，涉及两个变量平衡的试验设计可以采用拉丁方的原理。例如，受试者与时间效益的比较（见表15）。在这个拉丁方设计中，

表15 三位受试者在三个时间段接受三种治疗的拉丁方设计

项目	治疗时段		
	1	2	3
受试者1	A	B	C
受试者2	B	C	A
受试者3	C	A	B

每种治疗方案只对每一位受试者实施一次。典型的拉丁方设计的临床试验例证是交叉设计（crossover study）。

law 法律（法案，法则） 系列规则的总称，有些是国家制定的法典，如中国药品法。它的意义体现在行业行为规范与执行后所呈现出的行为结果之间的关系。

law of averages 平均律（常规） 反映了如果获得足够的数据或在长远时间内，任何特别结果的可能性实际上都可能被观察到，或所有事件都将受到影响的原则。

law of diminishing returns 效果递减法则（收益递减规律） 临床心理学常见的术语。它的原意是生产过程中，在有一种投入品固定的情况下，增加另外投入品的边际收益越来越低。比如，在短期生产中，资本量是固定的，连续追加劳动，结果是边际产量越来越低，主要因为单位劳动的资本量越来越少，降低了效率。从心理学的角度看，有时人们被吸引去计划许多事情，然后在未来某个时间发现效果递减规律开始发挥作用了。

law of large numbers 大数法则 指所观察的随机事件数量越多，所得到的实际概率越接近预期概率。

lay person 外行（门外汉） 指没有经过专业培训但却参与专业事件讨论的人士。临床试验中伦理委员会成员通常要求有一位非医学背景的人士参与讨论临床试验项目的可行性与否，以确保伦理决策能结合人道的观点而

L

非都是医学的判断。这类人士通常是消费者协会的代表或患者代表等。

lead time bias 领先时间偏倚 常用于当诊断疾病的手段随时间改善时评价生存时间长短的术语。换句话说，在观察某临床治疗措施对预后的影响时，即使措施无效，也会因确诊时间比疾病症状发作时间的领先而出现上述病例的生存期长于出现症状后被医院确诊病例的生存期的假象（见图18）。在这类认知生存领先时间偏倚中，新的实验诊断手段使疾病被检出的时间提前，但似乎这种手段对疾病的预后没有影响，即好像检测手段延长了生存时间，但实际上是通过筛选诊断出疾病的时间比疾病症状发作后再做诊断检出疾病时间提前了。例如，遗传性疾病亨廷顿舞蹈病（Huntington's disease）通常在患者50岁时发作，65岁左右时死亡。此种情况下的诊断后的生存时间是15年左右。如果通过遗传检测手段，该患者在出生时就已被诊断出患有此种疾病。如果该患者在65岁左右死亡，其诊断后生存时间则为65年左右。在这种情况下，该患者的实际生存周期并没有因为50岁之后被诊断出而延长。领先时间偏倚可能会对某些疾病的生存状况解析产生影响，如癌症5年生存状况分析等。

lead-in period 导入期 临床试验药物治疗开始前，受试者通常被要求停止服用任何可能干扰试验药物疗效的其他药物，或统一被要求服用某种预防或治疗药物，以保证受试者的疾病状况变得稳定或不至于在试验期间由于无治疗状态而恶化。这段时期被视为临床试验的导入期，也可称为磨合期或准备期（run in period）。例如，高血压患者在筛选入组后的两周内，被要求停止服用任何抗高血压药物。两周后一旦受试者的舒张压为90～110mmHg时，受试者被随机平行入组不同试验药物剂量的治疗组别。哮喘受试者在筛选入组后两周内和随机入组治疗前被要求在紧急情况下只能服用特定的气管舒张剂，以便清洗体内存留的其他药物，并保持疾病状况的稳定。

least significance difference (LSD) test 最小显著差异检验 当对临床试验数据进行方差分析（ANOVA）得出显著性差异结果时，表明至少有一组数据与其他组数据有差别。但综合检验

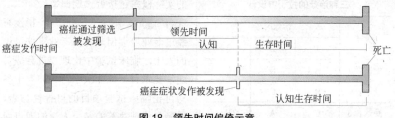

图18 领先时间偏倚示意

并不能显示哪一组数据有差异。为了分析平均值组之间差异的模式，可以在ANOVA之后再进行特殊比较分析，其中最常见的是对两组平均值进行比较，即所谓的"两两比较"。这个两两比较分析技术是由菲希尔与1935年首次建立的，被称为最小显著差异检验法。这个分析方法只有在方差分析综合检验有显著性差异时才能运用。

least squares 最小二乘法（最小平方法） 是一种数学优化技术。它通过最小化误差的平方和寻找数据的最佳函数匹配。利用最小二乘法可以简便地求得未知的数据，并使得这些求得的数据与实际数据之间误差的平方和最小。

least squares estimate 最小二乘法估计 通过最小二乘法得到的参数的估值。

least squares mean 最小二乘法均值 从方差分析或协方差分析中得到的变量估算均值。它可以是经过任何因子和协方差调整后的调整均值。

least squares method 最小二乘法 根据最小二乘法原理进行的统计学方法。

left censored 左删失的 对临床试验某事件发生进行测定时，发生在规定时间点之前（如研究随访期之前）的事件为左删失的，即由于已经发生而没有在观察点被实际观察到。

left censored data 左删失数据（左截尾数据） 当某一事件的时间虽为已知但只知道发生的瞬间点在所定义的时间点之前而确切的时间点无法确定。此种数据为左删失数据。左删失数据比右删失数据要少见得多。

left censored observation 左删失观察值 类似于"left censored data 左删失数据"。

left skew 左偏态 在临床试验数据统计分析中，偏态（也视为偏斜度）的测定是针对实数值随机变量概率分布的不对称性而言的，其可以为正性（positive）或负性（negative）或无法定义的均衡性（图19）。负性偏态是指概率密度的左边拖尾比右边要长，即大量的值集中在平均值的右边。正性偏态意味着右边拖尾比左边长，即大量值处于平均值的左边。无偏态（即零值）表明数据相对平均的分布在平均值的两边，但并不一定意味着是对称

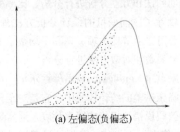

(a) 左偏态(负偏态)　　　　(b) 右偏态(正偏态)

图19　偏态

分布。负性偏态等同于左偏态。

left tail 左拖尾 临床试验结果数据的正态分布图不出现偏斜（$S=0$，即均值＝中位数）时，序列分布是对称的，而偏度的符号实际上与数据分布偏斜的方向有关。当其分布偏度小于零（$S<0$，即均值＜中位数）时，意味着序列分布有长的左拖尾，也称为负偏；当其分布偏度大于零（$S>0$，即均值＞中位数）时，意味着序列分布有长的右拖尾，也称为正负偏。参阅"left skew 左偏态"。

legal guardian 法定监护人 法定或暂时性地对某人的健康或生存负有法定责任的人。在临床试验中，无法阅读或理解知情同意书内容或签署知情同意书的受试候选人往往需要法定监护人代为完成知情同意的过程和义务。如有轻微智障或婴幼儿受试者。

legally acceptable representative 法定认可代表 在适用法律下，临床试验中被授权的可代表受试候选者同意并签署同意书，以示被代表人同意参加临床试验项目的个人，其他被授权人员或机构（ICH E6 1.37）。

legally authorized representative 法定监护人 见"legally acceptable representative 法定认可代表"。

lethal 致命的 可使生命丧失的。

lethal dose (LD) 致死量 指某种外源化学物能引起机体死亡的剂量。常以引起机体死亡所需的剂量来表示。

lethal median dose (LD$_{50}$) 半数致死量 指被试验的动物（大白鼠、小白鼠等）一次口服、注射或皮肤涂抹药剂后产生急性中毒而使半数（50%）动物死亡所需该药剂的量。通常用LD$_{50}$来表示。其单位是毫克/千克（mg/kg）体重。半数致死量数值越小，表示药剂毒性越大。常用作衡量药物毒性大小。但一种药剂的半数致死量随给药的方式、受试动物的种类和性别的不同而有很大差异。

level of a factor 因子度 类别变量（即因子）采用不同度量的统称。如性别因子有二级度，男性或女性。

level of blinding 盲态水平（盲态程度） 指临床试验采用的开放方式，如单盲、双盲、三盲或无盲态程序等。

level of measurement 标量度（度量水平） 指记录测量的详尽程度。一般说来，标量度有4个不同的类别，即基数变量（nominal scale）、序数变量（ordinal scale）、区间变量（interval scale）和比率变量（ratio measurement）。前两种属于离散型变量，后两种为连续性变量。基数变量的统计分析方法通常采用众数和卡方检验，序数变量运用中位数和百分数，区间变量可用平均值、标准偏差、相关性、回归法和方差分析进行分析，比率变量除了区间变量的统计分析方法外，还可采用等比中项、调和平均数、变异系数和对数方法进行分析。

level of significance 显著性水平 在临床试验的统计检验中，它是对全无效假说错误拒绝的概率程度，通常用p值表示结果统计分析的显著性差异的意义。最常见的假设可接受的临床数据结果分析差异值（p值）需小于0.05、0.01或0.001等。

level of test 检验水准 是预先规定的，当假设检验结果拒绝H_0，接受H_1下"有差别"的结论时犯错误的概率称为检验水准，记为α。

license 执照（许可证） 由主管部门颁发给个人或组织的准许其从事专业实践、职业或活动的文件或证书。例如，医学院毕业的学生只有通过资格考试并获得卫生部门颁发的行医执照才能有资格担负医生的职责。临床试验中通常要求有行医执照的医生担当临床试验项目的研究者。其行医执照影印件必须和研究者简历一起在临床试验被批准启动前作为必需的药政文件之一收集并存放在临床试验文档中。需要注意的是，如果在临床试验过程中，研究者的行医执照过期或有新的有效期的执照被颁发，研究者应当及时通知并提交新的执照影印件给申办方存档。申办方有责任保证研究者的行医执照在临床试验阶段保持有效期。研究者也可以在简历中提供行医执照的许可编号来替代提交执照的影印件。在这种情况下，如果执照许可过期的话，申请新的行医执照是研究者自身的责任，研究者无须提交执照影印件。

licensure 许可证（特许） 见"license 执照"。

life cycle 生命周期 泛指药物、医疗器械或相关产品或系统从初始概念或设计到最终退役、停用和处置的所有阶段。

life expectancy 预期生命（寿命） 指生物群种某一特定年龄的个体在未来所能存活的平均年数。生命周期=（n时期内所有个体在未来能存活的平均时间t)/（n时期内的存活个体数）$n=0$时期的生命期望为该种群的平均寿命。

life table 生命表（寿命表，死亡表） 它是一个可以显示一个人在每一个年龄段在其下一个生日前死亡的概率的统计表。所以可以根据它计算人口的平均预期寿命。这个表反映一个国家或一个区域人口生存死亡规律的调查统计表。生命表是人口统计学中一个非常有用的工具，它通常被用于模拟某一人口从出生到死亡的过程。此表也可以根据年龄死亡率（mx）编制，并主要反映各年龄死亡水平，故又称死亡率表。生命表是对相当数量的人口自出生（或一定年龄）开始，直至这些人口全部去世为止的生存与死亡记录。通常以10万（或100万）人作为0岁的生存人数，然后根据各年中死亡人数、各年末生存人数计算各年龄人口的死亡率、生存率，列成表格，直至此10万人全部死亡为止。

life table analysis 寿命表分析 用于生命表中分析寿命的方法。特别可用于比较不同个人年龄组之间的生存状况，从而评价某种临床试验治疗方案对预后生存长度的影响因素。最常用的寿命分析方法是COX比例风险

L

模型。

life table method 寿命表方法 等同于 "life table analysis 寿命表分析"。

life-threatening 威胁生命的 临床试验中严重不良反应事件标准之一。任何可能使受试者生命处于立即死亡危险的不良药物反应，或不及时抢救有可能使受试者死亡的不良反应事件都属于威胁生命的严重不良反应事件。

lifetime 生命期（寿命，生存期）指生物种群的个体从出生到死亡之间的时间长度。

lifetime prevalence (LTP) 患病率 指在统计人口中，若干人群与整个人群相比在某一生命时间段（截至评估的时间点）经历某一特殊事件（如疾病状态）的发生率，通常表达为百分发生率。通常，12个月的发生率（或时段发生率的其他形式）可用来表示患病率。

likelihood 可能性（似然性） 在统计学中，似然性和概率（probability）是两个最常见的术语，都与因果关系有关。但二者之间在技术层面上有着一定的差异。概率是一个已知最初因果状态的事件会造成未知结果的情形，或已知一些参数的情况下，预测接下来的结果会是什么。所以它是描述结果可预见性有多大。如投掷硬币100次，每次出现正面向上的概率有多少。而似然性对于结果来说无神秘性可言。在似然性中，并不知道最初的因果状态是什么，哪一个最初的情形可以产生某种结果，即在已知某些观测所得的结果时，对有关事物的性质参数进行估计。所以它是描述某种结果来自于某种事物最初因果关系有多少可能性，属于一种基于证据的推论。如投掷硬币100次，且正面向上出现100次，出现这种投掷的可能性是什么。

likelihood principle 似然性方法（似然原理） 临床试验中依据似然性函数对试验参数或结果显著性差异检验进行估算的方法。

likelihood ratio (LR) 似然率（似然比） 是反映真实性的一种指标，在同一套数据的基础上满足两种不同假说可能性的比例。

likelihood ratio teststatistic 似然比检验统计量 根据似然比进行显著性差异检验的通用式。简单地说，似然性越大的假说越可能意味着正确。

likert item 里克特选项 临床试验中常见的是视觉化量表。比如，疼痛量化评价要求受测者在一条标有不同疼痛程度的水平线或脸谱上以点选或画圈的方式回答疼痛程度。这种选项表也可称为量表（见图20）。

likert scale 里克特量表（里克特式量表） 为各种里克特量选项的总称。临床试验中常用的评价不同疗效或事物性质等级程度的等级尺度，属于一种评分加总式量表。常见的形式除里克特选项量表外，还包括问卷（questionnaire）量表等其他形式。当受测者回答问卷量表时，他们被要求具体指出对所问项的认同程度。常见

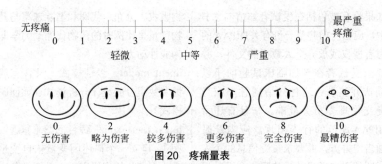

图 20　疼痛量表

的问卷程度等级有五级，如1=情况
很糟；2=没有变化；3=略为改善；
4=明显改善；5=完全改善。由里
克特量表获得的数据，有时会合并
所有的同意或不同意的答复类归为
"接受（或是）"和"不接受（或不
是）"两类。Chi-square, Cochran Q 或
McNemar-test 常用于里克特量表的统
计分析方法。

limited data set (LDS)　有限数据集
与健康保险携带和责任法案（HIPAA）
中有关患者隐私法则的数据有关。只
有经过患者签署相关知情同意协议
后，即经过患者的授权并同意将患者
的个人有限信息在用于公共保健、研
究和健康护理为目的的前提下披露给
第三方。但那些可以直接鉴别患者身
份的数据信息必须本着保护患者隐私
的立场出发，在披露给第三方前予以
剔出。这些必须剔出的数据点包括：

- 姓名；
- 确切的通信地址信息（在一定情
  况下：省份、城市和邮编号码除
  外）；
- 电话号码；

- 传真号码；
- 电子邮件信息；
- 个人身份证号码；
- 医疗记录号码；
- 健康计划受益人号码；
- 任何账号；
- 证书/许可证号码；
- 车辆识别码和序列编号，包括车
  牌号；
- 携带装置识别号和序列编号；
- 网络连接定位（URLs）；
- 互联网协议（IP）地址编号；
- 生物标志号，包括手指和声音图
  谱；
- 未加掩饰的面部照片影像和任何
  具可比性的影像。

有限数据集可能还包括（即有可能披
露或鉴别）的信息有：

- 入住医院、出院和服务日期；
- 出生日期和死亡日期（如果适用
  的话）；
- 年龄（包括90岁以上高龄）。

在临床试验中，这种有限数据集的限
制，即有关患者数据隐私性的声明和
授权必须反映在受试者知情同意书中。

L

如果没有被包括在受试者知情同意书中，应当专门起草一份有关HIPAA的患者授权或放弃个人数据的文件，并要求受试者在参加临床试验前予以确认并签署。这种知情同意书应当提交伦理委员会批准。一旦有违背HIPAA规范的行为出现，应当及时通告申办方，并要求接受信息的个人或团体采取适当的措施阻止有限数据集信息的进一步不适宜地被扩散。申办方和研究者应当及时通报伦理委员会有关HIPAA违规事件，并保留取消和批准继续或限制披露受试者数据信息给违规第三方的权利。

line extension　产品线扩展（产品延伸）　多指已有品牌药品品种/剂型的增加、替代品的引入或新的适应证范围的扩充。

linear　线性的　多与临床试验数据分析坐标图的直线形式有关。

linear combination　线性组合　临床试验数据倍数的简单加或减运算得到的数值组合，不涉及数值乘法或其他非线性函数的运用。例如，$x+1/2y$为数值x和y的线性组合，而xy不属于线性组合。

linear correlation　线性相关　临床试验数据统计分析概念。指两个变量之间呈直线相关性，即其中任何一个变量的增加会导致其他变量呈比例的变化。

linear estimator　线性估计（线性估计量）　只涉及数值线性组合的估算。

linear kinetics　线性动力学　描述药物吸收、分布、代谢和消除速率与药物剂量呈比例时的药物代谢动力学即为线性动力学。

linear model　线性模式　只含有线性参数组合的统计分析模式（如回归模式）。

linear regression　线性回归（直线回归）　建立一个描述因变量依自变量变化而变化的直线方程，并要求各点与该直线纵向距离的平方和为最小。线性回归是回归分析中最基本、最简单的一种，故又称简单回归（simple regression）。换句话说，线性回归是分析两个临床试验数据变量（如X和Y）之间的关系，而这种关系的分析是为了寻找两个变量的最佳直线相关性。其中一个变量被视为解释变量，另一个为因变量。这类直线的数学等式可以表示为$Y=a+bX$，式中，X为解释变量；Y为因变量；b为直线的斜率；a为在Y轴上的截距（当$X=0$时，$Y=a$）（图21）。在某些情况下，直线的斜率或截距有着科学涵义。例如，线性回归可以分析受试者药物血药浓度与药物剂量的关系；体重与身

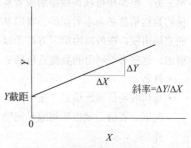

图21　线性回归公式解析示意

高的线性关系等（图22）。与逻辑回归不同，见"logistic regression 逻辑回归"。

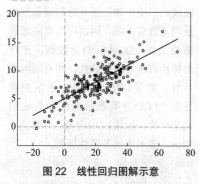

图22 线性回归图解示意

linear transformation 线性转换 涉及线性组合的两个临床试验变量之间关系的分析。

linear trend 线性趋势 当一个协变量（如时间）增加或减少时因变量（如药物浓度或效应）也呈稳定态地增加或减少。如果协变量的变化是固定的话，则效应的变化规模也是既定的。这种情况下的趋势是线性。

lipid/water partition coefficient 脂水分配系数 指化合物在脂（油）相和水相的溶解分配率，即化合物的水溶性与脂溶性间达到平衡时，其平衡常数称为脂水分配系数。

literature review 文献综述（文献评论） 对发表的研究和相关课题的数据进行评审。例如，新的研究项目开始之际，对过去和现有文献进行总结，以便于了解相关领域的现状。在临床试验中，对试验数据的中期分析活动也是一种对获得数据进行评审的过程。

loading dose (DL) 负荷剂量（前期量） 在治疗初期，给予患者首次药物高剂量，以期很快达到体内期望的血药浓度维持剂量（即稳定态水平）。负荷剂量常用于药物体内消除速率相对较慢的药物。这类药物只需要很低的维持水平就可达到所需的血药浓度。但这也可能意味着如果不给予首次高剂量的话，达到体内所需治疗维持量的浓度时间会较长。一旦体内达到治疗维持量水平，应当根据药物的代谢速率只给予患者相对有效的血药浓度维持剂量。换句话说，负荷剂量在需要立即使血药浓度达到稳态浓度而快速起效时采用。其实际上是将稳态浓度时的体内药物的累计量加上每次给药量当作负荷剂量一次性给药，再按每次给药量维持，每次给药量恰好等于稳态浓度时的体内药物消除量常用的负荷剂量的给药方法有：

· 静脉推注　负荷剂量（DL）＝平均血药维持浓度（C_{ss}）×V_D

· 静脉滴注　DL＝平均血药维持浓度（C_{ss}）×V_D＝1.44×滴速（RA）×$t_{1/2}$（药物半衰期）

· 血管外给药　DL＝静脉注射药量（X_0）×$[1/(1-e^{-kt})]$

例如，对安全性大的药物如磺胺类抗生素常采用"首剂加倍"的负荷剂量，以迅速达到稳态浓度。

local effect 局部作用 指临床试验药物对与机体最初接触的部位或局部区域所造成的作用或直接损害结果，

如局部麻醉药物。

local laboratory 地方化验室（本地实验室） 在地理位置上靠近研究机构并可为受试者提供检验或化验的化（实）验室。在多中心临床试验中，凡涉及主要试验终点的检测值一般建议采用中心化验室系统。这样有利于化验值监测标准和程序，以及参比值范畴等统一化。但无论采用本地或中心化验室，在临床试验项目启动前，都必须完成必要的化验室药政文件的征集程序，如化（实）验室营业执照、负责人简历和监测正常值范围等。

local research ethics committee 地方伦理委员会 为某一单位、区域或少数研究机构提供研究伦理审评的当地伦理委员会。无论地方或中心伦理委员会都必须符合ICH/GCP有关伦理委员会的构建、运营和管理规范。

local server 局域服务器 为临床试验局域网或本地提供数据库服务的服务器。

location 存储单元（位置） 表示存储单元时，描述一组数据居中趋向的非专属性数据统计术语。

location parameter 位置参数 用于描述任何特殊标量或矢量值数据集概率分布位置的参数。最常见的位置参数是平均值、中值或众数。换句话说，当对一组位置参数概率函数进行图解分析时，位置参数决定了原始点的起源位置。如果位置参数为正值时，原始点需要向右偏移；当为负值时，需要向左偏移。

LOD score LOD分数 基因与表达的生物标识物相关性的概率表达。在生物统计学中，评估两个基因座有可能彼此在染色体上相互近似或基因特征间是否有关联，因而可能有同源遗传相关性。如果LOD分数高，意味着特征有密切的关联性，即有同源遗传性。如果LOD分数低，表示关联性差。LOD分数表示为以10为底的概率对数。如果LOD分数为3或以上的话，表示遗传关联性极高。

lods 对数差异 是"log odds 对数差异比"的简写。

log 记录（日志） 临床试验活动和行为的系统记录或登记表，也是数学对数（logarithm）符号的缩写。

log odds 对数差异比（对数似然比）指临床试验中某事件出现可能性的自然对数（ln）。

log odds ratio 对数差异比（对数似然比） 临床试验统计分析中常见术语，指某事件出现可能性比率的自然对数（ln）。

log rank test 时序检验（对数秩检验）常用于临床试验疗效判断，比较不同受试者组别（如新的治疗组与对照组）之间随着时间推移治疗有效性的差异，如比较抗癌药物对受试者生存时间的显著性差异的分析。

logistic curve 逻辑曲线（增加曲线，罗吉斯曲线） 从临床试验统计分析方法对数函数中得出的S形曲线（见图23），意味着某事件或事物的最初增长阶段呈指数状，然后随着饱和态

L

的来临，生长渐缓，进入成熟期后生长停止。多见于细菌生长或细胞分裂状态的描述中。

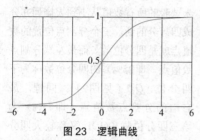

图23　逻辑曲线

logistic function 逻辑函数 指用于逻辑回归分析中二进制数据的转换过程。如果把回应比记为 p 的话，其逻辑函数的公式为 $y = \ln \dfrac{p}{1-p}$。

logistic regression 逻辑回归 通过逻辑函数的统计模式进行逻辑转换分析而得出的应变量的线性结果。与线性回归相比，逻辑回归用在两值预测，比如预测吸烟是否会得肺癌，只有0—不会，1—会；线性回归（linear regression）用来进行连续值预测，比如持续服用药物后会带来多少临床效益。由此可见，它们之间不存在包含关系。

logistic transformation 逻辑转换 等同于"logistic function 逻辑函数"。

logit 逻辑函数 "逻辑函数"英文词语（logistic function）的缩写。

logit model 逻辑模型 等同于"logistic regression 逻辑回归"。

log-linear model 对数线性模型 对临床试验离散性数据或整理成列联表格式的计数点进行分析的统计模型，属于一种线性模型。在这一模型中，所有用作分类的因素均为独立变量，列联表中的例数作为因变量。对列联表的因变量的分析需要进行 χ^2 检验。

lognormal distribution 对数正态分布 指变量对数为正态分布的任意随机变量的概率分布。

long term follow-up 长期随访 多指临床试验受试者完成研究药物治疗后还需要被跟踪观察一段时间，以便确定疗效和安全性的预后结果。在这段时间，受试者可以或不需要服用其他药物。长期随访通常至少为6个月。

longitudinal 纵向的 临床试验中与时间跨度有关的数据或事物。

longitudinal analysis 纵向分析 临床试验纵向数据的分析，通常与随时间变化而变化的特殊趋势的分析。

longitudinal data 纵向数据 某位受试者被反复收集的随时间而变化的数据。

longitudinal study 纵向研究 对一组受试者群体进行一个较长时期的跟踪研究，如果对这个群体设计一些"特殊的条件"，那么，就可以用同一个控制组来进行比较。例如，对某位受试者在某一时间段进行观察和检测的临床研究。

loss 损耗（减少，失败） 与临床研究治疗干预的负面效益或反作用有关。例如，疼痛增加、生命缩短、费用降低等。有时这种反作用意味着增益。

L

loss function 损耗函数　若干损耗（或增益）检测结果综合在一起的函数分析，以便对整个损耗状态有所了解。通常对整个减少/损耗（即真正负面检测）进行分析时才采用此术语。它与效用函数（utility function）为同义词，但效用函数通常用于对净增益（或反作用）的检测。

loss to follow-up 失访（随访中断）指临床试验中受试者被失去联络而无法进一步完成试验程序的情形。

lost to follow-up 中断随访（跟进终止，失去联络）　指进入临床试验的受试者不能进一步为临床试验提供疗效数据的情形。这种中断也意味着无法知晓何种原因使得受试者无法提供更多的试验数据，如找不到受试者本人等。临床试验的数据统计计划书中通常要求针对中断随访的受试者数据如何进行分析的程序做出规范。

lotion 洗液（洗涤剂）　用于局部给药治疗的液体制剂或给药载体的液剂。

lower quartile 下四分位　如果把临床试验的所有数值从小到大排列并分成四等分的话，三个分割点位置的数值点就是四分位数。而最左端分割点数值点（即25%）的四分位数称为下四分位（Q_1）（见图24）。同理，最右端的分割点数值点（即75%）为第三四分位数（Q_3），又称较大四分位；处于中间断的数值点（即50%）被视为第二四分位数（Q_2），又称中位数。

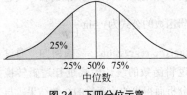

图24　下四分位示意

M

magnetic resonance imaging (MRI)
核磁共振成像（核磁共振造影） 一
种使用准确而不必侵入人体的临床诊
断技术。其原理是将将人体置于磁场中
以无线电波脉冲来改变区域磁场，激
发人体组织内氢原子核的共振，人体
不同的组织便会产生不同的磁矩变化
讯号，再经过电脑处理，便可以呈
现出人体组织的切面影像，据此可以
绘制成人体内部的结构图像。至于磁
振造影的磁场强度，则是以特斯拉
（Tesla）磁力单位表示。MRI 对人体
不具侵袭性，不会产生游离辐射，可
多方向扫描，提供三度空间影像，又
有高对比的解像力，是现代医学不可
或缺的诊断工具。它的好处之一是不
论使用多少次，都不会像 X 光等传统
检查方法一样对病患造成伤害。但是
由于人的全身各处的肉和血管都差不
多，只用核磁共振检查可能分得不是
很清楚。造影就是往血管里打造影
剂，磁共振能很清楚地看到造影剂，
当造影剂在血管里面流，而肉里面没
有造影，所以血管和肉就分得一清二
楚了。但造影剂有一定的肾毒性，而
且某些人会过敏，需慎用。

main effect 主效应 临床试验的多
因素设计研究或回归分析模型中，主
效应就是在考察一个变量是否会对因
变量的变化发生影响的时候，不考虑
其他研究变量的变化，或者说将其他
变量的变化效应平均化。换句话说，
就是其他研究变量都不变化的情况
下，单独考察一个自变量对因变量的
变化效应，即一个因素水平之间的平
均数差异为该因素的主效应。
当研究设计被呈现为一个矩阵，并且
第一个因素定义行，第二个因素定义
列，行与行之间的平均数差异描述就
是第一个因素的主效应，列之间的平
均数差异描述的是第二个因素的主效
应。例如，脉搏快慢受到若干因素的
影响，故可从两个变量来设计相关实
验，如气压和紧张度，并得出如表16
所示结果。

表 16　气压和紧张度矩阵图

项目	低气压	中气压	高气压	均值
低度 紧张	$M=65$	$M=70$	$M=75$	$M=70$
高度 紧张	$M=75$	$M=80$	$M=85$	$M=80$
均值	$M=70$	$M=75$	$M=80$	

在表中 M 表示均值，低度紧张的总均
值 $M=70$ 与高度紧张的总均值 $M=80$
的差异被称为紧张度的主效应。

main study 主研究 正式开展的而
并非属于探索性的药物临床试验研究。

mainframe 主机 指计算机除去输
入输出设备以外的主要机体部分，也

是用于放置主板及其他主要部件的控制箱体。通常包括中央处理机（CPU）、内存、硬盘、光驱、电源，以及其他输入输出控制器和接口等。

mainframe computer 主机电脑 指大型计算机。随着技术的进步，小型台式或携带式电脑的数据处理能力和内存量越来越先进，使得依附主机电脑的需求也越来越少。

maintenance dose 维持剂量 为了在治疗范围内维持稳态血药浓度，药物常多次重复使用或连续静脉滴注。此时必须采用适当的维持剂量来保持有效疗效范围的药物服用剂量，使药物进入的速率等于损失的速率需要。可参阅"loading dose 负荷剂量"。

major change 主要改变 与过去被批准的临床研究方案有关，意指试验方案发生了实质性的改变，而不是较小的变化。主要改变意味着过去伦理委员会批准的临床试验方案从根本上改变了知情同意书的基本要素或标准，并导致整个研究的风险/效益比发生了变化。例如，涉及受试者治疗或诊断的程序发生了调整，或增加对受试者效益或安全性的检测标准或方法等属于主要改变。任何试验方案或程序的主要改变必须重新得到伦理委员会的批准后可实施。

major, non-emergency deviations 主要非紧急偏离 指对伦理委员会批准的临床试验方案作出有计划的非轻微/管理性方案的变更或紧急状况下的偏离。主要非紧急偏离必须在得到伦理委员会审阅和批准后方可执行。为了得到伦理委员会的批准，任何此类变更都必须呈交给伦理委员会审阅。在伦理委员会批准前实施此类主要非紧急变更都被视为违背GCP原则和对被批准的临床试验方案的违规，以及不遵循伦理委员会对试验的监管实践。此类违规必须及时申报伦理委员会并应记录在案。

malnutrition 营养不良（营养失调） 临床上多指过度缺乏必要的营养所造成的人体健康问题。

mammogram 乳房X光造影检测 一种检查女性乳房的特殊X射线技术。进行乳房X光造影检测时，乳房需要放于两块夹板之间，将乳房压挤，把乳房组织平均分布。这个重要但短暂的过程，可减少辐射的剂量及令影像更清晰。乳房X光造影检测中所使用的X光只会投射于限定的范围而不影响身体其他地方。对于年过40岁的女士，使用乳房X光造影检测及早发现癌症，远比这少量辐射重要，亦不会因辐射而提高患上乳癌的机会。

Mann-Whitney U test 曼-惠特尼秩和检验 是由H. B. Mann和D. R. Whitney于1947年提出的。它假设两个样本分别来自除了总体均值以外完全相同的两个总体，目的是检验这两个总体的均值是否有显著的差别。换句话说，曼-惠特尼秩和检验可以看作是对两均值之差的参数检验方式的t检验或相应的大样本正态检验的代名词。

Mantel-Haenszel estimate 谩托-翰

塞尔估算 评估分层样本比值比的方法。在这个方法中，采用某群组的亚组类别（L）的数据对两个交叉变量间的白变量水平的全无效假说，即针对"$2\times2\times L$"的交联表数据进行检验。例如，临床试验的结果（成功或失败）为一个变量，治疗组别（对照或试验药物）为另一个变量，不同受试者组别为亚组分层L类别。谬托-翰塞尔估算假设不同交叉变量间的相关性不会受到第三个变量的影响。

Mantel-Haenszel test 谬托-翰塞尔检验 临床试验中的数据集被列成一系列"2×2"的交联表。运用谬托-翰塞尔估算分析所观察的效益在任何"2×2"交联表中的治疗比值之间是否存在统计学差异，从而获得相关事件因果是否具有关联性的证据。例如，在一项吸烟与肺癌的流行病学研究中，收集10项不同的研究数据见表17，以便比较总体肺癌相对风险度。

运用谬托-塞尔检验方法，把上述列表中每一行的数据集分解成"2×2"交联表。第一行的数据可被写成：

	吸烟者	非吸烟者
肺癌	83	3
对照	72	14

其余各行以此类推。然后对其吸烟与非吸烟造成肺癌的相对风险性进行显著性差异分析，并得出吸烟者患肺癌风险率比对照组要大$3.9\sim5.7$倍。

manual 手册（原稿） 汇集一般资料或专业知识的可供相关读者翻阅的参考书或工具书，或专门用于记录某一方面情况的本子。手册主要为人们提供某一学科或某一方面的基本知识，方便日常生活或学习。手册中所收的知识偏重于介绍基本情况和提供基本材料或信息的汇编，如简明扼要概述某一方面的基本知识，或各种事实、数据、图表、规章、条例等。通常按类进行编排，便于查找。英文中Handbook和Manual都可译为手册，前者侧重"何物"（what）一类的信息，如数据、事实等，后者偏重"如何做"（how-to）之类的问题。

manufacturer 生产商（制造商） 以其名义生产或制造预期可用的药物或医疗器械，并负有产品设计和/或制造责任的自然人、法人或公司。该制造商对确保药物或医疗器械预期可用或销售国家或地区的所有适用的法规要求负有最终法律责任，除非相关管辖区的监管机构明确将其责任强加于

表 17 吸烟与肺癌的研究数据

肺癌病例		对照组	
吸烟者	非吸烟者	吸烟者	非吸烟者
83	3	72	14
90	3	227	43
129	7	81	19
412	32	299	131
1350	7	1296	61
60	3	106	27
459	18	534	81
499	19	462	56
451	39	1729	636
260	5	259	28

M

另一自然人或法人。这种责任包括满足上市前和上市后的使用用途、性能、效益和安全性的要求，涉及产品的规范制定、设计、生产、制造、组装、加工、包装、重新包装、标签、重新标签、预期使用、安装、复合产品等各个环节的责任。

manuscript 手稿 打算发表的书面文件，如在发表前写成的临床试验结果报告或准备投稿的文章等。

margin 边缘（幅度，限度，余地，利润） 用于纸张时，表示纸张的边际空白部分；用于多元数据时，意旨边缘分布函数中的随机变量的每一个变量。

margin of error 误差范围（误差界限） 表示临床试验数值的精确度。

margin of safety 安全度（安全系数） 多与临床上允许人体体能范围内可以接受的运动或药物剂量安全程度有关。例如，保障心脏病患者安全的运动强度；药物在体内的累积或维持血药浓度应以不至于引起任何不良反应或生理伤害为限等。在放射医学中，以电磁波辐射强度及其频段特性对人体可能引起潜在性不良影响的阈下值为界，被视为人体不可接受的辐射安全系数。通常的辐射安全度被分为两级，一级为安全辐射强度，二级为可引起人体不适反应的最低不安全辐射强度，应当予以避免。

marginal cost 边际成本 指药物生产量每增加或减少一个单位所引起的药物成本变动数额。多应用于药物经济学的实践中。

marginal distribution 边际分布（边缘分布） 统计概率理论的术语。意旨一组随机变量中的每一个变量的概率分布状态，并与其他变量的分布状态无关。所谓"边际"是指这些概率状态是通过交联表中的行或列的总和值的方式，并在表中用总计的形式写出（表18）。

表18 200位受试者疾病严重程度评价的边际分布

胸闷	气喘				
	缺乏	轻微	中等	严重	总计
缺乏	1	1	0	0	2
轻微	25	12	3	0	40
中等	24	86	25	2	137
严重	2	10	8	1	21
总计	52	109	36	2	200

注：边际分布就是行或列的总和项。

marginal mean 边际均值 边际分布的平均值。

marginally significant 边缘显著性 为一种表示所计算的p值与所设定的统计学差异的人为标准异常接近的非正式术语，其没有明确的定义。例如，进行临床试验数据统计分析中，往往设定当$p=0.05$时有显著性差异。如果计算结果处于$0.07 \geqslant p \geqslant 0.4$的情形下，可以被视为具有边缘显著性。

marketing application 上市申请 新药或生物药物上市前向药政部门申请批准市场销售的申请。在美国，FDA的上市申请表格356H是官方的上市申请表，是一种由药物公司向FDA提交的要求批准在美国市场销售新药或生物药物的书面申请文件之一。

marketing authorization 市场授权（销售批准） 药政管理部门批准药物公司某种药物上市销售的申请。

Marketing Authorization Application (MAA) 市场上市申请 申请新药上市时需要向药政部门提交的要求批准新药市场销售的完整药物信息文档，包括药物化学、临床前研究资料、药物分析、生物学、临床试验研究数据等。例如，欧盟的市场授权申请就是药物公司为谋求新药在欧盟国家上市而必须向欧盟药政评价机构（EMA）递交的欧盟市场授权申请。EMA负责通过中心化程序科学评审药物产品的欧洲市场许可。在中心化程序下，药物公司只需要递交一份市场授权申请给EMA。申请材料的语言为英文。经过两组专家的分别独立评审后，给出最终授权或不授权的评审建议。一旦申请被欧盟批准，药物即可在所有欧盟成员国家和欧洲经济区域欧洲自由贸易协会国家（冰岛、列支敦士登、挪威等）中上市。

marketing support trial 市场支持临床试验 泛指那些不仅探索试验药物有效性和安全性，而且还研究试验药物对生活质量的影响，药物经济效益比等方面的临床试验。这些研究的结果可以用作为已批准药物的新适应证，也可以用于论文发表或营销推广之用。这类研究多见于上市后临床试验、IV期临床试验，或研究者发起的临床试验等。

masked medication 盲态药物 见"blinded medications 盲性药物"。

masked study design 盲态研究设计 见"blinded study design 盲性研究设计"。

masking 隐蔽（盲态） 见"blinding 盲化程序"。

master file 主文件（主卷） 临床试验中含有所有相关临床试验文件、记录、资料和证据的档案文件或卷宗。在美国，提交给FDA的含有生产、加工或包装相关医疗器械的特殊生产设备、过程、方法或组成的详尽信息资料文件被称为主卷。

master randomization list 主随机表 列有临床试验受试者随机入组分配信息或方法的文件（ICH E6 8.2.18）。

match 匹配（配对） 指临床试验中找出具有相似人口学特征和/或疾病严重程度（或其他特征）的两个或多个受试者，以便彼此可以互为对照的过程。另外，在临床试验中，有时对某种样本的鉴定需要在盲态的情形下进行。例如，肝活检片需要由第三方在不知道治疗前或后的情形下完成疗效评判。这样就需要对带有受试者编号的肝活检片进行重新编号，以便评判者无法知道肝活检片属于哪位受试者和是否为治疗前或后的。一旦评判完成，需要对各个评判结果重新匹配原受试者信息，以便揭示受试者治疗前和后肝细胞改善状态。

matched control 匹配对照 多指还没有接受临床试验治疗的受试者，其与接受了试验治疗的受试者一样拥有基本人口学和其他试验参与信息，并可以与被治疗受试者进行疗效对照。

matched design 匹配设计（配对设计） 运用配对设计的临床试验。大多数临床试验都需要采用匹配设计的方法。例如，需要按照1∶1的比例随机招募受试者接受试验药物或安慰剂的治疗，以便评价对照试验药物的疗效和安全性。配对设计主要有三种情况：

- 两种同质受试对象分别接受两种处理，如：把同窝同性别和体重相近的动物配成一对，或把同性别和年龄相近的相同患者配成一对；
- 同一受试对象或同一样本的两个部分，分别接受两种不同处理；
- 自身对比，即将同一受试对象处理前后的结果进行比较。

matched pair 匹配配对 在临床试验平行研究设计中两位受试者被随机进行疗效或安全性对比，或同一位受试者接受两种治疗措施而被进行自身对比，例如，在交叉临床试验中，受试者先后分别接受试验药物和对照（安慰）剂。

matched pairs *t* test 匹配配对 *t* 检验 见 "dependent samples *t* test 相依样本 *t* 检验"。

matched study 匹配研究 采用匹配设计的临床试验研究。

matched subjects 匹配受试者 见 "matched pair 匹配配对"。

maternal toxicity 母体毒性 药物对孕母产生的损害作用，表现为增重减慢、功能异常、临床症状甚至死亡。

material accumulation 物质蓄积 当机体反复多次接触药物或毒物一定时间后，用化学分析方法能够测得机体内存在该药物或毒物的原型或其代谢产物，称之为物质蓄积。

matrix 矩阵（点阵） 这个词的本义是子宫，母体和孕育生命的地方。在数学名词中，表示矩阵表的排列形式，用于统计数据等方便的各种有关数据，其可以包括数字、回归系数、参数估算等，或者列出简单的原始数据，例如，含有受试者血压、脉搏、呼吸值的生命体征表。严格地说，这种矩阵形式的交联表应当至少含有两行和两列数据。如果只有单行和单列，则应被视为是一种矢量表。

mature minor 成熟的未成年人 指那些虽未达到法定成年人年龄但心智却显得较为成熟的少年人。这些人在参加临床试验时，虽然其父母或法定监护人需要代表其签署知情同意书，但少年受试者本人由于具备一定的理解和阅读能力，需要他们同时也签署未成年人知情赞同书。要注意的是这些成熟未成年人并不一定等同于那些脱离父母而独立生活的未成年人。

maximal no-effect level (MNEL) 最大无作用剂量 也称为未观察到作用剂

量（no-observed effect level，NOEL）或未观察到损害作用剂量（no-observed adverse effect level，NOAEL）。指外源化学物在一定时间内按一定方式或途径与机体接触后，根据目前认识水平，用最灵敏的试验方法和观察指标，未能观察到对机体造成任何损害作用或使机体出现异常反应的最高剂量。

maximum 最大值（最大量） 表示一组数值中的最大数字或上限。例如，临床试验中，与受试者血液化验指标有关的检测值通常都需要列出视为正常检测值的上限值和下限值。

maximum dose 最大给药剂量 最大给药量源自于采用最大给药量进行药物急性毒性试验，即最大给药量实验。或者说在合理的最大给药浓度及给药容量前提下，以允许的最高剂量单次给药或24h内多次（2～3次）给药（剂量一般不超过5g/kg体重），观察动物出现的反应。一般采用10～20只动物，连续观察14d。这种反应可以是无明显毒性反应或毒性反应，甚至少数动物的死亡。仅仅给出最大给药浓度而没有毒性反应情况的说明，则违背了最大给药量法原则和目的，也未达到急性毒性试验研究的目的。需要注意的是同一个受试样品的剂型的不同，例如植物药的提取物、原料药或带有辅料的制剂产品等，在急性毒性试验中最大给药量数值可能会不是唯一的或固定不变的数值。因而，给予需实验的药物，一般从低剂量分组逐渐增量。注意如加有辅料，要折算成纯药物剂量。只有结合在某剂量下受试动物的反应情况，得出的不同最大给药量数值的急毒试验才可较为全面、客观地阐明和反映某一药物的急毒情况。

maximum efficacy 最大效应（最大效能） 指药物产生最大效应的能力，用E_{max}表示。

maximum likelihood 最大似然数（最大似然率） 概数函数的最大值。

maximum likelihood estimate 最大似然估计 通过最大概率函数法对临床试验参数进行分析后得到的估算值。

maximum likelihood method 最大似然法 对临床试验数据进行估算的一种方法。其得到的数据的最佳估算值多为最大似然数。

maximum non-lethal dose (MNLD) 最大非致死量 实际上是急性毒性试验中以死亡为毒效应时的一种最大耐受量，指药物不引起实验动物死亡的最大剂量，可表示为LD_0。

maximum tolerable dose (MTD) 最大耐受量 临床试验中，人体对于药物的最大耐受剂量是指不会引起受试者出现无法接受的不良反应时的那个药物服用剂量。通常意旨在受试的30%受试者中造成3级（严重）或4级（威胁生命）毒性的剂量。在临床前的药理急性毒性试验研究中是指外来受试样品使受试对象（实验动物）虽然发生严重中毒，但全部存活而无一例死亡的最高剂量或最高浓度。这个剂量或浓度可以一次或一日内多

M

次给药于受试动物。故也可缩写为 LD_0。若高于该剂量即可出现死亡。最大耐受剂量以毫克/千克（mg/kg）体重表示。由于实验动物对外来化合物的感受性有个体差异，随实验动物数增多，最大耐受剂量可能下降，故难以在实验中得到可重复的结果。一般不用最大耐受剂量来比较两种外来化合物的毒性。与 LD_{100}（绝对致死剂量）的情况相似，LD_0 也受个体差异的影响，存在很大的波动性。上述 LD_0 和 LD_{100} 常作为急性毒性实验中选择剂量范围的依据。美国国立癌症研究所1976年推荐以预测的最大耐受剂量为哺乳动物致癌实验的高剂量，即最大耐受剂量是由90d毒性实验确定的，此剂量应使动物体重减轻不超过对照动物的10%，并且不引起死亡及不导致缩短寿命的中毒症状或病理损害。MTD的计算公式为

$$小鼠最大耐受倍数 = \frac{\dfrac{每只小鼠的耐受药量}{小鼠的平均体重（20g）}}{\dfrac{成年人平均体重（50kg）}{成年人日用剂量}} \times$$

值得注意的是最大耐受剂量（MTD）和最大给药剂量是个不同的概念。前者是动物能够耐受而不引起动物死亡的最大剂量。而后者是以最高浓度最大给药体积给予动物得出的剂量，在该剂量下如果动物不出现死亡则该剂量就为最大给药剂量。所以如果一个药物能测出 LD_{50} 就要找出MTD。如果测不出毒性来给一个最大

给药剂量就可以了。如果某个受试样品的毒性很小，不能测出半数致死量（LD_{50}），则给予动物一个最大剂量，如 $2 \sim 5g/kg$，如动物未死亡则以此剂量为最大耐受剂量。如果某个受试样品的毒性较大，有 LD_{50} 的话，可以考虑 $1/10 \sim 1/5\ LD_{50}$ 或日常用量的 $50 \sim 100$ 倍。MTD对于一个药物来说是一个相对规定的值。其对于阐明某个药物的急性的毒性情况是一个重要的参考指标。

McNemar's test 麦克尼马尔检验　一种针对配对对象的二分类变量（"2×2"交联表）的边际次数进行显著性差异分析的统计检验方法，即主要用于配对数据或资料率的检验（相当于配对卡方检验）。这些二分类变量可以是配对样本（就像病例对照研究）的同一观察结果，也可以是单样本组中的两个观察结果。例如，要判断临床试验的治疗对某症状是否有显著改善，常常将同一患者治疗前和治疗后进行配对观测。由于治疗前后两种状态下某症状有或无是针对同一患者，因此所得资料称作相依配对计数资料。

me-too 仿制（模仿）　用于描述与已有物质类似的产品。在药物领域，仿制药物指本身拥有知识产权，但其药效和原型药物或同类药物具有生物等效性。市面上大多数仿制药物为过期"专利"药物的替代药物。也有些是避开专利药物保护的领域，但以专利药物为先导物，研究出不受专利保护的具有相似化学结构的生物活性化

合物。这种研究有时可能得到比原"突破性"药物活性更好或有药代动力学特色的药物。

mean 平均值（均值） 一组数值的总和除以样本数量得到的算术平均值。

mean absolute deviation 平均绝对偏差 绝对偏差是指单次测定值与平均值的偏差。如果对同一变量进行多次测量时，各次测量值及其绝对误差不会相同。将各次测量的绝对误差取绝对值后再求平均值，并称其为平均绝对偏差，即

$$\Delta = (|\Delta 1| + |\Delta 2| + \cdots + |\Delta n|)/n$$

式中，Δ 为平均绝对误差；$\Delta 1$、$\Delta 2$、$\cdots$、Δn 为各次测量的绝对误差。例如，三个数值59、60、61的平均值为60，绝对平均偏差就是 $1/3 \times (|59-60| + |60-60| + |61-60|) = 0.667 = 0.7$（假设保留一位有效数字）。

meaningful pain relief 显著疼痛缓解（有意义的疼痛缓解） 常见于临床试验的疼痛评价中，受试者服药后疼痛出现显著缓解的结果或时间点。

mean square 均方值 临床试验数据平方和的平均值。

mean square error (MSE) 均方误差 数理统计中均方误差（也称标准差，SD）指各参数估计值与参数真值之差的平方和平均后的平方根，用 σ 表示。需要注意的是，MSE不是测量值的实际误差，也不是误差范围，它只是对一组测量数据可靠性的估计。MSE是衡量"平均误差"的一种较方便的方法，可以评价数据集的离散程度。MSE的值越小，说明预测模型描述临床试验数据具有更好的精确度，反之，测量就不大可靠。

meaningful difference 显著差异 与对照物相比，临床试验药物的有效性必须至少满足 $p \leqslant 0.05$ 才能声称二者有统计学意义上的显著差异，即试验药物显示临床意义。与英文词组"significant difference"同义。

measurement 检测（测量） 指随时间推移反复或在某一时间点重复对数据采集测定的系统过程的行为。多用于临床试验数值的评判和记录，并不限于客观数据的运用，也适用于主观数据的检测。例如，临床试验总体疗效的量表评判等。

measurement bias 测量性偏倚 由于临床试验数据测量过程中，变量测定值与平均值之间的差异。例如，假设某标准值为5，一共测量5次，测量数值分别为6、5.5、4、5、4.5，则偏差分别为1、0.5、−1、0、−0.5，则平均偏差为0.6。

measurement data 计量资料 对每个观察单位用定量的方法测定某项指标量的大小，所得的资料称为计量资料。计量资料亦称定量资料（quantitative data）、测量资料。其变量值是定量的，表现为数值大小，一般有度量衡单位。如某一患者的身高（cm）、体重（kg）、红细胞计数（10^{12} 个/L）、脉搏（次/min）、血压（kPa）等。

measurement error 测量误差 进行变量值测定时，其观测值与真实值之

M

间的差异，被称为测量误差。其产生的原因有多种，如仪器精确度的限制、仪器构造本身的误差（如水平轴设计问题）、人为原因（如测量习惯不良）、外界因素（如风速、湿度、大气折光等）。测量误差的类别有三种，即系统误差、偶然误差和粗差。系统误差有规律性，偶然误差没有规律性。粗差则是测量者疏忽大意造成的，如读错、记错、算错或瞄错等。

measurement scale 测量尺度（测量标度） 指用于测定临床试验变量值的尺度种类。例如，顺序量表、等级量表、连续标度、分类水平或范围等。

mechanism of action 作用机制（作用机理） 指生物活性物质对生物体或在生化系统中产生药理作用的机制或机理。这种作用机理通常包括生物活性物质结合或生化作用所影响的特殊分子靶向点的识别。通过这些作用靶点，大概的活性物质发挥作用的生化途径可以得到认识或理解，并且采用某一物质抑制或极化这些生化途径可以改变它们的药理效益。这种生化途径被视为作用机制。例如，对细菌DNA合成或蛋白合成的抑制可以达到杀菌或抑菌的作用。对胆固醇合成的抑制可以改善体内胆固醇水平过多的状况等。

M

MedDRA 国际医学用语词典 是"Medical Dictionary for Drug Regulatory Affairs"的英文缩写。MedDRA由ICH根据早期英国卫生部门的工作基础发展而成的，它把药物和医疗器械中的医疗问题，包括疾病、诊断、症状、治疗适应证、医学和手术程序、医学、社会、家庭病史的术语标准化，是一种等级制度的字典。它的版权归国际药物生产联盟会（International Federation of Pharmaceutical Manufactures and Association）所有，具体管理和操作MedDRA的机构是维护和支持服务组织（Maintenance and Support Services Organization）。根据MedDRA的术语等级规则，临床试验中每一个不良反应事件术语可以从最低水平的术语到最高水平的术语等级被分成五个等级（图25）。MedDRA目前拥有英文、荷兰语、法语、德语、意大利语、葡萄牙语、西班牙语、日语和汉语版。MedDRA每年被更新两次，并向全球发布。

medial lethal dose (LD$_{50}$) 半数致死量测定 指测定在一次性给药后引起半数动物死亡所需的药量，换句话说，可以指除急性毒性动物实验外的药物实验（短期重复实验、亚慢性毒性实验、慢性毒性实验）中以确定不引起实验动物死亡的最大剂量或浓度，故又称最大耐受浓度的检测。

median (M) 中位数（中值） 将数据按大小顺序排列起来，形成一个数列，居于数列中间位置的那个数据或最中间两个数据的平均数就是中位数。适用于偏态分布资料或不规则分布资料和开口资料。所谓"开口"资料，是指数据的一端或两端有不确

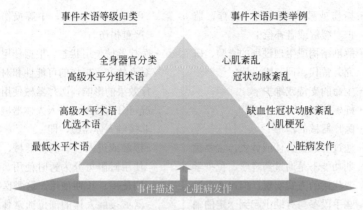

事件术语等级归类　　　　事件术语归类举例

全身器官分类　　　　心肌紊乱
高级水平分组术语　　　冠状动脉紊乱

高级水平术语　　　　缺血性冠状动脉紊乱
优选术语　　　　　　心肌梗死

最低水平术语　　　　心脏病发作

事件描述－心脏病发作

图 25　MedDRA 结构示意

定值。n 为奇数时取位次居中的变量值；为偶数时，取位次居中的两个变量的平均值。故其反映了一批观察值在位次上的平均水平。从中位数的定义可知，所研究的数据中有一半小于中位数，一半大于中位数。中位数的作用与算术平均数相近，也可以作为所研究数据的代表值。在一个等差数列或一个正态分布数列中，中位数就等于算术平均数。

median dose　半数剂量　又称半数效应剂量，指 50% 的患者对疗效有反应的药物剂量。

median effective dose　半数有效剂量　指外源化学物引起机体某项指标发生 50% 改变所需的剂量，或药物引起一群受试生物的半数产生同一毒作用所需的毒物剂量，用 ED_{50} 表示。ED_{50} 数值越小，受试生物的毒性越高，反之，则毒性越低。

median lethal dose (LD$_{50}$)　半数致死量（致死中量）　指能使接种的实验动物在感染后一定时限内或服用实验物质（如药物、有毒物质或游离辐射物质）的剂量造成受试动物死亡一半所需的微生物量、毒素量或物质剂量。

median toxic effective dose　半数毒效应剂量　指毒物引起机体某项指标产生 50% 损害效应的剂量，记为 TD_{50}。

median life expectancy　平均预期寿命　在临床试验中，多用于表示某种试验药物可使 50% 的受试者生命延长的平均时间长度。

medical advisor　医学顾问　见 "medical monitor　医学监督官"。

medical device　医疗器械　指单独或者组合使用于人体的仪器、设备、机械、工具、器具、植入物、体外试剂、软件、材料或者其他类似或相关物品。其预期使用由制造商（manufacturer）确定，无论单独或组合使用，以达到以下一个或多个特定的医疗目的：

· 疾病的预防、诊断、治疗、监护或者缓解；

M

- 损伤或残疾的诊断、治疗、监护、缓解或者补偿；
- 解剖结构或生理过程的查验、研究、替代、调节或支持；
- 生命的支持或维护；
- 妊娠控制；
- 医疗器械的消毒；
- 通过对取自人体或体表，主要预期功能不是通过药理学、免疫学或代谢的方式实现，但可能有这些手段参与有助于起到一定的辅助作用实现其预期功能。

依据医疗器械的结构特征、医疗器械使用形式和医疗器械使用状况，医疗器械通常可以按照下列标准予以分类：

- 医疗器械结构特征和使用形式
  - 无源医疗器械包括：药液输送保存器械；改变血液、体液器械；医用敷料；外科器械；重复使用外科器械；一次性无菌器械；植入器械；避孕和计划生育器械；消毒清洁器械；护理器械；体外诊断试剂；其他无源接触或无源辅助器械等。
  - 有源医疗器械依靠电能或其他能源而不是直接由人体或重力产生的能源来发挥其功能的医疗器械。其包括：能量治疗器械；诊断监护器械；输送体液器械；电离辐射器械；实验室仪器设备、医疗消毒设备；其他有源器械或有源辅助设备等。有源器械失控后往往可对人体造成一定的损伤，其损伤程度可分为轻微损伤、中等损伤或严重损伤。

- 医疗器械使用状态　根据使用中对人体产生损伤的可能性和对医疗效果的影响，医疗器械使用状况可分为接触或进入人体器械和非接触人体器械，即：
  - 接触或进入人体医疗器械，其使用时限可分为暂时使用、短期使用、长期使用。这类医疗器械接触人体的部位通常体现在皮肤或腔道，创伤或体内组织，血液循环系统或中枢神经系统等。这类医疗器械依据医疗目的和使用手段又可进一步分为：
    - ◆外科侵入医疗器械，即借助外科手术，这类医疗器械全部或部分通过体表侵入体内，其接触的部位有：
      - ■血管，作为管路向血管系统输入的医疗器械侵入血管或与血路上某一点接触。
      - ■组织/骨/牙质，侵入组织、骨和牙髓/牙质系统的器械和材料。
      - ■血液循环，接触血液循环系统的医疗器械。
    - ◆植入器械，即任何借助外科手术，医疗器械全部或者部分进入人体或自然腔道中，并在手术过程结束后长期留在体内，或者这些医疗器械部分留在体内至少30d以上。

◆重复使用外科器械，即用于外科手术中进行切、割、钻、锯、抓、刮、钳、抽、夹或类似的手术过程，不连接任何有源器械，通过一定的处理可以重新使用的医疗器械。

-非接触人体医疗器械，其对医疗效果的影响程度分为基本不影响、有间接影响或有重要影响。这类医疗器械不直接或间接接触患者的身体。

-表面接触医疗器械，这类医疗器械与人体接触的部位只限制在：

◆皮肤，即仅接触未受损皮肤表面；

◆黏膜，即仅与黏膜接触；

◆损伤表面，即只与伤口或其他损伤体表接触。

医疗器械是一种为了医学目的用于患者、诊断、治疗或手术的产品。医疗器械产品包含的范围复杂且运用广泛。例如压舌板、医用温度计、血糖仪、人造心脏、人血纤维支架、心血管支架和X光仪器等。医疗器械一般可以按照其用途与使用患者的关系划分为高风险、中风险和低风险医疗器械。

• 高风险医疗器械 指那些由于功能失常或使用不当可能导致患者或人员严重伤害的用于生命支持、关键性监护、能量发射等医疗器械。例如，麻醉设备、麻醉呼吸机、窒息监护仪、氩增强凝血仪、抽吸器、自动输血器、心脏除颤器、外部或内部用电外科器械、外用起搏器、胎儿监护器、心肺仪、孵化器、输液泵、内置血压仪、脉冲血氧测量器、放射治疗器、呼吸机、支架等。

• 中等风险医疗器械 包括许多诊断设备，其误用、失常或损坏无法使用后无可取代品替代，并将对患者看护造成严重影响，但不可能造成直接或严重伤害。例如，心电图仪、脑电图仪、跑步机、超声波传感器、光治疗仪、内窥镜、人造可植入型、无线射频设备芯片、外科用钻头和锯片、腹腔镜检查吹入器、心音图仪、辐射加热器（成年人用）、肉食剂（如医用水蛭、医用蛆虫）、溶酶性噬菌体等。

• 低风险医疗器械 指那些失常或误用不可能造成严重后果的器械。例如，电子测温计、吸奶器、外科显微镜、超声喷雾器、血压计、手术台、手术用灯、温度监护仪、抽吸器、X射线诊断设备、镜片计、角膜计等。

medical device family 医疗器械族
由同一组织或为同一组织制造的具有安全、预期用途和功能的、具有相同基本设计和性能特性的成组医疗器械。

medical device reporting (MDR) 医疗器械报告 指药政部门接受生产商、销售商和用户报告的医疗器械不

M

良作用信息的程序，以利于相关单位和管理部门可以迅速发现这些不良作用造成的风险并纠正。

medical device study 医疗器械研究 评价医疗器械有效性和／或安全性的临床试验，包括比较一种以上医疗器械的性能或医疗器械与药品疗效的差异的临床研究。

medical director 医学主管（医疗主任，医学总监） 泛指药物公司（如药厂、医疗器械、生物制药等）中领导医学或临床部门的人士，通常有医学背景或本人就是医生。

medical ethics 医疗伦理（医德） 指医务人员在医疗过程中，与患者互动，如相关医务技术人员、医生、护士、护理人员与患者之间以及与社会之间关系的行为准则，包括态度、道德价值判断行为和制约医疗行为的规范和原则，它是一种职业道德，是一般社会道德在医疗卫生领域中的特殊表现。在临床试验的实践中，赫尔辛基宣言是必须遵循的医疗伦理原则，即尊重自主、不伤害原则、行善原则、公平正义原则等，并应积极在医疗行为中推广，以促使和提升医疗相关人员的行医品质。

medical history 病史 患者或家族以往保健（包括疾病诊治）的历史。在临床实践中依据以往病史可以推测或研究出某些疾病之间的因果关系或交叉影响，并对诊治和推测预后有所帮助。例如，儿童病史、家族遗传史、生活习惯、饮食偏好等。临床试验中，查询和记录受试者病史是必不可少的招募受试者步骤之一。这样做的目的是确保受试者符合临床试验方案的招募标准，并有助于对试验药物的疗效和安全性做出更准确地判断。

medical judgment 医疗判断 由医生对患者做出的诊断、治疗、防治措施或行为。临床试验中要求研究者按照临床试验方案要求在各个访视中对受试者的疗效和预后状况通过各种规定的方法作出合理的医学评判，如化验报告、生活质量问答、医疗仪器检测等。

medical license 行医证（行医执照） 由国家卫生管理部门签发的证明某人已具备一定的医学知识和经验，并符合相关行医要求和标准，因而允许该人士行使医生职责的书面文件。研究者的行医执照复印件或其执照编号是研究者能参与相关领域临床试验项目的资质证明之一，需要收集和保存在试验项目文档中。

medical monitor 医学监督官 主要指负责临床试验中需要对药物安全性或疗效做出医学判断的独立医生（不是研究者本人）或相关有医学背景的独立医药从业人员。这些人员通常为申办方所指派，并协助申办方完成安全性或不良事件报告。

medical practice computer system 医疗实践计算机系统 用于管理电子患者病历档案的计算机或网络化的计算机系统。例如，医院本身建立的患者注册或电子病历系统。那些申办方提

M

供的或临床试验项目专属的计算机系统不属于此范畴。

medical record 医疗记录（病历卡，病历，病案） 泛指医疗记录的集合，是患者在医疗机构接受医疗服务的所有医事相关记录，即记载患者诊断、治疗和病症表述的书面记录文件。病历资料来源基本上是由医务人员，如医师、护理师、医技、麻醉师、复健师、营养师等，在问诊、体格检查、辅助检查、诊断、治疗、护理等医疗活动过程中形成的文字、符号、图表、影像、切片、检查结果等资料。它不仅记录病情，而且也记录医师对病情的分析、诊断、治疗、护理的过程，对预后的估计，以及各级医师查房和会诊的意见。因此，病历既是病情的实际记录，也是医疗、护理质量和学术水平的反映。随着资讯科技的进步，部分医疗院所开始导入电子病历（eMedical Record，EMR），医务人员改以电脑或是PDA等装置记录病历及开立药方，X光片改以电脑档案储存。临床试验中，受试者的病案记录可以用作试验数据的源文件。

medical study 医疗研究 指对诊治药物的疗效和/或安全性进行临床研究的行为。这种研究可以是以受试者为主体的前瞻性临床试验，也可以是通过查询文献或以往病史记录的追溯性医疗综合分析，或医生自行开展的探索性医疗实践等。

medical treatment 医疗（药物治疗） 给予患者的医疗行为，包括服用药物、精神或心理治疗等，但不包括外科手术治疗。

medical trial 医疗试验 等同于"clinical trial 临床试验"。

medical underwriting 医疗保险（医疗核保） 指医疗保险公司根据承包人的病史来决定是否批准被保险者的承包申请和需要付讫多少保险费用的过程。临床试验通常需要申办方为受试者投保临床试验医疗保险，以防受试者在临床试验中出现意外的医疗事件或不测。

medically important difference 医疗重大差异 等同于"clinical significant difference 临床显著性差异"。

medically necessary 医疗必需品 为诊断或治疗患者或临床试验受试者需要而提供的必要的医疗服务或物资供应，而不是那些主要用于为医生或研究者提供方便的医疗服务或物资供应。例如，临床试验中试验方案要求的用于化验受试者的血液的样本采集试管通常都是由中心化验室统一提供。

medically responsible clinician 负责医学的临床医生 由研究者或伦理委员会指定的、负责专门评价特殊研究受试者群体的疾病状况的执照医生或其他娴熟和有一定知识/经验的医学从业者，他们需要对只能参与微幅超过最小风险的临床试验的受试者是否适宜继续参与那些已显著超过最小风险的临床试验做出抉择。例如，病理学家通过肝活检切片来评价肝炎病患者是否适宜参加某项抗肝病药物的临

M

床试验或治疗药物对其是否有帮助。

medicinal 药品（药物） 指用于预防、治疗、诊断人的疾病，有目的地调节人的生理机能并规定有适应证或者功能主治、用法和用量的物质，包括中药材、中药饮片、中成药、化学原料药及其制剂、抗生素、生化药品、放射性药品、血清、疫苗、血液制品和诊断药品等。

medicine 医学（医疗） 保护、维持和/或恢复人体良好生理状态的一种科学和实践，以预防、诊断和治疗生理疾病和提高人体生理机体健康为目的。狭义的医学只是疾病的治疗和机体有效功能的极限恢复，广义的医学还包括养生学或营养学等。目前世界上医学主要有西方微观西医学和东方宏观医学（如中医、藏医或蒙医等）两大系统体系。二者在形式上的融合又形成了第三种医学——中西医结合医学。医学研究领域大方向包括基础医学、临床医学、检验医学、预防医学、保健医学、康复医学等。

medication 药物（药物治疗） 药物或生物药物的统称。也指用药物或生物药物治疗疾病的行为或过程。

Med Watch 医药监视 美国食品药品管理局（FDA）建立的药物安全或不良反应事件报告体系，包括医药监视报告表（Med Watch表）和在线报告系统。FDA认为，他们有责任确保所有在美国上市的医学产品（包括药品和医疗器械等）的安全性和疗效。因此，他们建立了Med Watch系统。该系统不仅为专业医务人员服务，还为使用医学产品的公众服务（www.fda.gov/medwatch）。

megabyte 兆字节 用于临床试验数管理的计算机存储信息的空间单位，相当于1百万个字节数。

megatrial 大型试验 通常包含几千名以上受试者的规模巨大的临床随机试验。

member 成员 通常指列在伦理委员会参与临床试验方案审核和批准与否表决的在册人士。也可泛指临床试验项目的团队成员。

memorandum of understanding (MOU) 谅解备忘录（合作备忘录） 两个或多个合作方之间经过协商、谈判达成共识后签署的工作安排和合作事宜正式书面协议，"合作"表达了合作方之间的意愿，对某项事宜打算采取的行动方案。"谅解"意在表明"协议各方要互相体谅、妥善处理彼此的分歧和争议"。这种备忘录常常并不意味着有法律承诺或适用于合作各方无法达成法律强行实施协议的情形。也可视为是一种君子协议。例如，FDA与其他国家的药政监管机构达成的相互认可药政视察结果的合作备忘录。

mentally disabled 弱智人士（智力障碍） 临床试验中多用于指有精神障碍（包括精神的、神经的、个人行为或行为紊乱等）、发育紊乱（如智力障碍等）或神经障碍的受试者。这种障碍在很大程度上影响这类人的认知或情绪功能，从而导致衰退性的自主决策能力。这类受试者参与临床试验，需要由法定监护人代为行使知情同意权利，并代为签署知情同意书。此外，如果试验药物造成受试者永久性智力障碍的话，则应视为严重不良反应事件发生。

meta-analysis 荟萃分析（元分析，meta分析） 一种统计学的分析方法，用于比较和综合针对同一科学问题所取得的研究结果，即用定量的方法对从某个问题的独立研究和综合总结或结论中汇集的组合数据进行综合结果的系统评价。具体的做法包括运用加权估计值将汇集的两个或多个类似临床研究的概要数据结果或众多现有实证文献数据进行再次统计分析的过程。通过对相关各种总结报告或文献中的统计指标利用相应的统计公式，进行再一次的统计分析的方式，从而可以根据增强的富集数据统计置信率等来分析不同变量间真实的相关关系，并可以更好地回答有关具体的医学问题。这种统计分析的目的和意义在于可以增加统计功效、评价研究结果的一致性、增强结论的可靠性和客观性和通过亚组分析得出新的结论，或寻找出新的研究思路和假说等，常见用于医学治疗研究的系统总结，以评价其疗效。

metabolism 新陈代谢 生物体生命活动过程中化学变化的总称。新陈代谢包括物质代谢和能量代谢。物质代谢又分为同化作用和异化作用。同化作用是将外界物质转化为组成生物体的物质并储存能量；异化作用是分解生物体的物质以释放能量并将废物排出体外。能量代谢又分为放能代谢和吸能代谢。物质代谢和能量代谢是密不可分的，在进行物质代谢的同时，必然伴随着能量代谢。生物通过新陈代谢与外界进行着物质交换和能量交换。新陈代谢是生物的主要特征之一。新陈代谢一旦停止，生物就会死亡。药物在生物体内发生的一系列生物化学变化过程（吸收、转化成其他物质和排泄等过程）被称为药物代谢，通常涉及特殊的药物代谢酶，如P450酶等。有些称为前体药物的药物只有通过体内的代谢才能被转换成有生物活性的物质。绝大多数药物都需要经过代谢来降低毒性或失活，并排出体外。

metadata 元数据 从数据发展而来，同时作为数据的一种功能。元数据是"数据的数据"，提供了了解这些数据所需前后因果的信息，是对数据的标识，它可以通过一组属性或元素来描述源数据特定的资源，而这些属性或元素就是该资源的元数据。元数据可以包括不同类别信息，如数据的归属、特质、结构和相互关系等。它也可以提供源信息、信息的地位、归属和/或分类或识别属性。例如，当受试者的体重被记录在病例报告表时，体重数据及其重量单位表示了特定受试者的生理属性。当临床试验的不同（电子）数据系统进行数据

M

采集、交换、报告和存档时，体重数据需要被归属在人口学的数据类别中，并有特殊的数据域符号来表示。在某些情况下，元数据可能包含记录活动的日期、时间、记录者、数据所有者、记录设备或仪器、相关操作参数、文件或记录序号或编号等，便于元数据的溯源和验证。

method   方法   进行某一过程或程序的途径。例如，临床试验中设定的招募受试者程序、诊治受试者过程、测定各种变量的手段、分析数据的过程等都可以被视为各自相应的方法。

methodology   方法学   泛指所有可为临床试验设计提供参考价值的科学、合理、可循证的理论依据及其程序规范，包括但不限于各类标准临床试验方法（如随机法、对照法、盲法等），权威机构（如NMPA等）出台的临床试验技术指导原则，临床公认的疾病诊疗指南，经国家审核通过的既往临床研究结果，或国内外临床试验数据库公示的试验信息及其结论等。例如，临床试验一整套符合GCP规范的涉及各个环节的程序就构成了临床试验的方法学。

metric data   计量数据（公制数据）   指那些采用国际公制单位测定的数据，即千克、克、米等。有时也用于表示连续数据。临床试验中，有些数据的测定要求标明相应的计量单位。例如，身高和体重需要标明是"米"和"千克"，还是"英尺"和"磅"。如果数据库储存数据为统一计量单位

要求的话，前端数据采集后，需要对不同计量单位的数据进行系统自动转换。例如，采集的"磅"体重需要换算成"千克"后再予以存储。

metric scale   公制标尺度   等同于"continuous scale   连续标尺度"。

metric variable   数值型变量   等同于"continuous variable   连续变量"。

micro-dose study   微剂量研究   属于一种在人体中进行的0期探索性药物研究，其使用低于1/100动物实验数据的剂量值计算人体产生药理效果的剂量，以了解受试药品在人体药代动力学特点、评价其在人体的生物学分布及靶向效果、测定其剂量范围和给药次数及顺序、明确两种以上药物衍生物状态下的药代和药效，同时对开发新型的显影探针或显影技术有很大帮助。美国FDA和欧洲EMEA对微剂量的定义是：低于通过临床前毒理学研究获得的动物安全性数据而推导出的拟用于人体可能产生临床药理学效应剂量的1/100，且最大剂量不超过100μg的剂量，对于蛋白类产品，剂量需≤30nmol。

mid-quartile   中四分位数（中四分点）   一组临床试验数据下四分位数和上四分位数的平均数。

mid-range   中点值（中距）   一组临床试验数据最小值和最大值的平均值。

midpoint   中点   表示组距的中间点，即最低下限和最高上限值的平均值。它不是组距的中间值。

mild   轻微的   多与临床试验中不良

M

反应事件的严重程度有关，意旨不良反应事件对受试者造成轻微的能感觉到的症状或特征，但较易忍受，且不会造成任何显著或永久伤害风险的不良反应事件。从共同毒性标准（CTC）分析，轻微不良反应事件属于Ⅰ级毒性反应。

minimal effect level (MEL) 最小有作用剂量 也称中毒阈剂量（toxic threshold level）或最低观察到损害作用的剂量（lowest observed adverse effect level，LOAEL）。指在一定时间内，某种药物按一定方式或途径与机体接触，用最现代先进的检测方法检测出某项灵敏指标发生轻微损害作用所需的最低剂量。

minimal risk 最小风险 在临床试验中，受试者受到的伤害或不适的可能性和程度不高于日常生活会碰到的范围或强度或例行性的身心检查。

minimization 最小化（极小化） 指临床试验中指定治疗组给受试者的伪随机方法，以便平衡治疗组别的协变量分布。

minimizing risk 最小化风险 从临床医学的角度看，对受试者采取稳定的具有合理研究设计的规程，并不会使受试者暴露在不必要的风险中；必要时，对受试者采用已经采用过的诊断或治疗规程；或为了解答研究问题，在需要进行额外医学程序时尽可能地采取最少次数的诊断或治疗规程都是使受试者受到最小化医学风险的手段或措施。

minimum effective concentration 最小有效浓度 又称阈浓度（threshold concentration），是药物产生最小效应的浓度，用 C_{min} 表示。

minimum effective dose 最小有效量 亦称阈剂量，是药物产生最小效应的剂量。

minimum effective level 最小有效量 称最低观察到损害作用的剂量（lowest observed adverse effect level，LOAEL），指在一定时间内，某种外源化学物按一定方式或途径与机体接触，用最现代先进的检测方法检测出某项灵敏指标发生轻微损害作用所需的最低剂量。

minimum intolerable dose (MID) 最低非耐受剂量 在首期临床试验中，试验药物的剂量通常增至出现毒性为止，此剂量则定义为最低非耐受剂量，在此MID以下的剂量则为最大耐受剂量MTD。对于一般试验药物（抗肿瘤药除外），当出现50%以上的受试者有毒不良反应或一例以上有严重不良反应事件（serious adverse event, SAE）时，此剂量即为最低非耐受剂量。

minimum lethal dose or concentration (MLD 或 MLC) 最小致死剂量或浓度 指一组受试实验动物中，引起一群动物中仅个别动物死亡的药物最小剂量或浓度，在急性毒性实验中可表示为 LD_{10} 或 LD_5。

minimum scope of disclosure 最少披露范围 与患者隐私保护法（HIPPA）有关。指受试者的个人健康识别信息只能依据必需的研究目的需求程度而

M

披露。

minor 未成年人 临床试验中没有达到法定年龄而不能签署知情同意书同意参加相关试验治疗或程序的人士。此类未成年人如果需要并答应参加临床试验项目的话，其父母或法定监护人必须代为其签署知情同意书。

minor change 微小改变 当临床试验方案的修正不会对伦理委员会批准的与受试者安全性和有效性评价相关的要点或标准造成重大影响时，这种修正可以被视为微小改变也称为行政性修改。具备微小改变的试验方案需要提交伦理委员会备案，并经伦理委员会审阅和确认属于微小修正。如果不属于微小改变，整个试验方案需要伦理委员会的重新批准后方可实施。

minor or administrative protocol deviation 微小或行政性试验方案偏离 当临床试验实施中出现的试验方案的偏差不会影响研究的科学合理性或不利于受试者的权益、安全性或福祉时，可以被视为微小或行政性试验方案偏离。例如，受试者的后续试验访视不在试验方案规定的时间窗内，或血液样本的采样时间点接近但并不是试验方案规定的精确时间点。根据这类偏离非

合规性严重程度，有时需要申报伦理委员会备案审查。

minor increase of minimal risk 轻微超过最低风险 临床试验的受试者经历的伤害或不适概率和程度，包括心理伤害和隐私丧失，或个人尊严等方面，只是比常规生理或心理检查或测试中可能遭遇的伤害或不适略微要高。

minority 未成年人（少数派） 少于50%的群体，或未年满法定年龄的人群。在临床试验中，未成年人被招募时，知情同意的程序有着特殊的要求（图26）。此外，参与临床试验项目的儿童受试者、老年受试者、孕妇受试者等群体通常被视为少数派的"弱势"群体，需要针对这些群体的特殊属性制定专门的招募和监管程序予以执行。

misclassification 归类错误（误分类） 临床试验的数据采集中，对于分类数据而言，由于种种因素往往会出现把所采集的受试者信息归类错误的情形，这类错误属于测量误差。其被分为两种误分类，即无差异误分类和差异误分类。所谓无差异误分类是指所有的数据类别、组别或变量类别（无论起因、结果或协变量）都有相同的

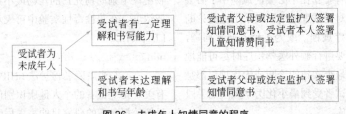

图26　未成年人知情同意的程序

出错率或被误分类的概率相同。例如，将男性误记为女性为较严重的无差异误分类。疗效"部分"改善被记为"适度"改善属于次严重无差异误分类。这类误分类有严重后果，会导致因果关系无法确定或误判。差异误分类是当被误分类的概率或错误率在受试者的组别之间各不相同时出现。例如，严重高血压患者的血压测量的准确度比轻微高血压患者要低，或患阿尔茨海默病的老年人对事物的报告比没有阿尔茨海默病的可靠性要差。这类误分类的后果基于起因略有不同，可能对真实数据过高估计，但也可能过低评判。需要根据实际状况在进行统计分析时做出相应调整。

misconduct　不端行为（失当行为，处理不当）　多用于描述临床试验中有意违规临床试验方案和/或GCP规范，或有欺诈之嫌。如果是无意违规或事先有咨询并要求豁免的行为，多被视为临床试验的偏离（deviation）或违规（violation）事件。偏离或违规行为多属于依从性问题，而不是欺诈问题。

missing at random (MAR)　随机缺失　造成数据遗失的原因与某些其他被检测的数据有关，或与所遗失的数据本身无关。例如，受试者在回答生活质量问答卷时，偶尔漏答了一项答案。但如果是有意跳过某一问题不作回答的话，则应视为非随机缺失（MNAR）数据。这种缺失数据在进行分析前必须根据统计分析有关缺失数据分析计划的要求做出处理。例如采取替换或删除整个问卷等。

missing completely at random (MCAR)　完全随机缺失　造成数据缺失的原因与所观察的数据本身和还未检测的数据或其他数据都无关。例如，检测设备功能失常、气候原因导致受试者不能按时赴约、受试者生病不能正常完成规定数据采集程序，或数据输入错误等。

missing data　缺失数据（遗漏数据）　指那些本应当被记录但由于某些原因而没有被记录或观察到的临床试验数据。

missing not at random (MNAR)　非随机缺失　如果数据不属于随机缺失，也不是完全随机缺失，或有特殊原因的缺失状况，就属于非随机缺失。例如，忧郁症患者往往不愿意倾诉他们的心理状况，因而报告心理状况与忧郁症有关。这样已有的忧郁症患者的平均心理状况数据相对于完整数据而言可能存在着非随机缺失，并会导致偏差评估。

missing value　缺失值（遗漏值）　等同于"遗漏数据"和"缺失数据"。

mixed effects model　混合效应模型　临床试验数据分析中由固定效应和随机效应（随机误差除外）两部分组成的统计分析模型。

mixed model　混合模型　见"mixed effects model　混合效应模型"。

mixed format　混合模式　临床试验电子系统可接受纸质记录和电子采集

M

记录的混合形式，但最终的数据记录可以自动处理后汇总成一体。混合模式的电子系统需要符合GCP的计算机化系统的基本功能要求，如稽查轨迹、权限控制、安全保密环境等。

modal class 众数组 有众数所在的数组被称为众数组。

mode 众数 一组数据集中出现次数最多的那个数。例如，数据组"1，2，3，4，4，5，5，5，6，7，8，8，9"，从小到大排好了顺序。这组数据中"5"出现了3次，比其他的都多。所以这组数据的众数就是"5"。如果出现个数一样的数据，或者每个数据都只有一次，那么众数可以不止一个或者没有。

model 型号（模型） 与临床试验的关系有几个方面，一个用于表达医疗器械或仪器的型号，在临床试验中，任何被实验的医疗器械都必须标明型号及其特征；用于检测试验样本的仪器设备型号也必须记录在案。另一个属于临床试验数据统计分析的专用术语部分，例如统计分析的回归模型、逻辑回归分析模型等。实际上，任何统计分析方法都应当被视为一种数学模型，即使它是一种简单的t检验。用于临床药物动力学时，与药物代谢的房室模型有关。

model equation 模型方程式 指临床试验数据统计分析模型的数学方程式，或描述生物系统定量血药关系的数学表达式。例如，药代动力学血药关系一级反应模型公式中的药物消除半衰期公式：$t_{1/2}=0.693/k$。

modem 调制解调器（解调器） 是调制器（modulator）与解调器（demodulator）的简称，简称为调制解调器，它是一个能把计算机中的数字数据转化成在电话线中传播的模拟数据的装置。众所周知，计算机内的信息是由"0"和"1"组成的数字信号，而在电话线上传递的却只能是模拟电信号。于是，当两台计算机要通过电话线进行数据传输时，就需要一个设备负责数模的转换。这个数模转换器就是调制解调器。计算机在发送数据时，先由解调器把数字信号转换为相应的模拟信号，这个过程称为"调制"。经过调制的信号通过电话载波传送到另一台计算机之前，也要经由接收方的解调器负责把模拟信号还原为计算机能识别的数字信号，这个过程被称为"解调"。正是通过这样一个"调制"与"解调"的数模转换过程，两台计算机间的远程通信得以完成。

moderate 中等的（中度的） 多用于表示临床试验中不良反应事件的严重程度，意旨不良事件造成的不适感足以干扰正常活动，可能需要治疗干预，但不会对受试者造成任何显著的或永久性伤害风险。从共同毒性标准（CTC）分析，中度不良反应事件属于Ⅱ级毒性反应。

modification of research 研究修正 泛指对过去批准的研究方案或程序进行任何形式更改的行为。在临床试验中，这种试验方案或规程的修正应当

M

由申办方启动，研究者无权在未经申办方同意和伦理委员会批准的情况下对试验方案或规程进行更改，除非这种变化对于立即消除受试者的安全风险是必要的情况。但这种紧急情况下的改变事后也必须立即申报申办方和伦理委员会备案和追加许可。下列情况（但不限于）的变化是需要伦理委员会审批的案例：

- 研究人员；
- 广告或任何与受试者有关的材料；
- 研究规程；
- 受试者入组和效益/安全性评判标准；
- 进行研究的地点更改；
- 招募程序；
- 知情同意书；
- 研究设计或方法。

moiety 有效成分（有效部分） 泛指产生有效药理效益的药物中的有效成分。从化学角度看，这个有效成分可能是整个药物分子的全部或部分，也常用来区别于制剂中的赋形剂或无效成分。仿制药通常和原药含有相同的有效成分，但赋形剂不一定相同。这是仿制药声称可以取代原药的基础。然而，由于赋形剂的变化，仿制药的安全性与原药相比，可能会有所不同。

monitor 监查员（监视器） 监查员是指由申办方指定的具备相关临床试验知识的个人，负责监督和报告临床试验的进程和数据的审核。监查员是申办方和研究者之间的主要交流纽带，可以直接受雇于申办方，或服务于申办方雇用的临床研究组织（CRO）。监查员主要职责是要确保临床试验按照试验方案书、标准操作程序、良好临床规范和相关药政法规的要求在进行，启动研究基地的临床试验项目的开始、协助数据质量的监控和完整性等。监查员的其他职责还包括：

- 遵守临床监查标准程序。监查员进行临床试验监查职责时，必须按申办方建立的标准操作程序以及相关要求行事。
- 参与临床试验项目的管理和操作。作为临床试验项目小组的成员之一，监查员可以被要求参加临床试验方案、临床病例研究报告表、知情同意书、临床试验监查指南和源文件材料的准备，协助、准备和参与临床试验项目研究者启动会议。
- 确保研究研究机构人员、设备和资源稳定。监查员应当核实研究机构的人员、设备和资源，包括实验室、诊疗室、仪器和人员资格都满足临床试验项目的要求，并保证特定的试验程序由授权的人员完成和中心实验室的文件齐全和存档。
- 监查研究研究机构的试验药物和物品。监查员必须核对研究机构试验药物供应充足、储存适当、分发、保留和退还步骤正确，对所有试验药物的监查应记录在案。监查员还必须协调和监督临

M

床试验项目的其他物品的齐全和充足。

- 报告不良反应和严重不良反应事件。监查员应当检查是否所有不良反应事件都按照GCP和ICH临床安全数据管理指南的要求被及时报告。
- 确证临床试验文件齐全。监查员必须检查并确证研究者已收到和正在使用所必需的临床试验基本文件和报告，如最新的研究者手册、临床病例研究报告、最新的已被独立伦理审查委员会批准的临床试验知情同意书，以及其他相关的试验指南、报表、申请和批准文件等。
- 监督研究者的行为。监查员必须确证研究者按照GCP和试验方案书的要求进行临床试验，所有药政当局和中心或当地独立伦理审查委员会所要求的批准都已获得，和每位受试者加入临床试验项目之前都经过严格的知情同意书过程。一旦发现行为偏差应当告知研究者并指出应采取的矫正措施。所有试验文件的变更都应由授权的研究研究机构人员签署和注明变更日期。必要时监查员必就某些试验程序对研究研究机构人员进行培训或再培训。
- 确保临床试验数据的完整和准确。在监查访问中，监查员监督和评价受试者的招募和试验数据的核查，并对疑问数据提出质疑和核对原始文件，以确保数据的真实性、完整性、一致性和准确性。
- 完成临床试验监查报告。鉴别和评价研究者和研究机构参加申办者临床试验项目的资格是监查员的职责之一。监查员负责对研究机构进行监查访问。每次研究机构监查访问后，监查员应当完成监查报告，及时向申办方通报有关监查中发现的重大事件，违规行为以及所采取的相应矫正措施。申办方代表和监查员应当审阅并跟踪监查报告中有关后续行为矫正内容的完成和监查员所记载的监查活动及其内容的合理性和完成性。

当表示监视器时，指计算机或检测仪器上的荧光屏。

monitor report 监查员报告 见"monitoring report 监查报告"。

monitor visit report 监查员访问报告 见"monitoring report 监查报告"。

monitoring 监查 监督临床试验进程的行为，以确保临床试验按照试验方案、标准操作规范（SOP）、良好临床规范（GCP）和相关药政要求在实施、记录和报告（ICH E6 1.38）。

monitoring committee 监督委员会 见"data and safety monitoring committee 数据安全监督委员会"。

monitoring plan 监查计划 描述临床试验监查策略、方法、职责和要求的文件（ICH GCP 1.64）。

M

monitoring report　监查报告　临床试验监查员每次完成研究机构监查访问后必须完成的描述或提醒研究机构人员需要关注的有关临床试验进程行为表现、问题或活动的书面总结报告（ICH E6 1.39）。ICH指南对监查访问报告有明确的要求，它指出监查员应当在每次监查访问后递交书面报告；监查访问报告的内容需要包括监查访问的日期、研究机构名称、监查员姓名和会面的研究者和其他研究人员姓名；监查访问报告应当含有所审阅的成果总结，有关新的发现/事实、问题或不足，以及相应的纠正措施或行动，或给出相应的建议。其他还应该包含的内容有研究机构的招募现状、对上次访问发现的问题的后续结果/结论等。监查访问报告草案一般可以要求在监查访问后的5～10个工作日内完成。经过项目经理的审阅和签名批准后，最后监查访问报告需要存档保留。必须记住的是监查访问报告是正式的临床试验事务文件，也是药政监管部门在视察申办方时可能检查的文件之一。所以，监查员对监查访问中的任何发现或事实的描述应尽量使用正规的商务类语言，而不是带有感情色彩的负面语言。

monitoring visit　监查访问　泛指临床试验监查员对研究机构实施临床试验项目质量和进展进行检查的行为，以确保临床试验的实施符合试验方案要求、受试者的权益和安全性得到保障、试验数据是真实完整的、所有临床试验行为方式都满足GCP和国家监管机构的要求。

monitoring visit log　监查访问记录表　这是监查员每次进行研究机构的试验项目监查访问时，都必须现场填写完成相应的访问信息，例如，访问日期、访问目的和被访问对象等。不仅监查员，所有参加监查访问的研究机构人员都需要按照表内要求完成登记填写。按照ICH要求，申办者应当确保试验项目被适当地监查（ICH 5.8.3）。通过这个登记表应当能够向临床试验稽查者或视察者证明按照ICH的要求研究机构被申办方监查过。

monitoring visit report　监查访问报告　见"monitoring report　监查报告"。

monotherapy　单一疗法　指运用一种药物对疾病或不良身体状况进行治疗的医疗实践。

monotonically decreasing　单调递减　指某项临床试验系列数据经过反复检测仅呈恒定不变或降低，其绝不会增加的势态。

monotonically increasing　单调递增　指某项临床试验系列数据经过反复检测仅呈恒定不变或增加，其绝不会降低的势态。

morbid　病态的（病变的）　指呈疾病状态的情形。

morbid event　病态事件（生病）　与疾病有关的事件。

morbidity　发病率（疾病率）　指在一定时间段内某人群患病或不正常状态新增加的例数或概率，其计算方法

M

是某类或地区人群病态发生人数除以那类或地区的人群总数。在临床实践中，任何疾病状况，包括诊断出的疾病和并发症等，都被归类在发病率中。它与患病率有所不同。患病率指一定时间内一定规模人群中某中病症新旧病例的总和。

morbidity curve　发病率曲线　发病率随时间推移而发生的累积发生率曲线图。

morbidity rate　发病率　在任何指定的时间段内患某种病态事件人群在那一地区人口总数中的比例。

mortal　致死的　有死亡倾向的情形。

mortality　死亡率　指每千人中发生死亡的人数。是用来衡量每单位时间内一定规模人口中的死亡数目（整体或有因死亡）。例如，死亡率为0.85%表示每10万人口中每年死去850人。在临床实践中，不同人群的死亡率的表示含义略有差异，即：

- 粗死亡率　每1000人的死亡总数。
- 新生儿死亡率　每100个出生未满一个月的婴儿和胎死（死产儿）的人数总和。
- 孕产妇死亡率　每10万个死于生产过程的孕产妇死亡数。
- 幼儿死亡率　每1000个出生小于一岁的幼儿死亡人数。
- 标准死亡率（SMR）　某年龄段或性别等组别中死亡人口数的比率。
- 特定年龄死亡率（ASMR）　特定年龄（16～65岁或65岁以上）中每1000人的死亡总数。

有关临床药物治疗成功或失败的死亡率可以用早期死亡率和后期死亡率来判别疗效的优寡，即治疗的前期或治疗初期出现的死亡总数为早期死亡率；治疗后期或治疗经过一定时间段后出现的死亡总数为后期死亡率。

mortality curve　死亡率曲线　随时间推移发生的死亡累积发生率曲线图。

mortality rate　死亡率　在任何指定的时间段内死亡人群的比例。

most powerful test　最大功效检验　临床试验统计学术语，等同于"uniformly most powerful test　一致最大功效检验"，指如果两个检验有相同显著差异水平，那么具有较小Ⅱ类错误的检验就是这两项相同显著差异检验中的最大功效检验。

moving average　移动平均数（均线）　与时间序列数据有关的术语，用于计算随时间推移数据中心趋势的统计方法，是将某一段时间数据值的平均值画在坐标图上所连成的曲线（见图27）。用它可以研判数据值短期波动、长期趋势或周期的运动趋势。例如，评价试验药物平均两年的疗效趋势时，首先将每6个月疗效值进行评估而得出，之后的6个月疗效值也依次得出，即1～6个月、2～7个月、3～8个月、4～9个月等。这样可以得出平均两年的平均数。以此作图可以得出平均两年的短期疗效曲线图，因而推演出试验药物的长期疗效趋势。

multi-site research　多研究机构研究　指在一个以上临床研究基地进行的，

M

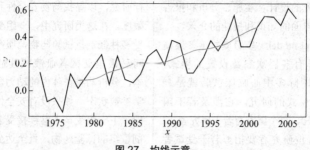

图27　均线示意

并且只有一家伦理委员会管辖的临床试验项目。

multi-univariate　多元单因素（多重单变量） 指一个以上单反应变量的情形，其中主要兴趣在于每个变量本身，而不是它们的多变量的结合体。例如，临床试验血液检测各个主要生化或血液学指标的影响，就属于多元单因素分析。用于临床试验的数据分析时，表示评价各个数据变量的在效益中的分别作用。

multicenter　多中心 见"multicentre-trial　多中心试验"。

multicenter research　多中心研究 由一个以上的研究者按照同一个试验方案在不同研究机构和单位同时进行的临床试验，可能涉及多个伦理委员会的管辖。此类试验都会由申办方指定一位主要研究者总负责，以协调各研究机构之间的工作。因此每个研究机构必须严格遵守试验方案的要求，以保证数据的一致性和可比性。只有在一个试验研究机构不能在预计的时间内完成受试者入组时才会进行多中心试验。大型的多中心试验由于研究者人数众多，必然增加了结果出现偏差的可能性。因此，召开全体研究者大会统一受试者入组和评估方法对于减少偏差的产生至关重要。由于各研究机构的入组速度不同，为避免因有的研究机构入组患者太多而引起的偏差，各研究机构还应保证按所分配的受试者人数入组。

multicentre study　多中心研究 见"multicentre trial　多中心试验"。

multicentre trial　多中心试验 按照同一个临床试验方案、在一个以上临床试验机进行的、有多位研究机构研究者共同合作参与并完成的临床试验项目（ICH E6 1.40）（见"multicenter research　多中心研究"）。

multidisciplinary　多学科 涉及一门以上学科或专业。例如，临床试验就是一门需要多学科知识和融合的研究领域，它不仅可能涉及多门医学科目（如心血管和病理学等），还需要统计学、财务学、工程学（如果涉及特殊医疗器械）等方面的介入。

multidisciplinary study　多学科研究 涉及一门以上科学领域的研究。例如，

M

临床研究的设计、实施、分析和报告需要多方面的知识和技能的介入。

multilevel model　多级模式（多层模式）　具有多层次参数设置的模式。例如，国际多中心临床试验就是一种多层模式的研究，它涉及若干国家（1级）、每个国家有若干研究者（2级）、每位研究者要招募若干受试者（3级）和每位受试者需要被观察和评价若干疗效参数（4级）等。

multimodal　多模式的　拥有一个以上模式的。

multimodal distribution　多重模态分布（多峰分布）　指两个以上数据峰值或局部最大值的分布。多见于离散型样本数据的多峰分布的统计分析。

multiperiod crossover design　多阶段交叉设计　含有两个或两个以上研究周期的交叉临床试验。参阅"crossed design　交叉设计"。

multiperiod crossover study　多阶段交叉研究　设计为多个交叉周期的临床研究。例如，"2×3"式交叉临床试验设计（见图28）。参阅"crossover study　交叉研究"。

multiple ascending dose　多剂量递增　属于Ⅰb期临床试验，泛指对试验药物的多剂量的药代动力学和药效学进行研究，以寻找药物安全性和耐受性限度。在这类研究中，一组受试者接受多种低剂量试验药物，服药一定时间后采集受试者血液或其他体液样本，分析药物在体内的动力学或药效学参数状态。如果没有安全性问题出现，下一组受试者继续接受多种更高剂量组的试验药物，直至达到预设安全参数值。

multiple comparison method　多重比较法　临床试验数据统计分析的方法之一。多重比较的形态以检验方式不同，主要分为两两比较和多对一比较。前者是将不同母体的观察值两两分组，并鉴定之间是否有差异。后者只针对有兴趣的母体作比较。多重比较的方法包括LSD检验、Duncan检验、SNK检验、Bonferroni检验、Scheffe检验、Sidak检验等。当对一套数据的各个方面作为整体同时做出统计推论时，多重比较法或多重检验需要被应用。用在变异数分析之后，若发现平均数有显著差异时，则再从所处理的实验水准中检视一对或多对平均数间是否有差异存在，这种工作常需比较好几对平均数的差异就叫作多重比较。例如，当评价某种临床试验药物治疗一系列病症效益时，疾病

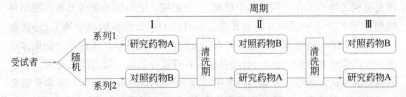

图28　"2×3"式交叉临床试验设计

M

症状被选择治疗的越多，越有可能发现该药物至少对其中一种症状的改善优于已有药物的疗效。同样，当比较试验药物的安全性时，即各类不良反应事件发生状况，比较的不良反应类别越多，越可能发现试验药物似乎比已有药物至少在一种不良反应事件方面显有劣势。由此可见，随着比较数量的增加，被比较的组别越有可能在至少一项性质方面显有差异。然而，组别之间的差异只有在数据被作为整体独立样本（如相同药物治疗同样人群）时才有意义。如果这种分析只涉及独立样本数据多重比较的部分分析，而不是整体分析的话，所产生的结果的置信度就会大打折扣。

multiple comparisons　多重比较　多指某项临床试验统计分析进行显著性检验时对一种以上的变量参数进行比较，如三种或三种以上治疗组别，或两种治疗组别但一种以上效应变量或上述情形的综合效益进行比较分析。通常在进行两种以上变量比较时，ANOVA F 检验可以显示变量彼此是否存在显著性差异，但没法判断哪一个变量与其他变量存在差异。多重比较程序（MCP），也称为平均分离检验可以揭示变量值间差异的详尽信息。临床试验中运用多重比较的目的就是要比较三个或更多治疗组别（如试验药物、对照或安慰剂、受试者组别等）的平均效益，从而确定哪一种治疗更好、更不好和好多少。多重比较程序和方法有多种，需要根据

实际需求谨慎选择。

multiple correlation coefficient (R^2)　多重相关系数　多重相关性表示两种以上变量间的线性关系，用多重相关系数 R^2 表示。常见于临床试验数据的多重回归分析中，来评价应变量的实际值与预测值之间平方相关性。也可以被理解成通过自变量解析的应变量的方差比。回归的 R^2 值通常在 $0 \sim 1$，其值越高表示变量间的相关性越强。当与应变量有关的自变量呈成对正交直线时，多重相关系数等于每个自变量和应变量间平方相关系数总和。当自变量不呈正交直线时这种关系不存在。多重相关系数的显著性可以用 F 方差比来评估。

multiple dose design　多剂量设计　当许多药物要求间歇性地被服用时，多剂量给药设计就必须予以考虑。在这种设计中，药物可以被确保发挥持续或延长生物活性的效益，尤其在治疗慢性疾病时。在这种给药情形下，每当前次药物浓度被完全消除前，新的药物剂量就被给予，从而使血药浓度能达到维持治疗效益的稳态水平。所谓稳态血药浓度是指恒比消除的药物在连续恒速给药或分次恒量给药的过程中，血药浓度会逐渐增高，当给药速度大于消除速度时称为药物蓄积。当给药速度等于消除速度时，血药浓度维持在一个基本稳定的水平称血药稳态浓度（steady state concentration, C_{ss}），又称坪浓度或坪值。但恒量消除的药物在吸收速度大于消除速度

M

时，体内药物蓄积，血药浓度会无限制的增高。在这种情况下，需要注意药物的可能产生的毒性效益。在设计多剂量给药时，需主要考虑的是给药速率（D_0/τ），即给药速率取决于首次剂量的大小（D_0）和每次给药的频率（τ）。例如，如果每12h需要给药600mg，则给药速率为600mg/12h，即50mg/h。同样，每6h给药300mg，或每4h给药200mg，也具备同样的给药速率。虽然这些情况的平均血药稳态水平相同，但大剂量长间隔给药比小剂量频繁给药拥有更高的C_{max}和更低的C_{min}。

multiple dose study　多剂量研究　采取多剂量设计的临床试验被视为多剂量研究。例如，多剂量研究是药物生物等效性研究设计的方法之一。可用于比较试验药物和对照药物的血药稳态水平相当。药代动力学研究中多剂量设计研究可用来评估药物的$AUC_{0\sim t}$、T_{max}、C_{min}、C_{max}等。

multiple endpoints　多终点　当临床研究的终极目标多于一个以上时，就被视为多终点临床研究。一般临床试验的研究次级终点目标多为多终点目标。

multiple imputation　多重插补（多重填补）　在临床试验的数据统计分析中，多重填补为缺失数据或不完整数据的数据集分析提供了有效的手段。这种方法对于缺失数据的处理不是简单地对每一个缺失数据用单一数据来填补，而是用一套随机貌似合理的数据去替代每一个缺失数据。然后对这些多重填补数据集采用针对完整数据的标准技术程序进行数据分析。无论进行了哪一种完整数据分析，从多重填补数据集中得到的综合结果程序基本上相同。运用这种分析得到的结果比实际观察到的结果有较大的不确定性，但能较好地反映出缺失数据的可变性。所以，需要对常用的完整数据分析技术程序进行某些修正。目前有许多填补技术程序可以采用。这个方法最早是由D B Robin在1987年提出来的。

multiple linear regression　多元线性回归　在临床试验数据的回归分析中，如果有两个或两个以上的自变量，就称为多元回归。事实上，一种现象常常是与多个因素相联系的，由多个自变量的最优组合共同来预测或估计因变量，比只用一个自变量进行预测或估计更有效，更符合实际。因此多元线性回归比一元线性回归的实用意义更大。换句话说，多元线性回归是简单线性回归的直接推广，其包含一个因变量和两个或两个以上的自变量。简单线性回归是研究一个因变量（Y）和一个自变量（X）之间数量上相互依存的线性关系。而多元线性回归是研究一个因变量（Y）和多个自变量（X_i）之间数量上相互依存的线性关系。所以，简单线性回归的大部分内容可用于多元回归，因其基本概念是一样的。例如，当研究肺癌与吸烟与否的关系时，年龄本身是一个混杂因素。如果把年龄分层分析，每个年龄组又可分为吸烟和不吸烟两种情形。在最后的数据统计分析中，可以把给药组与对照组的受试者按照上述因变量归类分别予以回归分析。

multiple linear regression model 多因素线性回归模型（多元线性回归模型）指建立的临床试验数据多元回归分析的模型。

multiple logistic regression 多因素线性回归（多元逻辑回归）临床试验中含有一个以上协变量的逻辑回归分析。

multiple logistic regression model 多因素线性回归模型（多元逻辑回归模型）指运用于多元逻辑回归的统计分析模型。

multiple looks 多次审视 指对临床试验累积数据进行一次以上中期分析的情形。对于所有进行中的临床试验而言，阶段性地分析收集的试验数据以评估试验药物的毒性和终点效益是常见的实践。一旦出现某一治疗组别显著优于或劣于其他组别，就需要从伦理学角度考虑是否需要试验的终结或修正。由于临床试验的假阳性率随着中期分析的增加而增加，使得根据非劣效或优效的治疗组别结果而终结临床试验的决策通常较为困难。一般说来，如果一个临床试验每次中期分析（也视为数据审视）有5%的假阳性率，那么经过5次数据审视后的假阳性率则会增至14%（见表19统计分析）。这意味着数据审视的次数越多，大的统计波动造成试验真正效益

表19 多次审视数据与假阳性率效应影响

审视次数	假阳性率
1	0.05
2	0.08
3	0.11
4	0.13
5	0.14
10	0.19

错误结论的概率也越大。

由于这种多次审视效应，近年来新的临床试验早期终止的统计分析技术已经建立。这些方法不仅兼顾了所有的常规临床试验中的假阳性和假阴性率，而且也规定了数据审视的次数和试验的最大样本数。因而形成了早期临床试验终止的客观规则。这些方法也被称为"序贯方法"。按照终止规则，每次中期分析之后，如果与治疗相比统计结果的显著性差异水平较低，临床试验项目可以被终止。例如，如果第1次中期分析（数据审视）的显著性差异为$p=0.00001$的话，早期终止临床试验的程序可以启动；第2、3、4次和第5次中期分析的显著性差异分别达到$p=0.001$、$p=0.008$、$p=0.023$和$p=0.041$，临床试验项目可以被早期终止。如果5次中期分析都有可能被进行的话，与常规临床试验统计置信限预设的样本数相比，考虑到可能存在的假阳性或假阴性率，受试者样本量一般需要多增加5%～20%。在实践上，这些终止规则有助于对治疗组别之间预后效益

M

经过多次数据审视后做出比较判断。

multiple outcomes 多元结果 临床试验中受试者对于治疗效益的反应是多方面的，这可能导致疗效的结果变量有多种可能。另外，由于统计分析方法的不同，如分层分析、多元治疗比较、累积数据的中期分析等，也可能导致多元试验结果的出现。这些多元结果可能会影响试验结果的解析和报告。这些问题的预防和解决需要在临床试验方案中主要终点结果的定义设计阶段和统计分析计划中统计手段的选择和定义明确，分析方法等方面上做出努力。

multiple regression 多元回归 见"multiple linear regression 多元线性回归"，指含有一个协变量以上的现行回归。

multiple regression model 多因素回归模型（多元回归模型） 根据多元回归方法得到的统计回归模型。

multiple significance tests 多元有效性检验（多元显著性检验） 指在某一临床试验中采用一个以上的统计显著性检验方法。

multistage design 多段设计 泛指含有一个阶段以上的临床试验设计。在这类临床试验中，后期的试验流程取决于前期试验中发生的事件或结果。例如，在第二阶段非延续性临床试验设计中，根据第一阶段受试者的疾病治疗效益来决定其在第二阶段的治疗措施。

multivariate 多变量（多元因素）与一个以上临床试验反应变量的同步观察和分析有关，其主要是为了理解多元变量中每一个因素的不同影响和作用，以及它们之间如何相关联。例如，简单线性回归和相关性的双变量分析就是涉及两个变量的多变量分析的特例之一。此外，多元变量分析也适用于多元变量的概率分布状态。

multivariate analysis 多元因素分析（多变量分析） 指用于多变量数据分析的特殊方法。

multivariate data 多变量数据 与临床试验一个以上变量的检测有关的数据。例如，人体的体表系数可以通过身高和体重的联合测定而确定。

multivariate distribution 多变量分布（多元分布） 与一个以上变量的综合分布状态有关。例如，被招募的受试者体表系数的分布状况。

Münch's law 明系法则 类似于拉萨纳法则，用于表述临床试验受试者招募的预测。意旨预测的可招募受试者人数通常应当至少除以10，才是可能的实际可被招募的受试者人数。

mutation 突变 遗传物质发生变化引起遗传信息的改变，并产生新的表型效应。

mutual 相互的（共同的） 表示双方都拥有的。例如，临床试验过程中，申办方与任何其他方建立商务关系交往之前，包括邀请研究机构参与临床试验等，都需要签署双方都需要遵守的保密协议。这种相互保密协议除了规定双方都需要承担为对方提供的任

M

何信息和材料的保密职责和未经对方同意不披露给第三方的义务，也可以规范此种相互保密的有效期限等。

mutually exclusive events 互斥事件（不相交事件） 指两件或更多事件是对立的或不可能同时存在。这不仅意味着事件不可能有任何机会会同时被观察到的情形，也表示事件不可能共同发生。例如，临床试验的男性受试者不可能有妊娠发生。

M

N

n-of-1 study　单病例研究　这是一种只有一位受试者参与的临床试验研究。受试者可以在自我掌控的状态下或在研究者的监督下，以随机的方式在若干时间段内反复交错接受试验药物治疗和对照治疗。试验和对照治疗的顺序可以由研究者确定。这类研究设计主要用于评价各种治疗的有效性，常见于心理学或行为科学的临床研究中。单病例研究的常见形式有 AB、ABA、ABAB、ABABABA 或 AA^1A、$AB^1B^2B^3B^nA$ 等，其中的各个阶段包括：

- 基线期　研究者在没有任何治疗干预的情况下观察和收集单个受试者的基线数据（因变量数据），例如上述形式中的 A 期。
- 治疗期　研究者引入一种或多种治疗措施（自变量），例如，上述形式中的 B 期，然后收集因变量的数据变化。上述的 B^1、B^2、B^3 或 B^n 等表示多种治疗药物或措施被实施。
- 反转期　研究者除去自变量，相当于反转到基线期，再次观察和收集因变量的相对影响。

要注意的是研究者在转入到下一期时应该确认受试者的数据已经趋于稳定态（即稳定趋势和低变化性）。但一般说来，并没有广为认可的各期转变

规则可以遵循。单病例设计的主要争议在于：

- 遗留效应　从前一期遗留下的效应可能影响下一期的结果。
- 顺序效应　治疗或干预顺序会对结果产生影响。
- 不可逆转性　在某些情况下，一旦自变量发生变化，因变量会受到影响。这并不能通过取消自变量而加以改变。
- 伦理问题　治疗的取消有时会产生伦理和可行性的问题。

这种单受试者临床研究设计可以获得或评估三级程度的认知，即对事件的事实记述、相关性和因果关系。要想获得良好的结果，研究者需要预先精心设计治疗干预的对象和时间。所以，这种单患者设计常用于：

- 连续性治疗　个人的行为或效应可以在治疗的过程中被反复观察到。只要确保任何治疗效应都有足够长的时间供研究者观察，研究者可以相信治疗的确可以产生持续效果。
- 基线评价　在治疗措施实施前，研究者要找寻单患者的行为趋势。如果治疗措施改变基线趋势，则治疗效应的确可以得到足够的肯定。例如随着时间的推移基线情形变得更糟，但治疗能改变这一

情形。

- **数据变异性** 由于单患者的行为或情形被反复评价，使得研究者可以观察治疗是如何每日改变患者行为或情形的持续性。大组合的统计设计通常不能提供此类信息，因为大组别中的受试者的个人行为或情形一般不会被仔细地反复评价。

由于受试者人数相对于大组设计的临床试验而言要少得多，这使得研究者可以在不过分增加工作量的情况下取得试验结果。这在确定因果关系的需求下是特别有效的临床试验设计。值得提醒的是虽然得出的结果可以确认治疗针对受试患者是最佳方案，但并不一定意味着它也是所有这类患者的最佳治疗方案。

n-way 多因子（*n*向） 与临床试验统计单因子、双因子或三因子或*n*因子方差分析等分类有关。

n-way analysis of variance 多因子方差分析（多因素方差分析，多方差分析） 对临床试验一组数据的自变量与因变量之间的变化因果关系进行统计分析的方法。根据分析模型中所含因子的多少，可以分为单因子方差分析、双因子方差分析、三因子方差分析、……、*n*因子方差分析等。例如，单因子方差分析是为了评价若干临床试验组数据是否具有共同平均值，也就是确定组间是否实际上在所测特性上有所差异。单因子方差分析是线性模型的简单特例。双因子方差分析也是为了评价若干组的变量是否具有共同平均值。与单因子方差分析的区别在于双因子方法的数据组在特性因子上拥有两种类别，而不是一种。例如，临床试验中使用不同品牌心电图仪和基线校正是两个影响心电图（ECG）检测结果的因子。由此可见，多因子方差分析是要确定按照若干因子分类数据组时相应变量平均值是否存在差异。如果存在差异，哪一个因子或因子组合与此种差异有关。换句话说，无论是单因子方差分析、双因子方差分析或多因子方差分析，它们的一个共同点是它们只涉及一个固变量（或称反应变量），不管它们的自变量有多少，最后是通过一个指标上的观测值来反映其所产生的差异和变化的。所以，多因子方差分析所要解决的问题与一般的方差分析并无二致，它的用途仍然是检验不同分组是否存在显著差异，所不同的是它的检验是建立在同时考察多个反映变量观测值上，而不是仅仅考察一个反映变量。

n-way classification *n*向分类 临床试验统计分类术语，与把连续变量分类成若干亚类有关。

named patient use 指定患者使用 与当医生认为某位患者可能会对正在临床试验研究的药物有疗效反应，而这个人不是该试验药物的受试者或可能不符合入组标准，准许医生把未批准上市的药物提供给这位患者服用有关。常常在遇到威胁生命的疾病、但

N

没有一种已批准的或可替代的治疗方法可产生相等可更大可能疗效来挽救患者生命的情况下方可准许。例如，受到严重感染的且濒临死亡的患者已对所有市售抗生素都有耐药性。该受试者不符合正在进行的某种抗生素临床试验项目的入组标准。在这种情况下，研究者可以做出决定，该患者可以被这种新的有效抗生素治疗其感染病症，并在使用后的5个工作日内，邀请一位没有参加临床试验项目的医生对其使用情况做出书面评估。所有书面文件都必须在使用临床试验药物的5个工作日内提交给伦理审查委员会。如果研究者想对同一位患者再次或多次使用该试验研究药物，那么他必须向伦理审查委员会提出申请，并获得批准后方可再次使用。此外，在急症临床试验研究的情况下，不可能完成预先向受试者征求知情同意的过程。这些情况包括受试者处于威胁生命的昏迷状态，如头部受损或心脏病发作。在这些紧急状况下，受试者不仅不可能在治疗前签署知情同意书，也没时间在治疗开始前联络受试者法定代表。这类试验研究往往有相对较短的可治疗窗口，如治疗必须在受伤后2h内开始。这类特殊临床试验研究的知情同意程序的豁免必须预先得到伦理审查委员会的批准。虽然这些情况下研究者可以用这种临床试验药物治疗患者，但医生还是必须遵循一定的药政法规和伦理要求。

natural experiment 自然实验 与实验室实验法不同的是自然实验法，特指在日常生活中由于自然重大事件（常为灾难或灾害性事件）的发生，造成对环境的改变及其对人们医药行为的影响。这种当把治疗措施随机分配给被置于此种自然重大事件的环境中的受试者进行结果观察研究时，被称为自然实验。显然，自然实验是取决于自然事件的发生而进行，且不是在一种可控制条件下的实验环境中进行。例如，洪水、冰雹、虫灾或化学遗漏造成的环境的改变及其对人们心理或生理或医药保健选择的影响等。所以，这是在日常生活等自然条件下，有目的、有计划地创设和控制一定的条件下对特定的亚群体来进行研究的一种实验方法。

nebulizer 喷雾器（喷雾剂） 临床药物剂型或给药装置之一。可将药物以雾状的形态送入肺部的药物装置。

negative control 阴性对照（负控制） 从生物统计学的定义上看，指相互对比的数组之间，没有作用或呈常数态的因子的样本数据组。在生物遗传学上，指由降低、阻止或关闭转录的因子调控的分子或细胞生物反应被视为负控制反应。在临床研究中，指服用安慰剂的平行空白对照组受试者。为了验证试验药物具有其本身产生的医疗效益，往往采用盲态对照的临床试验方法。在这种平行对照的临床试验中，两组受试者中的一组服用治疗药物，另一组被给予安慰剂治疗。接受安慰剂的受试者为对照组，接受试验

N

药物的受试者为治疗组。简单地说，没有服用任何试验药物或治疗对照药物的安慰剂组被称为阴性对照。

negative correlation 负相关 指两个变量之间呈逆相关性，即一个变量的增加导致另一个减少。负相关的相关系数通常都小于零（＜0）。

negative effect 负效应（负面影响）指临床试验中不理想的或不期望的效应或作用。例如，不良反应事件就是一种药物负效应。

negative predictive value (NPV) 阴性预测值 指临床试验中受试者样本检验结果为阴性的受试者中真正未患病的比例，其计算公式可以表示为

NPV＝真阴性（TN）检验结果的数量/［真阴性（TN）检验结果数量＋假阴性（FN）检验结果的数量］

式中，"真阴性"为指化验值显示阴性结果，并且受试者按照临床医学诊断标准也的确是呈阴性病症；"假阴性"为指化验值显示阴性结果，但受试者按照临床医学诊断标准却有阳性病症的情形。

但这种检验试验的预测值受到敏感度、特异度和受试者中患病率的影响。例如，检验 2030 位患者的肝功能指标，并配合其他临床仪器检验和医学诊断程序来检测肝炎病的患病率（图 29）。

肝功能筛选检验结果		患有肝炎患者（肝穿刺组织切片确诊）		
		条件性阳性	条件性阴性	
	检验结果 阳性	真阳性 (TP) = 20	假阳性 (FP) = 180	阳性预测值 = TP / (TP + FP) = 20 / (20 + 180) ×100% = 10%
	检验结果 阴性	假阴性 (FN) = 10	真阴性 (TN) = 1820	阴性预测值 = TN / (FN + TN) = 1820 / (10 + 1820) ×100% ≈ 99.5%
		敏感性 = TP / (TP + FN) = 20 / (20 + 10) ×100% ≈ 67%	特异性 = TN / (FP + TN) = 1820 / (180 + 1820) ×100% = 91%	

图 29　肝炎病的患病率

N

在这个案例中，NPV=99.5%，即阴性检验结果可以再次确认受试者不可能患肝炎。换句话说，如果用检验阳性来诊断某种病症的话，那么阴性预测值可以揭示被检验者不可能患有相应病症。从临床试验统计分析的角度看，NPV是描述诊断检验程序结果的统计性简要指标，即它是被检测患者不会患有某种病症的条件性概率［NPV=P（健康患者|检验阴性）］。

negative relationship 负关联 负相关的非正式术语。

negative response 负响应 指对临床治疗反应较差或没有反应的情形。

negative skew 负偏态（负偏斜度） 在临床试验数据的统计分析中，与正偏态（positive skew）情形相反，负偏态数据点分布的概率呈左拖尾型，即大多数观察变量集中在平均值右侧的数据域内（图30）。如果偏度为零则表示数值相对均匀分布在平均值两侧，但不一定意味着其为对称分布。

negative study 否定性研究（负性研究） 不能拒绝全无效假说的临床研究或不能达到它的预期研究目标的临床研究。

negative treatment effect 负性治疗效果 指不可取的临床治疗效果或负反应。

neglect 疏忽（怠慢，玩忽） 多指临床医护人员没有向受护人提供较好的医护看顾或服务，以避免不良伤害或疾病恶化的行为。临床试验中，研究机构人员对GCP或研究方案的违规有时也是他们疏忽行为的结果。

neonate 婴儿 多指新出生的婴幼儿。

nested design 巢式设计（嵌套设计） 临床试验方案设计采取的隐式等级的方法，即某些因子只作为其他因子的子集存在。在这种临床试验设计中，受试者只接受一种治疗情形。例如，一组受试者被随机给予治疗药物，另一组受试者则接受对照药物的治疗。两组间的受试者不会同时接受试验药物或对照药物的治疗。治疗效益的评价通过比较两组之间受试者的平均效益来判断。换句话说，只要受试者被随机划分到试验药物或对照药物组别，受试者所有试验变量参数都是在治疗组别或对照组别的参数设计的框架下产生。他们之间不会相互影响或干扰。显然，与交叉设计相比，这种试验设计的特点是每位受试者都只有一套疗效变量。效益比较是在受试者不同组别之间进行。交叉设计中的遗留效应不会在巢式设计中存在。但受

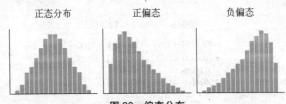

正态分布　　　　正偏态　　　　负偏态

图30　偏态分布

试者人数要比交叉设计要多得多。临床试验受试者的性别效应是天然存在的一种巢式效应，因为男性或女性因子是作为性别因子的子集存在的。临床试验的层级入组的受试者招募方法也是一种巢式设计方法。

nested factor 套因子 作为另一个因子的子集出现在临床试验的一个因子中的因子被称为套因子。例如，体质指数（BMI）作为一个因子反映了人体的身高和体重两个套因子的比例关系。

net effect 净效应（有效效应） 临床试验中除去基线或对照效应的任何治疗效应。

network 网络（网路） 网络是信息传输、接收、共享的虚拟平台，通过它把各个点、面、体的信息联系到一起，从而实现这些资源的共享。它是人们信息交流、使用的一个工具。网络的类别有三种，即电信网络，有限电视网络和计算机网络。与临床试验联系最为密切的是计算机网络。凡将地理位置不同，并具有各个孤立工作站或独立功能的多个计算机系统或主机通过通信设备和线路而连接起来，且以功能完善的网络软件（网络协议、信息交换方式及网络操作系统等）实现网络资源（硬件、软件和数据资源等）共享的系统，可称为计算机网络，例如，临床试验中运用广泛的电子数据采集系统（EDC）就是一种计算机网络系统。它使参与临床试验的各方（申办方、研究机构、药政机构或监查员等）可以在一个平台上运用计算机系统终端同步采集、核查、审阅、交流和分析临床试验项目中的数据变量。

new chemical entity (NCE) 新化学实体 一种全新分子结构的并有潜在治疗效应的化合物，其过去从未被药政批准过的、在市场上也从未有过的有效生物化合物。这些新的分子化合物的制备和研究代表着药物工业为寻求新一代的治疗利器所做的新的努力和尝试。一旦新的化合物首先被合成或从天然产物中被发现，并且通过相关的药物和毒理研究被证明了其具有一定的有效性和安全性的话，这类新化合物还必须经过严格的临床试验程序去进一步评估其临床试验效益和风险。

new drug application (NDA) 新药申请 向药政部门，如美国FDA，申请将试验药物批准上市销售时，药物公司向药政部门提交的完整试验药物信息文档材料，包括临床前研究资料、药物化学、药理学、药剂学、药物分析、药物生产质量控制、生物学和临床研究数据等。NDA的批准通常是依据从适当和很好监控的临床试验中获得的真实数据证据的基础而做出的。FDA一般都需要至少2个适当和很好监控的Ⅲ期临床试验数据结果来批准新药适应证的NDA申报。所以，NDA的材料应当围绕着证明药物能提供确切的医疗效益，相关风险与效益相比在可接受范围内，药物生产的稳定性和可靠性可以获得保障和所有

N

相关数据的可靠性等。NDA的种类通常包括：

- 传统NDA
  - 全面的非临床和临床安全性和有效性报告。
  - 全面的化学、生产和质量控制报告。
  - 批准的标签说明书。
- 非传统NDA
  - 从公共资源获得的申请者没有拥有权的非临床和人体安全性和有效性信息。
  - 申请者拥有的非临床、临床、人体安全性或有效性的信息，以及生产/质控和标签信息。
  - 药物被人类长期使用的历史信息。
- 简要NDA
  - 显示与原研药物生物等效的研究报告。
  - 新的或补充化学、生产和质量控制报告或信息。
  - 与参比药物相同的标签说明。
  - 没有违反参比对照药物专利或原专利无效的证据。

new drug application annual report (NDAAR) 新药申请年度报告 参阅"annual reports 年度报告"。

new drug application e-submission (NDA e-Sub) 新药申请电子申报 指计算机辅助向药政部门通过网络在线的方式递交NDA申请的过程。目前的电子通用技术文件（eCTD）及其申报就是一种NDA电子申报的基础和方式。

Newman-Keuls test 纽曼-科伊尔斯检验 临床试验数据统计分析的方法之一。简单地说，在ANOVA分析否定了无效假说后，可以再运用这种统计方法对所有数据组别进行两两比较，以便找出那些组别数据间存在着显著性差异。

new molecular entity (NME) 创新药（新分子实体） 又称新化学实体（NCE）。指药政部门从未批准上市过的新有效成分药物。参阅"new chemical entity 新化学实体"。

next of kin 近亲（最近亲属） 由于婚姻成为或有血缘关系的最为亲近的人。

nil effect 无作用 没有效应或作用，或零作用。

no action indicated (NAI) 无行动要求 FDA药政视察结论分类术语。它表明被视察单位没有被发现违规行为。视察员会以书面的形式给出并解释视察结果。被视察单位对此视察结论无须做出任何答复或后续行动。

no carbon required paper (NCR Paper) 无碳复写纸（压感复写纸） 专用于印制纸质病例报告表（CRF）的纸张。在临床试验中，每页CRF普遍采用三联式印刷装订成册，即3页CRF表格内容相同。这3张纸质具有自动复写的功能，即研究机构在第一页上填入所需的数据信息，三联式的第二页和第三页自动复写出研究机构填写的数据信息。这3张无碳复写纸张的色彩各不相同，大多分别为白、黄、粉红色。监查员每次完成每页CRF的数据核查后，会收回被核查完毕的三字联式CRF页的前两页，其中一页转交给申办方的数据管理小组完成数据双输入程序，一页作为监查员的工作文件自己保留，最后一页被保留在CRF文件夹中作为研究机构的CRF档案。在三联式的彩色CRF页的注脚上应当标明哪一种颜色的CRF表给谁。

no cause audit 无因稽查 按照时间表对临床试验机构或申办方等进行常规稽查或随机选择的稽查行为。

no observed AE level (NOAEL) 无可见不良反应水平 未观察到受试者或实验动物出现不良效应的最高给药剂量水平。换句话说，在所给剂量（单次给药或多次给药）中，没有不良事件被发现。实验动物的这一剂量可来决定人体首次临床试验的最低起始剂量。

no observed level (NOEL) 无作用剂量 非临床试验评价术语，指根据动物药理或毒理研究，没有发现不良作用的最高试验剂量水平。但只是表示试验药物接触有机体后，试验没有观察到具有生理或统计意义的作用水平，如形态、功能化、生长或发育变化在强度、频率或严重性方面发生变化，或影响生命周期等，并不表示相对于用药时限或剂量的药物作用，或相对于效益的毒理风险。这个剂量也可以用作为建立剂量-效益管理的流程，即药物安全风险管理中的最基本风险评估步骤。这个作用水平通常需要在进行人体临床试验前在实验动物中建立，以确立人体临床试验安全临床起始剂量。

no treatment control 无治疗对照 临床试验的设计有多种，安慰剂对照、无治疗对照或剂量比较对照是一类要显示试验物质与对照组之间有效益差异的研究设计；有效治疗对照的设计则是为了发现试验物质与认可的有效治疗物质之间并无差异，从而证明新的试验物质临床有效。显然，临床试验中的无治疗对照适用于试验目标评判被认为没有必要盲态的情形，如开放式试验设计，也可泛指被随机分配到没有治疗的受试者，如安慰剂组别中的受试者，或者没有临床效益对照的试验设计，如剂量比较试验等。

Nocebo effect 伪安慰剂效应（反安慰剂效应，假药效应） Nocebo是拉丁词"我将受到伤害"的意思。指患者虽然获得无效的治疗，但患者不相信治疗有效，可能会令病情恶化，或让患者身体感觉出现不适症状。这个现象是由于接受药物的人士对于药物的效力抱有负面的态度，因而抵消了安慰剂效应，出现了反安慰剂效应。这个效应并不是由所服用的安慰剂引起，而是基于患者心理上对康复的期望，或病症本身的进程所致，或可能由于赋形剂引起。

noise 噪声 通常指临床试验数据中不期望的变异。常见于仪器检测受试者时出现的生理或物理电波的非正常讯号，也就是信噪比。这也是为什

N

么用于临床试验中的检测仪器都需要在检测前调整并维护仪器的基线比，其目的是为了减少仪器本身的信号噪声对实际检测结果的干扰。

noisy data　噪声数据　有较多噪声的临床仪器检测数据或高变异的临床数据。

nominal data　名目资料（标定数据，分类资料）　指临床试验的类别数据或资料。

nominal scale　名目分类（称名量表）　以名称的形式存在的数值类别，例如，民族、同期服用药物等类别就属于一种称名量表。

nominal variable　名义变量　统计学术语，是以货币单位衡量的变量。

nomogram　列线图（诺模图）　用于表示3种或3种以上变量之间关系的列线图表解。这种列线图通常由 n 个标尺组成，每个标尺变量都有彼此的等式换算关系。知道其中的 $n-1$ 个变量，就能找到另一个未知变量值，或者在某些变量确定的情况下，未确定变量的值通过相互关系可以获得。常见的列线图为3个变量的关系图解。体质系数（BMI）图表就是一种列线图。在知道身高和体重的情况下，人体的体表状况可以推算得出。临床中运用列线图工具预测治疗或疾病预后状况较为常见。例如，通过回溯性病例研究，运用统计学手段，可以找出影响乳腺癌患者整体存活率的预测模式。一旦把患者的年龄、肿瘤大小、淋巴结有癌细胞的转移个数、是否转移及动情激素受体等统计学参数作为预测因子，运用列线图解预测模式可以辨识乳腺癌患者的5年存活率。

non-affiliated member　无关联成员　多用于指与待审查研究机构没有任何关联的伦理委员会成员，这类成员大多是来自于当地社区的人员，如商人、律师、消费团体代表等。通常伦理委员在审查临床试验方案时要求有一位这类成员出席并有表决权。

non clinical study　非临床研究　又称临床前研究。按照ICH的定义，它是指任何不用人体为试验对象或载体的生物医学研究（ICH E6 1.41），泛指任何运用动物、植物、微生物及其组成部分构成的实验系统对实验物质在实验室的条件下进行体内或体外实验的行为，以确定实验物质的安全性、活性及其作用机制、含量检测标准等。在评价药物安全性时，有些药物安全性属性必须在非临床条件下进行。这些在实验室条件下包括用实验系统进行的各种实验，包括安全药理实验、单次给药的毒性实验、重复给药的毒性实验、生殖毒性实验、遗传毒性实验、致癌性实验、局部毒性实验、免疫原性实验、依赖性实验、毒代动力学实验及与评价药物安全性有关的其他实验等都属于非临床研究范畴。

non comparative study　非对比性研究　泛指没有对照品的临床试验。例如，开放式临床研究中，受试者和研究者均知道接受何种药物的治疗。因此往往不需要应用对照药物对疗效进行比对。

non disclosure agreements 非披露协议 保密协议的含义。临床试验进行前，都需要参与双方签订彼此保密对方所提供信息，未经对方许可不得披露给第三方的法律约定。这包括保护非公开信息（如发明专利、研究数据、计算机软件程序等）不向公众披露的不适宜行为的约定。

non evaluable 非评估的 多用于临床试验受试者的数据不宜包括在有效性分析数据集中的情形。

non-genotoxic carcinogens 非遗传毒性致癌物 不与DNA反应，间接影响DNA并改变基因组导致细胞癌变，或通过促长作用、增强作用导致癌的发展。

non-parametric statistics 非参数统计 针对某些资料的总体分布难以用某种函数式来表达，或者资料的总体分布的函数式是未知的，只知道总体分布是连续型的或离散型的，用于解决这类问题的一种不依赖总体分布的具体形式的统计分析方法。由于这类方法不受总体参数的限制，故称非参数统计法，或称为不拘分布（distribution-free statistics）的统计分析方法，又称为无分布形式假定（assumption free statistics）的统计分析方法。

non-physiological adverse event 非生理性不良事件 泛指任何涉及社交或精神创伤、侮辱或伤害的不良事件，而不是造成生理或生物医学性伤害的不良事件（参阅"social or psychological trauma 社交或精神创伤"）。

non-prescription drug 非处方药物 指患者自己根据药品说明书，在没有医生指导下自选、自购、自用的药品。这类药毒副作用较少、较轻，而且也容易察觉，不会引起耐药性、成瘾性，与其他药物相互作用也小，在临床上使用多年，疗效肯定。非处方药主要用于病情较轻、稳定、诊断明确的疾病，或缓解轻微短期病症等。常用的英文术语有：nonprescription drug，over the counter drug，home remedies proprietary nonprescription drug（多指商品名非处方药，日本常用），而美国称为"柜台销售药（over the counter drug）"简称为OTC药物。这些药物大都属于如下情况：感冒、发烧、咳嗽；消化系统疾病；头痛；关节疾病；鼻炎或过敏症；营养补剂，如维生素、某些中药补剂等。非处方药与处方药的主要区别见表20。

目前，在实行处方药和非处方药分类管理制度的国家，公开发售的非处方药绝大多数是从原有的处方药转变而来的。

non responder 无响应者 指临床试验受试者对试验药物或程序没有任何效益的情形，即疾病状况无改变或无恶化。

non significant risk device（NSR device） 无显著风险的医疗器械 凡不符合显著风险（SR）范畴的医疗器械都属于无显著风险医疗器械。然而，NSR器械研究不等于"最小风险"器械研究，后者还是存在一定的风险，需要

N

表 20   处方药与非处方药的主要区别

项目	处方药	非处方药
疾病类型	病情较重、需要医生确诊	小伤小病或解除症状
疾病诊断者	医生	患者自我认识和辨别，自我选择
取药凭据	医生处方	不需处方
主要取药地点	医院药房、药店	药店（甲类）超市（乙类）
剂量	较大	较小，剂量有限定
服药天数	长，医嘱指导	短，有限定
品牌保护方式	新药保护、专利保护期	品牌
宣传对象	医生	消费者
广告	不可上广告	批准后，可上大众媒介或广告

经过加速审批的伦理学程序在临床试验开始前获得伦理和监管部门的批准。医疗器械属于SR还是NSR需要由生产厂商决定，并提交相关证据给伦理委员会审议批准。如果申办方认为其器械属于NSR，申办方向伦理委员会提供其决定器械为NSR的理由和依据，以供伦理委员会做出评判。申办方必须向伦理委员会提供的信息包括器械的性状描述、过去有关的研究报告、研究计划、患者招募标准和监督规程，以及任何有利于伦理委员会做出决断的其他信息等。如果申办方有其他伦理委员会所建议研究的审批结果，也必须一并提交。如果监管部门对器械的风险评价有过决定，申办方需要同时提交给伦理委员会。必要时，伦理委员会可以请教监管部门的意见。常见不符合显著性或低风险医疗器械定义的医疗器械包括体温计、血压计、心电图仪等（参见"medical device   医疗器械"）。非显

著风险的医疗器械不需要在开展临床验证前向药政部门提交研究器械豁免（IDE）的申请批准，只要伦理委员会在药政部门的要求下同意并批准即可。

non-significant risk study   无显著风险研究（无重大风险研究）   用于描述对参与的受试者不会造成重大风险的医疗器械研究。

non-small cell lung carcinoma (NSCLC)   非小细胞肺癌   指那些不属于小细胞癌症（燕麦细胞癌症）型的肺癌，包括各种支气管肺癌（起源于支气管黏膜上皮的肺癌）。常见类型有：

- 恶性腺瘤   通常发生于肺的外缘和细支气管的上皮细胞。这是女士或不吸烟人群中最常见的肺癌。
- 鳞状细胞癌（也称扁平上皮癌）   这是男士中最常见的一种肺癌。通常起源于细支气管，一般来说，没有其他类型的肺癌发展得那么快。

• 大细胞未分化癌 这是一组很大、看上去不正常的细胞。这些肿瘤通常起源于肺的外边缘。

non therapeutic research 非治疗性研究 指任何不可能或不打算对目前的受试者产生诊断、预防或治疗效益的研究，虽然这些研究可能对未来类似患者的情形有效益。

non therapeutic study 非治疗性试验 指那些对当前的受试者不会产生治疗效益的临床试验。例如，只是针对药物代谢动力学研究的Ⅰ期临床试验。

noncentral distribution 非中心分布 临床研究统计方法之一，是一种验算数据标准概率分布的方法，用于显著性检验的分析。例如，非中心t分布，非中心F分布，非中心卡方分布等。

noncompliance 非依从性（违约行为）临床试验中完全不符合临床试验方案，GCP标准或药政规范等的行为，或不能遵循伦理委员会的要求和决定。临床试验中的试验方案非依从性的表现通常有方案偏离（deviation）、方案违背（violation）和科学行为不端（scientific misconduct）三种。例如，受试者没有按照临床试验方案的要求按时服用试验药物的行为就是违背试验方案的行为。非依从性或违约行为可能是一系列相对轻微或技术性违规的问题，其是由于疏忽大意、对细节的不经意或培训不足。较严重的违约或非依从性行为会对受试者造成风险或使受试者的权益和福祉受到侵害。

noncompliant 非依从者（违约者）指完全没有依从临床试验方案的受试者。

nonignorable missing data 不能忽略的缺失数据 由于某种不良因素致使受试者数据缺失的情形。例如，受试者由于交通事故致死而使其数据缺失和由于心绞痛突发致死而使其数据缺失是不一样的。前者的缺失数据被视为可忽略不计，后者却是不能忽略不计的，因为它属于一种不良反应而不仅仅是不良事件。

nonignorable missingness 无法忽略的缺失 指造成不能忽略缺失数据的过程。

noninferiority study 非劣效性研究 指临床试验的目的是证明一种试验药的治疗效果在临床上不劣于对照药的试验。这种研究主要适用于在无法用安慰剂进行对照临床试验研究，或者新的治疗结果很少有可能比所有现有的治疗效果更好时，新的药物疗效可以和另一个有效药物疗效进行直接对比，或对它们之间的效益/风险进行仔细地平衡的情形。这与为了显示两种治疗等效的等效性研究有所不同。等效性研究是为了显示一种疗效与另一种是否不同。这种比较类似性的临床试验通常采用单侧检验的统计分析方法。

noninferiority trial 非劣效性试验 采用非劣性设计研究方法的临床试验。

noninformative censoring 不能提供信息的删除 在临床试验的生存研究

N

中完全与治疗无关的信息的删除。与不能忽略缺失数据有相同含义。

noninformative missing data 不能提供信息的缺失数据 指临床试验中缺失的数据，而且这些缺失数据的真相并不能揭示这些数据值的含义是什么。

noninformative prior 先验分布 在临床试验结果决策分析中，尚未通过试验收集状态信息时所具有的信息叫先验信息，由先验信息所确定的概率分布叫先验分布。它是贝叶斯分析时必须设定的，也可视为先前参比信息。

noninvasive 非侵入性的 指任何非侵入性质的医疗程序或器械。

nonlinear 非线性的 非直线性的临床试验数据结果。在临床试验中，大多数非线性数据关系可以通过一些简单的数学处理，使之化为数学上的线性关系，从而可以运用线性回归的方法进行统计分析。

nonlinear model 非线性模型 含有乘法关系、而非加和关系的模型。在临床试验数据结果中，有些非线性模型非但不是线性的，也不能采取变量变换的方法转化为线性。这样的模型称为非线性模型。对于这类非线性模型需要采取特殊的数学处理，以便进行线性近似估计。

nonparametric 非参数的 与临床试验统计分析有关的术语。非参数统计是数理统计学的分支之一。所谓统计推断是由样本观察值去了解总体，它是统计学的基本任务之一。若根据经验或某种理论在推断之前就对总体

作一些假设，则这些假设无疑有助于提高统计推断的效率。这种统计方法称为"参数统计"。如果对试验数据所知很少，以至于在推断之前不能对总体作任何假设，或仅能作一些非常一般性（例如连续分布、有密度、具有某阶矩、对称分布等）的假设，这时如果仍然使用参数统计方法，其统计推断的结果显然是不可信的，甚至有可能是错的。这种对总体的分布不作假设或仅作非常一般性假设条件下的统计方法称为"非参数统计"。

nonparametric data 非参数数据（非参资料） 非参数数据与参数数据的性质不同，指那些无须依据设定条件对数据进行分析后得出的参数数据。

nonparametric method 非参数方法 指临床试验中任何采用非中心分布非参数方法的统计分析对数据的分布做出一般性假设推论。非参数方法常用于当人们对临床试验关注的总体变量参数一无所知时的情形。非参数据用定性的方法对试验数据进行分析。例如，对受试者生活质量的评估是依据受试者对接受研究药物治疗后对自身生活能力的改善的经历和满意感觉来进行的。

nonparametric test 非参数检验 与非参数统计显著性检验有关。其与参数检验不同，不需要取决于参数假设而进行演算。Mann-Whitney秩和检验就是这种非参数检验的例证之一。非参数检验方法适用于：

· 总体分布为偏态或分布形态未知

的计量资料；

- 等级资料；
- 个别数据偏大或数据的某一端无确定数值；
- 各组离散程度相差悬殊，即各总体方差不齐。

例如，临床试验疗效结果判断用"不满意""满意""很满意""非常满意"等，则可选用非参数检验方法。非参数检验的优点为适应性强。不足为非参数检验方法犯第二类错误的可能性大于参数检验法，对于适合参数检验的资料最好还是用参数检验。

nonrandom 非随机的 多用于临床试验非随机样本和治疗组别分配的情形。

nonrespondent 无应答者（无响应者）指对临床试验中的疗效或安全性问题不作回答的受试者，这种不应答或是因为受试者的拒绝，或是由于他们没有如约出席试验访视，以至于研究者无法向他们提问。

nonresponse 无效应者 用于描述对治疗没有效应的受试者。

nonscientist member 非科学背景成员 多用于指负责审批临床试验项目的伦理委员会中没有任何科学背景的成员，他们大多为消费者代表、法律人士或妇女代表等。

nonsense correlation 无意义相关性（无稽相关性） 指临床试验的观察数据虽然有统计性意义，但从生物或医学的角度看却没有因果关系的结果。

nonviable neonate 不能存活新生儿 指那些活着出生的在第28天内不能独立存活的婴儿。所谓存活是指婴儿能独立或在一定的医疗看护下可以维持心跳和呼吸。每位新生儿都必须被确认其是否能存活。涉及临床研究的研究者不能参与确定需要被招募入临床研究的新生儿是否能存活的过程。依据伦理学原则，新生儿出生后，不能存活的婴儿不可以被招募入临床研究，除非有科学理由认为他们的被招募存在着合理性和必要性。同时，新生儿的法定监护人或父母必须签署有效的知情同意书（涉及孕妇、人体胎儿和新生儿的研究除外），并且必须满足以下所有条件：

- 新生儿的主要功能不能人为地被维持；
- 研究不会终结新生儿的心跳或呼吸；
- 研究不会对新生儿增加任何新的风险；
- 研究的目的是发展用其他方法无法获得的重要生物医学知识；
- 新生儿的父母都签署了法定有效的知情同意书（豁免或知情同意的变通做法不被接受）。然而，某些例外情形除外。

nonzero effect 非零效益（非零效应）常用于描述需要强调临床治疗效益的确存在的情形。这种强调是由于临床治疗效益非常大，或者尽管临床治疗效益很小，但却有着重要的医学或科学意义的效益。

normal 正常的（标准的，正态的）表示没有异常、没有危险或典型的情

N

形或现象。常见于临床试验化验指标
的表述中。例如，服务于临床试验项
目的临床试验化验室通常要求提供每
个相应化验值的正常范围，即参考范
围。这种化验值的正常范围指标必须
与化验室主管简历和化验室营业执照
一起作为临床试验的药政文件在试验
项目启动之前收讫并存放在临床试验
的主文档和临床试验机构的试验项目
文档中。也常见于临床试验的统计分
析的专业术语"normal distribution
正态分布"中。

normal approximation 常态近似值
（正态近似） 常见于临床试验统计分
析的二项分布的真实随机变量的估
算中。

normal curve 正态曲线（常态曲线）
用于描述正态分布曲线形状的常用
术语。

normal distribution 正态分布 一种
很重要的临床试验数据概率分布的分
析方法。在正态分布中，所有正态分
布都是以均数为中心，左右对称，曲
线两端永远不与横轴相交，由均数
所在处开始，分别向左右两侧逐渐均
匀下降呈钟形密度单峰曲线（图31），
即它的形状是中间高两边低，图像是
一条位于x轴上方的钟形曲线，也称
为高斯分布。

其中涉及的两个参数平均值μ决定了
曲线中心密度峰出现的位置，标准偏
差σ决定了钟形曲线分布的陡峭或偏
平幅度，可记作N（μ, σ²）。换句话
说，均数μ为正态曲线的高峰的正中

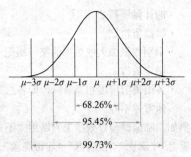

图31 正态分布曲线

央所在位置。σ越小，曲线越陡峭；
σ越大，曲线越扁平。当μ=0，σ²=1时，
称为标准正态分布，记为N（0，1）。
所有正态密度曲线都满足以下经典法
则特性：

- 平均数落在1个标准偏差的概率
（μ+σ ~ μ-σ）为68.26%；
- 平均数落在2个标准偏差的概率
（μ+2σ ~ μ-2σ）为95.45%；
- 平均数落在3个标准偏差的概率
（μ+3σ ~ μ-3σ）为99.73%。

例如，临床试验中受试者的平均身高
为175.6cm，标准偏差为6.5cm。按
照以上经典法则，该临床试验中受试
者的身高范围的正态分布见表21。

**表21 某临床试验中受试者的身高范围
的正态分布**

N（μ, σ²）	身高范围/cm	理论分布/%
μ±σ	169.1 ~ 182.1	68.26
μ±2σ	162.6 ~ 188.6	95.45
μ±3σ	156.1 ~ 195.1	99.73

由此可见，正态分布有以下若干主要
特征：

- 正态分布以均值μ为中心，左右

对称；

- 正态分布中曲线下面积集中以均值 μ 为中心的中心部分，越远离中心曲线越接近 x 轴曲线下面积越小，超过一定范围以外的面积可以忽略；
- 正态分布曲线下的面积分布有一定的规律；
- 正态分布完全由参数 μ 和 σ 决定，当 σ 一定后，μ 增大，曲线沿横轴向右移动，反之 μ 减小曲线沿横轴向左移动。

normal lab values (NLV) 正常化验值 见 "laboratory normal ranges (LNR) 实验室检查正常值范围"。

normal limit 正常限度（常限） 与临床试验检验值的正常上限或下限指标有关。例如，健康人体血脂正常限度如下：高密度脂蛋白（HDL）为40mg/dL或以上；低密度脂蛋白（LDL）为100mg/dL或以下；甘油三酯水平为150mg/dL；胆固醇的正常限度范围为200mg/dL或以下，凡是低于这个胆固醇正常限度的上限则被视为胆固醇水平正常，凡高于此上限则被视为胆固醇水平偏高。

normal probability plot 正态概率图 用于检查临床试验数据是否属于正态分布的坐标图，也称为分位数-分位数图，是变量实数与正态分布数据之间函数关系的散点图。如果试验变量数符合正态分布，正态概率图呈一条直线图。如果偏离这条直线，则表示变量数据偏离正态分布。

normal volunteer 正常志愿者 等同于 "healthy volunteer 健康志愿者"。

nonparametric test 非参数检验 作为参数检验的补充，主要适用于当参数检验所要求的条件不满足时的情形。参数检验一般都需符合一定的分布，然后根据这种分布的相应公式直接计算即可。例如，临床试验数据若符合正态分布，就用正态分布的公式加以分析。好比数据是一个圆形，那就用圆形来套用，甚至用一个椭圆形套用也差不多。但是，如果数据是一个不规则的形状，无论用圆形、三角形、椭圆形、方形等套用都不合适。这种情况下，就只好采用非参数检验了，即不要求数据服从任何分布，仅利用数据本身进行检验。非参数检验有自己的一套理论和方法。如果数据符合某种特定分布，这时候采用参数统计分析比非参数统计分析的效率要高。所以如果明确资料符合特定分布，最好根据该分布采用参数统计分析。如果资料看不出符合某种分布，就可以采用非参数统计。在实际中，如果资料不符合正态分布，一般就可以采用非参数统计。

normal range 正常范围（参考值范围） 指正常人的解剖、生理、生化、免疫及组织代谢产物的含量等各种数据的波动范围。常表示临床试验化验值结果在化验值指标的正常限度内，或用于表示化验值指标的正常参比标准。由于正常人的形态、功能、生化等各种指标的数据因人而异，而且同

N

一个人的某些指标还会随着时间、机体内外环境和药物的影响的改变而变化，因此，在临床试验中为了确定试验药物对机体的疗效和安全性的影响，需要以基线波动范围，即正常值范围或正常值，作为基准来比较用药后的波动情况。

normality　常态（当量浓度，规定浓度）　当表示临床试验数据状态时，与试验数据处于正态分布有关，即数据处于正常分布范围内。当表示化学物质浓度时，表示每升溶液中所含溶质的克数，用符号 N 表示。

normally distributed　正态分布　指来源与正态分布的一组数据。

not approvable letter　不批准信函　FDA向申请者发出的书面交流文件，指出由于新药申请材料或简要申请材料中一项或多项缺陷不能对所提出的申请予以批准。

not significant　不显著（无意义）　指没有临床效益也没有统计学显著性差异的情形。

notice of adverse findings (NAF)　不良调查结果通知　专指FDA向被调查对象发出的要求对已知的违规行为或事件做出改正的官方信函。

notice of inspection official　视察办公室通知　FDA调查员完成的FDA视察表格。在进行任何药政视察开始时，FDA调查员需要向被视察机构负责人出示该通知。

notifiable disease　法定传染病（应具报疾病）　按照法律规定，任何必须申报给政府部门的疾病，或卫生部门颁布的属于传染性质的疾病。这类疾病的具报和收集有助于政府部门监督疾病传播情形，为早日向公众发布警讯提供依据。这类疾病不仅限于人体的传染性疾病，也包括动物性传染疾病。也就是人们常说的流行病。例如，禽流感就是一种应具报疾病。

notified body (NB)　验证机构（指定机构，公告机构）　在欧盟由主管部门管辖的一家私营机构，负责验证医疗器械申请材料符合医疗器械药政指导申请的基本要求。这一过程被称为合格评定。验证机构通过的评定可以被全欧盟范围内认可。

nuisance parameter　多余参数（多余参量，讨厌参数）　指那些本身可能是重要的协变量数据，但对临床试验项目而言不是直接关注点的参数。一般说来，干扰其他参数分析的任何参数也可以被视为多余参数。但一旦多余参数由于统计分析的需要变成临床试验项目的研究对象时，多余参数则可以脱去"多余"之嫌。当均数 μ 是研究最为关注点时，正态分布的方差（σ^2）就是一个典型的多余参数的例证。但当正态分布的方差成为研究的重点时，方差就不再是一个多余参数。例如，临床试验的疗效通常是研究项目最为关注的参数。但如果受试者的年龄或既往病史可以被用作为治疗效果的预测参数时，疗效参数则似乎被视为多余参数了。

nuisance variable　多余变量　在统计

分析时，任何不是主要关注点的变量数值就是多余参数。参阅"nuisance parameter 多余参数"。

null distribution　无效分布（零分布） 当临床试验的无效假设成立时，试验数据的概率分布就是无效分布。例如，试验数据分析采取的是 F 检验，则无效分布就是一个 F 分布。

null hypothesis　无效假设（零假设，虚无假设） 临床试验运用于疗效评价的最为主要的统计检验的假设理论基础，也是临床试验普遍接受的伦理学依据之一，即临床试验要求以可靠的全无效假说为起点，也称为均衡说。这意味着研究者必须能声称没有科学的有效性原因认为试验药物或治疗A的效益优于药物或治疗B，或取代物C已知比药物或治疗A和B更好。这样，研究者可以有理由告知受试候选者无论他们被随机分配到试验A或B组都将可以受到最好的治疗效益。换句话说，在临床试验中，前提假设是不同治疗组别之间的效益无差异。而后通过临床试验的结果证据（数据）来推翻或拒绝这一假设前提。显然，无效假设的目的是希望试验结果是正确的假设或者是需要着重考虑的假设。比如说，在相关性检验中，一般会取"两者之间没有关联"作为无效假设，而在独立性检验中，一般会取"两者之间有关联"作为无效假设。与无效假设相对的是备择假设（对立假设），即不希望看到的另一种可能。这是一种反证法，即如果

证明一个假设成立不容易的话，则可以通过证明它的互补命题不成立。通过这种证明，如果两个数据值在统计学上被认为差异显著的话，则无效假设不成立，可以加以拒绝，即目标序列的变化不遵循原假设模型。反之，则接受无效假设，即认为目标序列在变化中遵循元假设模型。如果一个统计检验的结果拒绝无效假设（结论不支持无效假设），而实际上真实的情况属于无效假设，那么称这个检验犯了第一类错误（记作 α）。反之，如果检验结果支持无效假设，而实际上真实的情况属于备择假设，那么称这个检验犯了第二类错误（记作 β）。通常的做法是，保持第一类错误出现的机会在某个特定水平上的同时，尽量减少第二类错误出现的概率（表22）。

表 22　无效假设示例

决定	真实性	
	H_1	H_0 正确
拒绝 H_0	正确决定	I 类错误 α（假阳性）
不能拒绝 H_0	II 类错误 β（假阴性）	正确决定

药物研发中，I 类错误的出现有更大的灾难性。所以，需要对 I 类错误的概率设定特殊的限度，通常为 $\alpha=0.05$，也就是说即使 H_0 是真实的，拒绝 H_0 的概率不能超过5%，即有95%的概率确定治疗组与对照组间存在着统计学的显著差异。II 类错误的

N

出现与临床试验的样本量有关。所以需要控制试验的样本量来控制Ⅱ类错误的概率达到可接受的水平。最重要的是需要理解无效假设决不能够被证明，即对于临床试验的一组数据只能够拒绝无效假设或不能够拒绝无效假设。例如，当比较两个治疗组别的效益没有统计上的显著差异时，这并不意味着它们之间实际上没有差异，而仅仅意味着没有足够的证据能拒绝无效假设。

number needed to harm (NNH) 伤害需要病例数（导致危害需要的例数）评价治疗所造成的危害的一种指标。在特定时间内，用某种治疗或被暴露于某种危险因子引起一例某种不良事件所需要的人数。危险可以指治疗失败、不良反应事件、死亡等，计算公式为NNH=1/ARI，即是绝对风险增加（ARI）的倒数，其中归因风险（AR）的计算方法是接触或暴露的发生率减去未接触或未暴露的发生率，即AR=P_{EE}-P_{CN}=EER-CER。类似于治疗所需人数（NNT），NNT通常涉及某种治疗干预，而NNH是要确定效益或危险因子。NNH在循证医学中是一种重要的评估手段，有助于医生对某一特殊治疗是对患者会造成危险还是能提供治疗效益做出谨慎

判断。下面可以通过一个具体的案例（表23）来理解NNH的计算方法。在某一项回顾性群体临床研究中，接受一定时间长度的胰岛素治疗的受试者可能导致低血糖的发病率。如果把胰岛素治疗作为接触因子，低血糖病作为疾病或不良后果。没有接受胰岛素的治疗的对照组受试者也同样被追踪一定时间长度，来观察患低血糖病的发生率。"跟随时间"为每个组别的每个受试者乘以每位受试者被追踪的时间长度。

以上有接触因子的疾病发生率为

P_{EE}=EER=5054/1170074=0.0043

没有接触因子的疾病发生率为

P_{CN}=CER=32/11270=0.0028

相对危险（RR）的计算方法为：接触因子的发生率除以无接触因子的发生率，即

RR=0.0043/0.0028=1.54

归因风险（AR）的计算方法为：接触因子发生率（EER）减去无接触因子发生率（CER），即

AR=0.0043-0.0028=0.0015=0.15%

显然，导致危险需要的人数NNH=1/0.15%=667。

这就是说如果667位患者接受胰岛素治疗（风险因子），有1位会导致低血糖症（不良事件）的发生。

表23　NNH具体案例数据

有否接触因子	总受试者人数	有不良后果人数	跟踪月数	跟踪时间	发生率
接受胰岛素	86318	5054	14	1170074	0.0043
无胰岛素	516	32	22	11270	0.0028

N

number needed to treat (NNT) 治疗所需的例数 一种评价治疗效果的指标。在特定时间内，为防止某一种不良事件或获得某一种有利结局，相对于对照组而言，用某种治疗方法或药物所需要的人数。计算公式为NNT=1/ARR，即绝对风险降低（ARR）的倒数。显然，NNT值越高，治疗的效益越低。其中绝对风险降低的计算方法是对照组事件的发生率（CER）减去试验组事件的发生率（EER），即$ARR=P_{CER}-P_{EER}$；相对危险性减少（RRR）的计算方法为RRR=CER-EER/CER。如果ARR值为负数，则表示治疗会导致危险，即变成了导致危险需要的列数（ARH）。例如，某项临床试验发现加强胰岛素的治疗有利于减少视网膜病变的恶化，与对照组相比，试验组视网膜病变的净危险减少率（ARR）从对照组的50%降低到试验组的30%，则ARR=0.5-0.3=0.2=20%；RRR=（0.5-0.3）/0.5=0.4=40%。所以，NNT=1/20%=5，即加强胰岛素治疗每5例患者，可防止1例患者发生视网膜病变恶化。

对许多效能不明确的药物，采用NNT/NNH的比值是更合适的方法，低NNT/NNH比率的药物比高NNT/NNH比率的药物更有优越性。表24列出了与NNH和NNT有关的风险系数或因子的计算公式。

numerator 分子 在一个分数（如1/2）中，处于分数线（/）上端的数字（如1）。

numeric variable 数字变量 通常意味着连续变量（continuous variable），不是等级量表（如里克特式量表-likert scale）中的数值。

Nuremberg Code 纽伦堡法案 临床人体试验的伦理学原则之一，为赫尔辛基宣言的基础。纽伦堡法案是第一个提出研究者应向临床研究的受试者提供知情书的文件。1946年对纳粹医生的审判导致了保护人体研究受试者的纽伦堡法案。纽伦堡法案的主要精神包括：

- 临床试验的受试者自愿参加是绝对必需的前提条件。这意味着所有参与研究的受试者应当被详细地告知研究的内容，使他们能有充分的机会考虑是否参加该研究。所有受试者必须了解研究的性质、周期、危害、不利性和目的。受试者有权利在试验中的任何时候退出所参与的试验。
- 应当采取适当的保护措施，以保护受试者受到可能的伤害。
- 试验应当是为产生有利于社会福祉为目的，而不是随意或不必要的研究，并避免不必要的生理或心理伤害。
- 试验应当在动物实验结果的基础上进行，并对疾病的性质有所了解。
- 没有试验在预先相信会造成死亡或致残的情况下被允许进行。
- 试验所涉及的风险决不能超过所要解决的医学人伦问题。

N

表 24　NNH 和 NNT 相关风险系数分析例证

项目	风险降低（RD）例证 试验组（E）	对照组（C）	变量风险因子公式	定义缩写	风险增加（RI）例证 试验组（E）	对照组（C）
有事件接触因子（E）	EE=15	CE=100			EE=75	CE=100
无事件接触因子（N）	EN=135	CN=150			EN=75	CN=150
总受试者（S）	ES=EE+EN=150	CS=CE+CN=250			ES=150	CS=250
事件率（ER）	EER=EE/ES=0.1（10%）	CER=CE/CS=0.4（40%）			EER=0.5（50%）	CER=0.4（40%）
变量定义			变量风险因子公式	定义缩写	RD 结果	RI 结果
<0: 绝对风险降低			CER-EER	ARR——absolute risk reduction	0.3（30%）	N/A
>0: 绝对风险增加				ARI——absolute risk increase	N/A	0.1（10%）
<0: 相对风险降低			(CER-EER) /CER	RRR——relative risk reduction	0.75（75%）	N/A
>0: 相对风险增加				RRI——relative risk increase	N/A	0.25（25%）
<0: 治疗所需的例数			1/（CER-EER）	NNT——number needed for treatment	-3.33	N/A
>0: 导致危险所需的例数				NNH——number needed for harm	N/A	10
相对风险			EER/CER	RR——relative risk	0.25	1.25
优势率			(EE/EN) / (CE/CN)	OR——odds ratio	0.167	1.5
归因风险			EER-CER	AR——attribute rate	0.30（30%）	0.1（10%）
归因风险百分比			（RR-1）/RR	ARP——attribute risk percentage	N/A	20%
预防分数			1-RR 或 1-OR	PF——prevention fraction	0.75（75%）	N/A

N

- 试验应当只能由具备科学资历的人员来承担。
- 试验过程中，负责的研究者必须准备随时终结试验的进行，如果他/她凭着良好的医学训练和技能有理由相信试验的继续进行有

可能会伤及受试者的健康福祉或生命。

纽伦堡法案原则后来被联合国人权宣言所采纳，并被许多国家的药政管理部门纳入本国的临床试验伦理标准和实践中。

N

O

O'Brien and Flemming rule 奥布莱恩-弗莱明规则 临床试验成组序贯设计研究中根据中期试验数据统计分析显著性差异水平的界定而常用的试验终止法则之一。与 Pocock 法则相比,这个法则对于统计学意义的终止界定有着更严格的限制。

objective 目标 常用于表示临床试验的目的。研究目标应当明确和清晰地予以表达,而不是概貌性描述。所谓研究目的是指临床试验研究项目所要解决的重要科学疑问或通过研究所要解决的假设。通常由一个主要目标和若干次要目标组成。主要目标常为需研究的关键有效性参数,而次要目标则是由若干临床意义略低的有效性变量所组成,也可以包括安全性参数。研究目标通常应当是可以直接观察的和可客观测定的并已被认证过的生物或病理指标。例如,本试验的主要目标是评价脊椎炎的风湿症状(用BASDAI 评定)与基线相比,服药 20 周后的改善。

objective data 客观数据 指通常为具高度准确性和评价者自身或之间评判变化较低(或可忽略不计)的数据。例如,实验室检查结果数据就是客观数据。

objective endpoint 客观终点 用客观数据或指标作为临床试验目标的研究终点。例如,主要终点指标是肿瘤客观缓解率(ORR)。

objective measurement 客观测定 指不会受到研究者偏见影响的针对临床试验客观数据的测定。例如,心电图检测就是一种客观测定。

objective outcome 客观结果 含有客观数据的临床试验结果。例如,本临床试验的目的是评估内镜鼻窦手术治疗慢性鼻窦炎的客观临床结果并构建临床实用性的客观结果评估体系。

observation 观察(观察法) 通过感官获知环境的状态或知识的行为,或用科学仪器记录数据的活动。人类的感官印象往往带有主观性,这种定性的结论常会造成难于记录或比较。运用仪器对观察结果进行记录使得不同时间和不同人对相同事物的客观观察结果具有可重复性和可比性。在临床试验中,这种观察与受试者的实际观察到的客观数据有关。反映到受试者数据库中的观察数据点就是每位受试者每条观察记录的数字或事件描述。

observational study 观察性研究 在整个临床试验进程中,研究者客观地记录并分析相关信息,不对受试者施加干预措施的临床试验并对观察结果加以评判的过程。这种研究可以是前瞻性的(队列研究),或是回顾性的(案例对照研究）。与正常临床试验相比，观察研究中对受试者疾病的治疗干预不是由研究者决定，而是由患者本人或非研究者的开药者决定，即研究者对治疗方法的选择没有任何控制权。

observed change 观察到的变化 指临床试验中所发现的变量的改变。这是相对于统计模式中拟合值而言的观察数值。

observed data 观察到的数据 严格说来，它是临床试验数据的同义词，意指统计模式中相对拟合值的观察值。

observed difference 观察到的差异 指临床试验中观察到的变量的差异（平均值、比例等）。

observed effect 观察效应 通常指还没有考虑任何协变量因素的临床效应的简单评估。

observed frequency 观测频率（观察次数） 指某一临床试验特殊变量被观察到的频率或次数。

observed frequency distribution 观察频率分布 相对于概率分布而言，被观察到的频率分布指临床试验中某变量值被观测到的次数的分布状况。

observed mean 观察平均值 等同于"sample mean 样本均值"。

observed outcome 观察结果 多用于表示临床试验被观察到的分类数据值。这是相对于统计模式中预期结果而言的。

observed rate 观察率 临床试验事件被观察到的发生率。这是相对于统计模式的拟合值而言的。

observed relative frequency distribution 观察到的相对频率分布 观察到的临床试验变量发生频次除以总的观察次数，就得到相对观察频率。这个变量落在某一数据组范围内的相对频率就构成了相对频率分布。这种统计分析有助于临床试验变量值的概率分析。

observed result 观测结果 指临床试验中所观察到的任何事件或变量值的结果。

observed sample size 观测样本量 指相对于计划样本量而言，临床试验中实际得到的样本量。例如，某临床试验计划招募100位受试者，但在实际运营过程中，招募了118位受试者。这118位受试者可以被视为观测样本量。

observed treatment difference 观察到的疗效差异 相对于预期的疗效而言，所得到的临床试验简单评估效益。

observed treatment effect 观察治疗效应 等同于"observed effect 观察效应"。

observed value 观测值 指临床试验某一位受试者的检测值，或观察到的某一事件出现的次数。

observed variance 观察方差 指临床试验的样本方差。

observer bias 观察者偏倚 由临床观察者造成的测量偏倚，如心电图解析的不良习惯造成的解读偏差，或测量时引入的偏差，如有效数字取舍偏爱造成的偏差。霍桑（Hawthorne）效应有时也会造成观察者偏倚。

O

observer error 观察者误差 由观察者做出测量时出现的误差。参阅"interobserver disagreement 观察者间非一致性"或"intraobserver disagreement 观察者自身非一致性"。

observer variation 观察者变异 参阅"interobserver variation 观察者间变异"或"intraobserver variation 观察者自身变异"。

Occam's razor 奥卡姆剃刀定律 14世纪的奥卡姆在他的《箴言书注》2卷15题说"切勿浪费较多东西，去做'用较少的东西，同样可以做好的事情'。"今天，奥卡姆剃刀常用于两种假说的取舍上：如果对于一个现象有两种不同的假说，我们应该采取比较简单的那一种。临床试验中多用于表示统计师选择统计模型时常采用的一般原则。

Ockham's razor 奥坎剃刀 等同于"Occam's razor 奥卡姆剃刀定律"。

occupational therapy (OT) 职业治疗（职业疗法） 指那些帮助大病初愈的人恢复正常日常生活（如洗浴、家务、准备膳食等）的服务。

odds 概率 某事件出现的次数除以它不出现的总次数。例如，每10位癌症患者有一位可以被临床试验药物治愈或延长生命的话，那么被治愈或存活延长的概率就是1/9。

odds ratio (OR) 优势率（比值比，优势比） 两种事件概率的比率，常用于表示某一治疗效应的优势大小。例如，在下列"2×2"的表格（表25）中，列出了两组治疗效应的结果分布状态。

表 25 两组治疗效应的结果分布状态

项目	药物组 1	药物组 2	优势率（1/2）
治疗成功	37	19	+1.94
治疗失败	13	31	+0.42
总计	50	50	n/a

当用于研究暴露与疾病相关性时，这里的比值（odds）是指某事物发生的概率与不发生的概率之比。比值比指病例组中暴露人数与非暴露人数的比值除以对照组中暴露人数与非暴露人数的比值，是暴露与疾病间关联强度指标。当OR＞1，表示暴露与疾病的危险度增加，是正相关；当OR＜1，表示暴露与疾病的危险度减少，是负相关；当OR=1，表示暴露与疾病的危险度无关，是无相关。

Official Action Indicated (OAI) 官方行动表明 美国FDA药政视察结论分类术语，表示被视察对象发现有严重违反GxP的行为或结果会影响患者或受试者的安全性和药物的有效性，FDA必须采取行动，如发出警告信，或采取一定的行政处罚措施，要求被视察对方采取必要的措施来纠正或防止所发现的违规问题，并回复FDA对所发现问题的答复。FDA的后续视察通常是必需的，以检查问题是否得到改正，或风险是否继续存在。

off label 标签外使用 指治疗药物对疾病的治疗应用没有按照被批准的

适应证范围之内。一般说来，任何药物说明书上的适应证都是经过严格的临床试验验证和被药政部门批准的。当医生需要根据实际病情和自己的临床经验需要超越药物说明书中的适应证使用时，应当遵循所在医院或当地药政规范的要求进行相应的备案和做好记录，以做到规范管理，避免药物滥用。

off site 非事发地点界外（现场之外）多用于表示主要活动没有在指定的地区或建筑物内发生的情形。例如，临床试验药物存储地点不同于受试者被诊断的场所，患者的病历被保留在专门的档案室中，而不是患者被诊治的办公室。在临床试验中，一般要求对于受试者的诊疗场所的地点予以登记记录，一切与临床试验项目进行有关的但不在相同受试者诊疗场所发生的活动地点，如药方或化验室等，也必须要求登记和报告给主管临床试验的管理部门。美国FDA的1572表就要求对于所有相关临床试验活动地点予以登记在案。

offsite archive 异地存档 将试验数据或文件完全备份，并在不同地点长期存放的行为。

off study 研究之外 指临床试验中发生的活动并非是临床试验方案规定的范围。有些临床试验方案之外的活动需要得到批准后才能实施，例如，不符合招募标准的受试者被招募入组。这种可以得到批准的研究之外的试验活动被视为临床试验方案的偏

离。有些临床试验方案之外的活动绝对不允许发生。例如，试验药物被给予非招募入组的受试者，或试验项目结束后继续服用试验药物。这些非试验方案活动的发生应当被视为临床试验的违规，应当受到一定程度的药政规范的处罚。

off treatment 非治疗期 指受试者在临床试验阶段没有接受临床试验治疗药物或安慰剂的时期，例如，受试者处于临床试验的准备期或治疗结束后的随访期。

ogive 累积曲线（肩形图）一种累积频率或次数分布的二维或三维曲线图（图32）。

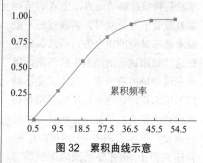

图32 累积曲线示意

ointmen 药膏（软膏，油膏）一种局部给药的药物制剂，通常用石蜡或凡士林作为基质。

omitted covariate 忽略的协变量指那些有意或无意地没有被包括在临床试验结果回归模型或协变量模型分析中的协变量。

omitted data 遗漏数据（忽略资料）对临床试验结果有影响但却没有记录在CRF中的数据。例如，实验室检

测指标超标的排除标准没有记录在病例报告表的入排标准中。

omnibus test 多项检验（多类题测验） 许多统计检验只是检验事物的一个方面，即临床试验数据结果的正态分布只是为了判断分布的偏斜度是否处于预期的正态分布范围内。多项检验可以检验一个以上的方面，即多项正态检验可以判断数据分布的偏斜度和峰态是否均处于预期的正态分布范围内。所以，这是一种涉及两个以上临床试验数据参数比较的显著性意义检验的统计分析。

on site 现场 指临床试验活动发生的场所。例如，受试者被诊治的诊所，试验药物被存储的地方，患者病历档案被保管的办公室等。药政规范一般要求临床试验的申办方向药政部门登记这些临床试验活动发生的场所，以表示这些场所符合进行临床试验活动的要求和规范，这些场所也经常是药政检查或稽查的目标地点所在。

on study 研究范围内（依照研究方案，在研究中） 指那些按照临床试验方案进行的试验活动。

on treatment 治疗期 按照临床试验的流程，受试者接受试验治疗/对照药物或安慰剂的任何时期。

one sided 单侧的（单向的） 又称单尾的。与临床试验数据分布单侧分布有关。

one sided alternative 单侧备择 又称单尾备择。与单侧假设有关的备择假设。

one sided hypothesis 单侧假设 又称单尾假设。临床试验中只允许单向差异概率假设的统计设计。换句话说，检验两组的差异显著性时，只考虑一个方面的，如只考虑A＞B之意义，不考虑A＜B之可能性者，为单侧假设；若考虑上述A与B之间的关系全部相反，亦为单侧假设。若需考虑两个方面的，同时考虑包含A＞B和A＜B两种可能性者，需应用双侧假设。假设试验药物A必须优于药物B。例如，检验某种治疗方法是否有效，可以用单侧假设，因为只要检测是否比原方法好，而不检测是否比原方法坏。如果要验证某新药与一同类的常用药之疗效，即比较好坏两种情况的话，则应当用双侧假设。

one sided test 单侧检验 又称单尾检验。凡采用单侧假设的统计检验方法均为单侧检验。由于在单侧检验中，只对临床试验数据正态分布的单侧或单尾有兴趣，即$H_1 : \mu_1 = \mu_0$；$H_1 : \mu_1 \neq \mu_0$（图33），而不是二者均需要考虑。在这种情况下，按照备择假设只有单侧拒绝区域"足够大"或"足够小"的检验统计量出现，临床试验的全无效假设可以被推翻。如

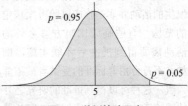

图33　单侧检验示意

果是备择假设 $H_1 : \mu \neq \mu_0$，则要用双侧检验（参阅"two sided test　双侧检验"）。

选用单侧检验还是双侧检验应根据临床试验的检验目的确定。一般若事先不知道所比较的两个试验药物效益谁好谁坏，分析的目的在于推断两个药物的效益有无差别，则选用双侧检验；若根据理论知识或实践经验判断药物A的效益不会比药物B的效益差（或好），分析的目的在于推断A比B好（或差），则用单侧检验。一般情况下，如不作特殊说明均指双侧检验。例如，如果检验某种治疗方法是否有效，用单侧检验，因为只检测是否比原方法好，而不检验是否比原方法坏；如果检验服用某种药物后对人体有好作用还是副作用，则做双侧检验，因为既要考虑坏的情况，又要考虑好的情况。

若对同一资料进行双侧检验也进行单侧检验，那么在 α 水平上单侧检验显著，相当于双侧检验在 2α 水平上显著。单侧和双侧显著性换算的简单关系可以从表26中看出。

表26　单侧检验和双侧检验显著性换算法

选择	操作	结果
单侧	p 乘以 2	双侧检验——$2p$
双侧	p 除以 2	单侧检验——$p/2$

例如，假设单侧检验的置信限为95%，$p=0.05$，那么换算成双侧检验则为 $0.05 \times 2 = 0.10$，所以双侧检验的置信限为90%。又例如，双侧检验 p 值等

于0.06，那么代表不拒绝原假设，那么单侧检验的 p 值应该是0.03拒绝原假设。所以，同一资料双侧检验与单侧检验所得的结论不一定相同。双侧检验显著，单侧检验一定显著；反之，单侧检验显著，双侧检验未必显著。

one tailed　单尾的　参阅"one sided　单侧的"。

one tailed alternative　单尾备择　参阅"one sided alternative　单侧备择"。

one tailed hypothesis　单尾假设　参阅"one sided hypothesis　单侧假设"。

one tailed test　单尾检验　参阅"one sided test　单侧检验"。

one way analysis of variance　单向方差分析（单因素方差分析）　方差分析的最简单形式，用于在平行设计的临床试验统计分析中检验不包含其他任何因素或协变量的两种或两种以上组别的疗效差异，即只考虑一个处理因素（单个变量）对单个结果的影响。这个单个处理因素包含有多个离散的水平，分析在不同处理水平上因变量的平均值是否来自相同总体。

one way classification　单向分类（单向类别）　只按照一个类别变量分组的数据。要注意的是类别变量可以有若干离散水平，但只有一种变量。

one way design　单向设计（单因素设计）　只涉及一种因变量和一种（类别）协变量的临床研究设计。

online　在线　计算机信息处理技术专用术语，表示工作的计算机与中心计算机系统直接相连，而不是暂时与

局部联网或处于独立状态。

online data entry 在线数据输入 临床试验数据在与中心计算机系统或数据库联机的状态下被在线输入计算机系统后，可以直接被上传到中心计算机数据库中。

open class interval 开放式组距 一组既没有下限也没有上限的组距。常用于高度偏斜数据。

open design 开放式设计 指受试者和研究者都知道受试者被分配到哪一个治疗组别的临床试验设计。

open label 非盲态（开放式） 与非盲态的临床试验程序有关。所有临床试验的参与方（如研究者、受试者和申办方）都知道受试者所接受的药物剂量和类别。

open label study 开放性研究 指非盲态的临床试验研究项目，即受试者和研究者均知道受试者接受治疗方案、研究药物及其剂量的研究。

open sequential design 开放型序贯设计 指不设置招募受试者人数上限的序贯临床试验设计，即事先不确定最大受试者样本数（参阅"sequential design 序贯设计"）。

open sequential study 开放型序贯研究 指运用开放型序贯设计原理设计的临床试验。

open study 开放式研究 指非盲态临床试验（参阅"open design 开放式设计"）。

open system 开放式系统 泛指任何负责存有电子临床数据记录的系统的负责人不能掌控登录和接触系统内记录的开放式系统。

open treatment assignment 开放式治疗分配 虽然可能仍然是随机招募或不随机招募，但受试者接受加入何种治疗组别（试验药物或对照或安慰剂）是非盲态的，即受试者和研究者均知道。

operation 运营（手术） 与操作和执行临床试验项目过程有关的活动或行为。也表示医生给患者开刀治疗的外科手术程序。

operation qualification (OQ) 运行合格 核实电子化系统按照运行细则要求功能正常，即运行程序按照预设或配置的要求在运行的环境中运行正常。这类核实活动是通过对比功能细则的设想对系统进行测试，以显示在整个运营范围内支持某种商务过程的功能能正确的实现。

opinion 观点（看法） 多用于表示由独立伦理委员会提出的对临床试验方案的判断和建议（ICH E6 1.42）。

opinion leader 意见领袖（舆论领袖，观点领袖） 对某一领域议题或状况（如疾病、治疗或药物）有着领导地位或重大影响力的主要权威人士或专家。按照专家或个人在某领域的影响范围，可以把他们分成为全球专家先驱、全国主要学术领头人、区域性医药专家或地方医药专家等。

optimal design 最佳设计（最优设计） 由于某些特殊目的而设计的最佳临床试验。要注意的是这种临床试验针对所有目的而言可能并不是最理想的，但对于统计学或其他实际研究管理而言却可能是最佳的。

oral assent 口头赞同（口头应许）多用于表示未成年青少年给予的口头答应参与某些临床试验项目或活动。但最终的参与意愿必须通过书面签署的形式予以确认。

oral consent 口头同意（口头允许）表示受试候选者或受试者的法定监护人给予口头答应参与某些临床试验项目或活动。但最终的参与意愿必须通过书面签署的形式予以确认。

ordered 有序的 多用于表示数据的排列，如递增顺序或递减顺序。

ordered alternative hypothesis 有序备择假设 涉及两组以上总体分布假设的备择假设。最简单的原假设是三组总体分布的比较。全无效假设设定"所有分布都是相等的"，即 $\mu_1 = \mu_2 = \mu_3$，最简单的备择假设是"不是所有的分布都相等"，即有序备择假设是 $\mu_1 < \mu_2 < \mu_3$。

ordered categorical data 有序分类数据（等级资料）指那些按照类别标度测定的且又为自然序列排列的数据，例如，不良反应事件的程度多表示为轻度、中度和严重。这里的程度数据就是一种有序类别数据。

ordered categorical scale 有序分类标度 测定有序类别数据的临床试验用标度。

ordered categorical variable 有序分类变量 产生有序分类数据的变量。

有序分类变量各类别之间有程度的差别。如尿糖化验结果按−、±、+、++、+++分类；疗效按治愈、显效、好转、无效分类。对于有序分类变量，应先按等级顺序分组，清点各组的观察单位个数，编制有序变量（各等级）的频数表，所得资料称为等级资料。

ordered data 有序数据 按照有序标度测定的临床试验数据。

ordered logistic regression 有序逻辑回归 临床试验因变量为有序类别数据的逻辑回归方法。

ordered scale 有序标度（有序量表）与任何形式的临床试验有序测量标度有关，包括顺序量表、有序类别量表、等距量表等。

ordinal data 等级数据（有序变量，等级资料，有序资料）将观察单位按测量结果的某种属性的不同程度分组，所得各组的观察单位数，称为等级数据。等级数据又称有序变量或有序资料。如患者的治疗结果可分为治愈、好转、有效、无效或死亡，各种结果既是分类结果，又有顺序和等级差别，但这种差别却不能准确测量；一批肾病患者尿蛋白含量的测定结果分为+、++、+++等。等级数据与计数数据（count data）不同：属性分组有程度差别，各组按大小顺序排列。等级数据与计量数据（quantitative data）资料不同：每个观察单位未确切定量，故亦称为半计量资料。等级数据常见于问卷中，

O

例如，"您的身体状况如何？ 1=差；2=还好；3=较好；4=很好"。在医学上使用时，多表示伤害程度、治疗组别。注意：此类变数要先详加定义，各值间的差异不一定是等距的，使用其均值时需注意。

ordinal number 序数（序列号）　指一套表示次序数据中的数值位置，如第一、第二、第三等。

ordinal scale 等级分类（顺序量表）用序数数据作为测量尺度的临床试验标量量表。

ordinal variable 序数变量（有序变量）　产生序数数据的临床试验变量。

ordinate 纵坐标　指临床试验二维坐标图解中的 y 轴坐标。

original data 原始数据（原始资料）指最早产生或发现的并记录在案的事件或评价数据。这些数据应该是未有任何形式加工的记录或数据。在临床试验中，研究者直接从受试者的诊断、描述和评价中获得的数据也被视为原始记录（见"source data 源数据"）。

original document 原始文件　指首次产生或撰写的文件原件（不是影印件）。在临床试验中，研究者记录受试者状况的病历、记录受试者诊治和评价的病例报告表或源文件记录、申办方发表的试验方案、伦理委员会批复原件等都是不同形式的临床试验原始文件。

original record 原始记录　最早记录临床试验评价和测定的数据或事件描述记录，属于源数据的组成部分。

original medical record 原始医学记录见"source document　原文件"。

orphan drug 孤儿药物（罕见病药物，孤本药物）　凡疾病患病率（不是发病率）只涉及20万或20万以下人口的疾病被视为罕见病症，或涉及的患者群体虽然可能有20万以上，但没有充分的理由预计预期的研发费用在药物上市后可以从市场营销中收回的疾病。治疗此类罕见疾病的药物被视为孤儿药物。虽然临床试验的要求对于孤儿药物来说，与其他各类药物没有区别，但在新药申报程序和市场保护等要求方面，孤儿药物不同于其他非孤儿药物。

outcome 结果（产物）　通过统计分析获得的临床研究的主要最终结果变量、状况或事件，无论这一结果变量是用什么度量方法获得的。

outcome event 终点事件　指临床研究的主要终点事件，特别是那些事件变量为二元性时。

outcome measure 结果测量　指临床研究的主要终点事件变量的度量，通常限于连续变量的情形。例如，对生活质量随着临床试验进程的延长而发生变化的评价可以用结果测量的方法进行。

outcome variable 终点变量（结局变量，结果变量）　指临床研究实效结果的变量。

outcome research 实效研究　一种研究药物或其他医疗措施和服务在现实医疗环境下的最终医疗效益及其经

O

济和社会效益等（见"pharmacoeconomics 药物经济学"）。最终医疗效益和经济/社会效益包括患者自身生活质量和身体功能的改善，特别是对于那些患有慢性疾病的患者来说。与临床试验相比，实效研究对于理解医药产品的实际医疗效益和安全性有着同样的意义，但涉及的研究方法有所不同。实效研究的常见研究方法有对比性效应研究（CER）、实时实地研究（RWS）、注册研究、患者数据库分析研究、患者图表信息分析研究、经济效益研究、观察性研究和群组性研究等。回顾性的数据库分析或历史患者信息的分析研究等比传统的临床试验要更快、更容易和更省钱地获得结果。然而，临床试验环境对偏见的严格控制和数据的公平性在某些回顾性实效研究中可能难于掌控。

outlier 异常值（离群值） 指与其他临床试验数值相比似乎显得不正常的数值，即严重偏离平均水平的数值。离群值可能是由于样本变量较大所致，也有可能由于过失误差引起。在试验数据统计分析中，如果是前者，可能是由于受试者的生理疾病或身体功能异常造成的，如肝功能酶大于2倍的临床范围。对于此类异常值需要在临床试验中预设临床正常值范围，和异常值阈值标准，以便研究者判断和报告相应异常值的临床意义。如果是后者，必须在统计分析报告中予以说明。

outpatient 门诊患者（非住院患者） 指那些不在医院病房过夜的患者。大多数临床试验受试者都是招募门诊患者而进行的。

outpatient care 门诊治疗（非住院治疗） 指不需要过夜住院治疗的医疗或手术治疗过程。

outpatient hospital 门诊医院 通常为一家医院的组成部分，为不要求住院的患者或伤者提供诊断、治疗（包括手术或非手术程序）和康复服务。这类医院的服务依据其自身条件的不同而有所差别，服务形式包括急诊室或门诊诊疗室、非卧床或流动式外科手术、化验等各种医疗措施。

outpatient services 门诊服务 在医院门诊部或社区保健中心得到的全天候医疗服务。

outreach program 外展计划（扩大服务计划） 为了拓展药物临床有效性的信息收集或推销更多的药物，跟踪患者以帮助他们留在治疗进程中，直到完成整个治疗计划。这些计划通常有厂商资助开展，雇佣护士或其他卫生保健工作者定期联系正在治疗的患者，并收集他们对治疗的反应，包括不良反应的经历。这些计划的目的是在没有医生参与的情况下，支持、鼓励和协助患者完成治疗进程。特别是由训练有素的医务人员管理不良作用有利于患者完成所处的治疗过程。任何采集到的不良事件都必须反馈给赞助商。从某种意义上来说，这也是一种直接向客户推销的药商模式。

over-the-counter drug (OTC drug) 非处方药（不需医生处方可以出售的药）

288 实用药物临床研究A—Z

非处方药是与处方药相对应的概念，指的是那些不需要医生处方就可以直接从药房或药店购买的药品，这些药品临床应用时间较长，药效确定，不良反应较少，患者不需过多的专业知识或在医疗专业人员指导下，仅凭药品说明书和标签就可以安全用药。专业领域比较公认的划分非处方药的标准有如下几条：

- 说明书通俗易懂，患者可以按照说明书安全用药。
- 适应证为可以自我诊断的疾病，疗效迅速并可为患者自身察觉。
- 能缓解疾病的初始症状或延缓病情进展。
- 适应证范围有一定限度。
- 不含有毒性或产生依赖的成分，不良反应少，无蓄积，不会引发耐药。
- 贮存稳定。

非处方药有时与处方药有一定的交叉，即有的药以某一种用途使用时是非处方药，做另一种用途使用的时候则是处方药，如制酸药西咪替丁、雷尼替丁、法莫替丁，作为处方药可用于胃、十二指肠溃疡、上消化道出血等症，作为非处方药，则只能用于胃酸过多等症状，服用一周。

在许多国家，药政机构会有选择地监管部分OTC药物的有效药物成分（API），确保其安全且有效，而并非针对最后产品加以监管。通过监管API而不是药物制剂，生产商可以自由配置或混合有效成分成为专利性的

混合制剂。众所周知，美国FDA要求所有新药都必须在投放市场前递交新药申请（NDA）并获得批准，但对于普遍被公认为是安全和有效的药物（GRAS/E）可以免除该药政规范要求。为了应对大量的OTC药物在获得药物新药申请前就已经上市的情形，FDA建立了OCT药物专题系统，由专家小组来审阅药物的类别和是否可以归类新的OTC药物为GRAS/E类药物。这意味着某些类别的OTC药物只要符合剂量、标签和警告的专题指南的规范，就不用要求获得NDA程序并投放市场。所以，OTC药物的生产商必须依照FDA专题体系对OTC种类、有效成分和标签要求的规范来销售他们的OTC药品，或者对于不符合专题体系要求的OTC药品完成NDA申请程序。FDA要求OTC药品必须附有经过批准的药物事实的标签说明，标明易于消费者理解的有关其有效成分、适应证、目的、安全警告使用指南和无效成分等信息。根据《中华人民共和国药品管理法》的规定，非处方药分为甲类非处方药和乙类非处方药两种，分别使用红色和绿色的"OTC"标志。甲类非处方药不需医生处方就可以购买和出售，但必须在药店出售，并在药师指导下使用；乙类非处方药有着长期安全使用的记录，可以像普通商品一样在超市、杂货店直接出售。无论甲类非处方药还是乙类非处方药，在经过审批之后都可以在大众媒体上发布商业广告，这对处方药

是绝对不可以的。

overhead 日常管理费（人头费） 临床试验项目非间接费用的一部分。通常申办方除了需要支付承担临床试验项目的研究者研究经费外，还需要向研究中心所在医院或医疗单位支付一定比例的日常管理费用。这种费用的多寡需依据研究机构所在地区的消费指数的不同而商定，通常为该研究机构总体研究经费的10% ～ 30%。

overlapping sample _t_ test 重叠样本 _t_ 检验 当配对样本 _t_ 检验中的配对样本中的一个样本数值缺失可以采用这种重叠样本 _t_ 检验。例如，在受试者自评价的问答卷中受试者选择"不知道"或应答者被随机分派回答某一选择问题的情形。

over represent 过度代表 表示在总体样本量中比统计学预期的比例或数量要过大或偏高的情形。临床试验出现这种情形可能会对试验结果所代表群体的真实效益的分析带来影响。多中心临床试验需要控制各研究中心的受试者人数，以降低受试者分布的偏差。例如，虽然在现实情形中，患有各种轻微、中等和严重程度疾病状态的患者人数不可能相等，但在临床试验人为地控制招募各种程度疾病状态的受试者比例，使各个程度的受试者人数大致相等，以确保各种程度疾病状态的治疗效益的评判能满足统计学的样本要求。

overmatching 过度匹配 在流行病的临床研究中，病例对照研究是通过测量并比较病例组与对照组中各因素的暴露比例，经统计检验判断其关联性，再借助病因推断技术，判断暴露因素是否为疾病的危险因素。要做到这种可比性，首先，所匹配的因素应当是混杂因素，否则不应匹配。其次，即使是混杂因素也不一定都要匹配，因为一旦某因素做了匹配，不但该因素与疾病的关系不能被分析，而且该因素与其他因素的相互作用也不能充分分析。为使病例与对照尽量一致，把不必要的因素列入匹配，不但会丢失信息，增加工作难度，还会降低研究效率。这种情况被视为过度匹配。所以，过度匹配是指把不起混杂作用的因素加以匹配，可能导致低估或高估暴露因素的作用，但也有利于控制混杂或研究更多的因素。显然，过度匹配会对研究结果的准确性产生影响。例如，吸烟可能造成慢性支气管炎和肺癌，且吸烟造成的慢性支气管炎也可能病变成肺癌。按照混杂因素的特征，慢性支气管炎在研究吸烟与肺癌的关系中不算作混杂因素。如果把慢性支气管炎作为混杂因素加以匹配，那么导致病例组和对照组在暴露程度上可能趋于一致，其结果是降低了吸烟对肺癌的病因价值。

overview 纵览（审阅） 指查看各种渠道来源的临床试验数据，并把这些信息归纳总结并做出结论的行为或举动。例如，临床试验的中期分析就是一种审查和统计分析所得到的部分数据，并对它们加以评判。

P

package insert 说明书 指附载于上市药物包装盒内的供患者阅读理解药物性状的药物处方信息书面说明，含有已上市药物作用机制、适应证、剂量、服用方法、储存方法、可能副作用、安全性警语、生产商等已知信息。

packaging 包装 泛指药物的包装形式或行为。广义地说，药物包装形式涉及装载药物的包装材料（盒子、容器、瓶子等）和制剂（胶囊、片剂、注射剂、悬浮剂、吸入剂等），以及包装上的标签。狭义地说，药物包装涉及一级包裹，即与药物直接接触的容器，如瓶子、水泡眼包装、防水容器等；二级包裹，即装载直接容器的包装，如外盒、标签、服用的配件（如气化阀等）。药物包装有时对药物服用不当有影响，并可能导致不良药物反应。在临床试验中，试验药物的包装规范必须符合药政部门对试验药物管理的特殊要求，特别是标签的文字描述需要按照临床试验监管要求撰写。药物在包装条件下的稳定性数据对试验药物的有效性和安全性有着重要的影响。当药物从一个包装状态改变成另一个存储条件时，对稳定性有可能会产生变化，而这种变化有时是不良反应的根源所在，或对有效性产生影响。所以，临床试验中对包装条件的管理十分重要，需要建立严

格的记录规范，并作为试验文件的组成部分留存备查。

page orientation 页面方向 指打印纸张的处置方向，分横向或纵向两种。

pain relief scale 疼痛缓解量表 临床试验中常用的反映受试者疼痛缓解程度的等级量表，常用无缓解、一般缓解、有些缓解、很大缓解和完全缓解来表示。

pain scale 疼痛量表 疼痛是涉及临床各个专业的常见问题，鉴于疼痛给患者造成的多方面损害，国际上已将疼痛列为第五生命体征，并有将疼痛与体温、脉搏、呼吸和血压对所有患者进行评估和记录的趋势。但是由于疼痛目前尚缺乏唯一性的准确客观评估方法，给临床工作者对疼痛的评估带来了一定的困难。如何准确客观评估患者的疼痛，是临床疼痛管理的第一步。目前临床常用的评估方法主要有下列几种：

- 文字描述评分法（verbal descriptors scale，VDS）醒目、便于理解，对文化程度低或不识字的人难于应用。常用无疼痛、轻度疼痛、中度疼痛和严重疼痛4个等级来表示。

- 数字评分法（numericalrating scale，NRS）简明，但不能用于没有数字概念的患者。通常采用0～10

个数字对疼痛程度进行分级，0为无疼痛，1～3为轻度疼痛，4～6为中度疼痛，7～10为重度疼痛。

- 口头评分法（verbal rating scale，VRS）易理解，表达清楚，准确具体，但易于受文化程度、方言等因素影响。
- 视觉模拟评分法（visual analogue scale，VAS）简便易行，但精确度稍差。常采用VAS卡来评估。在卡中心刻有数字的100cm直线上有可滑动的游标，两端分别表示无痛（0）和最剧烈疼痛（10）。患者面对无刻度的一面，本人将游标放在当时最能代表疼痛程度的部位；医生面对有刻度的一面，并记录疼痛的程度（见"likert item 里克特选项"）。
- Wong-Baker面部表情评估法（the modified Wong-Baker faces scale）直观真实，没有文化背景的要求，常用于小儿及表达困难者，但需要观察者仔细辨识。
- 改良面部表情评分法（the modified faces, legs, activity, cry and consolability scale）表情、下肢、活动、哭泣可安慰性评分法。多用于4岁或4岁以下幼儿、有先天性认知缺陷或老年人以及无法用其他评测方法的患者。
- 疼痛问卷调查表评估法 常用的有McGill问卷表（McGill pain questionnaire, MPQ），因其考虑

到患者对疼痛的生理感觉、情感因素、认知能力等因素设计，能比较准确评价疼痛的强度和性质。但易受患者文化程度和情感因素的影响。

paired comparison 成对比较（配对比较） 将配对数据进行比较的方法。

paired data 成对数据（配对数据） 通常指能够在两位类似的或配对的受试者身上测定的相同的变量（如平行设计的临床试验），或在同一位受试者身上但不同场合中测定的相同变量（如交叉设计的临床试验），或两个独立的变量被放在一起进行成对分析（如成对比较法）。

paired design 配对设计 运用配对观察和配对比较进行疗效对比评判的临床试验设计。例如，交叉设计就是一种利用受试者自身前后两个服药阶段进行治疗效益评估的临床试验。

paired observations 配对观察（平行观察） 彼此相关的两次临床观察过程，即对同一受试者在不同时间段或治疗期进行先后观察，或两位对应受试者在平行设计中每一位被分别观察比较，以便对治疗药物和对照药物的治疗效益做出对比评估。

paired sample 配对样本 指对同一样本进行两次测试所获得的两组数据，或对两个完全相同的样本在不同条件下进行测试所得的两组数据。

paired _t_ test 配对_t_检验 配对样本_t_检验通常是相同样本单位的配对样本，或一组样本单位的自身样本用_t_

P

检验分析两次，即在两个时间点（如治疗前和治疗后）被检测了两次。后者又称为重复 t 检验。这种根据样本数据对两个配对样本总体的均值进行分析，以推断它们之间是否有显著性差异就是配对 t 检验。这种配对 t 检验的前提条件是两样本是配对的和样本来自的两个总体应该服从正态分布。例如，临床试验中受试者在服用试验药物后进行两次血压测定。然后，比较受试者本身前后两次的效益来确定试验全无效假设的统计学置信限。

pairing 配对 指临床试验中具有类似特质的两位受试者被分派为一组，但接受不同的治疗措施，以便观察和对比治疗效益。

pairwise 成对的 与配对有关（参阅"paired data 成对数据"）。

pairwise comparisons 成对比较（两两比较） 与临床研究中两组以上的治疗组别的疗效比较有关，即治疗组和对照组中任何可能的两两比较。例如，有三个治疗组别（A、B 和 C）的临床试验，在最后的疗效分析中可以做出三种比较，A 与 B、A 与 C 和 B 与 C。

pairwise matching 两两匹配 与匹配一对受试者有关。

palliative care 姑息治疗（缓和医疗，临终关怀） 对患者的看顾而不是治疗的医护行为，包括一些维持疗法，如与患者及其亲属进行良好的交流、示意同情、理解或慰问等。

pandemic 流行病（瘟疫） 也称大流行病。指大型的具有在广大地区和人群中传播或传染的传染性流行病，但引发的大流行病不一定会导致许多人的死亡。例如，H1N1 病毒（禽流感）就是一种大流行病。根据世界卫生组织对大流行病的定义，大流行病应符合以下条件：

- 一种新病原在人群中出现。
- 病原因感染人引起严重病况。
- 病原易传播，特别是在人与人之间传染。

Pap test 巴氏涂片检查法 子宫颈刮片细胞学检查方法。根据这种方法做出的诊断标准分为 5 级：巴氏 I 级——正常；巴氏 II 级——炎症，指个别细胞核异质明显，但不支持恶性，余均为 II A；巴氏 III 级——可疑癌；巴氏 IV 级——高度可疑；巴氏 V 级——癌。具体操作为医生用一个软木刮板，在宫颈处轻轻刮取采集宫颈脱落的细胞，随后在显微镜下进行观察，这一检查方法是发现宫颈癌前期病变和早期宫颈癌的主要途径。这种方法的优点是便宜，便于普查，缺点是用这种方法制备的标本，细胞堆积在一起，不便于观察，诊断的准确率低。由于它有一定的误诊率、漏诊率，这一检测手段近年来得到了进一步的改善，采集细胞样本的步骤和巴氏涂片的方法一样，不同的是涂片被送到检测中心，在显微镜下，用计算机自动扫描、存储，识别出可疑细胞。这就是电脑辅助宫颈细胞学检测系统（简称 CCT），筛查率很高，目前大多采用这种方法。

paper-sourced data　纸质源数据　纸质源数据表现于纸质载体上，其来源和表现可以是多样化的。一般可分为以下几种类型：

- 由研究者或研究助理首次填写产生的数据。例如：
  - 门诊病历；
  - 住院病历。
- 受试者根据试验要求亲自填写产生的数据。例如：
  - 日记卡；
  - 临床结果自我评估表；
  - 知情同意书等。
- 经过验证的受试者电子临床结果评估系统产生的首次以纸质形式呈现的数据。例如：
  - 检验科室的检验报告单；
  - 检查科室的检查报告单；
  - 临床试验药物分发和管理文件。
- 其他源数据。由研究人员或受试者记录的数据，例如临床试验过程中首次产生的原始笔记、备忘录、药房配药记录等相关的纸质工作文件。
- 以上源数据的核证副本。例如誊抄在纸质病例报告表中的被主要研究者签字认可的原始数据。

paper trail　书面记录　临床试验的传统记录方式，即各种试验活动和数据采集都以纸质的形式完成，例如，临床试验中的登记表格、书信往来、病史记录、病例报告表、结果报告等。随着电子化程度的不断提高，纸质记录已逐渐被电子记录所取代，但许多活动还是要求有纸质记录的存在或作为基本支持书面证据被保存于试验档案中。例如，研究者的电子签名要求有用纸质的书面声明并由研究者本人签名确认等。

paperless　无纸化　不用纸张的情形。传统的临床试验过程要求记录试验数据在纸质病例报告中，现代的临床试验则采用电子化的临床试验数据采集系统（EDC）记录试验数据，也就是将受试者的评判变量直接输入到电子数据采集系统，而不需要先记录在纸质病例报告书中，再转录到数据采集系统中。随着电子化系统在日常生活和工作中的广泛应用，无纸化的程序将越来越普遍。

parallel assay　平行试验　多用于表示临床试验药物剂量找寻研究中，即将新的试验药物与标准药物分别让受试者服用后进行临床效益评判。

parallel control　平行对照　与平行设计的临床试验中设置平行对照组别有关，即受试者分别被随机给予治疗药物和对照药物，在相同试验程序中予以临床效益的对比评判（图34）。

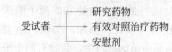

图34　平行对照示意

parallel dose design　平行剂量设计　在平行研究设计中，不同组别受试者接受同一研究药物但不同药物剂量的治疗。

P

parallel group design　平行组别设计
最常见的临床试验全随机式设计方法
之一。在这种试验设计中，受试者被
随机分为两个平行组，即治疗组和对
照组来比较研究药物的疗效。每位参
加临床试验项目的受试者被随机地给
予一种治疗药物或对照药物或空白安
慰剂（见图34）。

parallel design　平行设计　等同于
"parallel group design　平行组别设计"。

parallel design trial　平行设计试验
等同于 "parallel group design　平行
组别设计"。

parallel group study　平行组别研究
按照平行组别设计原理开展的临床
试验。

parallel group trial　平行组别试验
等同于 "parallel group study　平行组
别研究"。

parallel study　平行研究　等同于
"parallel group study　平行组别研究"。

parallel study design　平行研究设计
运用平行组别原理设计的临床试验
研究。

parallel track　等纬轨道（同时举办）
指同时出现但彼此独立的事物，或
同时进行的但彼此独立的两个临床
试验研究项目。例如，美国FDA要
求新药申请的材料中，包含有两个平
行、独立和试验方案设计相同的Ⅲ期
临床试验结果数据。其目的是要验
证新药在不同但设计相同的临床试
验环境中能得到相近或相同的临床
效益。

parallel trial　平行试验　临床试验
志愿者被随机进入两个不同治疗组别
中的一个，并在整个试验过程中接受
所指定的试验药物或对照物的治疗。

parameter　参数（参变量）　指总体
的统计指标，如总体均数、总体率
等。总体参数是固定的常数。多数情
况下，总体参数是不易知道的，但可
通过随机抽样抽取有代表性的样本，
用算得的样本统计量估计未知的总体
参数。在临床试验研究中，常常关心
临床效益变量的变化以及它们之间的
相互关系，其中有一个或一些叫自变
量，另一个或另一些叫因变量。如果
所引入一个或一些另外的变量来描述
自变量与因变量的变化，而引入的变
量本来并不是当前问题必须研究的变
量，这样的变量就被称为参变量或参
数。简单地说，参数是一组数据总体
特征与之对应的点的独立变量之一。
从字面上理解参数是可供参考的数
据，但有时又不全是数据。对指定应
用而言，它可以是赋予的常数值；在
泛指时，它可以是一种变量，用来控
制随其变化而变化的其他的量。最简
单的参数例证是临床试验中受试者年
龄的平均值。其他例证还包括临床试
验结果数据的总体方差、中位值、最
大或最小值。参数常用希腊字母表
示，如方差的代表符号为σ^2。

parameter estimate　参数估计（参数
评估）　指用样本指标值（统计量）估
计总体指标值（参数）。参数估计有
两种方法：点估计（point estimation）

和区间估计（interval estimation）。

parametric data　参数据（参数化数据）　指那些可以定量测定的数据，如身高、体重、间距、比例等。此外，符合三个条件的数据都可以被视为参数化数据，即常态、方差相等和自变性。

parametric method　参数方法　运用特定的假设来对数据的分布进行统计分析的方法。例如，t检验、相关性和回归分析等都是参数分析方法。

parametric statistics　参数统计　通常要求样本来自总体分布型是已知的（如正态分布），在这种假设的基础上，对总体参数（如总体均数）进行估计和检验，称为参数统计。

parametric test　参数检验　总体分布已知，对其中一些未知参数进行估计或检验。这类统计推断的方法叫参数统计或参数检验。属于一种要求参数假设方法进行统计意义分析的检验，例如，t检验、F检验、正态分布检验等都是参数检验。

parent　父母亲　在临床试验中泛指儿童受试者的生物或收养关系的父亲或母亲。他们可以作为儿童受试者的法定监护人代为儿童受试者签署知情同意书。

parent drug　原药（母体药物）　多用于指药物的最基本原料形态，并可以将其制备成各种剂型，或经过化学修饰改造成其衍生物。在药物代谢动力学中，表示经过生物代谢前或后药物没有发生结构改变的原型药物。

parsimony　简约法　指偏爱简单而非复杂的理念或行为。特别用于临床试验的统计模型中，常表示愿意选用较少参数的统计模型，而不愿选含有许多参数的统计模型。

partial response　部分响应（部分显效，部分缓解）　多用于抗癌研究中，表示肿瘤至少缩小50%以上的情形。

partially balanced imcomplete block　部分平衡不完全区组设计　在临床试验设计中，部分区组治疗在随机板块中试验药物与对照药物相遇的次数不要求随机相等地进行疗效比较，而只要求某些治疗对在相同区组中相遇某个次数做比较，另一个部分治疗对在相同区组中相遇另一个次数做比较。例如，含有两个治疗A组，两个治疗B组和三个治疗C组的区组设计。

partially balanced design　部分平衡设计　采用部分平衡治疗区组设计的临床试验项目。

participant　参与者　指参加临床试验的人员，例如，研究者、研究协调员、数据管理员、受试者等。

patent　专利（专利权）　通常表示授予发明任何新的、有用的和奇特的流程、机械、生产制品或物质成分的人的所有权利，是一种知识产权的法律形式。它是发明人所在国给予发明人或其受让人在一定时间段内对其发明拥有绝对排他性权利。新的活性化合物或药物可以作为发明而被授予专利权。通常药物的专利保护期为15～20年。美国的药物专利保护

P

期为20年。药物公司通常会在新的药物被发现有显著生物活性并有可能发展成有效治疗药物之后立即申请专利保护。如果新的药物完成整个研发阶段，包括临床试验而被批准上市后，所剩余的专利保护时间可能只有5～10年。

paternalism 家长作风 指违背他人的愿望出于好意为他们做出决定的行为。

pathogen 病原体 指可造成人或动物感染疾病的微生物，包括细菌、病毒、立克次体、寄生虫、真菌或其他媒介，如微生物重组体包括杂交体或突变体。

pathogenesis 发病机理（致病原因） 指造成疾病状态的原因，也可用于表述疾病的起源和发展过程。在疾病形成过程中，更可能特别涉及细胞事件、反应和病理机制的过程。大多数的致病源包括细菌感染、炎症、恶性肿瘤和组织衰竭。有些疾病可能是由若干致病程序造成的。例如，癌症除了细胞突变事件外，可能还伴有免疫系统衰竭的过程。

patient 患者 指患有病灶或身体异羔的症候已接受或需要医生看护或治疗的人员，包括虽没有疾病或损伤但服用处方药的人。但排除自我医疗的患者，要注意的是虽然参加临床试验的人群大多为病患者，但他们通常被称为受试者（subject）。参加临床试验的健康人群一般被称为志愿者或受试者。

patient accrual 患者累积 指被招募入组的临床试验受试者。

patient chart 患者图表 采用患者数据标绘的任何形式的患者现状图表或曲线图。

patient compliance 患者依从性 患者遵循医生的医嘱服用药物或完成医疗方案的程度。

patient contact 患者联络（病患接触） 任何形式的患者和医务人员间的会面，包括面对面、电话交谈、信函来往或电子邮件交流等。

patient enrichment 患者富集法 临床试验中，将可能对某种试验治疗受益的受试者招募进入特定治疗组别的方法。例如，在抗癌新药精准治疗研究中，按照某种肿瘤或循环细胞中的生物标示物、血液中的特殊蛋白影响药物代谢方式的遗传因子等，招募最有可能对靶向治疗有效益的受试者加入特定的治疗组别。

patient enrolment 患者入组 招募符合临床试验方案招募标准的临床试验受试者加入临床试验的过程。

patient enrolment period 患者入组期 指临床试验患者被招募入组的时期。

patient file 患者档案 含有患者或临床试验受试者的个人信息或医疗记录的纸质或电子文件档案。

patient follow-up 患者随访 临床试验中当受试者完成研究药物/或对照药物的服用后，通常还需要继续跟踪一段时间，以便观察受试者的后续效益和安全性。这一过程被视为随访。

patient home visit　患者家访　指临床研究的研究护士或研究者去受试者的家中进行拜访，以便观察受试者的治疗效益和安全性。

patient identification number (ID)　患者识别号　指临床试验受试者被给予的识别编号。每位受试者在被招募进入临床试验阶段后，都会被分配一个筛选编号；当受试者符合招募标准进入研究药物服用阶段时，又会被给予随机编号。随机编号与受试者药物编号是相关联的。一般说来，一位受试者在一项临床试验项目中只能有一个随机编号，这个编号通常不能被重复使用或其他受试者共用，即使这位受试者提前退出临床试验项目。

patient information booklet　患者信息手册　在受试候选者自愿同意参加临床研究前或期间，由申办方或研究机构编辑的有关临床试验项目信息、研究药物及其同类药物介绍、试验针对的适应证的诊断、防治和康复等知识信息的小册子，并发给受试者阅读和学习。这样有助于他们对即将参加的临床试验项目有所了解，对自己所患的疾病及其治疗有所认知。这是一种加强研究者与受试者之间交流和关系的措施，也是改善临床试验慰留受试者的策略之一。

patient information sheet　患者信息资料（患者信息表）　在欧盟相当于知情同意书，也可指知情同意书前或后提供给受试者的小型或简化的受试者信息手册，通常为一页纸张的试验项目内容介绍、访视时间表、访视程序、研究药物等信息，也可是提供给受试者的试验药物服用指南。在有些临床试验中，也是一种专门用于收集受试者个人信息的表格。

patient monitoring　患者监护　指临床试验中对受试者的安全和疗效记录进行密切观察的行为。

patient number　患者编号　指临床试验中分派给每个参与试验的受试者的独一无二的字符和/或数字或字符/数字组合的识别符号。

patient package insert　患者说明书　参阅"package insert　说明书"。

patient population　患者群（患者人群）　多表示可以被招募入临床试验的候选受试者的理论人数，也用于指适合临床试验统计分析的受试者群体，例如，意向治疗群体、符合方案群体、安全性评价群体等。

patient preference design　患者偏好设计法　加入临床试验项目的受试者选择是否应被随机给药，或选择他们自己偏好的治疗组别的临床试验设计方法。与传统的临床试验设计相比，这种方法通常招募受试者速度较快，也更受受试者青睐。

patient record　患者记录　泛指某一位受试者的病历记录或临床试验评价记录等。

patient reported outcomes (PRO)　患者报告结果表（患者报告结局指标）　临床试验中采用的受试者主观结果自我评估调查表。这些PRO直接要求

P

受试者针对治疗效益、安全性或生活能力的影响等方面进行自我主观感觉评估。主观结果评价数据可以通过受试者的自我解答式问卷或以研究者征询受试者的问卷形式来完成。后一种形式符合患者报告结果的方式。临床试验中常用的PRO问卷可以分为：

- 症状的程度　比较治疗前后治疗症状的变化，如疼痛。
- 生理功能状况　评价治疗前后个人生活功能的改变，如日常生活或运动的恢复。
- 与健康有关的生活治疗改善　评价受试者的功能丧失或失调的程度或范围，并能反映受试者健康状况的多方位的综合问题，如认知感观的测试。
- 生活质量评价　这类问卷超出了功能失调或丧失的范畴，并涉及受试者完成他们自己需要的能力和对他们生活造成限制的情感反应，如SF-36量表。

patient recruitment　患者招募　见"patient enrolment　患者入组"。

peak　峰值　泛指临床试验数据坐标上数值上升和下降交接拐点处的区域所代表的数值。

peak concentration (C_{max})　药峰浓度　指血药浓度-时间曲线上的最大血药浓度值，即用药后所能达到的最高血浆药物浓度。药峰浓度与药物的临床应用密切相关。药峰浓度达到有效浓度才能显效，但若高出了安全的范围则可显示毒性的反应。此外，药峰浓度还是衡量制剂吸收和安全性的重要指标。

peak value　峰值（最高值）　一组相关临床试验血药浓度数据的最大值。

Pearson chi-squared statistic　皮尔森卡方统计　见"卡方统计"。卡方检验常见的应用有三大类，即拟合优度检验（good-of-fit test）、独立性检验（test of independent）和同质性检验（test of homogeneity）。皮尔森卡方检验与其中的拟合优度检验和独立性检验有关，前缀"皮尔森"是为了区别与卡方检验中其他卡方统计分析的形式。

Pearson product-moment correlation coefficient　皮尔森积矩相关系数（皮尔森积差相关系数）　等同于"correlation coefficient　相关系数"。

peer　同行　被认为在学术上具有科学功绩和经验的同事或其他专业人士。

peer review　同行评审　指在相关专业领域邀请专业同行的其他专家学者对投稿论文或研究成果或研究经费申请等进行审阅或评审的程序或行为。由于评审人通常都是论文或成果所涉领域里挑选出的专家，同行评审被视为学术研究和创立可靠学识的关键，并有助于维护论文或研究成果或设想的专业标准。因为论文或成果发表后面向的学术界读者只是某个有限领域的专家，他们在某种程度上需要同行评审来保证论文或成果中研究结果的可靠性或研究设想的可行性，以利于在这些研究结果的基础之上进行后续或相关的研究活动。

per comparison error rate 每次比较误差率 参阅"comparisonwise error rate 比较错误率"。

per experiment error rate 总实验错误率 参阅"experimentwise error rate 实验错误率"。

per protocol analysis 符合方案分析 对所有符合临床试验方案、依从性好（试验药物服用依从率达80%以上）、试验期间未服用禁止药物或其他主要方案违规行为、完成整个试验程序和有较完整临床试验病例报告记录的受试者进行疗效统计分析。

per protocol data 符合方案数据 又称有效病例、有效样本、可评价病例样本。符合方案数据应包括所有随机化后至少接受一次治疗的受试者数据。方案依从性包括以下一些考虑，所接受的治疗、主要指标测量的可行性以及未对试验方案有大的违反等。

per protocol population (PPP) 符合方案集 又称有效病例、有效样本、可评价病例样本。由充分依从于试验方案的病例子集所产生的数据集，是全分析集的一个子集。依从性包括以下一些考虑，如：所接受的治疗、主要指标测量的可行性以及未对试验方案有大的违反等。

per protocol set (PPS) 符合方案数据集 由充分依从于试验方案的病例子集所产生的符合方案数据集所构成，指符合入选标准、完成治疗方案、主要变量可以测定的病例集合，即符合试验方案、依从性好、完成

CRF规定填写内容的病例等，是临床试验数据全分析集的一个子集。

per safety data 安全性数据 临床试验受试者安全数据（见"safety analysis set 安全性数据分析集"）。

per safety set 安全性数据集 见"safety analysis set 安全性数据分析集"。

per unit cost 每单位费用 临床试验中出现的最小单位基本费用，例如，每位受试者试验访视的治疗费用、每位受试者血液化学指标检测费用、每盒包装的试验药物费用等。临床试验项目中一次性的基本建设费用一般不用单位费用去预算。例如，研究机构药房管理费用、伦理委员会审批费用、研究机构启动费用、研究机构管理费用等。

percent difference index 百分差异系数 指两个百分数之间的差异。

percentage 百分率 表示试验变量的一个数是另一个数的百分之几的数，或一个变量在总量中所占的百分之几，或不超过所有样本值的特定百分比的数，也叫作百分数或百分比。通常不写成分数的形式，而采用符号"%"（叫作百分号）来表示。例如，95%的可信度表示拒绝试验假设的概率如果按照100为总量概率，有95的概率可以确认这种拒绝概率的可能性。

percentage point 百分点 类似于"percent difference index 百分差异系数"。例如，20% ~ 30%表示两个百分数之间相差10个百分点。

percentile 百分位数 一种位置指标，

P

是将n个观察值从小到大依次排列，再把它们的位次依次转化为百分位，可用来描述资料的观察值序列在某百分位置的水平，以P_x表示，一个百分位数P_x将全部观察值分为两个部分，理论上有$x\%$的观察值小于P_x，有$(1-x\%)$的观察值大于P_x。百分位数的另一个重要用途是确定医学参考值范围。

perceptive pain relief　可感知疼痛缓解点　受试者用药后首次感觉疼痛缓解的时间点。

performance measure　绩效指标（性能测量）　表示绩效指标时，其指个人或小组人员进行或完成临床试验任务的表现；表示机械功能时，其表示某仪器检测目标物的过程。

performance qualification (PQ)　性能合格　核实电子化系统能可靠地满足用户对数据输入和输出水平的要求。这类核实活动是通过测试来完成的，其目的在于显示按照专项要求系统的目标用途能够很好展现，并达到可接受程度。

period　周期（时期）　意为间隙时段。在临床试验中，可以泛指整个临床试验过程，也可能特别表示某项临床试验项目中某个试验阶段，例如，筛选期、治疗期或随访期等。

period effect　周期效应　指两个临床试验周期之间效应方面的任何系统差异。例如，交叉设计临床研究所产生的前后效应的差异。或者指一个试验过程中受试者没有服用研究药物而被观察特定疗效的周期。

period prevalence　周期流行率（周期患病率）　指某一特定时期某事件或疾病的流行的病例数。

periodic safety update report (PSUR)　定期安全更新报告　指需要定期递交给药政部门的有关上市药物安全性信息更新报告，其中包括所有在前次报告递交后所发生的所有不良反应事件的总结。按照国际上市后药物安全性监督报告通用申报制度，所有上市前3年的药物，都需要每3个月提出安全性总结报告，报告需在每个季度结束后的30d内提交；3年后，需每年递交安全性年度报告，报告应在每年结束后的60d内呈报。每个安全性更新报告除了含有所有非15d不良反应事件及其后续信息外，还必须对自前次报告以来递交的15d警觉报告做出总结和分析，任何非15d警觉报告也需要提供信息分析和叙述性总结等。其他信息还可以包括自前次报告以来过去事件所采取的行动及其结果，如标签更新、新的临床试验验证等。

permutation　排列（置换）　指临床试验数据值列表中所呈现的任何形式的排列顺序。

permutation test　排列检验（置换检验）　临床试验中统计分析方法之一，为一种非参数检验过程。从数学的定义上看，需要考虑数据的顺序时，它可以解释为"排列"，但无须考虑数据顺序时，则称为"组合"。其基本原理为根据所研究的数据问题构造一个检验统计量，并利用手头样本，按排列组合的原理导出检验统计量的理论抽样分布；若难以导出确切的理论分布，则采用抽样模拟的方法做估计其近似分布。然后，求出从该分布中获得手头样本及更极端样本的概率 P 值，并界定此概率值，做出推论。按照可以得到的排列组合形式，排列检验可以被分成为确切排列检验（exact permutation test，EPT）和随机排列检验（randomized permutation test，RPT）。前者指检验统计量的抽样分布是基于样本的所有可能的排列或组合条件下进行的，即类似于秩和检验形式，后者是在得不到检验的统计量的确切抽样分布时，通过基于样本的大量重复的随机排列或组合来估计其近似的抽样分布。一般情况下，小样本量时采用EPT较合适，大样本量时用RPT更合适。

permuted block 置换区组（置换区域） 等同于 "randomized block 随机区组"。

person-time 人次 常见于临床试验的统计分析单位中。

person-year 人年 以年为单位受试者经历某临床试验事件的总次数，常常以一位受试者经历某事件长度来表示。例如，两位受试者各服研究药物6个月意味着服药时间为1人年。

personal data 个人数据（个人资料，个人信息） 临床试验中每位受试者的个人信息数据，如人口学数据、受试者联络信息等。按照ICH的个人信息隐私性原则，任何个人资料都是需要严格监控的保密性信息。对个人资料的接触需要按照药政规范予以监控。这一点需要反映在临床试验的知情同意书中。在设计临床试验病例报告书时，也需要考虑什么样的受试者信息可以被采集。临床研究机构对什么样的受试者信息可以披露给申办方、监查员和药政视察员应当按照ICH/GCP规范执行。

personal probability 个人概率 在临床试验的统计分析中，指某位受试者经历某一事件的先验概率。

pessary 阴道栓（子宫套） 一种可以阴道给药的药物剂型，即药物栓剂。

pharmaceutical 药品 指用于预防、治疗、诊断人的疾病，有目的地调节人的生理机能并规定有适应证或者功能主治、用法和用量的物质，包括中药材、中药饮片、中成药、化学原料药及其制剂、抗生素、生化药品、放射性药品、血清、疫苗、血液制品和诊断药品等。

pharmaceutical alternatives 药物替代品 含有相同治疗成分或其前体，但具有不同剂型或剂量制剂，或不同衍生物的药品。此类药品在成分、效价、质量、纯度、含量均度、崩解时间或溶出度等标准方面都符合与原药品同样的或其本身的质量要求。

pharmaceutical analysis 药物分析学 是分析化学中的一个重要分支，随着药物化学的发展逐渐成为分析化学中相对独立的一门学科，在药物的质量控制、新药研究、药物代谢、手性药物分析等方面均有广泛应用。药物分析学是运用化学、物理学、生物学以及微生物学的方法和技术来研究化学结构已经明确的合成药物或天然药物及其制剂质量的一门学科，包括药物成品的化学检验、药物生产过程的质量控制、药物贮存过程的质量考察、临床药物分析、体内药物分析等。随着生命科学、环境科学、新材料科学的发展，生物学、信息科学、计算机技术的引入，分析化学迅猛发展并已经进入分析科学这一崭新的领域，药物分析也正发挥着越来越重要的作用，在科研、生产和生活中无处不在，尤其在新药研发、质量控制以及药品生产等方面扮演着重要的角色。

pharmaceutical chemistry 药物化学又称"药化学"是一门建立在化学和生物学基础上通过药物分子设计或对先导化合物的化学修饰，以发现与发明新药和合成化学药物，并获得新化学实体创制新药、阐明药物化学性质和研究药物分子与机体细胞（生物大分子）之间相互作用规律及其与受体的相互作用关系、对药物结构和活性进行研究，从而揭示药物构效关系或化学机构与理化性质关系的综合性学科。其研究内容涉及发现、修饰和优化先导化合物；从分子水平上揭示药物及具有生理活性物质的作用机理；研究药物及生理活性物质在体内的代谢过程；利用化学的概念和方法发现确证和开发药物；从分子水平上研究确证和开发药物；从分子水平上研究

药物在体内的作用方式和作用机制等。

pharmaceutical company 药物公司指研究、开发、生产和销售药物的商业组织或公司。

pharmaceutical equivalents 药物等效品 含有相同含量的有效药物成分，即相同盐或酯等衍生物的成分制剂，但不一定含有同样无效成分（赋形剂）的药品，其在成分、强度、质量、纯度，包括效价、含量均度、崩解时间和/或溶出度标准等方面符合原药品的同样要求和指标。药物等效不等于生物等效，因为辅料的不同或生产工艺的差异等可能会导致药物溶出或吸收行为的改变。

pharmaceutical industry 制药工业涉及从事研发、生产和销售药物领域的药物公司及其相关辅助公司的行业。

pharmaceutical product 药品 泛指用于疾病治疗、预防或诊断，旨在调节人体生理功能，并制备成适用药剂供人服用的任何化合物。

pharmaceutics 药物制剂学 又称"药剂学"是研究药物处方设计、基本配制理论、生产技术、制备工艺、质量控制及相关理论等内容的综合性应用技术学科。其基本任务是研究将药物制成适宜的剂型，保证以质量优良的制剂满足医疗卫生工作的需要。所以，药剂学涉及方剂调配和制剂制备两方面的原理和技术操作。现代药剂学有很大发展，其中衍生出一些相关分支学科，包括基础药剂学（如生物药剂学、物理药剂学和药物动力学

等）、工业药剂学和医院药剂学（如临床药学和调剂学等）。对于临床试验的药政要求来说，在早期的临床试验中，研究药物的制剂允许在临床试验过程中根据需要做出适当的调整，进入Ⅲ期临床试验后，研究药物的剂型和生产工艺必须与未来研究药物新药申请和上市后药物的剂型及其生产工艺一致，否则会有新药申请不被药政部门批准，或要求重新对调整的药物剂型进行临床试验的可能。药物批准上市后药物成分或组成的变化、药物性质的变化、生产产地的变化、生产工艺（包括包装和标签）等任何形式的改良都必须向药政部门递交补充新药申请予以申报和批准。其中凡涉及重大变化，如药物识别、剂量、质量、纯度或效价的变化等只有在获得药政部门批准后方可实施。

pharmacist 药剂师　获得国家资质认可的且具备药物知识的药物专家，主要在医院药房、医药公司或零售药店里负责按照医生开出的药物处方为前来抓药或配药的顾客提供药物专业服务，并且向顾客说明如何服用、服用药物时要注意的事项和解答公众有关药物问题等相关事项的人士。在政府部门中药剂师是负责提供药物知识及药事服务的专业人员。因此，根据行业的不同，药剂师通常可以分为零售业药剂师（为公众提供药物和适当的药物指导，满足及保障公众的用药需求）、医院药剂师（负责配药和调制药物，制定药物储藏、分派的标准及条件）、学术药剂师等（在高等学府或药剂制造企业，医药公司或政府部门从事药物研究、开发、药政规范管理以及改进现有药物品质的工作）。承担零售或医院药房和临床工作的专业药剂师必须拥有国家颁发的药剂师资格执照，在医院临床工作的药剂师又称为临床药剂师，其职责包括负责监察医生所开处方的数种药物中有否出现药物相互作用；并根据患者的病历、医生的诊断，为患者建议最适合他们的药物剂型（如：药水、药丸、塞肛药等）、剂量（如：老年人、肝病或肾病患者或需根据病情而将服药的分量提高或降低）。总之，药剂师的职责范围包括但不限于：

- 指导和参加药品调配工作；
- 负责药品检验鉴定和药检仪器的使用保养，保证药品质量符合药典规定；
- 配合临床研究，制作新药及中草药提纯；
- 检查毒、麻、限、剧、贵重药品和其他药品的使用、管理情况，发现问题及时研究处理，并向主管部门报告；
- 按照处方为顾客配药和发药，并且向顾客说明如何服用等相关事项；
- 回答患者和其他专业医务人员的咨询；
- 从事研究、开发并参与医药产品的生产制作，负责新药产品的医效实验；

P

- 参与新药临床试验和进行生产质量监控等一系列工作。

pharmacodynamics (PD)　药效动力学　又称"药效学"，是研究药物对机体的生化、生理效应及其作用、作用原理和剂量及其效应间规律，以及不良反应的作用和机制的一门分支科学。其重从基本规律方面讨论研究药物的体内过程及体内受体作用规律的效应。其通过动物机体、器官、组织、细胞、亚细胞、分子和基因水平的模型，采用整体和离体的方法，进行综合和分析的实验手段，以确定药物预期用于临床防治、诊断和治疗的目的的药效、确定药物的作用强度和特点、阐明药物的作用部位和机制、发现预期用于临床外的广泛药理作用等。通过药效学研究，可以明确药物是否有效，即有效性和优效性，药物作用的强弱和范围，即量效关系、时效关系和构效关系等。在进行新药药效学研究时，必须注意的要点是：

- 研究方法　其药效结果必须获得体内外两种以上实验方法的证明，其中一种必须是整体的正常动物或动物病理模型；实验模型必须能反映药物作用的本质，显示与治疗指证的关联性。
- 观察指标　能反映主要药效作用的药理本质，应做到客观、定量或半定量。
- 剂量范围　能反映量效关系，尽量求出 ED_{50} 或有效剂量范围。量效关系不明确的需要说明原因。

- 给药途径　采用拟推荐临床用药的给药方法。如果无法在动物模型上实施，必须有所说明，并改用其他有效给药方法。
- 对照设置　有空白对照或已知标准阳性对照药物或治疗措施的对照。

pharmacoeconomics　药物经济学　是经济学原理与方法在药品领域内的具体运用。在经济领域评价的理论与方法的基础上，结合医药领域的特殊性而发展的新兴学科，研究如何以有限的药物资源实现最大的健康效果改善的科学。广义的药物经济学（**pharmaceutical economics**）主要研究药品供需方的经济行为，供需双方相互作用下的药品市场定价，以及药品领域的各种干预政策措施等。狭义的药物经济学（**pharmacoeconomics**）是一门将经济学基本原理、方法和分析技术运用于临床药物治疗过程，并以药物流行病学的人群观点为指导方法和分析技术运用于临床药物治疗过程，从全社会角度展开研究，以求最大限度的合理利用现有医药卫生资源的综合性应用科学。其主要任务是测量、对比分析和评价不同药物治疗方案、药物治疗方案与其他治疗方案（如手术治疗、理疗等）以及不同卫生服务项目所产生的相对社会经济效果，为临床合理用药和疾病防治决策提供科学依据。药物经济学的研究方法有以下几种：

- 成本-效益分析（cost-benefit analysis，CBA）将药物治疗的成本与所产生的效益化为以货币为单位的数字，用以评估药物治疗方案的经济性。由于治疗结果的费用，尤其是隐形费用难于准确定量，因而这种分析较适用于宏观决策分析时使用。

- 成本-效果分析（cost-effectiveness analysis，CEA）与成本-效益分析的差异在于，药物治疗的效果不以货币为单位表示，而是用其他量化的方法表达治疗目的，如治愈率、寿命年、延长患者生命时间、并发症、生理参数、功能状态等。这种分析以特定的治疗目的为衡量目标，比较不同单位治疗效果需要的费用高低，是目前较常用的药物经济学分析方法。

- 成本-效用分析（cost-utility analysis，CUA）成本-效用分析是更细化的成本效果分析，它不仅关注药物治疗的直接效果，同时关注药物治疗对患者生活质量所产生的间接影响，着重于分析医疗成本与患者生活质量提升的关系。尤其适用于慢性病的费用与生活质量成本的分析。

- 最小成本分析（cost minimal analysis，CMA）用于两种或多种药物治疗方案的选择，可通过对不同疗法的费用进行对比，从而找出最低治疗成本费用。虽然只对成本进行量化分析但也需要考虑效果，这是最小成本分析与成本

分析的区别。

- 成本-效率分析（cost-efficiency analysis）根据健康成本、健康服务的成本以及健康服务的价格来计算健康投资与产出的总体效率和技术效率，从而为不同情况下或地区的健康投资的回报和结构做出决策或建议。

- 效益-风险分析（benefit-risk analysis）分析药物的临床治疗效益与安全性风险比例的变化可能对健康成本的投入和产出造成的影响。

在临床研究的各个阶段，药物经济学的作用也不同。在Ⅱ期临床试验阶段，药物经济学的作用在于可以对新药初步成本效益进行评价；对药物剂量、结果和生存质量进行测定；对现有各种治疗模式进行分析；结合治疗成本对未来药物的市场价格进行测算；发展初步的预算影响分析模式，以及进行未来商务机遇分析等。在Ⅲ期临床试验阶段，药物经济学有助于选择现行市场有效治疗标准和对照物的选择；根据临床试验的结果对未来上市后的市场策略进行研究和制定；根据药物的适应证对患者群体和整个卫生系统的财务现状进行分析，并为药物上市的市场预算和相关材料和药品的保险和补偿程序做好规划。在药物被批准上市后，药物经济学可用于对临床病例效益和安全性现状进行分析；监督和评估药物保险和补偿工作的现状和管理；对进行Ⅳ期临床试验的需

P

求提出建议；对药物销售的质量和效率进行评价，并提出相关改进建议。

pharmacoenvironmentology 药物环境学　一门较新的药物科学分支，属于药物警戒学在环境药理学中运用的衍生学科，最早于2006年被提出。主要研究药物通过生物体在发挥药物治疗作用后通过代谢排出体外后可能对环境产生的影响。

pharmacoepidemiology 药物流行病学近些年来由临床药理学与流行病学两个学科相互渗透、延伸而发展起来的新的医学研究领域，也是流行病学的一个新分支。它是应用流行病学的原理和方法，研究人群和大量特殊人群中药物的利用及其效应的一门应用科学。其最初主要关注药物不良反应，但近些年来研究领域不断扩大，如从不良反应监测扩大到不良事件监测；从评价疾病与健康状况的分布及其影响因素到研究防治疾病及促进健康的策略和措施；从强调药物利用扩大到研究有益的药物效应，以及药物疗效的卫生经济学评价、生命质量评价和meta分析等。药物流行病学研究设计除了可以提高上市前临床试验的质量，更多的是用于上市后研究，如补充上市前研究中未获得的信息，获得上市前研究不可能得到的新信息。药物流行病学可以根据研究目的使用流行病学的各种研究方法，尤其在上市后监测和重大药害事件的调查中，可以灵活运用多种流行病学研究方法确定药物与不良结局的关系。评

价时应当遵循药物不良反应因果关系评价的准则，同时要充分注意药物流行病学研究的特殊性。常见的研究方法包括：

- 描述性研究方法　研究某一人群用药后发生不良反应的分布状态，通过比较分析，提示某种可能性，为进一步研究打下基础。
- 分析性研究方法
  - 病例对照研究，又称回顾性研究，是药物上市后研究的主要方法之一；
  - 队列研究，又称定群研究或群组研究，在未患所要研究疾病的人群中，将暴露于某药物的人群作为暴露组，未暴露于某药物者做对照组，检验并比较二者的发病率或检验二者的归因危险程度。
- 实验性研究方法
  - 随机对照临床试验，将患者随机分成试验组和对照组，对照组给予某种安慰剂或参照处理，然后评价药物的效果，临床试验特别要注意随机、对照和盲法处理三点；
  - 社区实验，主要是开展人群干预试验。

pharmacogenetics 药物遗传学　药理学与遗传学相结合的交叉学科。主要研究遗传因素对物种内不同个体的药物吸收、分布、代谢的影响，尤其是由遗传因素引起的异常药物反应。众所周知，药物在体内要经过吸收、

分布、代谢和排泄，才能完成药物发挥药效的过程。在此过程中，许多环节都与酶和受体的作用密切相关。在药物代谢的过程中，每一步反应都受到特定的酶、受体或蛋白质的作用和影响。而蛋白质的结构和表达又是由基因控制的。若决定这些酶或受体蛋白的基因出现变异或缺陷，就会影响蛋白质的结构和表达量，从而影响药物的代谢，最终导致药物代谢发生异常反应。因此，有必要深入了解遗传变异对药物反应的影响及其分子基础，并据此预测对药物异常反应的个体，从而进行有效的防治。对药物遗传学的研究，已揭示了许多药物异常反应的遗传基础和生化本质，这对于指导临床医生正确掌握用药的个体化原则，防止各种与遗传有关的药物反应都具有指导价值医学。

pharmacogenetic test　药物遗传学检测　用于确定与药物吸收和分布或药物作用相关的个体间DNA序列变异检测术语。个体基因分型是药物遗传学检测的基础，其通常决定了药物的临床结果。从遗传学的角度看，虽然药物遗传学基因多态性和遗传变异的检测针对的目标人群和检测结果的目的不尽相同，但其产生的结果类别通常可以视为相同。出于临床治疗的目的，通常药物遗传学检测常用于某些药物临床治疗方案选择时的辅助确认手段，因此，药物遗传学检测针对的患者群通常是某种特定治疗方法的候选者，或者说遗传检测的目标群体通常是那些怀疑患有或有可能易于患上某种特定疾病或病况的患者。通过基因表型的检测可以确定针对性的治疗方法或药物是否对这些患者产生疗效。

pharmacogenomics　药物基因组学　研究基因序列多态性与药物效应多样性及安全性之间的关系，即基因本身及其突变体与药物效应和安全性相互关系的学科。与一般基因学不同的是药物基因组学不是以发现人体基因组基因为目的，而是运用已知的基因理论和知识改善医学治疗疾病的手段和措施，或研究基因变异所致的不同疾病对药物的不同反应，并在此基础上研制出新药或新的用药方法。药物基因组学可以说是基因功能学与分子药理学的有机结合，使基因生物标示物能识别和运用于药效、毒理和作用机制研究等方面。具体地说，药物基因组学研究影响药物吸收、转运、代谢、清除、效应等个体差异的基因特性，即决定药物作用行为和敏感性的全部基因的学科，是个体药物治疗学的基础。

pharmcogenomic test　药物基因组学检测　用于确定与全基因或候选基因图谱、生物标示物，基因表达或失活变异有关的个体间差异检测的术语，常用于药物功效或治疗效益的评价中。

pharmacognosy　生药学　指以生药为主要研究对象，对生药的名称、来源（基源）、生产（栽培）、采制（采集、加工、炮制)、鉴定(真伪鉴别和品质评价)、化学成分、医疗用途、组织培养、资源开发与利用和新药创制等的学问。换句话说,生药学是利用本草学、植物学、动物学、化学、药理学、医学、分子生物学等知识研究天然药物应用的学科。

pharmacokinetics (PK) 药物代谢动力学 简称"药动学"或"药代动力学"。其着重从基本规律方面讨论研究药物的体内过程及体内药物浓度随时间变化的规律(运用数学原理和方法研究药物在体内的量变),即机体对药物处置的动态变化,包括药物在生物体内吸收、分布、代谢和排泄的演变规律。在创新药物研制过程中,药物代谢动力学研究与药效学研究、毒理学研究处于同等重要的地位,已成为药物临床前研究和临床研究的重要组成部分。在药物代谢过程中,药物要产生特有的效应,必须在作用部位达到适当浓度;要达到适当浓度,与药物剂量及药动学有密切相关,它对药物的起效时间、效应强度、持续时间有很大影响等。常见的药物代谢途径有两种,即一级消除动力学和零级代谢动力学。前者为单位时间内消除的药量与血浆药物浓度成正比,又叫恒比消除。它的特点是血中药物消除速率与血药浓度成正比,属定比消除,即有恒定的半衰期,与药物初始浓度无关。大多数药物在常用剂量或略高于常用剂量时,都按一级动力学消除。后者为单位时间内体内药物按照恒定的量消除,又叫衡量消除,药物消除速率与血药浓度无关,但与初始药物浓度有关,属定量消除,即无恒定半衰期。当药物体内药量过大,超过机体最大消除能力时,多按零级动力学消除。一旦血药浓度降至机体具有消除能力时,则转换为一级动力消除。其他重要的药物代谢动力学参数包括:

- 药物清除半衰期(half life, $t_{1/2}$)是血浆药物浓度下降一半所需要的时间。其长短可反映体内药物清除速度,表示为 $t_{1/2}=\ln2/k=0.693/2$(一级消除)或 $t_{1/2}=C_0/(2k)=0.5C_0/2$(零级消除)。一般说来,经过5个半衰期,血浆中药物基本完全从体内消除,这种规律不因给药剂量、给药途径、消除途径而改变。半衰期的任何变化与器官的健康状况有关,可以反映人体的病理和生理状况。

- 清除率(clearance,CL)是机体清除器官在单位时间内清除药物的血浆容积,即单位时间内有多少毫升的血浆中所含药物被机体清除。

- 表观分布容积(apparent volume of distribution, V_D)是当血浆和组织内药物分布达到平衡后,体内药物按此时的血浆药物浓度在体内分布时所需的体液容积,表示为 $V_D=$ 体内药物总药量(X)/血药浓度(C)。从这个表示式中可以推算出当药物总量相同时，药物主要分布在血浆中（即血药浓度升高），则 V_D 变小；药物主要分布在组织中（即血药浓度降低），则 V_D 增加。

- 稳态血药浓度（steady state concentration, C_{ss}）　药物以一级动力学消除时，恒速或多次给药将使血药浓度升高，当给药速度和消除速度达平衡时，血药浓度稳定在一定的水平状态。一般说来，药物多次给药后，如每一个半衰期给药一次，则5个半衰期后可达稳定态浓度。分次给药的情况下，血药浓度有波动，有峰值 C_{max} 和谷值 C_{min}，单位时间内的药量不变。分割给药次数越多，拨动越小。静脉滴注无波动。

- 生物利用度（bioavailability, BA）即经任何给药途径给予一定剂量的药物后到达全身血液循环内药物的百分比，即以药物浓度-百分比曲线下面积（AUC）为基础，反映药物在体内的吸收程度和速率。

在新药Ⅱ期或Ⅲ期临床试验中，药代动力学研究内容包括：

- 新药在相应患者体内的药代动力学研究，包括单次给药或/和多次给药的药代动力学研究。

- 如新药为前体药物或在人体内主要以代谢方式进行消除的药物，需进行新药的代谢途径、代谢结构及其药代动力学的研究。

- 根据新药管理学特点、临床用药需要及试验条件的可行性，研究者可选择性地进行：
  - 新药与其他药物相互作用中的药代动力学研究；
  - 新药特殊药代动力学研究（包括肝、肾功能受损，老年人等因素对药代动力学的影响）；
  - 不同种族的药代动力学研究；
  - 人体内血药浓度和临床药理效应相关性研究等。

生物制剂临床药代动力学研究内容基本同上。

pharmacological effect　药理效应
指由于药物对机体的作用影响，引起机体原有生理生化过程、功能或形态的变化。这种效应可能是兴奋效应，即原有功能增强；也可能是抑制效应，即原有功能降低；还可能是麻痹效应，即功能暂时停止工作。

pharmacologically relevant dose study　药理相关剂量研究　属于一种在人体内进行的0期探索性临床药物研究，其目的在于评价受试药物的药理作用，进行试验前应有临床前安全数据（敏感物种2周毒理学实验结果）。药理学相关剂量研究通常连续用药不超过7d，起始剂量为敏感物种1/50的NOEAL（未观察到的副作用剂量）（mg/m²），最大剂量为1/4或1/2的NOEAL，或出现靶指标的变化或副作用。药理学相关剂量研究不仅对了解受试药品在人体的作用机制有极大的帮助，还能够在Ⅰ期试验之前提供人体内药代-药效相关数据，为确定采用单制剂或混合制剂、评价作用于同一靶向的两种以上药物及衍生物的人体内药效提供了参考，对进一步研发选择有希望的先导化合物提供科学依据。

pharmacology 药理学 药物学中的一门分支，其主要指研究有关使用化学物质治疗疾病时引起机体机能（含病原体）变化及其规律的学科，即阐明药物与机体的相互作用和作用规律的机制、改善或提高药物疗效、降低药物毒副作用、提高药物稳定性等，为开发新药、发现药物新用途并为探索细胞生理生化及病理过程提供实验资料。药理学的方法是实验性的，即在严格控制的条件下观察药物对机体或其组成部分的作用规律并分析其客观作用原理。通俗地说，药理学通常利用生物体（包括清醒状态下的动物、麻醉状态下的动物）、离体器官、组织、细胞，通过与阴性对照（溶剂或赋形剂）、阳性对照（某种公认的参比药物）或自身前后对照做出定性或定量分析药物与机体的相互作用规律和原理，观察药物的治疗效果、毒副反应等。药理学的分支包括：

- 分子药理学 运用分子生物技术，在分子水平上阐明药物的作用机制和靶点。
- 临床药理学 研究药物在临床运用后人体可能产生的各种疗效作用的规律。

- 免疫药理学 运用单克隆技术，研究单克隆抗体与药物联结以及靶向治疗的原理和疗效。
- 遗传药理学 根据药物的基因组学原理，研究药物代谢和效应个体差异的遗传因素，是个体临床药物学的基础。
- 神经药理学与心理药理学 研究药物与神经系统与行为的相互影响作用和规律，如毒性作用、一般药理作用、生物酶作用下的神经或机体作用等。

pharmacopeia 药典 一个国家记载药品质量标准、规格的法典，一般由国家药品管理机构主持编纂、颁布实施，国际性药典则由公认的国际组织或有关国家协商编订。药典是从本草学、药物学以及处方集的编著演化而来。药典的重要特点是它的法定性和范例的规范化，因而它又被称为处方汇编。

pharmacotherapeutics 药物治疗学 简称"药治学"，是研究药物预防和治疗疾病的药理学理论在临床实际应用的涉及临床合理用药的一门学科。该学科主要研究药物-机体-疾病相互作用的结果，即针对疾病的病因和临床发展过程，依据患者的病理、生理、心理和遗传特征，制订和实施合理的个体化药物治疗方案，以获得最佳的治疗效果并承受最低的治疗风险。另外还包括药物临床评价、药物不良反应监测、药物相互作用等内容。包括药物治疗和非药物治疗。药物治疗是通过应用药物的手段达到消除和控制疾病，预防疾病和提高生活质量的目的。非药物治疗手段包括物理疗法、手术治疗、放射治疗、心理治疗等。不同的治疗方法都有各自不同的适应证，药物治疗在各种治疗方法中是应用最广泛的治疗方法。药物治疗学的实际研究结果有助于人们解决在疾病防治中选择药物和用药方法，以及制订药物治疗方案等实际问题。在考虑药物临床合理用药中，需要注意对影响药物治疗因素的掌控，如生理因素、病理因素、药物相互作用的影响、耐受性和依从性等。

pharmacovigilance (PV) 药物警戒学（药戒学） 一门监测、评价、理解和预防与药品相关的药物不良作用的药物学科的分支，特别关注药品长期和短期的副作用的防治。通过卫生保健人员和患者所提供的药品不良作用信息，药戒学通过采集、监督、研究、评估和评价等手段，试图检出或鉴别出与药品有关的新的有害信息，并针对这些有害信息研究和制订出预防措施。药戒学起始于临床研究阶段，并必须贯穿于整个药物生命周期，可分为上市前和上市后药戒学。从临床Ⅰ期试验开始，直到药物被批准上市前的所有临床研究阶段必须进行药物安全性的监督和评价。由于临床试验最多涉及的患者数不会超过几千人，一些非常见的不良作用或不良反应只有在药物被批准上市后被更多的患者接触后才可能被发现。所以，

药物被批准上市后，药物公司仍有义务监督药品在患者使用过程中出现的不良作用或不良反应，并按照监管条例及时向药监部门报告所收集到的严重、未预料的不良反应事件。最常用的上市后药物警戒方法是建立药品不良作用/不良反应的自发报告机制、文献检索方法和患者登记制度等。一旦收到上市后药品不良反应和不良作用事件的报告，研究者或药物公司的药物监督专职人员应当及时评价所报告的事件与所用药品的关系，并对相关严重事件产生药品警戒报告递交给相关药监部门。

pharmacy 药物学（药房） 是研究药物应用的总称，由临床运用、药理、药效/药代机制、不良反应、药物制剂、药物化学等一系列分支药学学科所组成。作为药房解释时，指药物被分发给患者前被计划预算、验收入库存储和领发保管的场所，必须由注册药剂师负责在场监控和分发药物给患者。通常有医院药房和零售药房两种形式。医院药房是集管理、技术、经营、服务等于一体的综合性科室。医院药房不仅要保证提供给患者准确、质量合格的药品，而且要保证患者安全有效地使用药品，确保医疗费用更为经济合理。零售药房可以销售各类西药、中成药、草药等，以方便大众购买药品，以利于大众健康。药房通常需根据医生的处方发药。药剂师的坐堂监督有利于对分发的处方药物做出专业判断，避免或减少造成

P

药物使用不当的危险。对于药房的工作人员，各个国家和医疗卫生部门都有明确的规定，并且制定了相关的规章制度和从业要求。

phase 周期（阶段） 临床研究阶段或周期泛指科学家运用医疗干预的手段寻找医疗物质或方法能否有效地用于医疗实践的证据的过程。对于药物而言，研发周期始于药物设计和药物发掘步骤，然后进入动物活性测试步骤。如果显示安全有效，则开始由少数受试者参加的人体试验，并继而发展到大量受试者参与的临床试验，直至证明安全有效的药物被批准上市，包括实验室合成活性化合物阶段、临床前动物和药理学阶段、临床Ⅰ期、Ⅱ期、Ⅲ期或Ⅳ期临床试验阶段，或某一期中的某一阶段，如Ⅱ期临床试验项目的筛选阶段等。在临床试验中，临床试验项目阶段是指不同临床试验的程序阶段。临床试验通常包含5个阶段，即筛选期、基线值的测定、清洗期、治疗期和随访期，有时筛选期和基线值的测定通称为临床治疗前期。

- 筛选期 指在试验开始前筛选受试者的一段时间。这里筛选是指按照试验方案的要求在受试者签署知情同意书后给患者做的检查，包括体检及方案所要求的病史、心电图、CT或其他的实验室检查。以确定该受试者是否符合纳入标准及排除标准，经研究者确认受试者符合入排条件，该

受试者即可进入基线值的测定，有时试验报告出来比较晚，会给研究者的判定带来困难，因此，在撰写临床试验方案时应把这一因素考虑进去。在制订筛选期时，有时出于临床试验的需要制订两个筛选期。如在抗失眠的药物中，第一个筛选期的目的是确定该受试者是否符合入选标准，但是为了排除安慰剂效应，在经过一个安慰剂的治疗期后对患者再进行一次筛选，以排除安慰剂的效应。

- 基线值的测定 基线值作为临床评价的起点，通过一系列的体检或实验室的检测，确认受试者用药前的状态，以利于治疗后与治疗前的对比。所有的受试者都要进行基线值的测定，基线值的测定应在随机化之前进行，但是如果检查为有创性（如活检等），应尽量将其放在化学检查后，以减少对受试者的伤害。此外，基线值应尽量接近治疗期。

- 清洗期 这个阶段是否需要应视临床试验方案的要求而定。因为绝大多数试验是在已进行过治疗的患者中进行，他们在进入试验前大多都曾使用过其他治疗药品。为了使原来治疗药品不影响本次试验药物的作用，通常会制定清洗期，让受试者停用原先治疗的药品，清洗期必须至少在5个半衰期以上，排除药物的影

响。在肝病和肾病的受试者中，药物的半衰期会比较长，因此清洗期应相应延长。在抗高血压药物临床试验治疗方案中，必须包括一定时间的清洗期，以尽量减少受试者入选时的血压波动，排除先前服用的药品对试验药物的影响。以基线值为评价起点时。在对照性的试验中，也可以观察治疗组与对照组用药前两组之间是否具有可比性，有时在筛选期所做的检测，也可以作为基线值。对于这一点，在方案设计时应定义清楚，基线值的检测有时会在治疗期当中。例如，在同一组受试者中，同一试验药物有两个不同剂量，此两种剂量间可再有一个基线值的检测，或者在交叉性试验中，前后两个不同治疗期期间，设置一个基线值的检测。此外，基线值的检测或复查可检测残留效应是否还存在，但是基线值与治疗期不应有时间上的空档，因为在空档期，受试者的病情会有变化，这样也就失去了基线值的意义。有时，根据试验目的需要，会做两次基线值的检测，以最近一次检测值作为比较点，或以两次检测的平均值作为比较点，取决于试验目的。

- 治疗期 治疗期的制订，根据临床试验目的不同、适应证的不同、药物开发所处时期不同（如

Ⅱ期、Ⅲ期临床试验），治疗期的长短也会不同。对于治疗期中所要做的体格检查、生命体征测评、疗效及安全指标的评估，以及一些特殊的检查项目，如采血等，如何检测（检测工具及方法）、何时检测应有详尽的描述。在治疗期中，受试者回访原则是：先密集后宽松。例如，在一个治疗乙型肝炎的临床试验中，治疗期为1年，在治疗期的第一个月内，可以每2周回访1次，第3个月到半年可以每月回访1次，以后可以定为每2个月回访1次。在治疗期的制订中，还应考虑患者的依从性，一般而言，治疗期太长，受试者的依从性会变得较差，但是治疗期如定得太短，药效还没有显示出来，治疗期已经结束，这种设计其科学性就较差。因此，国外药审法规单位，如FDA，对临床试验方案会发布一些指南，在这些指南中，有时会对治疗期的长短有明确的规定可以参考，因此，科学地制订治疗期是十分重要的。

- 随访期 有的方案会有一个随访期，也就是治疗期用药结束后，受试者随访期根据不同的适应证、不同的临床试验目的可以定在几天、几周或几月不等，其目的在于观察用药后的安全情况或遗留效应，有时随访期也用来观察疗效。例如，抗肿瘤的药物试

验中，随访期有时可以通过电话追踪的方式与受试者保持联系，了解受试者情况。

phase Ⅰ clinical trial Ⅰ期临床试验 参见"phase Ⅰ study Ⅰ期研究"。

phase Ⅱ clinical trial Ⅱ期临床试验 参见"phase Ⅱ study Ⅱ期研究"。

phase Ⅲ clinical trial Ⅲ期临床试验 参见"phase Ⅲ study Ⅲ期研究"。

phase Ⅳ clinical trial Ⅳ期临床试验 参见"phase Ⅳ study Ⅳ期研究"。

phase 0 clinical trial 0期临床试验 参见"phase 0 study 0期研究"。

phase Ⅰ study Ⅰ期研究 也称临床药理和毒性作用试验期，属于首次人体临床药理学及人体安全性评价试验，也是从药物动物药理和毒理研究完成后，首次进入人体临床试验的第一阶段。Ⅰ期临床试验主要是研究人对新药的耐受程度、评价人体安全性程度和了解在人体内的药物代谢动力学过程和药效学属性，提出初步的、安全有效的给药方案，以指导下一阶段的临床试验。接受试验药物的志愿者根据试验药物的性质可以是健康受试者，也可以是患者，通常会被观察至试验药物达到若干半衰期，具体包括：剂量范畴探索（也称为剂量爬坡研究），以研究试验药物达到一定毒性程度而无法继续服用的最佳和最安全剂量点；新药在一定剂量范围内的药物代谢动力学和生物利用度数据；新药在动物实验中显示的药理作用是否与人相同；确定人体对新药的局部或全身耐受情况、新药的安全性，以确定人体对新药的耐受和安全程度。Ⅰ期研究的基本原则是在最大限度地保持受试者安全的前提下，进行足够的和适当的实验室和生理验证，以取得有关新药的临床数据。Ⅰ期试验一般不要求设对照组，但出于某些必要也可设安慰剂对照组。试验样本数一般为10～30例。Ⅰ期临床试验通常需要在严格监控的病房或诊所环境中进行，整个试验过程中受试者应受到24h的医护监督。整个试验过程必须要有完整的、详细的试验记录，各项试验结果均应进行统计学处理，根据结果由试验单位的试验负责人写出客观公正的正式书面报告。单剂量递增或多剂量递增分别属于Ⅰa或Ⅰb期临床试验。

phase Ⅰ Unit Ⅰ期研究单位 专指用于进行常规健康志愿者Ⅰ期临床研究的场所和设施，它可以由申办方公司、合同研究组织或医院的特殊部门管理和运营。

phase Ⅱ study Ⅱ期研究 在Ⅰ期研究完成实施后，开展的初步探索或评价新药目标治疗适应证的临床研究。一旦药物剂量或剂量范围被确定，下一个药物研究目标就是评价药物是否有任何临床效应，即初步评价药物对目标适应证患者的治疗作用和安全性，或药物在Ⅰ期确证的安全剂量范围内对某一特定适应证的有效性如何以及短期不良反应的风险，或在更大受试者群体中继续Ⅰ期安全性的评价研究、最大有效剂量和最小有效剂量范围、产生疗效的血药浓度与药效学参数的关系等，也包括为Ⅲ期临床试验研究设计和给药剂量方案的确定提供依据。此阶段的研究设计可以根据具体的研究目的采用多种形式，包括随机盲法对照临床试验。常见受试者规模为30人至几百人。当出现试验药物代谢率变化时，需要进行遗传型药物效应研究，其属于Ⅱ期临床试验范畴。新药研发失败大多出现在Ⅱ期临床试验阶段，因为这一阶段的研究结果往往可以证明试验药物是否能按照预设条件显示临床效应，或有过多风险出现。Ⅱ期临床试验有时可以分为Ⅱa或Ⅱb期临床试验。在某些情况下，可以出现合并Ⅰ期和Ⅱ期临床试验的情形以评价药物的有效性和安全性。

phase Ⅱa study Ⅱa期研究 Ⅱ期临床试验第一阶段（也就是Ⅱa）属于早期概念探索性临床研究，其目的是指在有对照组的条件下详细考察新药的疗效、适应证和短期安全性，以确定多大药物服用剂量或最大耐受量（MTD）才能显效，评估可能的研究终点目标或可能受益的受群体对象。例如，在抗癌药物Ⅱa期临床试验设计中，为了初步排除没有或较低活性效益的药物，研究者可以在Ⅱa期临床试验中规定抗癌药物必须至少有20%的受试者显示效益。如果评估效益低于20%，研究者可以不再进一步对此药物进行开发，或至少相应最大耐受剂量无效益。如果评估效益超过20%，研究者可以继续招募更多的受试者来评价更好反应率。一个排除20%或更低反应率的Ⅱa期抗癌药物研究通常招募14位受试者。如果在这些先期招募的14位受试者中没有观察到疗效反应，则该药物被视为不可能达到20%或更高的效益率。是否需要增加更多的受试者参与取决于设定的精准度是多少，但新增受试者人数范围一般在10～20位。所以，Ⅱa期抗癌药物临床试验的受试者一般不会超过30位。Ⅱa期临床试验设计必须由有经验的临床药理研究人员和临床医生共同拟定，涉及病例选择标准、对照组的设置、各项检查指标、疗效标准和统计处理方法等方面内容。

phase Ⅱb study Ⅱb期研究 属于早期对照研究，是第一阶段（Ⅱa）的延续，目的是在较大范围内评价在给定剂量范围内新药如何起效，即着重药物的有效性研究。一般发生在研究药物的概念性探讨，如适应证策略、剂量选择等。Ⅱb试验进行的目的并不一定是因为Ⅱa阶段试验结果不理想，之所以进行Ⅱb最主要的目的除了测定药物的短期安全性及有效性的范围测定外，也评估可能的研究终极目标、既往结果再确认、试验药物的匹配或可能受试群体对象等，一般情况下Ⅱb阶段要求在Ⅱa的基础上增加临床试验病例数外，还要扩大至少3个临床试验单位。进行Ⅱb的时间是累计使用药半年到一年，而且

P

保证病例数在50～100个；接下来可以将Ⅱ期所有试验汇总进行数据处理和评价，并与Ⅰ期结果一同写入安全性报告，为Ⅲ期试验提供依据。

phase Ⅲ study　Ⅲ期研究　属于药物研发的疗效验证或确证阶段，其目的是进一步与当下"金牌标准治疗"方法相比较以验证药物对目标适应证的疗效作用、长期安全性和风险关系，最终为药物注册申请的审批提供充分的依据。Ⅲ期临床研究所涉受试者人数可达数百甚至上千人，在多个研究机构同时进行。除了目标适应证受试者外，也可以在特殊患者群体中进行，如老年人、儿童等。被招募的受试者需要按照试验方案被分为若干组别。Ⅲ期临床试验一般为随机盲法对照多中心临床试验，故多为费用高昂、费时长久和设计与操作难度较大的临床试验环节，特别是针对某些慢性疾病治疗的临床试验。在大多数情况下，美国FDA和欧盟EMA通常要求申请批准上市的新药（NDA）需要递交至少两个相同适应证治疗成功的Ⅲ期临床试验案例，其均显示相似的药物安全性和有效性。有时Ⅲ期临床试验会被分为Ⅲa或Ⅲb期临床研究。

phase Ⅲa study　Ⅲa期研究　一般说来，研发药物被批准上市前的Ⅲ期临床研究都可以被视为Ⅲa期临床研究。通常很少采用这一术语表示上市前的Ⅲ期临床试验。

phase Ⅲb study　Ⅲb期研究　通常指那些新药申请已被递交或批准后仍需进行的Ⅲ期临床试验。试验的目的包括扩展新的适应证，进一步收集安全性数据或评估新的受试者群体（如儿童或老年人受试者群体）等。这类Ⅲb期临床试验的结果一般不会包括在已递交的最初新药申报材料中，可以在试验完成后根据药物公司的市场策略补充递交。

phase Ⅳ study　Ⅳ期研究　药物批准上市后申办方自主进行的或监管部门要求进行的应用阶段临床试验，其目的是考察在广泛使用的条件下药物的疗效和不良反应、评价在普通或特殊人群中使用的治疗效益与风险关系、改进给药剂量、与其他药物间的相互作用、特殊群体（如孕妇）的治疗效应或限制、与已有治疗药物作进一步比对或作为新药市场推广的策略之一。这类研究的试验方案往往有较宽松的入选标准或排除标准，需要招募的受试者可以多达几千人，试验时间可以长达几年或十几年之久，如注册性跟踪临床试验等。常见的Ⅳ期临床研究类别包括：

- 药监部门在有条件批准新药申请时所要求的补充临床试验；
- 药监部门或药物公司要求进行的大样本量罕见或长期安全性临床观察研究；
- 实际患者用药环境或现实医疗实践的适宜性的临床试验；
- 与市售药物进行疗效比对以扩大药物知名度的临床研究；
- 为了使医生熟悉或了解新药，或

试图影响医生的用药习惯而设计的临床试验；

- 一些药物经济学或流行病学研究（如追踪观察、注册试验等）的临床试验；
- 有些观察患者生活质量改善的临床研究。

Ⅳ期临床试验的负面结果有可能导致市售药品的撤市，或在药品标签说明增加警示语句，或限制某类人群的服用等。需要指出的是上市药品的新剂型或适应证有可能需要开展新的Ⅰ/Ⅱ期临床试验。

phase 0 study 0期研究 美国FDA 2006年在探索性新药研究指南和美国药物研究和生产协会（PhRMA）近年来提出的新的早期临床试验概念，用于表示那些探索少量非治疗剂量的新药临床试验，以获得初步的药代动力学信息和协助药物申办方做出是否值得进一步对新药进行探索的决策。0期研究又称为微剂量研究（micro-dose study）或药理相关剂量研究（pharmacological relevant dose study），并不会产生任何新药安全性和有效性的数据，故目前并未广泛采用。与Ⅰ期临床试验相比，0期临床试验不需要临床前研究结果。申办方必须为此专门生产小批量的试验药物。0期临床试验的时间不能超过7d，研究者可以给予极少数的受试者（通常不超过15人）不到实际治疗剂量1%的单一次服用剂量，以确保不会有毒性反应的出现。0期临床试验属于新

药研究（IND）探索性试验的一部分，其目的是更快地建立新药是否能在人体中如期发生效应。例如，探索新药能否达到肿瘤组织、药物是否进入血液并如何对人体起效、药物是否如预期与某些酶发生反应、癌症细胞如何对新药产生反应等。由于0期临床试验并不能显示任何治疗效益，因此不能取代Ⅰ期临床试验所要求的剂量递增、安全性和耐受性研究。这类试验的受试者可能需要接受额外的组织样本的取样或扫描和抽血检验，以收集新药药代动力学的初步数据。0期临床试验与后期临床试验的最大区别在于受试者不可能从参与0期临床试验中得到任何效益。由于极低剂量的试验药物的服用，比Ⅰ期临床试验出现不良反应的风险更低。药物在人体内吸收是否有问题也可以通过0期临床试验迅速和清晰地发现。理论上来说，这类试验也可以更快地淘汰无效药物，并有助于避免药物在后期（如Ⅱ期或Ⅲ期临床试验阶段）才可能发现的药物不能如期发挥作用的问题，从而有可能大大节约药物的后期研发成本费用。药物公司可以利用0期临床试验的理念来筛选值得进一步开发的目标药物，并可根据相关药代学或药效学的人体模型数据而不是依赖于有时呈现矛盾的动物数据做出"继续开发"或"停止开发"的决策。

phase V Study V期研究 一个近年来新出现的术语，通过转化研究的文献来探索比较效果研究和社区应用

状况的研究，如追溯性比较药物安全性现状。这个研究可用来显示新的临床治疗药物或方法已广泛深入地应用到公共保健实践中。

phase of study 研究阶段 通常与一项临床试验中的不同阶段而不是周期有关。例如，临床试验方案中设计的筛选阶段、清洗阶段、治疗阶段、治疗后随访阶段等。

phenotype 表型 又称表现型，是生物体可观察到的特性或特质的物理外观表现形式。生物体的表型是由其基因表达的结果，也可受外界环境因素的影响和由于外界因素的相互作用的结果而变化。表型可分为连续变异或不连续变异。前者易受环境因素的影响，如体重、身高、智力等。后者仅受若干等位基因的影响，而且很少会被环境改变，如血型、肤色、先天痴呆等。有时带有隐性基因的生物体并不会在不连续变异中表现出某种特质，或隔代表现。生物体的基因型是受遗传因素的控制，但同样基因型的生物体不会看起来或行为方式都会一样，这是因为外观和行为可以受到环境和发展过程的条件而变化。同样，具有相同表型的生物体也不一定具有相同的基因型。当临床研究是针对受到基因表型影响的疾病时，需要在临床试验的研究方案中对于基因性和表型的关系有清楚地描述，并对需要评价的表型有明确的定义。

phlebotomy 刺络（放血，静脉切开术） 医学上专用于表示放血治疗的术语。

physician 医师（内科医生） 接受过正规医学院校的医学训练并具有医学学位和行医资格的可以治疗患者的医务人员的总称，也可以专指内科医生。临床试验的研究者通常需要由行医医师担当。

physician assistant 医师助理 经过专门培训的、拥有专项许可证或某种特殊授权的可以履行医师的某些医学使命或任务，或在医生的监督下完成医生职责的个人。

physiology 生理学 生理学是研究活机体正常生物物理和生物化学功能的生物学分支科学，其任务就是要阐明活机体及其各组成部分所表现的各种正常的生命现象、活动规律及其产生机制，以及机体内外环境变化对这些功能性活动的影响和机体所进行的相应调节，并揭示各种生理功能在整体生命活动中的意义。活机体包括最简单的微生物到最复杂的人体。因为研究对象不同，生理学可分为微生物生理学、植物生理学、动物生理学和人体生理学。动物生理学特别是哺乳动物生理学和人体生理学的关系密切，他们之间具有许多共同点，可结合在一起研究。通常所说的生理学主要是指人体和高等脊椎动物的生理学，包括对个体、器官、细胞和分子层次的生理活动研究，以及实验生理学、分子生理学和系统生理等。

phytomedicine drugs 植物药 通过对植物生物有效成分的开发研究而发

展成为的药物。

PICO 皮可 为卫生保健人员用于表达临床研究所有要素的缩写术语，即

- P——患者（patient）、患者群（population of patients）、问题（problem）；
- I——治疗干预（intervention），如治疗、检测等；
- C——比较（comparison），如其他对照治疗措施、安慰剂等；
- O——结果（outcomes），如生存率、响应率等。

picture archiving and communication system (PACS) 医学影像信息系统 医院信息系统（HIS）的组成部分，用于支持在医院内部所有关于图像的活动，集成了医疗设备、图像存储和分发、数字图像在重要诊断和会诊时的显示、图像归档，以及外部信息系统。医学图像信息是多样化的，如B超扫描图像、彩色多普勒超声图像、核磁共振（MRI）图像、X-CT图像、X线透视图像、各种电子内窥镜图像、显微镜下病理切片图像等，其在临床诊断、医学科研等方面正发挥着极其重要的作用。

pie chart 圆形分格统计图（饼图） 常用于表示百分比分配状态的圆形图，其中的每一部分代表了某一部分数据在整个数据集中所占的比例（图35）。

pilot study 预备研究 参阅"pilot test 前导性研究"。

pilot test 前导性研究（预备试验，初步研究） 常见于表示临床研究中

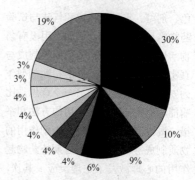

图35 图形分格统计图

探讨性和非正式小规模临床试验。这类试验往往采用焦点群体法或小规模样本，对特定的试验方案设计进行可行性研究，如与治疗效益统计信限有关的受试者样本大小的选择、最佳剂量的确定、适应证患者群体的合宜性等，以便找出最佳试验方案，为进一步的大规模正式临床试验打下基础。

pivotal study 关键性临床试验（关键性临床研究） 确认药物效益和风险的Ⅲ期随机双盲临床试验通常被认为是关键性临床研究，因为其产生的数据结果为研究药物的有效性和安全性提供确凿的证据，并直接关系到药监部门对新药申请的批准与否。在美国，FDA要求新药申请必须含有两个试验方案相同的关键研究的数据结果，以期验证药物效益的可重复性。

placebo 安慰剂 安慰剂是指用不含任何药理成分的物质做成无药效和毒副作用，但使受试者或患者相信其中含有某种药物的剂型或制剂，用作临床试验药物的阴性或空白对照用药，其物理特性如外观、大小、颜

P

色、剂型、重量、味道和气味与试验药物需尽可能一致。例如，用没有药物活性的物质淀粉、葡萄糖等制成与真实试验药物外形一样的相同剂型作为安慰剂。安慰剂的另一个意思是比喻能够产生心理抚慰作用的方法和举措，既没有药效，也没有毒副作用的物质制成等。首先，患者期待药物起作用的心理激发了生理反应；其次，患者对所处的医疗环境引起了生理上的条件反射。当医务人员评价某种新药的疗效时，需要排除新药可能引发的安慰剂效应。因此，医务人员会安排一组患者服用新药，另一组患者服用安慰剂。由于临床试验中采用了随机双盲设计方法，研究者和受试者都不清楚哪一组为研究新药或安慰剂，从而可以排除心理和生理相互作用对药物客观效果的影响和对药物客观效果的评价，达到真正评判药物对人体试验的效果。如果试验结果没有发现这两组受试者在疗效上有显著性差异，那么这种新药的临床使用价值就不大。简言之，"安慰剂"的外表形态与某种研究药物一样，但却无药理作用，通过影响患者的心理因素起到了治疗作用。即便安慰剂不含任何有效成分，一些服用安慰剂的患者病情得到缓解，这种现象或称"安慰剂效应"。临床试验中安慰剂的使用一直存在着争议。尽管安慰剂看起来有伦理问题，由于安慰剂组的作用在某些情况下可能较高而且在不同的研究之间变异很大，所以，为明确显示新药

的作用，应用安慰剂是必要的。临床试验中采用安慰剂与否应该考虑研究药物的适应证的性质及其相应治疗效应的程度。一般来说，只有在缺乏有效治疗方法的情况下才能使用。ICH/GCP规范对安慰剂的使用有明确的伦理标准程序要求。在临床试验开始前，所有受试者被要求签署的知情同意书中都必须表明是否在试验过程中受试者可能被给予安慰剂和收到安慰剂的概率有多大。伦理上可以允许使用安慰剂作为对照试验的前提条件包括（但不限于）：

- 处于科学或不得已的合理的方法学的原因，必须采用安慰剂来确定治疗、诊断或防治方法的有效性。
- 在没有危险的情况下，防治、诊断或治疗方法可以用安慰剂对照的方法进行研究，并接受安慰剂的患者不会受到任何严重或不可逆转伤害的风险。
- 标准治疗对某一特殊试验项目来说不适合。
- 不涉及可恶化或威胁生命疾病治疗的临床试验。如果涉及，应该建议采用有效药物而不是空白安慰剂作为对照物。

placebo concurrent control 安慰剂同期对照 参阅"placebo control 安慰剂对照"。

placebo control 安慰剂对照 在临床试验中给予安慰剂作为受试者疗效对照。

placebo controlled study 安慰剂对照研究 指临床试验中运用安慰剂作为对照的试验方案设计，这意味着有一组受试者会接受安慰剂的治疗。这类临床试验必须得到伦理委员会的批准后方可启动。

placebo controlled trial 安慰剂对照试验 参阅"placebo controlled study 安慰剂对照研究"。

placebo effect 安慰剂效应 指临床试验中受试者服用安慰剂后由于心理暗示的作用产生"假性治疗效益"的情形（参阅"placebo 安慰剂"）。

placebo group 安慰剂组 临床试验中被随机给予安慰剂治疗的受试者组别。

placebo lead in period 安慰剂导入期 见"placebo run in period 安慰剂准备期"。

placebo period 安慰剂期 临床试验中受试者接受安慰剂治疗的周期。

placebo run in period 安慰剂准备期 临床试验中所有受试者都接受安慰剂治疗的过渡准备期。虽然安慰剂被认为也有疗效，但临床试验准备期使用安慰剂目的是清除之前药物的作用，更好地证明试验药物的作用对试验药物数据科学性的好处大于受试者期间获得的利益。例如，进行降压药的试验时，让受试者4周内的血压仅处于安慰剂带来的有限作用下。受试者应该在知情同意书中被告知在研究期间的某个阶段会使用安慰剂、大约多长时间和目的何在，并且需要获得伦理委员会的批准后方可执行。

placebo subject 安慰剂受试者 在临床试验中被随机双盲给予安慰剂服用的受试者。需要强调的是受试者必须签署被伦理委员会批准的含有安慰剂服用信息的知情同意书，表示接受临床试验中可能受到安慰剂的治疗程序。

placebo treatment 安慰剂治疗 临床试验中使用安慰剂的另一种表示术语。严格地说，安慰剂并不是一种"治疗"，但可能对受试者产生心理作用的"治疗效应"，因而这一术语较为常见。

placebo washout period 安慰剂清洗期 意旨在临床试验治疗程序开始前或交叉试验程序的过渡期，试验方案设计的一个清洗期，也称安慰剂导入或准备期（如果在这个阶段使用安慰剂），其目的是使受试者体内残留的任何其他药物可以被消除体外，以降低对试验药物疗效的干扰判断。

placental toxicity 胎盘毒性 药物对胎盘造成损伤，改变胎盘血流量，降低胎盘对营养物质的转运，特异性地干扰胎盘功能。

plasma 血浆 血液的液体部分。如果将新鲜血液离心，使血细胞沉降，上层淡黄色清液（因含有胆红素）即是血浆。人体含有2700～3300mL血浆，约占血液总体积的55%。血浆的绝大部分是水（体积的90%～92%），其中溶解的物质是血浆蛋白（10%）、葡萄糖、无机盐离子电解质、营养素、酶类、激素、胆固醇以及二氧化碳。血浆的主要作用是运载血细胞，

P

运输维持人体生命活动所需的物质和体内产生的废物等。血浆蛋白是多种蛋白质的总称，用盐析法可将其分为白蛋白、球蛋白和纤维蛋白原三类。血浆与血清的区别是血清中不含纤维蛋白原等凝血因子。

plasma concentration　血浆浓度　指药物吸收后在血浆内的总浓度，包括与血浆内蛋白结合的或在血浆内游离的药物，有时也可泛指药物在全血中的浓度。药物作用的强度与药物在血浆中的浓度成正比，药物在体内的浓度随着时间而变化。

plausibility check　真实性检查　检验临床试验数据是否真实的核查行为。这种检查通常与简单的数据值范畴或一致性有关。要注意的是即使数据通过了真实性检查也不一定意味着数据的正确性，因为数据的正确性的检查还涉及源文件的核查。

play-the-winner rule　胜者优先原则　临床试验招募受试者方法之一。在这种方法下，受试者治疗效益的评价为二进制式，即如果上一位受试者的治疗效益显示为有益，下一位受试者仍将给予与上一位受试者相同的治疗措施或药物。然而，如果上一位受试者的治疗效益显示为消极反应，则下一位受试者将给予与上一位受试者不同的治疗措施或药物。

play-the-winner treatment assignment　胜者优先治疗分配　采用胜者优先原则的临床试验治疗或给药设计方案。

plus or minus (±)　正或负（加或减）　描述数值允许浮动范围的术语，常用于标准偏差或估算值标准误差范围的表示。例如，受试者对治疗效应的百分比值为35%±5%，意味着疗效的范围是30%～40%。

Pocock rule　波科克原则　著名的但较少实际运用的与临床试验成组贯统计分析有关的试验终止原则之一。在这个原则中，需要采用两步样本有效性的推算来确定临床试验有效或无效，因而可以做出临床试验是否继续的决策。一般来说，如果在第一步后试验治疗非常有效或无效的证据显而易见，则可以进入第两步进行评估。但通常临床试验终止的是由于试验项目缺乏疗效。这样做的好处在于可以最大限度地降低整个试验样本需求的逸出量。例如，一项临床治疗效益的标准治疗反应率为0.25。在研究一项新的治疗效益时，假定这个新的治疗反应率为0.50或0.50以上。则该临床试验的假设前提为H_0：$p=0.25$和H_1：$p=0.50$。如果统计可信限被设为80%，整个Ⅰ类错误率为0.05，在第一阶段的试验样本需求数为9例，第二阶段的样本需求数为15。根据波科克原则设定的原则为，临床试验中期分析中当第一阶段结束时有两例受试者有效，可以进入第二阶段继续评价。当第二阶段结束时总共有9位受试者显效，则可以认定该新的治疗方法有效。需要指出的是由于临床试验项目的Ⅰ类错误率被设置为0.05，每增加一次查看试验数据来验证终止原则，就有可能增加拒绝无效假说的错误率0.05。换句话说，每次都有可能增加5%的终止概率。例如，设置两次临床试验的中期分析时，第一次验证终止原则出错的概率为0.05，第二次出错的概率为0.95×0.05=0.475。那么，总的验证终止原则的出错概率为0.0975。显然，过多的中期分析并不一定给临床试验的结果分析带来益处。

point estimate　点估算　对临床试验参数的单一值所进行的估算分析。

point estimation　点估计（点推算）指以得到的样本指标作为总体指标的估计量，并以样本指标的实际值直接作为总体未知参数的估计值的一种推断方法，即确认临床试验的点估算的程序。

point prevalence　时点患病率　指某一事件或疾病在某一特定时期内的流行率，即出现的病例数。

poison　毒物　可以造成人体机能伤害或损伤，甚至死亡的化学物质。（见"toxicant　毒物"）。

poisoning　中毒　生物体受到毒物作用而引起功能性或器质性改变后出现的疾病状态。

Poisson data　泊松数据　源自于泊松分布的临床试验数据。

Poisson distribution　泊松分布　一种临床试验统计分析中常见的独立事件离散概率分布，适用于描述单位时间内随机事件发生的次数的概率分布。其特点是该分布的均值等于方差，即

随机分布型的数据个体空间的分布格局（图36）。

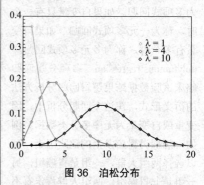

图36　泊松分布

Poisson process　泊松过程　一种累积生物随机事件发生次数的最基本独立增量过程。例如，一个不良反应事件随着临床试验项目进展的时间推进所累积出现的次数，就构成一个泊松过程。

Poisson variable　泊松变量　泊松分布中的数值变量。

polychotomous data　多项分类数据　可归属两个以上类别且不是有序排列的分类数据。

polychotomous variable　多项分类变量　指所分类别或属性可以为两项以上，之间无程度和顺序的差别，一般只能选择其中之一的变量作为变量点。例如，血型（O、A、B、AB）等。对于多项无序分类变量的分析，应先按类别分组，清点各组的观察单位数，编制分类变量的频数表，所得资料为无序分类资料，亦称计数资料。

polynomial regression　多项式回归　在对临床试验数据结果进行回归模式

分析中，研究一个因变量与一个或多个自变量间多项式的回归分析方法称为多项式回归。如果自变量只有一个时，称为一元多项式回归；如果自变量有多个时，称为多元多项式回归。

polytomous regression 多项分类回归 临床试验数据结果逻辑回归分析方法的衍义形式，在这个回归分析中，因变量或自变量为无序多分类数据。例如，想探讨胃癌发生的危险因素，可以选择两组人群，一组是胃癌组，另一组是非胃癌组，两组人群肯定有不同的体征和生活方式等。这里的因变量就是是否患有胃癌，即"是"或"否"，为两分类变量，自变量就可以包括很多了，例如年龄、性别、饮食习惯、幽门螺杆菌感染等。自变量既可以是连续的，也可以是分类。若为多分类自变量，如果其等级分组与因变量logit值成线性关系，可将多分类有序自变量当作数值型变量放入模型；若等级分组与因变量logit值无线性关系，则与多分类无序自变量一样，需要将自变量转换为哑变量（dummy variable）分析。

pool 富集（汇集） 与将各方面资源的信息或数据汇集在一起的行为。

pooled estimate 综合估计（合并估算值，复合估算值） 将不同来源的信息参数（如不同研究项目的数据或不同组别受试者的数据等）汇集在一起进行估算分析得到的数值。常用于方差分析（t检验）中的综合变异数估算。临床试验的综合总结结果报告中常常会把某一研发药物的各种临床试验的分析结果汇集在一起综合分析其临床效益。

population 人口（群组，人群，总体） 临床试验中常用于表示被包含在试验样本中的所有受试者全体。例如，对所有收缩压升高的受试者接受试验药物后的改善效益分析。在临床试验统计学中，解释为总体，是根据研究目的确定的同质的观察单位的全体，更确切地说，是同质的所有观察单位某种观察值（变量值）的集合。总体可分为有限总体和无限总体。总体中的所有单位都能够标识者为有限总体，反之为无限总体。

population controls 群组对照 通常指不是经过随机筛选入组的普通未经治疗过的患者所组成的对照组，常见于史料对照临床研究设计中。

population demographic fraction 人口分布比（人口统计学分布） 与临床试验中具有某些特殊人口学变量特征的人群组比例有关。

population mean 总体均数 临床试验数据总数变量的平均值，常用符号μ表示。总体均数的估计方法有点估计（point estimation）和区间估计（interval estimation）。

population parameter 群体参数（总体参数） 临床试验受试者群体的属性数值。这些数值是通过受试者数据样本统计分析而获得的。

population pharmacokinetics 群体药代动力学 研究一种药物被患者使用

后个体间（inter-subject variability）和个体内（intra-subject variability）不同时期药物浓度偏差的起因和互相关系。患者的自身状况和条件、生理和病理因素，如身高、体重、年龄、性别、药物代谢与分泌功能、疾病状况以及共同使用的药物和其他治疗手段，都会改变剂量-药物浓度之间关系。群体药物代谢动力学就是要定量地测量影响剂量-药物浓度关系的因素，并结合临床安全性和疗效，确定与调整安全有效的药物剂量。

population standard deviation 总体标准偏差 临床试验总体数据变量的标准偏差值，常用符号σ表示。

population variance 总体方差 临床试验总体数据变量的方差值，常用符号σ^2表示。

positive control 阳性对照（正控制） 在生物遗传学中，正控制是指调节基因的产物（激活物）能促进结构基因转录作用中代谢调节的一种基因控制方式。因而它是基因表达调节控制中的一个重要环节。在临床研究中，阳性对照试验专门指在药物、疗法或医疗器械研发中使用有效的干预方法或已知治疗作为对照的试验，而不用安慰剂阳性对照。其目的是说明新药物、疗法或器械在非劣效性对照临床试验中的有效性。为了证明新药物、疗法或器械有效，传统上需要证实它们优于阳性对照。这类似于安慰剂对照试验，在安慰剂试验中要证实新药物、疗法或器械优于安慰剂。阳性对

照在临床试验中可以合用安慰剂或不用安慰剂。对于要用安慰剂的药物临床试验，就证明新疗法的效果而言，阳性对照通常起次要作用。ICII指南曾表明在精神药物的安慰剂对照试验中，使用阳性对照的目的是证明试验具有检验灵敏度，也就是该试验具有证明有效阳性药物的有效性的能力（ICH E10）。如果试验的目的是研究新疗法对某些严重疾病患者死亡率或严重病症转归的影响，则常常要进行阳性对照试验。如果对某种疾病已经有了有效的疗法，那么就应当使用这些活性有效治疗中的一种作为对照，而不是用安慰剂（参阅"placebo安慰剂"）。

positive correlation 正相关 指临床试验两个变量之间呈正相关状态，即一个变量的增加会导致另一个变量也有增长的趋势。

positive effect 正效应（正面影响，明显影响） 表示临床研究药物或器械有效的同义词，常常意旨任何形式的有益临床效应。

positive predictive value (PPV) 阳性预测值 相对于阴性预测值而言，是指临床试验的筛检结果为阳性的受试者中真正患病的比例。诊断试验的预测值受到灵敏度（sensitivity）、特异度（specificity）和受试者中患病率的影响。所谓灵敏度又称真阳性率，即实际有病而按该筛检试验的标准被正确判断为有病的百分比。它反映筛检实验发现患者的能力。所谓特异度又

称真阴性率,即实际无病按该诊断标准被正确地判断为无病的百分比。它反映筛检试验确定非患者的能力。阳性预测值的计算公式为

PPV=真阳性的人数/(真阳性的人数+假阳性的人数)

式中,"真阳性"为指筛检证实了阳性预测,并且在权威金标准检验方法下也呈现阳性结果;"假阳性"是指那些在试验检测中显示了阳性结果,但在权威金标准检验下却为阴性结果。

例如,在一项抗癌药物的研究中,2030位患者被筛选为直肠癌患者。阳性预测值、筛检灵敏度和特异度的结果分别见表27。

从实际确诊结果看阳性预测值为10%,即这个筛检结果中许多阳性结果为假阳性。显然,对所有化验检验呈阳性的患者运用更可靠的筛检方法去确诊十分必要,如肠镜检查。这样才能得到更准确的肠癌患者的信息。

positive relationship 正相联 与 "positive correlation 正相关"相同。

positive response 正效应 指受试者对研究药物或疗法显示有益反应的情形。

positive result 正结果(阳性结果) 临床试验数据大于零的结果,或研究/检测结果呈阳性的情况。

positive skew 正偏态(正偏锋) 频数分布可分为对称分布和非对称分布

表 27 阳性预测值、筛检灵敏度和特异度的结果

粪便出血筛选检验结果		患有直肠癌患者 (肠镜检查确认)		
		条件性阳性	条件性阴性	
	检验结果 阳性	真阳性 (TP) = 20	假阳性 (FP) = 180	阳性预测值 = TP / (TP + FP) = 20 / (20 + 180) ×100% = 10%
	检验结果 阴性	假阴性 (FN) = 10	真阴性 (TN) = 1820	阴性预测值 = TN / (FN + TN) = 1820 / (10 + 1820) ×100% ≈ 99.5%
		敏感性 = TP / (TP + FN) = 20 / (20 + 10) ×100% ≈ 67%	特异性 = TN / (FP + TN) = 1820 / (180 + 2000) ×100% = 91%	

两种类型。非对称分布又称为偏态分布，是指观察值偏离中央的分布。当尾部偏向数轴正侧（或右侧）时，称正偏态（或右偏态）（negative skew）分布，如人体中一些重金属元素的分布等。反之，尾部偏向数轴负侧（或左侧）时，则称为负偏态（或左偏态）分布。临床试验数据正态分布状态下大多数变量值分布偏向左边，呈现右边有一个常常的右拖尾的状态（见图37）。

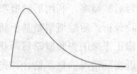

图37 右拖尾峰

positive study 实证研究（阳性研究） 指临床试验研究的结果拒绝了全无效假说或成功地达到了研究的目标。换句话说，研究结果的统计分析显示试验结果有显著临床意义，即研发药物或疗法有有益的疗效。但需要注意的是需要判别研究的目标是什么。如果试验的结果是为了证明研究药物或疗法的风险性或已知的不良作用，一旦结果得到确认这个术语所表达的意思则应该理解为研发药物或疗法有有害的效应。

positive treatment effect 阳性治疗效应（阳性治疗效果） 指临床试验显示的任何令人满意的治疗效应。

post assignment 事后任务 用于表示临床试验中受试者已经被分配至治疗组别后所出现的任何与试验相关的

事宜。

post hoc analysis 事后分析（析因分析） post hoc 是拉丁文，词意是在此之后，因此，指在某些事件发生后对其进行分析以找出原因，并采取相应行动。临床试验中，事后分析表示在试验结束后对试验数据进行分析，以便找出任何过去可能没有设想过的数据模式。有时也被称为数据挖掘。这个行为通常用于描述临床试验揭盲并采用并非事先预设的统计分析角度或方法进行试验数据分析后对试验结果所做出的推断。

post hoc comparison 事后比较 表示临床试验数据收集后对其进行显著性差异检验分析的比较，一般用于并非预设统计检验比较方法对数据证据进行的比较。

post marketing surveillance (PMS) 上市后市场警戒（上市后监测） 药物被批准上市后对其使用、效应和安全性进行监督。

post marketing surveillance study 上市后市场警戒研究（上市后监测研究） 药物被批准上市后所进行的药品安全性跟踪和监督的研究程序和行为。这种安全性研究有些是根据药物监管部门提出的要求所进行的药物IV期临床研究。除了上市后药品主动警戒和常规警戒方式外，药物IV临床研究的方式包括比较观察研究、交叉研究、病例对照研究或群组研究等，药物流行病学研究和针对性的临床安全性研究也是常见的上市后药物警戒研

P

究 见 "post marketing surveillance 上市后监测"。

post randomization 随机后事件 类似于 "post assignment 事后任务"，表示临床试验中受试者已被随机分配到治疗组别后所出现的任何事件。

post randomization follow-up visit 随机后跟踪访视（随机后随访） 随机访视后所出现的任何临床试验访视。

post stratification 事后分层 把临床试验的样本数据变量按照对应变量和类别变量的不同影响分成各种层次组别的过程。例如，对临床试验的受试者按照忧郁程度相关的职业进行分层分析。这样受试者可以是自我归类或非随机地按照职业组进行分层。由于没有用到随机方法，忧郁度的统计差异可能是受试者职业的结果或进入某些职业组别后造成的忧郁结果。

post treatment follow-up 治疗后随访 临床试验中治疗完成后出现的任何随访事件。

post treatment follow-up period 治疗后随访期 临床试验中完成试验药物治疗后的跟踪随访期。

posterior distribution 后验分布 贝叶斯统计分析中，根据临床试验数据先验分布的概率结果，在获得样本参数变量之后，用条件概率分析方法对先验参数分布所做出的概率分析调整而得出的参数变量分布。

posterior odds 后验相对风险 贝叶斯统计分析中，根据数据先验相对风险的结果，用条件概率分析方法对参

数做出的相对风险分析。

posterior probability 后验概率（事后概率） 指在得到"结果"的信息后重新修正的概率，是"执果寻因"问题中的"因"。先验概率与后验概率有不可分割的联系，后验概率的计算要以先验概率为基础。当根据经验及有关材料推测出主观概率后，对其是否准确没有充分把握时，可采用概率论中的贝叶斯公式进行修正，修正前的概率称为先验概率，修正后的概率称为后验概率，利用后验概率再进行风险分析。后验概率是基于新的信息，修正原来的先验概率后所获得的更接近实际情况的概率估计。先验概率和后验概率是相对的。如果以后还有新的信息引入，更新了现在所谓的后验概率，得到了新的概率值，那么这个新的概率值被称为后验概率。例如，某种疾病的诊断根据化验结果分析，分析结果对于这种疾病的诊断结果可以是阴性，也可能是阳性，这个疾病概率就是一种后验概率。

post-marketing studies (PMS) 上市后研究 药物获得药政部门批准后继续进行的临床研究，如Ⅲb或Ⅳ期临床试验。其目的是探索新的临床效益和安全性数据、作为上市药品促销手段之一。

postmarketing surveillance 上市后监测 泛指申办方在药物批准上市后对药品进行患者服用情况监督，以评价药品不良反应事件的发生率。在某些情况下，监管部门可以要求申办方

P

对批准上市药品进行上市后监测的Ⅳ期临床试验。

posttest distribution 后验分布　等同于"posterior distribution 后验分布"。

posttest odds 后验相对风险　等同于"posterior odds 后验相对风险"。

posttest probability 后验概率　等同于"posterior probability 后验概率"。简单地说，事情还没有发生，要求分析这件事情发生的可能性大小，就是先验概率。事情已经发生，要求分析这件事情发生由某个因素引起的可能性大小的概率，就是后验概率。先验和后验概率都属于某种情况存在的主观概率。在实际临床中，其中病症表征或症状的后验概率不一定意味着目标情况的存在，或表征或症状的不存在也不一定预示着目标情况的不存在，即某种情况存在的主观概率不可能正好为0%或100%。所以，需要用若干系统方法来分析后验概率。这种方法通常根据过去已知情况的存在与否的参比组别的检验来判断，或者至少根据高度准确的某种金标准的检验来验证。根据这些积累的数据可以解释采用同样方法检验的各个情况的结果。同理，参比组别方法也可延用对某一个人的情况的前后检验结果的比较而得出结论，这也是常说的临床监督检验。在这种情况下，阳性后验概率（如果检验结果是阳性的目标情况发生的概率）在数值上等同于"positive predictive value (PPV) 阳性预测值"，而阴性后验概率（如果检验结果是阴性的目标情况发生的概率）在数值上等同于"negative predictive value (NPV) 阴性预测值"。与先验概率的区别在于后验概率不是根据有关自然状态的全部资料测定的，而只是利用现有的材料（主要是历史资料）计算的；后验概率使用了有关自然状态更加全面的资料，既有先验概率资料，也有补充资料；先验概率的计算比较简单，没有使用贝叶斯公式；而后验概率的计算，要使用贝叶斯公式，而且在利用样本资料计算逻辑概率时，还要使用理论概率分布，需要更多的数理统计知识。

potency 效价强度　引起药物等效性的相对药物浓度或剂量。剂量越小，效价强度越大。

potent 强药效　多用于表示拥有高度效价强度的药物，即在很低的剂量就有效的药物。

potential bias 潜在偏倚（潜在偏差）临床试验中可能存在的但并不确定的偏倚。这种可能对试验结果造成的偏差虽然可能存在但并不能显现。所以及早发现潜在偏倚并纠正其对临床试验结果的准确性或避免假阳性或假阴性结果十分重要。

potential investigator 候选研究者　正在被考虑选择参加临床试验项目的研究者。

potentiation joint action 加强作用　指一种药物对某器官或系统并无效益或毒性，但与另一种药物同时暴露时其毒性效应增强。

power 可信限度（功效，效力，效能）临床试验数据结果统计意义检验中，表示如果全无效假说不正确而被加以拒绝的概率。

power of a test 检验效能（把信度）指当两总体确有差别，按规定的检验水准 α 所能发现该差异的能力，即 $1-\beta$ 称为检验效能。

power of attorney 授权书（委托书）医学研究中所用的医学授权书是一个书面文件，内容包括同意患者或受试者所信任的第三者为自己的医疗保健事宜做出必要时的决定。这是比较正式的法律文件，需要有本人、见证人和授权律师的签名。

practical significance 现实意义 临床试验中等同于"clinical significance 临床意义"。

practice 规范（实践）通过实践和操作总结出的工作或流程既定标准，使日后的公司或商务行为或活动达到或超越所规定的要求，即明文规定或约定俗成的标准规范化流程。临床试验的规范就是从临床试验系统的整体出发，对各环节的各项程序要素、变更过程、实施和运营等制订制度、规程、指标等标准（规范）。只有严格地实施这些规范，才能使临床试验的研究质量和可信性能得到保障。

pragmatic study 实用研究 表示为了回答某一药物在临床真实世界运用中，而不是在理想环境中是否有效的临床研究。

pragmatic trial 实用试验 参阅"prag-matic study 实用研究"。

pre-randomization 随机前事件 指受试者被随机分配至治疗组别前所出现的任何临床试验事件或程序。例如，筛选访视就是一种随机前临床试验事件。

pre-randomization visit 随机前访视 受试者在随机分配至治疗组别前所进行的临床试验访视。例如，筛选访问就是一种随机前访视。

pre-study visit report 试验前访问报告 指临床试验启动前进行的研究机构的资格考察访问后，由监查员递交的监查访问评价报告。

pre-trial monitoring report 试验前监查报告 等同于"pre-study visit report 试验前访问报告"（ICH E6 8.2.19）。

pre-trial monitoring visit 试验前监查访问 等同于"pre-study visit (PSV) 试验前访问"。

preassignment 事前任务（预指定）受试者在进入治疗组别之前出现的任何事件。例如，筛选访视的程序就是一种临床试验的事前任务。

precision 精密度（精度）相对于得到的测定结果与真实值之间的接近程度的准确度而言，精确度是指使用同种备用样品进行重复测定所得到的结果之间的重现性。换句话说，它是指在相同条件下，对被测量进行多次反复测量，测得值之间的一致（符合）程度。从测量误差的角度来说，精密度所反映的是测得值的随机误差。精密度高，不一定正确度高。也就是说，测得值的随机误差小，不一定其系统误差也小。

prechallenge 前转法　与服用过过去可能引起不良反应的药物有关。在临床试验中，了解受试者过去的病史和用药史很重要，这有助于判断和分析服用了可能引起不良药物反应的可疑药物后发生的不良事件因果关系。在实际不良事件发生之前接触了可疑药物被视为"前转"，在不良事件发生期间对药物采取的措施来判断因果关系被视为"逆转（challenge）"法。如果受试者后来又重新接触了试验药物，以观察不良事件是否会再次发生、判断不良事件和试验药物的因果关系的过程被视为"回转"法（rechallenge）。

preclinical 临床前的　研究药物在进入人体临床试验前所出现的任何研发行为。

preclinical research 临床前研究　也称为"非临床研究"。通常指进入人体临床研究前的任何动物或化学研究阶段的实验室研究，目的在于获得研究药物的药理学、毒理学、药物代谢或动力学信息，如作用机制、吸收、分布、代谢、排泄、耐受性、毒性或致癌性等。临床试验启动后，临床试验前研究仍可进行，以补充收集研究药物非临床有效性、安全性和生物学信息。这些用于支持I期临床试验的临床前研究必须在符合GLP标准的实验室中完成，从动物试验中所产生的药物活性和作用数据有助于界定早期人体临床试验的安全性阈值。

preclinical study 临床前试验　等同于"preclinical research　临床前研究"。

prediction interval 预测区间　临床试验的特定参数值很可能落在某一数值范围内的概率。它的估算通常是根据过去数值的模式而获得的。与置信区间有类似含义。

prediction limit 预测限　指预测区间的最大（上限）或最小（下限）数值。

predictive value 预测值　参阅"positive predictive value (PPV)　阳性预测值"或"negative predictive value (NPV)　阴性预测值"。

predictor variable 预测变量　等同于"covariate　协变量"。

pre-existing condition 已有病史　受试者在被招募进入临床试验之前就患有或被治疗着的疾病或残疾状态。临床试验中病例报告表通常需要收集这类受试者的已有病史，以便研究者能判断是否这些已有病症会影响受试者参与临床试验项目，或当不良反应发生时是否与已有病史有关。

preference designs 偏爱设计（选择设计）　一种可以允许受试者有选择权的临床试验设计，在这类研究中患者接受他们自己选择的（或他们自己偏爱的）治疗类别或选择进入他们自己选择的随机治疗组别。例如，全面群组设计和Zelen随机临床设计就是一种受试者选择设计。

preferred term (PT) 优先术语（首选术语）　临床试验不良事件术语归类

专有用语，是MedDRA医药词典中用于归类不良反应事件症状或疾病的医疗类别结构中的一个等级类别术语。

pregnancy 妊娠（怀孕） 指育龄妇女从其受精卵着床到婴儿出生这段时间。临床试验中通常需要将孕妇或准备妊娠的女性排除在试验受试者之外，因为大多数的临床试验药物没有被研究过是否会影响胎儿的生长发育，或是否会引起畸胎。这一点作为临床试验受试者招募的排除标准之一列在试验方案的入组/排除标准中。

pregnancy categories of drugs 受孕用药分类 药物对受孕的风险并没有一个通用的标准可循。美国FDA对受孕用药等级有较为明确的定义：

- A类 对孕妇进行的合宜的研究没有显示会增加三期受孕胎儿的异常风险。
- B类 动物研究没有揭示对胎儿有伤害的证据；然而，没有对孕妇进行过合宜的研究。或动物研究已经表明有不良作用，但合宜的孕妇研究却没有显示对胎儿的风险。
- C类 动物研究表明有不良作用，对孕妇没有进行合宜的研究。或没有开展过动物研究，也没有对孕妇进行过合宜的研究。
- D类 对孕妇进行的合宜的监控或观察性研究已经表明对胎儿有风险。然而，治疗效益大于可能的风险。例如，如果在威胁生命的情形下，或无更安全的药物可用于

治疗严重病症或治疗无效的情况下，该药物的使用可以被接受。
- X类 对动物或孕妇进行的适当监控或观察研究都显示可造成胎儿异常或有风险增加。对要怀孕或可能怀孕的妇女来说不宜服用该药。

大多数处于临床试验阶段的试验药物并未对受孕或妊娠风险做过研究。因此，临床试验通常不允许孕妇、准备受孕和哺乳女性参加，并作为排除标准列在试验方案中。生育适龄女性在筛选期需要完成妊娠检测流程。即使已经入组的妇女一旦发现妊娠需要立即终止其继续参加临床试验，劝其引产。如果没有引产，需要跟踪其妊娠结果，直到胎儿出生。有些情况下，还需要跟踪新生儿的成长，直到确定没有影响新生儿生长发育的迹象为止。通常情况下，临床试验中的女性妊娠事件需要按照不良事件报告的规程立即上报给申办方，以便申办方完成后续的跟踪流程。

pregnancy rating of drug 受孕用药等级 见"pregnancy categories of drugs 受孕用药分类"。

premarket approval application (PMA) 上市前许可申请（上市前批准申请） 多用于表达医疗器械上市要求的申请。医疗器械上市前需递交给监管部门临床研究、科学性审查、生产制造相关资料，以便监管部门对医疗器械产品的安全性和有效性做出正确评估。

premature stopping 提前终止 临床

试验被提前终止招募的行为，这种提前终止通常需要由临床试验项目终点委员会、数据安全监督委员会（DSMB）或顾问委员会根据试验数据的中期分析结果做出决定。终止决定可以是由于试验药物的疗效证据十分充足、没有任何治疗效益结果、有严重威胁受试者安全的问题、其他发表的研究结果论文等，使进行中的试验项目不再有继续的意义或必要性。

preparation 制剂（配制） 指药物的最后剂型或制成的药物成品形式。常见的药物成品形式或剂型包括片剂、胶囊剂、悬浮剂、液体制剂、针剂、栓剂、喷雾剂、贴剂等。

prescription 处方 处方是医疗和药剂师配制药物的一项重要书面文件，即指由注册的执业医师和执业助理医师在诊疗活动中为患者开具的、由取得药学专业技术职务任职资格的药学专业技术人员审核、调配、核对、发放药物给患者的书面文件，并作为患者用药凭证的医疗文书。处方包括医疗机构病区用药医嘱单。广义地说，凡制备任何一种药剂的书面文件，都可以称为处方。处方的形式包括：

- 法定处方 主要指药典、监管颁发的收载的处方。它具有法律的约束力，在制造或者医师开写法定制剂时，均需遵照其规定。
- 协定处方 一般是根据某一地区或某一医院日常医疗用药的需要，由医院药剂科与医师协商共同制定的处方。它适用于大量配制和储备药品，便于控制药品的品种和质量，减少患者等候取药的时间。它的合理应用有一定的优点，但是还必须注意到，由于协定处方难以适应病情变化的多种要求，所以用它来完全代替医师处方是不恰当的。
- 医师处方 医师处方是医师对个别患者用药的书面文件。处方除了作为发给患者药剂的书面文件外，还具有法律上、技术上和经济上的意义。由处方而造成的医疗事故，医师或药剂人员均负有法律责任。处方的技术意义在于它写明了药物名称、数量、剂型及用法用量等，保证了药剂的规格和安全有效。从经济观点来看，按照处方检查和统计药品的消耗量及经济价值，尤其是贵重药品、毒药和麻醉药品，供作供销、采购、预算、生产投料和成本核算的依据。日常见到的处方大多是医师处方。

处方共有三部分：

- 处方前记 包括医院全称、科别、患者姓名、性别、年龄、日期等。可添列特殊要求的项目。麻醉药品和第一类精神药品处方还应当包括患者身份证明编号、代办人姓名、身份证明编号。
- 处方正方 处方以"R"或"RP"起头，意为拿取下列药品；接下来是处方的主要部分，包括药品的名称、剂型、规格、数量、用

P

法等。

- 处方后记 包括医生、药剂人员、计价员签名以示负责，签名必须签全名。

prescription drug 处方药 处方药是指经过医生处方才能从药房或药店获取并要在医生监控或指导下使用的药物，简称R。R表示医生须取用其药，这在处方左上角常可见到。处方药大都属于如下情况：

- 刚上市的新药 对新药的活性、副作用还要进一步观察。
- 可产生依赖性的某些药物 如吗啡类镇痛药及某些催眠安定药物等。
- 药物本身毒性较大 如抗癌药物等；某些疾病必须由医生和实验室进行确诊，使用药物需医生处方，并在医生指导下使用，如心血管疾病药物等。

处方药与非处方药的主要区别。见表20。

prescription event monitoring 处方药事件监督 指对医生开出的处方药物的数量及其随后记录的不良反应事件数量保持监督记录的程序。

prescription only medicine 处方药 等同于"prescription drug 处方药"。

prespecified analysis 预定分析[事先规定（计划）的分析] 指任何在临床试验数据收集之前或破盲之前按照协议计划将要进行的尤其与统计差异检验有关的分析。这里的specified指的是进行临床试验前制定的临床试验方案中统计分析部分中具体规定的分析办法，临床试验数据得出后，必须按此规定或分析计划进行分析。

prespecify 预先规定的 与任何其他事件发生之前预先就同意要采取的行动的方案有关。

pre-study site visit (PSSV) 研究机构试验前访问 见"pre-study visit 试验前服务"。

pre-study visit (PSV) 试验前访问 临床试验启动前，申办者需要对预选的临床试验研究机构进行资格考察，以便确定待选的研究机构在承担相关临床试验项目方面的经验、设备和资源是否能满足试验方案的要求。这类临床试验启动前的监查访问通常被称为临床试验前监查访问，简称试验前访问（见"SQV研究机构资质监查访问"）。

pretest distribution 先验分布 见"prior distribution 先验分布"。

pretest odds 先验相对风险 见"prior odds 先验相对风险"。

pretest probability 先验概率 指根据以往经验和分析得到的概率，如全概率公式，它往往作为"由因求果"问题中的"因"出现。简单地说，事情还没有发生，就要求对这件事情发生的可能性大小做出概率分析，就是先验概率。如果事情已经发生，要求对所发生的事情由某个因素引起的可能性大小做出概率分析，就是后验概率。利用过去历史资料计算得到的先验概率，称为客观先验概率；当历史资料无从取得或资料不完全时，凭人们的主观经验来判断而得到的先验概率，称为主观先验概率。例如，临床试验的试验方案中的统计置信限的设定往往是根据以往或类似研究的经验，这是一种先验概率的设定。在实际临床试验数据结果获得后，对试验项目的结果统计分析得出的效益概率就是后验概率的例证。先验概率的计算公式为：先验概率=（真阳性+假阴性）/总样本数。与后验概率的区别在于先验概率不是根据有关自然状态的全部资料测定的，而只是利用现有的材料（主要是历史资料）计算的；后验概率使用了有关自然状态更加全面的资料，既有先验概率资料，也有补充资料；先验概率的计算比较简单，没有使用贝叶斯公式；而后验概率的计算，要使用贝叶斯公式，而且在利用样本资料计算逻辑概率时，还要使用理论概率分布，需要更多的数理统计知识。

pretesting　先验（预试）指临床试验中运用统计差异检验方法来决定需要进一步进行什么样的数据分析的行为。例如，逐步回归法就是一种预试差异检验的例证。

pretreatment examination　治疗前检查指临床试验中受试者被给予任何治疗前所接受的检查。例如，筛选访视中对受试者所做的体检、血液化验或体表特征检查等。

prevalence　患病率某特定时间段内某人群（通常为10万人）中发现患有某种疾病的人数比值。

prevention study　预防研究针对采取一定手段或医疗措施防止人们患病来确定是否某种疾病的发生率可以被降低的临床研究。

preventive medicine　预防医学（预防药）预防医学是一门以人群为研究对象，应用宏观与微观的技术手段，研究健康影响因素及其作用规律，阐明外界环境因素与人群健康的相互关系，制定公共卫生策略与措施，或促进人们的健康生活或工作环境和习性，以达到预防疾病、增进健康、延长寿命、提高生命质量为目标的医学科学。预防药是为了预防、控制传染疾病或疾病的发生、流行，用于人体预防接种的生物制品或治疗药品。预防药通常是用减毒或杀死的病原生物（如细菌、病毒、立克次体或螺旋体等）或其抗原性物质所制成，用于预防接种的生物制品。常见的这类预防药包括菌苗、疫苗或类毒素等。

preventive treatment　防治（预防治疗）用于预防疾病而不是缓解症状的治疗药物、医疗手段或措施。有些药物通过剂量的调整或控制既用于预防，也用来治疗疾病。例如，长期服用低剂量的阿司匹林有助于预防心肌梗死的发生、可降低冠心病和脑梗死的发生率。高剂量的阿司匹林用于治疗发热、炎症和疼痛等病症。

prevention trial　预防试验针对预防疾病新方法的临床试验。

primary analysis　主要分析临床试

验中对研究结果进行的最重要的分析。通常与试验主要终点的分析有关，因为这种分析直接关系到试验结果的结论。

primary care 初级护理（基层医疗，一级医护） 表示初级护理时，指患者确诊后被给予的初步医疗看护。表示基层医疗时，通常指最小的行政区划级别的医疗机构所提供的医疗看护，如县级或区卫生院等。在医学实践中，一级医护表示重点护理，但不派专人守护。对绝大多数重危患者来说，这就算是高等级的护理。按规定，对一级护理的患者，护士每隔 $15 \sim 30min$ 巡视1次，既了解病情和治疗情况，又帮助饮食起居。根据病情需要帮助患者更换体位、擦澡、洗头、剪指（趾）甲等。一级医护的标示常用粉红色标记。

primary care centre 初级保健中心 为社区内的个人和家庭提供基本卫生保健的场所或中心。

primary care study 初级护理研究 探讨基本医疗看护治疗和对待病患的方法和程序的研究。

primary case 原始病例 见"index case 指示病例"。

primary data 主数据（主要数据） 指从主要分析中得到的最重要的临床试验数据，也可以用作"源数据"的同义词。

primary endpoint 主要终点 临床试验中所要证明或解决的研究药物的主要问题通常被视为首要目标。一些样本的计算量或样本数都需要围绕临床试验的主要终点来设计。由此得出的主要试验数据的有效性直接关系到相关临床试验的成败。例如，一项抗癌药物的临床研究主要看研究药物对肿瘤生长的抑制率，那么对肿瘤治疗的有效率就是该项临床试验的主要终点。如果还希望验证一下该研究药物对癌症患者生命的延长效益，则可以把它作为研究的次要目标。次要终点的可行度可以设计为低于或等于主要终点。在临床试验的试验方案中，主要终点通常需要有一个可以量化的指标，以便在试验结束后可以分析是否达到所设计的终点目标。无论是主要终点或次要终点都需要在临床试验开始前确定，并反映在临床试验方案书中。

primary objective 主要目标 从字面上解释，它指的是起支配地位和决定作用的目标，由于它的存在和发展规定和影响其他目标的存在和发展（相对地说，它的子目标较多，与其他目标的相同目标也较多，因而和其他目标建立的联系也较多）。在临床试验中，试验方案中列出的主要目标是指研究项目所要解决的首要科学问题或通过研究所要解决的首要假设。主要目标也为要研究的关键有效性参数指标。其他围绕主要目标的若干次要目标则是由临床意义略低的有效变量目标所组成，也可包括安全性参数的研究目标。

primary prevention 一级预防（初级预防） 一级预防亦称为病因预防或

初级预防，是在疾病尚未发生时针对致病因素或危险因素所采取的预防措施，分别针对环境和机体。这一阶段疾病并未发生，但某些危险因素已经存在，如病原体的感染、精神过度紧张、营养不良、平常缺乏锻炼、家庭发生变故等，这些都会使疾病发生的危险性提高，而在这一阶段的危险因素，有些是可以改变的，如抗感染、心理调整、加强营养等。此阶段可称为易感染期。它也是预防疾病和消灭疾病的根本措施，其中包括自我保健和健康教育。自我保健即在发病前期就进行干预，以增强人的健康状况，促进健康。健康教育是以教育手段促使人们主动采取有利于健康的行为，从而消除危险因素，预防疾病，促进健康。在致病因子或机制尚不明确或尚未出现之前，尽可能地保持健康体魄而采取的各种措施，是对健康的人和人群而言的，故又称为"原始预防"或"原级预防"。在三级预防中，它应是第一级预防的核心。第一级预防还包括保护和改善环境，旨在保证人们生产和生活区的空气、水、土壤不受工业"三废"——即废气、废水、废渣和生活"三废"——即粪便、污水、垃圾，以及农药、化肥等的污染。例如，冠心病的一级预防——即对危险因素的干预。公认的冠心病危险因素包括：男性、有过早患冠心病的家族史、吸烟、高血压、高密度脂蛋白胆固醇浓度经重复测定仍小于0.9mmol/L（35mg/dL）、

糖尿病，有明确的脑血管或周围血管阻塞的既往史、重度肥胖（超重≥30%）。除性别与家族史外，其他危险因素都可以治疗或预防（参阅"tertiary prevention　三级预防"和"secondary prevention　三级预防"）。

primary prevention study　一级预防研究　等同于"prevention study　预防研究"。

primary record　基准记录　当有一种以上方法同步收集或保留的记录发生不一致时，需要作为最终判断依据的记录。通常情况下，经过验证的计算机化系统的记录会比人工记录更能作为基准记录。在临床试验中，如果这类情况可能发生，应该在项目管理计划中予以预先规定。

primary result　主要结果　与临床试验主要终点目标有关的最重要的数据结果。

primary variable　主要变量　与临床试验主要终点有关的最重要的数据变量。

primary analysis　主要分析　对临床试验主要终点数据所进行的评价分析。

principal investigator　主要研究者　临床研究机构全面负责执行临床试验项目的主要责任人，其负责具体执行临床试验方案和保护试验受试者的权利、健康和福祉。申办方在试验项目开始前，需要根据专业特长、资格、能力或是否参与制定试验方案等情况选择对试验总负责的主要研究者，以协调研究机构和在多中心试验中各机

P

构之间的工作。研究者需要对所做的与试验相关的医学决定负责。研究者对被独立伦理审查委员会和药政部门批准的临床试验按照GCP规范进行负责。如果某一临床试验是由临床研究机构的小组成员集体完成的话，这个小组的负责人则被视为主要研究者。通常，主要研究者应在所有CRF上签字，并注明日期以示对资料真实、完整、正确性负责。但多数情况下，主要研究者会指定其试验项目团队成员或协调研究者执行某些具体工作。但主要研究者对试验总负责的职能不可转交他人代为完成。按照GCP的要求，研究者的职责包括：

- 确保适当的资源 研究者应当：
  - 有能力在规定的招募期限内招募到符合试验要求的一定数量的受试者；
  - 有充裕的时间进行和完成临床试验项目；
  - 在试验项目进行期间，有足够的有资历的工作人员（他们也有充裕的时间）和相应的设备，以便及时和安全地完成试验项目；
  - 确保所有参与试验项目的研究机构其他人员在试验计划书、研究药物和他们在试验项目中的职责及功能方面受到充分地培训。
- 理解试验药物的性质及其管理 研究者应当熟悉临床试验方案，研究者手册或产品信息中介绍的药物性质，从而理解试验药物的用途。对试验药物的不良反应、剂型、作用机制、供应办法、试验药物的稳定性、特殊的储存、制备和/或服用要求也要加以熟悉。整个试验期间试验药物的分发和回收都应记录在案，并随时核对试验药物的数量。

- 遵循临床试验计划书和GCP 研究者应当遵循GCP和当地的法规要求，严格按照临床试验方案书完成试验项目。未经申办方同意和/或独立伦理审查委员会的预先审批和书面批准，研究者不应偏离或改变试验方案书的规定来完成临床试验项目，除非必须立即采取措施排除对受试者有害的状况。研究者及其相关人员对任何临床试验偏离试验方案书的行为都应记录存档并给予合理解释，并获得申办者的批准。

- 报告不良反应和严重不良反应事件 除非试验方案书或其他文件，如研究者手册，对不用立即报告的严重不良反应事件有所定义，任何不良反应和严重不良反应事件都应以书面或口头的形式（视药政法规或申办方的要求而定），立即向申办方报告，并向申办方和独立伦理委员会提供任何所要求的后续信息，如尸检报告或最终医学报告等。研究者还应确保经历了不良反应事件的受试者得到及时的医治。

• 确保所要进行的临床试验获得独立伦理委员会、申办方和药政部门的审批 研究者只有在获得独立伦埋审查委员会和/或申办方的批准后方可开始临床试验，若有要求，还应得到药政部门的批准。每年应按照当地的要求向独立伦理审查委员会递交书面试验进展总结报告。试验项目终结或有显著影响试验项目进行的变化或增加受试者风险的结果，也都应当及时向独立伦理审查委员会或者按照要求向药政部门报告。此外，在临床试验项目结束后，研究者有责任向申办方递交所要求的报告，向独立伦理审查委员会递交试验结果报告，并向药政部门递交所要求的报告。

• 确保受试者的知情权 研究者应当：

  - 制定和记录知情同意书的执行过程；
  - 一旦有与受试者的知情书相关的重要的试验药物或试验方案的新信息，修正书面的知情同意书；
  - 不强迫或不当地影响受试者参与或继续参与临床试验项目的意愿；
  - 确保书面或口头临床试验知情同意书所用语言的简洁性和非技术性，使受试者、受试者的法定代表和公证人能理解知情同意书所述内容。

prior distribution 先验分布 在贝叶斯统计分析中，将临床试验与真实数据结合在一起进行统计分析得到后验分布状态之前所推断得出的总体中未知参数的随机变量的概率分布。

prior information 先验信息 指临床试验真实样本获取或抽样分析前对其统计推断所得到的一些信息。

prior odds 先验相对风险 在贝叶斯统计分析中，将临床试验与真实数据结合在一起进行统计分析得到后验相对风险之前所推断得出的未知参数变量的相对风险。

prior probability 先验概率 在贝叶斯统计分析中，将临床试验与真实数据结合在一起进行统计分析得到后验概率状态前所推断得出的总体样本的未知参数的随机变量的概率状态。这是观察某一不确定量 P 的先验概率分布在考虑"观测数据"前，能表达 P 不确定性的概率分布。它旨在描述这个不确定量的不确定程度，而不是这个不确定量的随机性。这个不确定量可以是一个参数或者是一个隐含变量（latent variable）。

prisoner 囚犯（犯人） 按照法律程序关押在监狱里的犯人，这包括犯有刑事或民事罪行而被判刑者；被关押等待提讯、审讯或宣判者；被拘留在其他拘留场所，如戒毒所或戒酒所等的人。有关犯人作为受试者参与临床试验患者需要充分考虑受试者的自主权和公正性的问题，也一直存在着争议。所谓自主权是指受试候选者在没有任何外在压力环境或影响下有权自

P

己决定在他们生病期间应该怎么办；公正性原则是指公平地分担临床研究中的疗效、风险和责任，以及科学设计的临床试验，使适宜的受试者被平等地招募入临床试验中。一般认为因犯有权利参加临床试验。但监狱是一个带有强制性管制人身自由的地方，因犯有时会在这种环境中似乎是自愿地参加临床试验项目，特别当他们的参加可使他们获得某种既得利益或特权时。国际现有的一些临床试验原则和法规并未对这种情况有所指导。因犯是否允许作为自愿者参与临床试验或他们的权益如何在监狱的环境中得到保护等，在设计有关临床试验项目时是一个需要谨慎对待的问题。因犯只有在直接与他们本身的状况有关和没有其他受试者可以替代他们的情况下，如戒毒药物的临床试验，在真正自愿和无其他前提或利诱的条件下才能被允许参加有针对性的临床试验。伦理委员会在审核因犯参加的临床试验项目时，需要建立一个特殊的伦理委员会来讨论。其成员组成至少要有一位因犯代表或因犯权利维护者，其他成员必须与监狱没有任何关联。

prisoner representative　犯人代表　指拥有一定的背景和经验，能代表监狱犯人的利益作为伦理委员会成员参与讨论与犯人参与的临床试验项目有关的人员，这些人员本身应当是因犯人员。

privacy information　隐私信息　临床试验中任何与受试者个人识别或健康信息有关的信息都属于隐私信息，应当遵循个人隐私保护法加以保护。这里所指的受试者个人健康信息包括受试者的一些原始医疗记录、化验或检验结果、个人的医疗账务信息等。受试者的信息如何被有限度的披露是申办方和研究者都需要考虑和遵循的原则。任何个人隐私信息出于临床试验计划的需要，除了医生和患者之外，任何第三者审阅或存档，如申办方、临床试验监查员或稽查员、伦理委员会或药监局官员等，都需要在一些必要的前提条件或情况下才能被允许。世界各国对于保护个人健康信息免遭滥用或披露都有各自的规定。常见的易于鉴别患者身份的信息有姓名全名、电子邮件、身份证号码、驾照号码、汽车牌照号码、医疗病历号码、健康保险号码、携带医疗器械设别号码、未加掩饰的正面照片、有特殊标志的特征代码、指纹图、银行账号等。所有这些识别号码或标志在临床试验的受试者记录中都应当隐去。有关个人隐私的规范和要求需要在临床试验的知情同意书中有所体现。

按照国际上通用的有关保护个人健康信息原则，临床试验中第三者接触受试者健康信息的前提条件包括：

- 研究者在临床试验开始前应当明确告知受试者，其与临床试验项目有关的个人健康信息有可能由于试验项目的要求被第三者审阅或收集。受试者本人应当就此议题签署授权书，同意第三者由于临床试验项目的，使用和审阅与自己有关的个人健康信息。

- 一旦这种授权被获得，第三者必须承诺对个人健康信息的使用和征求授权书中所指明的目的及用途一致。
- 研究者在转录与临床试验有关的受试者个人健康信息给第三者前，应当隐去可以明确鉴别受试者个人身份的资料，如只保留姓名缩写，除去家庭住址或联络方法信息等。
- 如果第三者打算转载、使用或收集与临床试验有关的受试者个人健康信息，应当略去受试者的全名和联络信息。
- 有些个人健康信息样本可能会被收录于相关研究数据库中，如个人血样品被用来提取DNA，用于鉴别疾病的遗传密码或基因特征。在这种情况下，受试者的个人信息必须被经过"再去识别"程序，即在完成临床试验所要求的信息收集后，由第三方完全除去受试者的任何个人识别信息，如姓名缩写等，并重新予以样本新的无识别编号。再去识别的任何样本不再拥有个人健康信息特征，可以被永久性地用于任何目的的研究或收录于相关研究数据库中。
- 任何要求受试者签署或阅读的文件，包括授权同意书需要经过伦理审查委员会的批准后方可实施。
- 受试者有权撤销授权同意书。一

旦受试者撤销授权同意书，研究者不得继续披露受试者的信息给第三者。但在撤销授权同意书之前被第三者接触或使用的受试者信息，则不在个人健康信息被保护范围内。

- 第三者可以使用和审阅受试者的个人健康信息，但不应与受试者发生直接联系。研究者可以作为第三者的代表，在临床试验项目的要求下，与受试者交流和接触。

pro drug 前体药物 也称前药、药物前体、前驱药物等，是指药物经过化学结构修饰后使其再没有生物活性或活性很低，只有经过生物体内酶转化成原来的母体药物后才具有药理作用的化合物。这一过程的目的在于增加药物的生物利用度，加强靶向性，降低药物的毒性和副作用。目前前体药物分为两大类：载体前体药物（carrier-prodrug）和生物前体（bioprecursor）。

probability 概率 又称几率，在重复试验中，事件A的频率，随着试验次数的不断增加将愈来愈接近一个常数P，这个常数P就称为事件A出现的概率，记作$P(A)$或P。简单地说，概率是度量某一随机事件A发生可能性大小的一个数值。概率的常见表示方法为0（事件完全确定不会出现）和1（事件完全确定会出现）之间的数值，或0%～100%的百分数。$P(A)$越大，说明A事件发生的可能性越大。

P

probability sample 概率样本　也称概率抽样，指在调查临床试验总体样本中的每位受试者都具有同等可能性被包括在样本分析中的机会。

probability sampling 概率抽样　指进行概率样本的过程。

proband 先证者（渊源者）　某个家族中第一个被医生或遗传研究者发现的罹患某种遗传病的患者或具有某种性状的成员，也可泛指遗传病患的最初出现者。

probit analysis 概率值分析（概率分析）　又称风险分析，是通过研究临床试验的各种不确定性因素发生不同变动幅度的概率分布及其对项目经济效益指标的影响，对试验项目可行性和风险性以及方案优劣做出判断的一种不确定性分析法。即通过计算项目目标值（如净现值）的期望值及目标值大于或等于零的累积概率来测定试验项目风险大小，为投资者决策提供依据。

procedure documents 规程文件（程序文件）　类似于"standard operating procedure (SOP) 标准操作规程"。

product 药品　泛指已被批准上市的药物制剂产品，例如，片剂、注射剂等。

product development protocol (PDP) 产品研发方案　用于表示医疗器械公司与美国FDA之间就有关器械设计和研发活动，这些活动的结果及其结果接受标准所达成的协议，比如，Ⅲ类器械上市前批准的申请（见 http://www.fda.gov/cdrh/pdp/420.html）。

product licence 药品许可　多指药物制剂上市授权批准文件。

product licence application (PLA) 药品许可申请　要求药政监管部门批准上市某种新的生物药品所递交的申请要求。

product life cycle 产品生命周期　表示一个产品在市场过程中，从开发、引进、成长、成熟和撤市几个阶段变化的全过程的术语。对于药品来说，产品生命周期意味着药物的临床前、临床和上市销售给患者用于治疗他们的疾病，直至由于不良反应作用而不得不退出市场的过程。但如果药品的不良反应效应远低于它的治疗效益的话，药品可以一直存在于市场流通中，供患者治疗用。任何药品的上市都需要经过研发和生产者所在国的监管部门审查并批准。药品如果需要进入他国市场，大多数情况下需要在进口国进行必要的临床再试验，并获得进口国药政监管部门的批准后方可供进口国的患者用。

product-limit estimate 乘积极限估计　又称Kaplan-Meier法，适用于临床试验受试者在治疗后生存状况数据的分析。通常可以生存时间为横轴、生存率为纵轴制得生存曲线，用以描述受试者的生存过程。

product monograph 药品专论　指含有一个药品详尽技术、有效性和安全性信息的书面说明书。

profiles 个人档案（扼要描述，配置文件） 出于鉴别目的按某一特殊时期（如季度或年度）或属性收集成册的数据文件，或按某特定区域（如研究机构、人员等）列出的人员简历档案等。

prognosis 预后 指预测疾病的可能病程和结局，包括判断疾病的特定结果，如康复、某种病症、体征和并发症等其他异常的出现、消失或死亡，也包括提供时间线索，如预测某段时间内或某段时间后发生某种结局的可能性。通常针对患者群体而不是个人。在医学上，预后通常是根据医生的经验来预测某种疾病经过某种治疗后可能的发展情况。

prognostic 预兆（预言） 针对某一结果所做出的预测。

prognostic factor 预后因子（预后因素） 影响疾病预后变量的因素，在病程的发展过程中可能使某种结局的概率发生改变。预后因子常与临床研究的连续变量以及离散变量连在一起。例如，胃癌作为一种发病率和死亡率均较高的恶性肿瘤，其预后与很多因素如性别、年龄、基因或染色体Borrmann分型、肿瘤细胞的分化程度、淋巴结转移情况等有关，积极有效的综合治疗能带来较好的预后，近年来的许多研究逐渐表明，术后积极的化疗并未给进展期胃癌患者带来显著的生存利益，只有获得有效切除的患者术后化疗时才能起到一些作用。根治性切除手术无疑是影响胃癌患者预后的最关键因素。

prognostic variable 预后变量 等同于"prognostic factor 预后因子"。

program 计划（程序） 临床试验中，指相关的一组项目计划而不是单个项目（project），计算机运用中，指为实现特定目标或解决特定问题而用计算机语言编写的命令序列的集合，为实现预期目的而进行操作的一系列语句和指令。一般分为系统程序和应用程序两大类。

programme 方案［节目，（机器工作的）程序，计划］ 基本意思是"节目、节目单"，一般是指戏剧或体育比赛的安排顺序，也可作"计划、规划、大纲"解，指为了做某件事情而预先做出一个计划，如培训计划、研究方案等。

programming 编程（设计） 通常指编写计算机语言的行为。例如，临床试验的统计分析结果需要统计编程师编写相应的SAS软件程序来对试验数据结果进行分析。

progression 进展 在癌症临床研究中，常用于表示肿瘤的进展状况或治疗预后的进展结果。例如，临床研究评价指标和美国肝病协会（AASLD）肝癌研究指南的短期疗效为主的整体反应率（overall response rate, ORR）和无进展生存时间（Progression Free Survival, PFS）或肿瘤进展时间（Time to Tumor Progression, TTP）通常作为癌症临床疗效的中间替代指标。

progression free survival (PFS) 无进展生存时间 抗肿瘤药物临床试验疗

效评价常见指标之一，指肿瘤疾病受试者从随机入组开始接受治疗，到出现疾病进展或者发生因为任何原因而死亡的时间段。虽然抗肿瘤疗效的首选终点评价指标是总生存时间（overall survival，OS），但由于某些肿瘤患者的生存时间较长，如乳腺癌患者等。选择OS作为疗效终点指标时，往往由于试验持续时间较长，其中不可控因素的干扰作用较多，增加了试验操作的难度和最终结果的不可靠性。因此，作为替代终点指标之一的PFS常用来评价疗效结果。与OS相比，由于其需要的试验时间短，操作难度大大较低，样本量也较少，也不易受交叉治疗和后续治疗的影响。此外，PFS终点包含死亡，与OS有更好的相关性。但需要注意的是不是所有的瘤种都有PFS与OS相关性的证据。在临床对照试验中，需要配合随访和影像学评价来保证结果的可靠性。对于无疾病进展和死亡发生的受试者来说，通常采用最后一次影像学评价作为终点，并作为删失值处理。

project 项目（课题） 描述整体或一组项目方案（program）中的某一具体课题项目。例如，涉及受试者参加的某种药物临床试验方案就是一个具体的临床试验项目。

project manager 项目经理 负责协调和管理临床试验项目全部或部分过程和活动的个人。

project specific documents 项目专属文件 适用于特定试验项目和任务的工作文件、流程或指南。

promoter of carcinoma 促癌剂 本身并没有致癌性，但可使化学物诱发突变细胞的克隆扩增，与致癌物共同作用或在致癌物作用之后，这类物质反复作用于细胞，具有促进癌的发生或加速癌细胞发展成为癌瘤的间接致癌作用。常见的促癌物有佛波酯（TPA）、巴豆油（croton oil）、煤焦油中的酚类、卤代烃、烟草中的某些成分等。

prone 俯卧 面向下躺卧。在临床试验的生命体征检查中，血压的测量有时就要求在受试者的坐姿或卧姿下完成。一旦有具体的坐姿或卧姿要求的身体检查，必须在临床试验方案中明确定义，在病例报告表的设计中也需要在相关数据记录项下标明测量的姿势，如俯卧或仰卧等。

propensity score 倾向指数（倾向评分） 指在给定可观察到的协变量条件下参加临床试验的受试者选择新药治疗而非传统药物治疗的概率。其实质是将多个协变量的信息综合成一个复合变量。简单地说，就是由于无法实现完全随机的试验情况下，如由于伦理原因或技术上无法实现，受试者的选择必定会由于某些非随机因素的存在而导致选择偏倚，即治疗效果可能与研究选定的参与者有关或者选定的治疗方式的特点有关，这样就会产生研究结果偏倚。所以，在临床试验数据统计分析中，倾向指数就是一种对治疗有效性提供无偏估计的方法。

例如，试验研究吸烟的后果、受教育程度或文化背景对参加临床试验的依从性的影响，那么，被"治疗"（研究）的人仅仅来自吸烟者，或者只选择上过大学或具备某种文化背景的受试者，也就是只是针对有问题经历的人进行分析，这些情况（或者由于伦理的因素）无法随机分配被研究对象，从而偏离随机数据的特性，失去了大数法则中统计可以取得平均值的可能性，产生研究偏倚。这个词最初来自于医学文献，这些文献的作者希望能够解决这个问题，取得真实的治疗效果衡量结果。常见的倾向指数包括三种方法：

- 匹配法（matching） 从控制组中挑选出个体以匹配处理组被试的方法，即从处理组逐次挑选被试，在控制组中寻找与此被试的倾向分数最为接近的全部被试，再随机从抽取出的全部被试中抽取一个或多个作为处理组被试的对照被试。这种方法常用于处理组被试数量较少而控制组被试数量较大的情况。

- 分层法（stratification 或 sub-classification） 将被试对象按照倾向分数的一定标准区分为若干层，在不同层次的倾向分数上，均衡其他特征变量从而实现处理组和控制组之间的比较。研究发现，采用五等分的分层法可以有效地消除倾向分数模型中所有特征变量95%的偏差。

- 回归调整法（regression adjustment） 将倾向分数作为一个协变量，引入回归方程，再来探讨分组变量与因变量之间的关系。

其中，匹配法和分层法是在观察研究中长期被用于消除选择性偏倚（selection bias）的有效方法。

prophylactic 预防法 采取某种措施预先做好防范的意思。

prophylactic dose 预防剂量 用于预防某种疾病或疾病症状发生的药物剂量。通常预防剂量要比实际药物治疗剂量低得多。例如，低剂量的阿司匹林具有预防血栓的作用，但高剂量的阿司匹林却具有治疗发烧、疼痛和炎症的作用。

prophylactic study 预防研究 研究药物或治疗措施而不是其他手段（如生活习性的改变或环境的控制等）来预防某种病症发生的临床试验。例如，疫苗的临床试验来验证疫苗对某种疾病的预防或控制效益。

prophylaxis 预防法 指防治为主的临床手段。

proportion 比例（部分，构成比） 又称构成指标，说明某一事物内部各组成部分所占的比重或分布，而不是来自两个不同整体的比例对比。计算公式为：（某一组成部分的观察单位数/同一事物各组成部分的观察单位总数）×100%，表示方式有百分数等。例如，2‰不良反应事件发生率表示在1000位临床试验受试者中有2位受试者可能会出现或经历某不良反

P

应事件。

proportional 成比例（比例项） 两个或多个组别或事件彼此比较而言的相对比例。

proportional hazards 比例风险 一种临床试验中常见的生存模型的统计方法。生存模型由两个部分组成，内在的风险函数和效益参数。前者描述风险随时间相对于基线协变量水平的变化，后者与风险率如何受协变量其他因子的影响有关。例如，中风与年龄、心血管的健康状况或其他疾病的存在等协变量有关，临床上服用药物可以降低患者中风发生率的比例。显然，在这个比例风险模型中，协变量的效应影响的增加可以通过风险率控制来改变。

proportional hazards regression model 比例风险回归模型 见"Cox's proportional hazards model 考克斯比例风险模型"。

proportional odds model 比例优势模型（比例比数模型） 类似于考克斯比例风险模型的临床试验数据统计分析模型，主要用于在临床试验的数据结果分析中，当一个自变量被设为固定变量（如化验结果来确定疾病状态的有或无，量化可记为0或1）时，对试验结果的应变量为有序分类结果的统计分析。例如，临床试验严重不良反应事件与研究药物的相关性可以是肯定无关、可能无关、也许无关、可能有关、也许有关、肯定有关，量化可分别记为0、1、2、4、5、

6或可以是连续型变量，如红细胞平均容积。

proposal 建议书 多用于指临床试验中合同研究组织为争取申办方的临床试验项目方案的服务授予权，而提交给申办方的书面临床试验服务辅助工作范围细则说明文件，包括费用、其他管理细节和程序、人员配置和资历等。

proprietary 所有权（专利权） 指受到版权或专利权保护的产品、研究成果或信息，通常还涉及商业保密和专利等方面的限制。未经信息所有者的书面许可不应披露或传播此类成果或信息。在临床试验的试验方案中，需要有专门的章节针对试验结果的归属和结果论文的发表的所有权等事宜做出表述和规定，以免日后造成不必要的知识产权的法律纠纷。

pros and cons 利和弊（正面和反面） 指一件事物好和不好两个方面。如果用于健康问题时，与临床治疗的利弊有关。例如，乙酰水杨酸有助于止痛（利处），但也可能引起肠胃不适（弊处）。

prospective 预期（未来） 表示未来可能会发生的事件。将要进行的临床试验通常被称为预期试验项目。

prospective cohort study 前瞻性队列研究 随时间推移来观察和收集受试分类群组的接触或治疗效益，以便分析有关影响因子对结果的影响。与回顾性队列研究相比，二者所采用的研究方法相同，但时间点不同。回顾性

队列研究以过去的群组分类数据为基础，仅仅收集已经发生的数据，建立相对风险评估，为未来可能风险因子的防范提供保护性结论。前瞻性队列研究是以当前时间点为起点，按照现有分组患者的基线数据为基础，追随时间的推移，观察和分析疾病或病况的未来发生情况和趋势，前瞻性队列研究在人体病原学和治疗学方面应用广泛。有关二者之间利弊的比较见"retrospective cohort study　回顾性队列研究"。

prospective data　前瞻性数据　专指临床试验中随着试验事件的发生而按计划拟采集的数据，而不是那些出于其他目的的过去采集的但可能用于当前研究的数据（参阅"prospective study　前瞻性研究"）。

prospective follow-up　前瞻性随访　按照临床试验方案计划要发生的试验随访事件，通常这类访视是可以被掌控的。

prospective study　前瞻性研究　前瞻性的临床研究就是把研究对象选定，研究方案预定好，相关的影响因素纳入统计范围，在这些条件下，根据这些因素去做持续的追踪研究，收集数据并分析判断，最后在原定计划的时间内对试验数据结果做出评估，把符合原来设计方法的所有例子都要列入统计，包括有效和违规/偏离/无效数据的统计分析，全部结果都要呈现在临床试验研究报告中。最终，选择的结果经过计算，得出纳入统计范围

中，相关影响波动的有效因素构成重点目标，继而对这些因素进行深入研究。这类研究的结果需要经过一段时间的收集才能完成，而不是事先或研究开始前就已知。

prospect of direct benefit　直接效益预期　指在科学证据的基础上，受试者由于参加临床试验，存在着其生理、医疗或精神状态及其相关功能得以改善的可能性，包括缓解症状或避免其他治疗的副作用等。

prosthesis　假体（义肢）　一种替代人体某个患有功能性障碍的（无论暂时性或永久性）的肢体、器官或组织，或用来掩饰肢体伤残（用在形体或同时用在形体和功能上）的医疗器械或装置。根据假体的用途，可分为体外修复体和植入性修复体。前者包括体外假体，如假肢、假牙、玻璃眼球等。后者是全部植入人体内部，替换了器官或组织的修复体，包括体内假体，如人工肌腱、人工心瓣膜、人工关节等，根据假体的功能性，可分为义肢和义体。义肢如上肢假体，下肢假体等具有功能性的假体。义体如丰胸假体、隆鼻假体等具有填充替代性的假体。

protected health information (PHI)　受保护的健康信息　指任何患者的可识别的个人健康信息，这些信息应当受到患者隐私法（HIPAA）的保护，这些信息包括通过电子媒介传送的信息、保存在电子媒介或以任何其他形式或媒介传送或保存的信息等。

P

protocol 试验方案 指一份描述开展临床试验的目的、设计、方法、统计学考虑和组织实施及程序的书面文件，包括试验方案和修改方案。其目的在于使试验程序标准化，并且试验结果可以经得起他人检验和重复。临床试验方案是研究工作的"线路图"，以便参与其中的每个人及在研究结束后解释结果的人都可以了解将研究什么或已研究了什么。此外，它促使调查者在研究开始前预测可能出现的问题，在设计改变时保证已收集数据的有效性。它也方便了潜在合作者、评审专家或资助机构间的交流。在这些方面几页简要的方案就可以提供帮助，也可以方便研究者通过知情同意书让试验参与者确切了解将要进行的试验。撰写良好的研究方案也有助于原始记录的保存。临床试验方案通常若干部分，包括：

- 背景或原理，和理论依据；
- 特定目标或3～5个研究的关键目标；
- 设计的简要陈述，包括入排标准、如何服用试验药物、如何评价疗效和安全性等；
- 研究实施和数据分析的方法学；
- 安全性监督管理；
- 研究者对于患者和著作的职责等。

前两条相对是自我解释，正如所有的科学研究一样，其基本是对初期研究假设或研究问题的清晰叙述，公式的逻辑性和精确性是成功的临床试验设计中最重要的一步。每位参与临床试验项目的研究者均应熟悉试验方案，并定期与申办方进行商讨以便严格按试验方案要求实施临床试验。多中心参与的临床试验，各中心亦应严格遵循同一试验方案，保证所有数据的统一性。

显然，完善的临床试验方案是进行良好临床试验的关键因素，这也是做好实验室工作的关键因素。但是要在开始阶段就把所有要做的步骤（其中许多只是探索性的）都完全记录下来，这在实验室是不现实的。相反，由于在临床试验中通常有多个研究者和多个临床试验中心参与，所以在研究启动前对试验过程没有一个标准化的操作规程就会导致试验失败。显然，在高质量研究中，描述研究关键因素和人工操作（包括全部操作过程、评估准则和数据处理过程的详细记录）的准则至关重要。因此，临床试验方案应叙述试验的背景、理论基础和目的，试验设计、方法和组织，包括统计学考虑、试验执行和完成的条件和要求。试验方案依据"重复、对照、随机、均衡"的原则制定。详尽的试验方案也使得专家、伦理委员会和监管部门对将要进行的或已经完成的临床试验的科学性、伦理性和合理性做出评判，并使试验结果正确性和可靠性的评估成为可能。完善的临床试验方案要求包括详尽的试验科学性和合理性、试验的目的、试验程序、所要求的试验设备、物质和环境要求、安全性注意要点和监督过程、统计分析计划、试验结果报告标准等（见ICH E6 1.44）。书面的试验方案必须符合GLP、GCP和GMP规范的基本要求。一般说来，需要进行开发药物或器械临床试验的公司或单位，必须要制定相应的试验方案标准操作规范（SOP），其中包括试验方案的产生、审阅和批准的规程要求。正规的试验方案在实施前必须得到监管部门和伦理委员会的同意或批准。在临床试验中，试验方案的设计必须在保护受试者安全的前提下，提出合理可行的对某个科学问题寻求解答的管理和实施程序。临床试验的试验方案除了一般的内容规范外，还必须明确规定参与试验的受试者的要求和标准、试验访视的程序、试验时间长短和需要完成的检测事宜和要求、研究药物或器械的性质及其剂量、储存、分发和保管要求等。临床试验必须依据方案进行。任何参加临床试验的受试者需要经过知情同意的过程被告知并自愿同意和遵循试验方案的程序和要求，研究者也必须对试验方案的执行与依从做出承诺并签署书面同意书。

protocol amendment　试验方案修正书

对过去批准发布的书面临床试验方案做出非行政性修改的书面文件（见ICH E6 1.45）。在某些情况下，如更改入组/排除标准以加快入组速度；调整药物剂量以提高疗效并降低不良事件发生率，需要更改试验方案。在修正书中，需要对任何修改的部分做出详尽的描述，列出修改轨迹，即原文是什么，修改后变成什么，以及修改的理由等。修正书的版本和版本日期需要按照GLP/GMP/GCP的要求进行管理。修正书的实施也需要得到审批后方可开始执行。如果涉及临床试验具体过程的修改，或受试者安全性监管等主要内容，相应的受试者知情同意书也需要予以修改，并要求受试者重新签署知情同意书。在没有与申办方协商前，研究者不得擅自更改试验方案。此外，所有协调研究者和其他试验相关人员均应被告知修改内容，并严格执行。正规的试验方案修改程序如下：

- 试验方案修改的内容必须得到所有试验参与方的同意；
- 应由研究者和申办方共同签署并备案；
- 除非是非常小的管理方面的改动（如监查员姓名或地址的改变），修改的内容在实施前应首先获得伦理委员会的批准；
- 在获得伦理委员会批准后方可按照修改的内容实施试验，其开始执行的日期应当在试验文档中备案。

protocol approval　试验方案批准

泛指审阅并通过临床试验方案发展阶段的行为结果。这标志着临床试验的撰写完成，最后一位审批者的签名意味着所有的试验方案内容或其修改已获共识，并得到确认，可以进入临床试验的药政申报、伦理审批和实施阶段。

P

protocol departure　试验方案违背
等同于"protocol deviation　试验方案偏离"。

protocol deviation　试验方案偏离
指任何在临床试验过程中所出现的变更、分歧或违背已获得伦理委员会批准的试验方案的实施或过程的行为，这种行为包括但不限于偏离试验方案规定的招募、治疗、检查或数据收集程序。一经发现，研究者必须负有责任予以纠正，并经过预定的试验方案偏离管理程序报告申办方和伦理委员会备案。如果事先已知试验方案的偏离行为可能出现，例如，受试者的招募可能不符合试验方案制定的入组和排除标准，研究者则需要按照预定的试验方案偏离豁免程序在招募该受试者入组前申报申办方并获得书面批准后才能予以招募或实施。任何试验方案偏离豁免的批准文件需要被保留在临床试验的文档中以备核查；如果这种偏离是不可预见性的，是在没有预先同意的情况下发生的，这种偏离只是逻辑的或管理性的偏离试验方案，并不会对受试者的安全和福祉产生实质性的影响，也不会影响所收集的数据的完整性、准确性和可靠性，可以被视为轻微试验方案偏离。任何未经批准的，可能影响受试者权利、安全和福祉，或影响研究数据完整性、准确性和可靠性的对试验方案的改变、偏离或违背行为或结果都可能被视为严重试验方案的违规。

protocol modification　试验方案修改
等同于"protocol amendment　试验方案修正书"。

protocol number　试验方案编号　临床试验方案的唯一识别编号。

protocol review committee　试验方案审阅委员会　临床试验申办方或药物公司内部的审阅和批准试验方案设计和内容的小组，其目的是确保试验方案的完整性、科学性、伦理性和合理性。

protocol signature sheet　临床试验方案签名表/页　附属于临床试验方案的供研究者签署的有关同意试验方案及其修正案的试验流程，并愿意遵循试验方案要求进行临床试验活动的书面文件（ICH E6 8.2.2）。这份签署的文件相当于研究者与申办方之间有关执行并遵循临床试验方案的书面协议。

protocol violation　试验方案违规　指任何不遵循经伦理委员会批准的试验方案的招募、治疗、检查或数据收集程序，且可能明显影响受试者权益、安全性和福祉，或研究数据的完整、准确性和可靠性的实施临床试验方案过程的行为和结果。这种没有预先得到申办方或伦理委员会批准的试验方案违规行为包括但不限于：

- 使受试者安全性受到威胁或风险，或可能对受试者造成显著伤害。例如，受试者受到错误的治疗或不正确的研究药物剂量；受试者符合提前退出试验方案标准但研究者仍然保留受试者在试验过程中；受试者服用不允许的同期服

P

用药物等。

- 使收集的研究数据的科学完整性受到严重破坏。例如，受试者不符合试验方案规定的入组/排除标准；没有按照试验方案要求的治疗受试者的程序进行主要有效性终点的相关治疗、评价和检查；未经伦理委员会批准擅自改变试验方案的程序和要求；试验样本或数据的不经意丢失等。

- 有意或明知故犯地违背保护受试者安全和权益的监管要求、程序或规范。例如，试验相关程序开始前没有获得受试者的知情同意书；伪造研究或医疗记录；进行超过个人专业范围或权限或资质的检测或试验程序等。

- 涉及一系列严重或连续不依从国家或伦理相关监管法律、规定、政策或规程。例如，相关医疗或专业证书过期；不遵循国家或地方或自身规定的标准规范；反复或多次出现轻微偏离行为；不遵循受试者信息的保密规范；知情同意过程的不规范或不适当等。

任何违规试验方案行为的累积都可能导致整个试验结果丧失完整性、准确性和可靠性，使得试验结果无效，从而有可能影响监管部门对试验数据和结果的接受、研究药物的上市申请的批准。

protocol violator 试验方案违规者 通常指不完全遵循试验方案程序和要求的受试者而不是研究项目工作人员。例如，研究药物服用依从性未达到80%以上的受试者就可以视为试验方案违规者。

protocol waive 试验方案豁免 指对于可以预见的对临床试验方案规定的招募、治疗、检查或数据收集程序的偏离行为，研究者向申办方或试验管理者在偏离行为实施或出现之前就预先提出许可申请的行为或结果。临床试验中通常不应批准这种豁免申请，相关申请和审批文件必须要被保留在试验文档中。

provocation test 激发试验（诱发试验） 模拟自然发病条件，以少量致敏原引起一次较轻的变态反应发作，用以确定变应原的试验。主要用于I型变态反应，有时也用于IV型变态反应的检查，尤其在皮肤试验或其他试验不能获得肯定结果时，此法可排除皮肤试验中的假阳性反应和假阴性反应。激发试验或分为特异性激发试验和非特异性激发试验，非特异性激发是用组胺或甲基胆碱做雾吸入，以观察患者对I型变态反应的敏感性，从而进行病因分析或疗效判定；特异性激发是用抗原做试验，对识别变应源有一定价值，根据患者发病部位的不同，可以进行不同器官的激发试验，常做的是支气管激发试验（BPT），鼻黏膜激发试验和结膜激发试验等。例如，治疗与支气管有关的疾病或过敏疾病有关的试验药物常见此类激发试验程序。具体的激发过程和要求需要在临床试验方案中有明确的描述和

P

程序规定（参阅"challenge test 应急试验"）。

proxy variable 代理变量 临床试验统计分析用术语，也被称为虚拟变量或工具变量等。在统计回归分析中，其可以用一个简单而具体的数字来代表未知因子，即适当选择的变量来替代经济计量模型中因数据无法获得被省略的变量。选择代理变量的原则是：与被省略变量具有相同形式，并大体上能反映出被省略变量的实际意义。例如，临床试验中对某种问题的回答除了"是"或"否"之外，还可能允许"未知"或"不适用"等。

pseudorandom 伪随机 具有随机的序列（即统计特性），但可以预先确定，且可以重复循环。

pseudorandom code 伪随机码 参阅"pseudorandom number 伪随机数"。

pseudorandom number 伪随机数 所谓"随机码"，就是无论这个码有多长都不会出现循环的现象，而"伪随机码"在码长达到一定程度时会从其第一位开始循环。现在的计算机还无法产生一个真正的随机数，它能产生的随机数都是伪随机数。伪随机数并不是假随机数，这里的"伪"是有规律的意思，就是计算机产生的伪随机数既是随机的又是有规律的。换句话说，它的结构可以预先确定，可重复产生和复制，具有某种随机序列随机特性的序列数。所以，临床试验中采用计算机系统产生的随机编号都属于伪随机编号，用于随机招募受试者

在临床试验程序中接受药物治疗或对照治疗。

psychosomatic effect 心身效应（精神作用） 由于心理因素产生的身体上的反应。例如，临床试验中采用的安慰剂由于精神作用，有时也会使受试者觉得有治疗效益的现象。

psychosomatic medicine 心身医学（身体和精神医学） 研究社交、心理和行为因素对人类生活质量和身体本能之间的关系的跨学科的医学领域。例如，过度悲伤是一种精神上的创伤，在生理过程上可以体现为整个人的精神面貌显得十分颓废，而不能进行正常的日常工作和生活，这是由于精神因素而非生理因素所造成的病症，需要采取心理治疗而不是医学治疗的手段加以解决。人们常说的精、气、神的关系就属于心身医学的范畴。

psychotropic drug 精神药物 指能改善病态的精神活动、又不影响正常精神活动的药物。精神药物主要作用于边缘系统、间脑和脑干，对觉醒的影响较少，能选择性地对抗各类精神症状。以往分为强安定剂（major tranquilizers）和弱安定剂（minor tranquilizers）两大类。现在国际上通用分类为：抗精神病药、抗抑郁药、抗躁狂药和抗焦虑药。有些这类药物能直接作用于中枢神经系统，使大脑兴奋或抑制，如吗啡等，这类精神药物如果连续使用能够产生强烈的精神和生理的依赖性。但不能把所有精神药品都视为毒品。只有正常服用并严

禁滥用精神药物才能有利生命和健康。需要注意的是许多健康催眠药和健康的精神类药品、许多副作用相对不大的精神类药品和催眠药不属于精神药品，在合理应用精神药物方面，应注意的关键点包括遵循医生的指导和接受医生的监督，选用熟悉的精神药物、合适的剂量、合适的疗程、尽量单一用药，决定更换药物和新药应用要慎重。

public health study 公共健康研究（公共健康学） 公共健康研究领域包括人口健康术语定义问题、健康测量理论，健康寿命研究、医疗体制改革、健康的社会决定因素、人口老龄化与老年人赡养、青少年与毒品、医疗服务中的文化适从力等。

publication bias 发表偏倚 指临床试验阳性结果比阴性结果更容易发表，从而可能会造成进行某种药物、疗法或器械临床概述和元分析时产生偏倚的情形。因此，如果只检索已发表的文献，回顾性研究的结果通常会使临床试验的效果看起来较真实情况要好。

pulmonary function tests (PFT) 肺功能检查 专用于测量肺功能是否工作正常的临床检测方法，包括通气功能、换气功能、呼吸调节功能及肺循环功能检查等。PFT测量肺部进行扩和缩（即一个人进行呼气和吸气）时，肺部与体内血液间交换氧气和一氧化碳的有效程度。临床上通过常规的肺容量测定、肺通气功能测定和动脉血气分析，可以检查出呼吸系统疾病状态，对于早期检出肺、气道病变，评估疾病的病情严重程度及预后，评定药物或其他治疗方法的疗效，鉴别呼吸困难的原因和程度，诊断病变部位、评估肺功能对手术的耐受力或劳动强度耐受力及对危重患者的监护等方面有重要的指导意义。常见的肺容量和肺通气量的检测方法包括：

- 肺容量测定
  - 肺活量（VC）：指最大吸气后做最大努力所能呼出的气量，通常用实测值/预计值表示，正常值≥80%。
  - 残气容积（RV）：指最大深呼气后留存于肺内的气量，由于RV与肺总量（TLC）有关，故RV/TLC意义更大。

- 肺通气量测定
  - 最大通气量（MVC）：是单位时间内尽最大努力所能呼吸的最大气量，临床上以MVC≥80%、MVC≥60%～79%、MVC≥40%～59%、MVC<39%分别表示肺通气功能正常以及轻、中和重度降低，MVC是衡量有无外科手术禁忌证的重要指标。
  - 用力肺活量（FVC）：是深吸气后以最大努力快速呼气所能呼出的气量。第1秒呼出容积（FEV 1.0）和FVC比值的百分数称为第1秒率（FEV 1.0%），正常值≥80%。

有关治疗呼吸疾病药物的临床试验通

常会通过试验药物对呼吸功能或肺容量或通气量等临床指标的改善来判断药物的疗效。

purity 纯度 指药物或疫苗制剂有效成分中其他外来有害或无害，或有效或无效物质含量的相对水平。

***p*-value** *p*值 也可称为假定值、假设概率。临床试验的数据统计分析结果常根据显著性检验方法所得到的*p*值作为接受或拒绝试验假设的最小显著水平的依据，一般以*p*＜0.05为显著，*p*＜0.01为非常显著，其含义是样本间的差异由抽样误差所致的概率小于0.05或0.01。实际上，*p*值不能赋予数据任何重要性，只能说明某事件发生的概率。美国统计学会提出的*p*值使用的原则包括：

- *p*值可以表示数据与一个特定的统计模型相容性，例如零假设通常用来假设一个效应不存在，如两组之间没有差异，两个因素没有相关性。此时*p*值越小，数据与零假设的不相容性（incompatibility）越大，可以解释为这些数据怀疑或否定了零假设。

- *p*值不是给定样本结果时原假设为真的概率，也不代表数据完全是由随机因素造成的概率，而是给定原假设为真实样本结果出现的概率；*p*值是所得数据与解释之间关系的说明，而不是对解释本身的说明。所以，*p*值是一种概率，一种在原假设为真的前提下出现观察样本以及更极端情况的概率。

- 统计分析结果不能完全凭*p*是否小于一个特定的值来决定，重大决策与结论中，需要考虑诸多因素，如实验设计、数据质量、外部证据、假设的合理性等，不能只由*p*值决定"是"或"否"的问题。

- 正确的推理需要全面的报告和透明度。正确的科学推理，需要研究者公布研究中包含的所有假设、所有数据收集的决定、所有进行的统计分析和所有*p*值。

- 一个*p*值或者显著性，不能表示一个效应的大小，或者一个结果的重要性，只是表示对原假设的支持程度，是用于确定是否应该拒绝原假设的另一种方法。再微小的效应，达到一定的样本量和测量精度，都能得到小的*p*值；再大的效应，在样本量和测量精度不那么高的时候，也可能只能得到普通的*p*值。所以，*p*值可以是拒绝原假设的最小显著性水平，也可以是观察到的（实例的）显著性水平。

- *p*值本身不能作为判断一个模型或假说的良好量度。单独的*p*值只能提供有限信息。用一个略小于0.05的*p*值来拒绝零假设就难以有说服力；相反，一个相对较大的*p*值也不代表就赞成零假设。当有其他方法可选时，数据分析不应该以一个简单的*p*值计算作为结束。

值得提出的是p值不是给定样本结果时原假设为真的概率，而是给定原假设为真实样本结果出现的概率。计算p值的方法一般用X表示检验的统计量，当H_0为真时，可由样本数据计算出该统计量的值C，根据检验统计量X的具体分布，可求出p值。具体地说：

- 左侧检验的p值为检验统计量X小于样本统计值C的概率，即：$p=p\{X<C\}$。
- 右侧检验的p值为检验统计量X大于样本统计值C的概率：$p=p\{X>C\}$。
- 双侧检验的p值为检验统计量X落在样本统计值C为端点的尾部区域内的概率的2倍：$p=2p\{X>C\}$（当C位于分布曲线的右端时）或$p=2p\{X<C\}$（当C位于分布曲线的左端时）。若X服从正态分布和t分布，其分布曲线是关于纵轴对称的，故其p值可表示为$p=p\{|X|>C\}$。

计算出p值后，将给定的显著性水平α与p值比较，就可做出检验的结论：如果$\alpha>p$值，则在显著性水平α下拒绝原假设。如果$\alpha\leqslant p$值，则在显著性水平α下接受原假设。在实践中，当$\alpha=p$值时，也即统计量的值C刚好等于临界值，为慎重起见，可增加样本容量，重新进行抽样检验。假设检验是推断统计中的一项重要内容，是用于判断原始假设是否正确的重要证据。例如，临床试验药物与无效药物（如安慰剂）做对比时，通常要求试验药物的效应水平平均应大于无效对照的一定量方可接受，规定一个较小概率$p_0=20\%\sim30\%$和较大概率$p_1=60\%\sim80\%$。如果试验药物的最多有效率为30%，试验药物不值得推广，应加以拒绝，此时效应指标p_0为拒绝水平；如果试验药物的效率最少有60%，则应该加以接受，此时效应指标p_1为接受水平。当试验药物与老药（如阳性对照药）做对比时，试验药物的效应值平均大于老药一定量方可视为试验药物有效；老药的效应值平均大于试验药物的一定量方可视为试验药物无效。若试验药物优于老药记为SF，老药优于试验药物记为FS，试验药物等于老药不做分析，当$p_0=$SF/FS$\leqslant1$时，试验药物的效应指标为拒绝水平；当$p_1=$SF/FS$\geqslant2$时，试验药物的效应指标为接受水平。

P

Q

quadruple blind 四方盲态 在临床试验中，所涉四方都不知道受试者接受何种药物或对照/安慰剂治疗，即受试者不知道他们接受了什么药物，药剂师或其他治疗管理人员对于每位受试者接受何种药物处于盲态，研究者或那些评价有效性和安全性的医务人员对于受试者接受何种治疗也处于盲态，数据管理和统计师也不知道受试者接受何种治疗药物或对照/安慰剂。在治疗或提供药物给受试者的医务人员与后续评价治疗效益的人员不是相同人员的情形中，临床试验通常被称为三盲临床试验。

qualitative 定性的 只涉及对治疗效益或安全性，或检测进行性质或特质分析，而不涉及具体含量测试的过程，其主要指非实验性的，通常采用自然情景中的资料，而且一般不用数量形式表达的研究。定性研究更强调意义、经验（通常是口头描述）、描述等。

qualitative data 定性数据（定性资料） 定性数据说明的是事物的品质特征，是不能用数值表示的，通常表现为类别。在临床试验中通常表现为描述性质或特质的数据变量，如类别数据（男或女的分类变量）。

qualitative interaction 定性相互作用 临床试验的治疗效益特征或迹象只涉及因子程度差异的交互情形。例如，某一症状的改善由治疗前的中等病程改善为轻微病程。

qualitative variable 定性变量 见"qualitative data 定性数据"。

quality 特性（质量，品质） 泛指某种特征或特点。需要注意的是在临床试验中虽然定性程度不包括数字数据，但诸如身高、体重、脉搏、血压等变量往往被视为特质类别。这个术语也常用于描述某种事物或某些方面品质的良好程度。例如，生活质量的好坏通常见于临床试验的效益评价中。

quality adjusted life years (QALY) 质量调整寿命年 这个术语常见于抗癌药物的治疗研究中，用于表达不良的生活质量（但可能伴随着长寿命年）与良好生活质量（但可能是短寿命年）的平衡，即临床试验中考察生活质量调整后的生存时间。

quality adjusted survival times 质量调整生存时间 等同于"quality adjusted life years 质量调整寿命年"。

quality assurance (QA) 质量保障（质量保证） 这是为确保药物研发过程（包括临床试验等程序）的进行和数据的产生、记录和报告都符合GxP规范和药政要求而建立的质量监督体系和程序（ICH E6 1.46）。这种在质量体系中实施并根据需要进行证实的全部有计划、有系统的活动称为质量保证。这种质量保证活动通常对立于研发和试验过程的人员来验证过程的质量控制和过程中/后的稽查行为来实现，既针对药物研发的标准操作规范的实施结果，也针对数据产生过程（如独立的数据系统、程序和数据采集方法等）的实践，及防偏纠偏（CAPA）的反馈机制。质量保证分为内部质量保证和外部质量保证，内部质量保证是企业管理的一种手段，目的是取得企业领导的信任。外部质量保证是在合同环境中，供方取信于需方信任的一种手段。因此，质量保证的内容绝非是单纯的保证质量，而更重要的是要通过对那些影响质量的质量体系要素进行一系列有计划、有组织的评价活动，为取得行业界和需方的信任而提出充分可靠的证据。通常所说的质量保证要点包括：

- 证实性 质量保证活动的关键在于能提供药物研发过程符合GxP要求及质量管理过程符合相关标准操作规范要求的证据。无必要的证据，则谈不到信任。要把对具体研究或试验过程的信任提高，对立于研究或试验团队的专职人员或小组通过监督相关过程和最后结果质量来保证研究或试验的质量和状态满足药监规范的期许，并可以使人们对未来完成的研发或试验结果也同样寄予信心。

- 预防性 质量保证要求对质量问题的发生有充分的纠正和预防能力，这可以通过有效的质量策划来实现。要防患于未然，对一切可能影响相关过程和结果质量的因素，预先做出周密的控制安排，确保其不失控。在实施中，还应针对发生的问题，采取相应的纠正和预防措施。

- 系统性 不能把质量保证活动当作孤立的事件，而应从系统性的高度，从全局做出安排并加以协调控制，如诸文件间的相容性、各过程的界面和接口、过程的信息反馈、过程网络功能的发挥等。

- 反应能力 在药物研发和试验过程中由于存在各种主客观因素和环境变更的影响，要使质量问题根本不发生是难以做到的，然而质量保证的前提是满足要求。因此对任何偏离要求的现象，应能迅速做出反应，采取有效措施加以纠正和预防。

显然，质量保证是以质量控制为基础的，没有质量控制，就谈不上质量保证。质量控制活动和质量保证活动又是相关的。所以，质量保证和质量控制都是质量管理活动的一部分，两者都以满足质量要求为目的。但是，质量保证活动侧重于为满足质量要求提供使对方信任的证据，而质量控制活动侧重于如何满足质量要求的具体操作技术和活动。

quality control (QC) 质量控制 为

达到质量要求按照质量保障体系所采取的作业技术和活动称为质量控制（ICH E6 1.47）。这就是说，质量控制是为了通过监视质量形成过程，消除质量环上所有阶段引起不合格或不满意效果的因素，以查证试验过程的技术和活动达到质量要求。所以，在临床研究的质量保证体系中从事具体研究和试验过程操作技术和活动都属于质量控制的范畴。这些技术和活动是验证药物研发阶段所产生的数据、结果和完成的质量符合规定的要求和标准。在临床试验中，完成质量控制的作业技术和活动的依据取决于国家制定的临床试验质量的法律、法规性文件和标准、临床试验方案的定义、参与临床试验过程的各方（如研究机构人员或合同研究组织等），所签订的合同和各自应该担负的角色和职责、ICH/GCP规范、申办方或所涉各方人员本身制定的标准操作规范（SOP）等。显然，参加临床试验的各方人员在整个研发和试验过程和最后结果中都不同程度地担负着质量控制的责任。质量控制大致可被人为划分为7个步骤：

- 选择质控对象。例如，临床试验数据采集和核查。
- 选择需要监测的质量特性值。例如，规定哪些数据属于关键数据，哪些属于需要100%监查的数据等。
- 确定规格标准，详细说明质量特性。例如，规定可接受的采集试验数据错误率水平。
- 选定能准确测量该特性值的监测手段或指标。例如，通过与源文件记录和数据的核对发现系统记录的错误所在。
- 进行实际测试或监查并做好数据记录。例如，监查报告中有关数据监查的记录。
- 分析实际与规格之间存在差异的原因。例如，发现系统数据记录与原文件记录差异的原因和出现的频率，并在监查访问结束时与研究机构人员商讨相应的改进方法。
- 采取相应的纠正措施。当采取相应的纠正措施后，仍然要对过程进行监测，将过程保持在新的控制水准上。一旦出现新的影响因子，还需要测量数据分析原因进行纠正，因此这7个步骤形成了一个封闭式流程，称为"反馈环"。

在上述7个步骤中，最关键两点包括质量控制系统的设计和质量控制技术的选用。需要注意的是质量控制与质量保证的技术和活动是相辅相成的，二者都是以满足质量要求为目的。质量控制活动侧重于如何满足质量要求，而质量保证活动侧重于为满足质量要求提供使对方信任的证据。

quality improvement (QI)　质量改善　鉴别临床试验实施过程中出现的问题，检查这些问题的解决之道，并由监查员在日常的监查活动中监督问题的改善和改正的活动。

quality of life (QOL)　生活质量　又被称为生存质量或生命质量，常用于全面评价人们生活优劣的状况。生活水平与生活质量所强调的侧重点有所不同，前者回答的是为满足物质、文化生活需要而消费的产品和劳务的多与少，后者着重于生活得"好与不好"，即在生活水平的基础上，更侧重于对人的精神文化等高级需求满足程度和环境状况的评价。当生活质量被引入医学研究领域时，主要是指个体生理、心理、社会功能三方面的状态评估，即健康质量。与存活和其他类型的临床结果一样，临床试验中受试者的生活质量也是评价受试者接受研究药物后治疗效益改善的重要指标之一。临床研究中的生活质量指标体系分为两类，客观条件指标，如就业情况、居住条件、环境状况、教育程度、卫生设备和条件等，通过对这些客观综合指标的比较分析，可以权衡受试者的社会环境程度；主观感受指标，如某些人口条件、人际关系、社会结构、心理或生理状况等因素决定的生活满意度和幸福感。对满意度的测定通常分生活整体的满意度和具体方面的满意度两种。例如，临床试验中常用的生活质量表SF-36作为简明健康调查问卷被广泛应用于评价普通人群的生存质量测定。临床试验效果评价以及卫生政策等领域，它从生理机能、生理职能、躯体疼痛、一般健康状况、精力、社会功能、情感职能以及精神健康等8个方面全面概括了被调查者的生存质量。

quality of life measure　生活质量评估　通过临床试验受试者对生活质量问卷的答案分析来评估受试者的生活质量水平的过程或活动。

quantal effect　质化效应（质效应）　见"response　反应"。为一种二元效应，即用有效或无效，阳性或阴性来表示的药物效应或称计数资料。

quantal response　质反应　指机体对药物的反应是以某特定指标出现或不出现为准，是以计数资料为基础的。一般质反应的结论为阳性或阴性、有效或无效。

quantile　分位数　指将一个临床试验的随机变量的概率分布范围分为几个等份的数值点，常用的有中位数、十分位数、百分位数、四分位数等。

quantile-quantile plot (q-q plot)　分位数图（q-q图）　临床试验数据结果分析中常用的确定两组数据集是否来自于相同数据群落分布（概率分布）的图解技术。通常做法是首先选定区间长度，点(x, y)对应于第一个分布（x轴）的分位数和第二个分布（y轴）相同的分位数。因此画出的是一条含参数的曲线，参数为区间个数。通过分位数分类来分析所给数据点的百分比低于某数据点或线的状况。当将x-y轴标绘一个45°的参考直线时，如果两组数据集来自于相同分布态的数据群落，在数据点应当较好地沿着参考线分布，如数据集都处于正

Q

态分布或其他概率分布；如果较大地偏离参考线，则可以得出两组数据集来自于不同分布态的数据群落。换句话说，如果被比较的两个分布比较相似，则其q-q图近似地位于$y=x$上；如果两个分布线性相关，则q-q图上的点近似地落在一条直线上，但并不一定是$y=x$这条线（图38）。

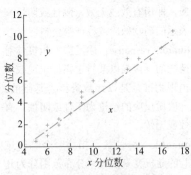

图38　分位数图

quantitative　定量　涉及临床试验数据的量化特征或性质。或者说，具体检测或含量测定的过程及其结果，主要搜集用数量表示的资料或信息，并对数据进行量化处理、检验和分析，从而获得有意义的结论的研究过程。简单地说，定量的意思就是说以数字化符号为基础去测量。

quantitative data　定量数据（定量资料）　定量数据说明的是现象的数量特征，是可以用数字化测定和报告的数值（如血压等），其可分为离散数据（discrete data）和连续数据（continuous numerical data）。例如，尽管年龄、身高、体重等这些类别数据的本身属于定性特征，只是计数资料，但这些定性数据可以给出具体的数值来进行平均值等计算的，从而变成定量数值。此外，要注意的是当在临床试验数据录入时可以给定性变量的类别数值进行赋值，如男为1、女为2，这时的数代表的就是定性资料，不能进行计算。

quantitative interaction　定量交互作用　指一个临床试验中有两个或两个以上的自变量，当一个自变量的效果在另一个自变量的每一个水平上不一样时，我们就说存在着自变量的交互作用。如果用量化指标来分析或检测这种交互作用，就是定量交互作用。具体地说，设A、B是两个试验因素，分别有m个和n个水平，则它们共有$m×n$种水平搭配。如果在这$m×n$种试验条件下获得的试验结果之间差别显著，就说A、B之间存在显著的交互作用。换句话说，所谓交互作用，就是一个因素的各水平对试验结果的影响随另一个因素水平的改变而改变。由此可知，当假设检验的结果发现A、B两个因素的交互作用显著时，应将A因素分别控制在它的各水平下，检验B因素所有水平之间的差别是否显著；同理，还可依次把B因素控制在不同水平下，检验A因素。这样才能弄清这两个因素究竟应分别取什么水平时，其共同作用的结果最符合研究者的专业要求。在统计学上，把两个因素之间的交互作用称为1级交互作用，三因素之间的交互作用称为2级交互作用。例如，肺癌的发生与环境污染和吸烟等因素都可能有关。要研究肺癌的发生率与这两个因素同时或任一因素的相互影响，可以通过恒定环境因素来观察吸烟量的变化对肺癌的影响。反之亦然。再例如，抗 C 型肝炎病毒的药物的治疗效益可能受到肝炎病毒（HCV）的水平的变化或病毒基因表达的影响。

quantitative response 量反应 指机体对药物反应或观察指标可用定量或连续量表示，是以计量资料为基础的。例如，心率、体温、血压、血糖水平等。量反应一般可以是反应量的绝对数、相对数、增减数或百分数等。

quantitative variable 定量变量 见"quantitative data 定量数据"。

quartile 四分位数 指将临床实验的数据变量按照25%、50%和75%的分位数来划分。也可称为低四分位数、中四分位数和高四分位数。

quartile deviation 四分位差 又称内距或四分间距（inter-quartile range），是指将各个临床试验变量值按大小顺序排列，然后将此数列分成四等份，所得第三个四分位（Q3=75%）上的值与第一个四分位上（Q1=25%）的值的差。

quasirandom 拟随机 等同于"pseudorandom 伪随机"。

quasirandom sample 拟随机样本 指不是通过严格的随机方法抽取的样本，而是通过伪随机程序获得的样本。

query 质疑 通常与临床试验的数据验证或核查有关。当对临床试验采集的数据进行监查或审核而发现疑问（如错误或不一致等）时，监查员或数据管理员通常需要通过纸质或电子数据修正表（DCF）的方式向临床研究机构人员对疑问数据提出质疑或澄清要求，并要求临床研究机构人员对疑问数据做出解释或更正。

query management 质疑管理 泛指临床试验数据审阅，以纠正临床试验数据输入或转录过程中出现的错误、与源数据不一致等数据问题的管理过程。

query resolution 质疑解答（数据解决方案） 泛指疑问数据的回答已获得监查员或数据管理者的接受，并关闭相关数据质疑的行为结果。

questionnaire 问卷（调查表） 临床试验常用的以受试者或研究者为目标对象群的、针对试验疗效或安全性自我感觉或评估调查的方法，又称为病人自评价结果表（PRO），形式都采用一连串预设的并经过验证的有关生活质量、认知改善、健康状况等方面的小问题组成，收集被访问者的意见、感受、反应及对知识的认识等。

Quetelet's index 凯特莱指数 通常简称为体质指数或身高体重指数（BMI）。由比利时统计学家 Lambert Quetelet 于1871年提出而命名。其定义公式为 BMI=体重（W）/身高（H）的平方 $=W(\text{kg})/H^2(\text{m})$。BMI 值原来的设计是一个用于公众健康研究的统计工具。当我们需要知道肥胖是否为某一疾病的致病原因时，我们可以

Q

把患者的身高及体重换算成BMI值，再找出其数值及发病率是否有线性关联。不过，随着科技进步，现时BMI值只是一个参考值。要真正度量病人是否肥胖，还需要测量体脂肪率。因此，BMI值的角色也在慢慢改变，从医学上的用途，变为一般大众的纤体指标。在临床试验方案中，有时BMI值可能作为入组标准或排除标准之一被列出。常见BMI值的健康指数意义如表28、图39所示。

例如，如果受试者身高170cm，体重60kg，则他的体质指数BMI=60/1.7²=20.76。

quick and dirty analysis　粗略分析　为了很快得到临床试验最后结果的状况，对临床试验数据的质量进行初步非正式的粗略分析的非正式术语。

quintile　五分相位数　指将各个临床试验变量值按大小顺序排列，然后将此数列分成五等份，第20分位数、第40分位数、第60分位数、第80分位数和第100分位数。

表28　BMI值的健康指数意义

健康状况	BMI值	
	女性	男性
一般体重	18.5 ～ 24.9	
理想体重	22	24
超重	25 ～ 29.9	
严重超重	30 ～ 39.9	
极度超重	40 以上	

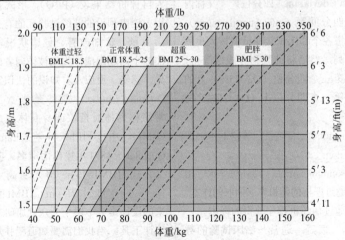

图39　BMI值的健康指数意义

R

race 种族 又可称民族、人种，是在体质形态上具有某些共同遗传特征的人群，或是具有相同种族起源的人群。临床试验中的种族通常被分为白人、黑人、亚裔、拉丁美洲裔等。

radial plot 辐射图 一种临床医学研究元分析（meta分析）中异质性分析的常用图解技术之一，用于显示具有不同标准差的相同量化估算（图40），是临床试验元分析中图示方法之一。

radioactive biological product 放射性生物制剂 见"radioactive drug 放射性药物"。

radioactive drug 放射性药物 指任何显示不稳定原子核自发衰变的含有放射性核素或光子用于医学诊断和治疗用的专属性药物，包括任何形式的非放射性试剂盒或打算用于制备此类物质的核素发生器及其配套药盒，用于体内医学诊断或治疗的含放射性核素标记的化合物或生物制剂，如碘131。但具有微量天然放射核种的含碳化合物或含钾盐的药物不应被视为放射性药物。

radiology information system (RIS) 放射科信息系统 医院重要的医学影

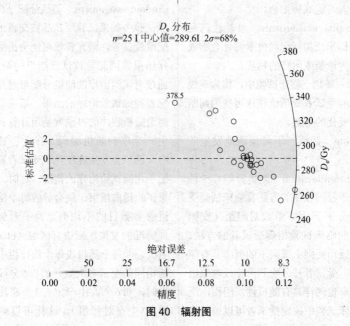

图 40　辐射图

像学信息系统之一，它与PACS系统共同构成医学影像学的信息化环境。该系统是基于医院影像科室工作流程的任务执行过程管理的计算机信息系统，主要实现医学影像学检验工作流程的计算机网络化控制、管理和医学图文信息的共享，并在此基础上实现远程医疗。

radiopaque contrast agents　无辐射造影剂　阻止或减弱穿透身体辐射的材料，其可以在待检查的器官外围形成一层膜。造影剂也称为"染料"，不含有放射性同位素。当采用此类试剂时，辐射暴露问题只是来源于用于检查的X射线设备。有些无辐射造影剂的化学结构可能会造成一些不良反应，其中一些反应可能较为严重，甚至对某些人可能威胁生命。

radio pharmaceuticals　放射性药品　可以标示或加标记同位素的化合物或用作于诊断或治疗的物质。

radix　基数　临床试验中，作为基线标准的受试者变量值往往可视为判断疗效变化的基数。

random　随机　不可预测地发生的事物。

random allocation　随机分组　一种类似于投掷钱币的方法将临床试验受试者分配到治疗组或对照组（安慰剂）的临床试验招募受试者的方法。由于钱币面向上或向下的概率具有随机性，受试者被分配到治疗或对照组的概率也同样具有随机性。因而，泛指临床试验中决定受试者可以被随机

分配到哪一个治疗组别的行为。真正的盲态化的随机化应符合下列原则：

- 医生和患者不能事先知道或决定患者将分配到哪一组接受治疗；
- 医生和患者都不能从一个患者已经进入的组别推测出下一个患者将分配到哪一组。随机序列的产生可以采用计算机、计算器、随机数字表和抛硬币的方法来实现。随机分组方法包括：简单随机化（simple randomization）、区组随机化（block randomization）、分段（或分层）随机化（stratified randomization）、分层区组随机化（stratified block randomization）、动态随机化（dynamic randomization）等。

random assignment　随机分配　在对照试验中如果试验用药品被交替地分配给受试者，研究者很可能会猜到治疗结果并因此导致试验结果的偏倚。通过对试验治疗的随机分配可避免研究者预知试验治疗的结果。最简单的制造随机程序的办法就是用计算机产生一个序列随机编码。在大型试验中，偶尔会发生连续几个受试者被分配了相同试验治疗的情况。这时，如果试验提前结束，就会导致每个治疗组患者数目的不均衡。为了避免这种情况的发生，应进行区组（block）随机，即每个随机段每个治疗组中包括相同的受试者人数（如以6分段随机时，每6个人中一定有3个在治疗组，3个在对照组）。这样可以确保

当试验在任何时间提前终止时，每组受试者接受治疗的人数基本相同（实际上，当试验结束时如果入组了6的倍数个的受试者，两组的人数一定相同）。因此在多中心试验中，为了保证每个中心内和各个中心之间的组间均衡性，每个中心均应被分配至少一个随机段的随机码（见 "random allocation 随机分组"）。

random effect　随机效应　临床试验统计方差分析的三种方法之一。其他两种方法是固定效应和混合效应。所谓随机效应是表示通过从总体样本（或称母体样本）中随机抽取一组或几组样本，不是预先设计好的样本组别，然后进行比较分析，得出结论后再把它们推广到所代表的总体中去。在医药研究中，无论随机效应还是固定效应的选择是人们常遇到的数据分析问题，常见的方法是进行 Huasman 检验，即先估计一个随机效应，然后做检验。如果拒绝无效（零）假设，则可以采用固定效应；反之，如果接受无效（零）假设，则采用随机效应。但这种方法往往得到事与愿违的结果。另一个做法是先建立模型再根据数据性质确定采用哪种模型。例如，数据是从总体中抽样得到的，则可以采用随机效应。药物临床试验就是一种随机效应，它利用随机招募的受试者样本来检验药物的效益和安全性，然后将得到的研究药物的效益结论推广到具有相同疾病治疗需求的病人总群体中。

random effect model　随机效应模型　采用随机效应的方法来选择和分析总体样本的随机样本时所建立的统计分析模型。

random error　随机误差　又称为偶然误差和不定误差，是由于在测定过程中一系列有关因素微小的随机波动而形成的具有相互抵偿性的误差，是排除了系统误差后尚存的误差，它是由于对同一受试对象或检样采用同一方法重复测定时所出现的误差，其受多种因素的影响，大小和方向都不固定或有系统地随机变化，因而无法测量或校正。随机误差的性质是随着测定次数的增加，正负误差可以相互抵偿，误差的平均值将逐渐趋向于零。随机误差服从正态分布，可以用概率统计方法处理。

randomization　随机化　随机化原则即机会均等原则，包括随机抽样和随机分组两个方面，前者是指总体中的每一个受试者都有同等机会进入研究；后者指本次研究所选定的受试者都有同等机会进入所设定的试验组和对照组。换句话说，就是为了减少偏倚，把试验数值、受试者或治疗组按照机遇分配原则进行随机排列或抽样分析的过程。临床试验中的随机化分组是实验设计中保证非处理因素均衡的一个重要手段。在这个过程中每个受试单位以概率均等的原则，随机地分配到试验组与对照组。显然，通过随机分组可以避免出现各种人为的客观因素和主观因素的偏性，提高统计

R

检验效能。随机化分组也是统计检验假设用于推论因果关系的基础。在一组测定值中，每个测定值都是依一定的概率独立出现的，因而称这一组测定值的出现是随机化的。可用游程检验来确定一组测定值的出现是否是随机化的。随机化可以用相等权重的方法，如1：1随机招募试验药物和对照药物组的受试者，或非权重的方法，如1：2随机招募试验药物和对照药物组的受试者。

randomization block design 随机区组设计 随机组设计中最常见的实验设计方法，实验中包含多个区组（block），每一个区组中实验条件的顺序是随机排列的。

randomization code 随机编码 临床试验中按照随机列表的排序给受试者随机分配入组序号的编码或单一受试者的个人分配编号，与试验药物供应编号有密切相关性。

randomization envelope 随机信封 含有受试者编码的密封信封。这通常在传统随机双盲临床试验中采用。为了保持盲态，含有随机编码的列表被预先密封在特制的信封中，只有必须知道某一需要紧急治疗的受试者接受哪一个治疗组别的情况下才能打开信封，或者在试验结束后需要揭盲进行数据分析时才能打开。通常的做法是试验研究机构保存有一个密封信封以备紧急治疗受试者之用，或申办方指定人员或质量控制人员保管，在试验结束后再提供给数据管理人员揭盲分

析之用。

randomization list 随机列表 等同于"randomization schedule 随机计划表"。

randomization schedule 随机计划表 由统计师根据临床试验方案招募受试者的设计要求，制定的随机招募受试者入组顺序的列表，其目的在于减少人为或非人为因素所导致的受试者入组试验治疗或对照/安慰组别的偏倚，使受试者个体有均等的机会被分配至各个治疗组别中。

randomization test 随机化检验 一种非参数检验方法，在无需对有关总体方差的正态性或同质性做出任何假设的情况下，就可以得到零假设成立时与观测值相联系的精确概率，在一定条件下，它是功效最强的非参数检验。随机化检验适用于评价两个配对相关样本或非配对的对立随机样本是否来自平均数相同的总体，由于其属于无分布检验中的一种方法，具有不需做任何分布假定及相应参数估计，因而对小样本及样本来自随机及非随机均适用。与"nonparametric test 非参数检验"意义相近。

randomization visit 随机化访视 临床试验中对受试者随机分配至治疗组别的试验访视。

randomized block 随机区组 临床试验中统计师设计完成的随机化治疗分配序列的区组。

randomized block design 随机区组设计 亦称完全随机区组设计，是指先按一定规则将试验单元划分为若干

同质组，称为"区组（block）"，然后再将各种处理随机地指派给各个区组的一种设计。具体地说，它根据局部控制和随机化原理，将处理组合划分为等于重复次数的区组。根据不同的研究目的，区组的选择方式可不同，但都应遵循"区组间差别越大越好，区组内差别越小越好"的原则。若按某个非试验因素形成区组，则要选择对试验结果影响较大的因素，如试验日期对试验结果有影响，则应按试验日期形成区组。在每个区组内，每个处理或处理组设置为一个小区（plot）。这些plots在每个区组内的排列是随机的，但在不同区组间，这种随机排列是独立的。随机区组的重复次数 r 与处理数目 k（plot数）有关 $[r=12/(k-1)+1]$。例如8个plots，则区组需设置3个。统计分析时，通常把区组（重复）也看成是一个因子。随机区组设计优点：减少了试验对象个体或试验环境差异造成的误差，提高了结果的可靠性，比完全随机化设计化设计精确度要高。

randomized clinical trial 随机临床试验 采用随机分配方法来决定哪一位受试者应接受哪一个治疗组别的临床试验。

randomized consent design 随机同意设计 亦称为泽伦设计（Zelen's design），是一种标准随机临床试验的修正设计。在这个随机临床试验中，受试者在给出知情同意之前被随机分配至治疗组或对照组。由于受试者知道要被分配至哪一个组别，同意与否其实是一种附有条件的行为。在这个设计中，接受标准（对照）治疗的受试者不需要做出知情同意程序而参与研究（由于私人原因的除外）。但被随机至治疗组的受试者需要经过知情同意的过程，除非他们已明确表达同意只接受治疗组的研究。同样，这些受试者可以表示拒绝和接受标准治疗。显然，这与传统的随机临床试验不同。在标准随机临床试验中，受试者需要先经过知情同意后，方可进入随机入选治疗和对照组的程序。所以，标准随机临床试验存在着治疗组别的不确定性。

randomized control 随机对照 通过随机程序被分配到对照组的受试者。

randomized control group 随机对照组 通过随机程序接受对照治疗的受试者组别。

randomized control trial (RCT) 随机对照试验 为了评价药物治疗效益，随机分配受试者加入治疗组别或对照组别的临床试验。

randomized discontinuation design 随机中止设计 是一个二阶段试验，第一阶段所有患者接受试验药物的开放治疗，有反应的受试者随机地分配到相同治疗组或转为安慰剂对照组接受第二阶段的治疗。通常，依从性差或出现不良反应的患者将会从第二阶段排除。

randomized group 随机组 临床试验中任何由于随机分配的结果而形成

的分层组别。

randomized provider design 随机提供者设计 一些受试者被随机分配给总是运用有效治疗药物的研究者，而另一些受试者总是被分配给提供对照治疗的研究者的临床试验设计。

randomized provider study 随机提供者研究 指采用随机提供者设计的临床试验。

randomized controlled trial (RCT) 随机对照试验 临床试验常用的评价试验药物效益和安全性的手段，其基本流程是将试验受试者随机分配至试验药物组或对照药物/安慰剂组，对不同组别的治疗干预经过一段时间后，再观察和评价不同干预组别的治疗效益和安全性是否存在差异。在研究对象数量足够的情况下，这种方法可以确保已知和未知的混杂因素对各组的影响相同。常用的随机分配方法包括抛硬币、抽签、随机数字表等简单随机法、分层随机法、区组随机法、动态随机法等。

randomness 随机性 临床试验过程中的随机性是指一个不定因子不断产生的重复过程，即随意过程的程度，但它遵循一个概率分布，如随机计划表中的随机编码。要注意的是随机与任意不同，前者表示一个遵循概率分布的随机变量，后者暗示变量没有遵循可限定的概率分布。

random number 随机编号 通过机械或电子手段按照一定的原则和方法产生的一系列随机号码，常见于临床试验的随机过程中。用于随机分配试验药物和对照药物给先后招募入组的受试者。

random number table 随机编号表含有用于临床试验随机样本选择的无明显规律的随机编号表格。

random permutation 随机排列（随机置换） 把一组物体或待设置目标任意排序或顺序排列。例如，临床试验的三个治疗组别可以随机顺序为ABC、ACB、BAC、BCA、CAB或CBA。

random sample 随机抽取（随机样本） 采取随机抽样的方法，总体样本中的每个样本都有相同的概率被作为代表样本被抽取。这种随机抽得的样本称为随机样本（也可称为概率样本）。

random sampling 随机抽样 即按随机性原则，从总体单位中抽取部分单位作为样本进行调查，以其结果推断总体有关指标的一种抽样方法。抽样检验的基本形式，其特点是总体中每个单位被抽中的概率是相同的，其被抽取的单位完全是偶然性的，即完全由许多随机因素综合作用来决定，既排除了抽样时人的主观随意性，也排除了人的主观能动性。当总体变异性大时，随机抽得的样本代表性差（也可视为概率抽样）。随机抽样方法分为概率抽样和非概率抽样。

• 概率抽样

-随机抽样——简单随机抽样

随机抽样是一种最简单的一步抽样法（图41），它是从总体

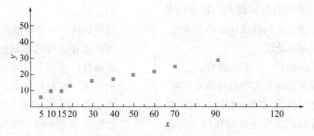

图41   简单随机抽样法示例

中选择出抽样单位，从总体中抽取的每个可能样本均有同等被抽中的概率。抽样时，处于抽样总体中的抽样单位被编排成 $1 \sim n$ 编码，然后利用随机数码表或专用的计算机程序确定处于 $1 \sim n$ 的随机数码，那些在总体中与随机数码吻合的单位便成为随机抽样的样本。这种抽样方法简单，误差分析较容易，但是需要样本容量较多，适用于各个体之间差异较小的情况。

-随机抽样——系统抽样

系统抽样又称顺序抽样法，是从随机点开始在总体中按照一定的间隔（即"每隔第几"的方式）抽取样本，此法的优点是抽样样本分布比较好，有好的理论，总体估计值容易计算，也称机械抽样，对于总体分布无周期性的抽样，能保证其随机性和代表性。

-随机抽样——分层抽样

分层抽样是根据某些特定的特征，将总体分为同质、不相互重叠的若干层，再从各层中独立抽取样本，是一种不等概率抽样。各层样本数的确定方法有3种：❶分层定比。即各层样本数与该层总体数的比值相等。例如，样本大小 $n=50$，总体 $N=500$，则 $n/N=0.1$ 即为样本比例，每层均按这个比例确定该层样本数。❷奈曼法。即各层应抽样本数与该层总体数及其标准差的积成正比。❸非比例分配法。当某个层次包含的个案数在总体中所占比例太小时，为使该层的特征在样本中得到足够的反映，可人为地适当增加该层样本数在总体样本中的比例。但这样做会增加推论的复杂性。分层抽样利用辅助信息分层，各层内应该同质，各层间差异尽可能大。这样的分层抽样能够提高样本的代表性、总体估计值的精度和抽样方案的效率，抽样的操作、管理比较方便。但是抽样框较复杂，费用较高，误差分析也较为复杂。当调查对象总体中的每一

R

个体间的差异较大，数量较多的情况，为提高样本的代表性，则可用此法。

-随机抽样——整群抽样

整群抽样是先将总体单元分群，可以按照自然分群或按照需要分群，随机选择群体作为抽样样本，抽中的一个群为一个抽样单位，抽中的样本群中所有单位都要进行调查。与分层抽样相反，整群抽样的分类原则是使群间异质性小，群内异质性大。分层抽样时各群（层）都有样本，整群抽样时只有部分群有样本。整群抽样只需列出入样群的单位，因此样本比较集中，可节约大量财力、人力。流行病调查中常见按照地理特征进行分群的整群随机抽样法。例如，在进行疫情传播调查中，可以采用这种方法，以住宅区的不同将住户分群，然后随机选择群体为抽取的样本。此法优点是组织简单，缺点是样本代表性差。

-随机抽样——多阶段抽样

多阶段抽样是采取两个或多个连续阶段抽取样本的一种不等概率抽样。多阶段抽样的单元是分级的，每个阶段的抽样单元在结构上也不同。此法优点是多阶段抽样的样本分布集中，能够节省时间和经费，缺点是调查的组织复杂，总体估计值

的计算复杂。

-随机抽样——等距抽样

等距抽样也称为系统抽样或机械抽样，它是首先将总体中各单位按一定顺序排列，根据样本容量要求确定抽选间隔，然后随机确定起点，每隔一定的间隔抽取一个单位的一种抽样方式。根据总体单位排列方法，等距抽样的单位排列可分为三类：按有关标志排队、按无关标志排队以及介于按有关标志排队和按无关标志排队之间的按自然状态排列。按照具体实施等距抽样的作法，等距抽样可分为：直线等距抽样、对称等距抽样和循环等距抽样三种。等距抽样的最主要优点是简便易行，当对总体结构有一定了解时，充分利用已有信息对总体单位进行排队后再抽样，则可提高抽样效率。

-随机抽样——双重抽样

双重抽样，又称二重抽样、复式抽样，是指在抽样时分两次抽取样本的一种抽样方式，其具体为：首先抽取一个初步样本，并搜取一些简单项目以获得有关总体的信息；然后，在此基础上再进行深入抽样。在实际运用中，双重抽样可以推广为多重抽样。

-随机抽样——按规模大小成比例的概率抽样

按规模大小成比例的概率抽样，简称为PPS抽样，它是一种使用辅助信息，从而使每个单位均有按其规模大小成比例地被抽中概率的一种抽样方式。其抽选样本的方法有汉森-赫维茨方法、拉希里方法等。PPS抽样的主要优点是使用了辅助信息，减少抽样误差；主要缺点是对辅助信息要求较高，方差的估计较复杂等。

-随机抽样——任意抽样

随意抽取调查单位进行调查（与随机抽样不同，不保证每个单位相等的入选机会）如：柜台访客调查、街头路边拦人调查。

-非随机抽样——重点抽样

只对总体中为数不多但影响颇大（标志值在总体中所占比重颇大）的重点单位调查。

-非随机抽样——典型抽样

挑选若干有代表性的单位进行研究。

-非随机抽样——配额抽样

对总体作若干分类和样本容量既定情况下，按照配额从总体各部分进行抽取调查单位。

• 非概率抽样

在抽样时，由于时间等的限制无法进行严格的概率抽样或是由于样本本身难以严格按一定概率进行抽样时，就只能使用非概率抽样。

random sampling numbers 随机抽样号 当随机抽样完成时，给随机样本的编号。

random sequence 随机顺序（随机序列） 见"random permutation 随机排列"。

random variable 随机变量 指在随机现象下（在一定条件下，并不总是出现相同结果的现象称为随机现象），不能事先确定的观察结果，即可能有各种结果的变量。随机量的具体内容虽然是各式各样的，但共同的特点是不能用一个常数来表示，而且，理论上讲，每个变量的取值服从特定的概率分布。例如，临床试验随机招募受试者接受治疗或对照药物治疗就是一个随机的可能结果（称为基本事件）。即受试者入组的概率如同随机投掷一枚硬币，可能的结果有正面朝上、反面朝上两种，若定义 X 为投掷一枚硬币时朝上的面，则 X 为一随机变量，当正面朝上时，X 取值1；当反面朝上时，X 取值0。所以，随机变量在不同的条件下由于偶然因素影响，其可能取各种不同的值，具有不确定性和随机性，但这些取值落在某个范围的概率是一定的，故而此种变量称为随机变量。按照随机变量可能取得的值，可以把它们分为两种基本类型：

• 离散型随机变量 即在一定区间内变量取值为有限个，或数值可以一一列举出来。例如某地区某年人口的出生数、死亡数，某药治疗某病患者的有效数、无效数等。

• 连续型随机变量 即在一定区间

R

内变量取值有无限个，或数值无法一一列举出来。例如某地区男性健康成人的身高值、体重值，一批传染性肝炎患者的血清转氨酶测定值等。

random variation 随机变异（随机偏差） 指随机出现的无法预测的测量变差或变异。

range 范围（幅度，极差） 亦称全距，即临床试验一组数据最大值与最小值之间的差距。如临床试验化验值的正常值范围，用于资料的粗略分析，其计算简便但稳定性较差。

range check 范围检查（区域检查） 对任何临床试验数据值是否落在特定上限或下限范围之外所进行的检查。例如，检查一个受试者的化验值是否超出所定正常值范围。如果超出的话，通常还需要判读超出值是否具有临床意义。

range of distribution 分布域 等同于"range 范围"。

range of equivalence 等效域 泛指治疗结果可以被合理视为等价有效的程度。例如，如果治疗率为70%，则等效域可能被视为65% ~ 75%。但任何这类的等效域都需要建立在临床判断的基础上。

rank 等级（排列，秩次） 临床试验变量值按照从小到大顺序所编的秩序号称为秩次，或数据值在重要性或大小上的程度。

rank correlation 等级相关性 又称秩相关，是一种非参数统计方法，是根据等级资料来研究变量之间相互关系的方法。适用于资料不是正态双变量或总体分布未知，数据一端或两端有不确定值的资料或等级资料。

rank correlation coefficient 等级相关系数 研究同一组项目中不同等级相关程度的非参数统计方法。

rank data 排列数据（等级资料） 等同于"ordinal data 等级数据"。

rank order 等级次序 一组已被归类的临床试验数据值的序号数，如第一、第二、第三等。

rank order statistic 等级次序统计量（秩序统计量） 临床试验中任何只依据数据等级而不是其实际值的统计数据函数。

rank sum 秩和 各组秩次的合计称为秩和，是非参数检验的基本统计量。

rank test 等级检验（秩检验） 见"nonparametric test 非参数检验"。

ranked data 分级数据（等级数据） 泛指临床试验中已被置于等级次序中的数据。

rate 比率（等级，速度） 这是一个有多重词义的普通词汇，又称频率指标。指一定时期内某现象发生的频率或强度。计算公式为：（发生某现象的观察单位数/可能发生某现象的观察单位总数）×100%，表示方式有百分率（%）等，在临床试验中多表示在特定时间段内或某群体中某事件发生的次数或比例。例如，不良反应事件发生率可以用经历不良反应事件的人数除以参加临床试验的人员总数得出。

rate difference 比率差（率差） 两个比率之间的差值。

rate ratio 率比 两个比率的比值

ratio 比（相对比） A、B两个有关指标之比，说明A是B的若干倍或百分之几。计算公式为A/B，表示方式有倍数或分数等。

ratio data 比例数据（定比数据） 临床试验数据的测量大小可以定量和用比例方式加以表示。例如，受试者男女的比例、年龄的比例数、舒张压与收缩压之间的定比等。

ratio scale 比例尺度（比率量表） 从统计学的角度看，可以用来比较所测量数据值的大小并拥有固定原点值的等距尺度。例如，临床试验中的身高测量就是一种比率尺度。

ratio variable 比例变量 在比例尺度上所测定的变量。

raw data 原始数据 临床试验中第一次被记录下的原始数据，无论这个数据是记录在何处，如记录在医生笔记、患者病历、心电图上的测量数据、医护人员的便条记录等。这些原数据记录不必作为递交给监管部门的申请材料的组成部分，但必须保存在临床试验研究机构研究项目文档中作为源数据文件备查。

raw score 原始分数（初步评分） 可能属于原始数据的一部分。例如，临床试验受试者在评价生活质量时，对生活质量问卷中的问题做出回答，而每一回答都相对应于一个量化评分。所以，这个原始记录中的答案可以被视为是一种原始分数。例如，临床试验中常见的疼痛测量表是一种原始分数表。

reaction 反应 由于某种诱因或事件引起一个事件的现象可以被视为是一种反应。例如，临床试验中的药物不良反应事件可能是由于研究药物或受试者自身的内在疾病所引起的身体不适现象。

reactive metabolite 活性代谢物 药物在人体内代谢或生物转化成另一个化合物（代谢物），新产生的化合物可能有比原化合物更大的毒性或活性，这个新产生的代谢物被视为活性代谢物。

real world study (RWS) 真实世界研究 真实世界研究起源于实用性的临床试验，属于药物流行病学的范畴，其基于临床真实的情况采取的非随机、开放性、不使用安慰剂的研究，因此得出的结果具有很高的外部有效性。这个以患者为中心的临床结局研究的特点如下：

- 研究的实施地点以及干预条件为真实的临床实践环境；
- 受试者的选择一般不加特别的限制条件；
- 干预措施也如临床实际，并可由患者和研究者进行交流而改变干预方法。

真实世界研究环境无法、无随机对照、无安慰剂治疗，研究的结论可直接推至于临床实践。目前常见的真实世界研究的科学方法有观察性队列、等级和管理性数据库等，其数据来源相当广泛，可以包括病历、医保数据库、电子设备和应用程序、患者登记项目、社交媒体等。由此可见，未来大数据是可以助力真实世界研究的，因为大数据能帮助其充分掌握研究背景，提出有创新性的研究设想和完善的研究设计。大数据可提供可利用的多源数据和强大的统计分析，保证了数据的多元性、重要性和时效性。

与传统的随机对照研究相比而言，真实世界研究的窘境体现在：

- 一般不是以药物为中心，而是以患者为中心，药企是否愿意投入会成为挑战；
- 需要大量的研究样本，甚至多中心事件，收集数据难度高，工作量大；
- 数据异质性强，对统计方法的要求比传统研究更高；
- 多属于回顾性分析或事后分析，研究证据等级受到挑战；
- 由非研究目的产生的数据如何标准化，并保证其准确性和可靠性是个挑战；
- 如果真实世界研究不经过严格的知情同意也会带来数据隐私暴露和伦理学的风险。

真实世界研究不仅可以减少传统研究的限制，而且可以反映真实世界中治疗药物的临床疗效，为临床选择使用新药及新型设备提供客观的对比依据。

rebound effect　反弹效应（反跳作用）　当一个药物的作用或剂量消减或药物不再对患者产生效益时，患者的不良症状会再次出现或加重，这时治疗的条件或药物剂量或强度需要比药物停止前或失去效益时更强才行，或完全不会再产生药物效益，患者此时可能需要调换效价更强或其他类别的药物治疗。例如，服用抗高血压药物的患者一旦停药，其血压会飙升至比服药前更高。

recall　召回（取回，回忆）　当上市药品的质量出现问题时，通常要求药物制造商收回市面上流通的药物产品，这种行为称为召回。同样，这个词也可以表示从档案馆或其他储存库中索取出所需文件的行为，或对某事件的记忆回想。在临床试验数据记录中，通常不希望这种回忆事件的记录行为，而是要求在事发的当时及时记录事件的发生。

recall bias　回忆偏倚（回忆偏误）　对某种事件回想所造成的偏差。通常出现选择性记忆愉快的或自认为是重要的事物，而不愿想起不愉快的或自认为不重要的事件，所以，在临床试验中，按照GCP原则，要求对任何试验过程中发生的数据或效益评价都需要及时记录，因为事后回忆的行为容易造成试验数据的回忆偏倚。

receiver operating characteristic curve (ROC curve)　受试者工作特征曲线（接受者操作特征曲线）　又称为感受性曲线（sensitivity curve）。常见于临

床诊断试剂的评价中，是反映对同一信号刺激的反应的敏感性和特异性连续变量的综合指标。其可用构图法揭示敏感性和特异性的相互关系，它通过将连续变量设定出多个不同的临界值，即根据一系列不同的二分类方式（分界值或决定阈），从而计算出一系列敏感性和特异性，再以敏感性（真阳性）为纵坐标、特异性（假阳性）为横坐标绘制成曲线，曲线下面积（AUC）越大，诊断准确性越高。在ROC曲线上，最靠近坐标图左上方的点为敏感性和特异性均较高的临界值。传统的诊断试验评价方法有一个共同的特点，必须将试验结果分为两类，再进行统计分析，ROC曲线的评价方法与传统的评价方法不同，无须此限制，而是根据实际情况，允许有中间状态，可以把试验结果划分为多个有序分类，如正常、大致正常、可疑、大致异常和异常五个等级再进行统计分析。因此，ROC能很容易地查出任意界限时对疾病的识别能力；可根据ROC曲线的位置选择最佳的诊断界限值，即ROC曲线越靠近左上角，试验的准确性就越高。最靠近左上角的ROC曲线的点是错误最少的最好阈值，假阳性和假阴性的总数最少；当对同一种疾病的两种或两种以上诊断方法进行比较时，可将各试验的ROC曲线绘制到同一坐标中，以直观地鉴别优劣，靠近左上角的ROC曲线所代表的受试者工作最准确，亦可通过分别计算各个试验的

ROC曲线下的面积进行比较，哪一种试验的AUC最大，则哪一种试验的诊断价值最佳。ROC曲线的作法如下：

- ROC曲线绘制 依据专业知识，对疾病组和参照组测定结果进行分析，确定测定值的上下限、组距以及截断点（cut-off point），按选择的组距间隔列出累积频数分布表，分别计算出所有截断点的敏感性、特异性和假阳性率。
- ROC曲线评价统计量计算 ROC曲线下的面积值在1.0～0.5。在AUC＞0.5的情况下，AUC越接近于1，说明诊断效果越好。AUC在0.5～0.7时有较低准确性，AUC在0.7～0.9时有一定准确性，AUC在0.9以上时有较高准确性。AUC=0.5时，说明诊断方法完全不起作用，无诊断价值。AUC＜0.5不符合真实情况，在实际中极少出现。
- 两种诊断方法的统计学比较 两种诊断方法的比较时，根据不同的试验设计可采用以下两种方法：
  - 当两种诊断方法分别在不同受试者身上进行时，采用成组比较法；
  - 如果两种诊断方法在同一受试者身上进行时，采用配对比较法。

receptor 受体 细胞膜上或细胞内能特异识别生物活性分子并与之结合，进而引起生物学效应的特殊蛋白质，多数是糖蛋白，个别的是糖脂。

rechallenge 回转法 判断临床试验

不良事件是否与试验药物有关的常用手段之一。当暂停试验药物使用后，重新恢复使用试验药物，观察在系统时间间隔、相同的部位是否不良事件会重新出现，其严重程度是否仍然相同。如果结果是肯定的，那么不良事件一般会被认为与试验药物有关。反之亦然。

reciprocal 倒数 泛指某数值的倒数形式。例如，9的倒数是1/9。

record 记录（档案） 与受试者个人有关的数据或记录集，例如，患者的病历记录就是一种有关患者个人的医疗记录，其中不仅包含患者生理状况的文字描述，还有各种化验数据和报告记录等。临床试验中的各种试验有效性和安全性记录不仅有书面形式，也有计算机化的电子文档形式，有些可能还会以录音或录影的形式保存。临床试验受试者的记录需要遵循ALCOA原则，即可溯源性、可阅读性、同时性、原始性和准确性。

record management 记录管理 泛指临床试验记录的管理，包括记录文件的设计、建立、核对、修改、使用、整合、维护、保存和销毁等系列过程的规范管理。

records retention 记录保留（保存期限） 根据ICH-GCP和各国监管规范的要求，临床试验的文档记录在临床试验进行中和结束后必须保存在案，并在试验结束后还需存档保留一定时间长度。

recovery 痊愈 指通过综合、协调地应用各种措施，消除或减轻病、伤、残者身心、社会功能障碍，或已无症状，并且达到或保持最佳功能水平，增强自立能力，使恢复社会生活。

recovery rate 治愈率 指某种疾病平均每百名患者中可治愈的人数，反映其可治愈的概率。

recruit 招募 评价受试者是否符合试验入组标准要求的行为。一旦受试者满足试验方案的入组标准，受试者可以被注册进入临床试验，接受研究药物或对照药物的治疗。

recruitment 招募（招聘） 注册符合试验方案入组标准的受试者进入试验程序的过程，或筛选临床试验受试者的过程。也可以表示申办方选择合规的医生作为研究者加入临床试验的过程（见"enrolment 招募"）。

recruitment log 招募表 按照ICH 8.3.22的要求，临床研究机构通常需要记录被招募入组的受试者的基本信息。这个表格可以显示受试者在试验项目程序中的全过程踪迹，方便申办方和研究者追踪受试者在试验过程中的状态。这种记录招募入组受试者信息的记录表格称为招募表单，是研究机构必须保存在研究机构试验文档中的药政文件之一。这个表格需要由研究机构人员在试验项目的招募阶段负责完成。试验项目结束后，该份表格除了必须保存在研究机构试验文档外，还应当随着其他研究机构文档一起提交给申办方保存于试验项目主文档中。

recruitment period 招募期 泛指临床试验招募受试者入组的时间窗，通常为第一位受试者通过试验筛选期后被招募入组至最后一位受试者入组的阶段。

recruitment rate 招募率 临床试验的招募率可以有几个方面的含义。❶表示整个试验项目的计划招募。例如，预计每周招募受试者进入试验程序人数为3人/周。根据这个试验项目的招募率和试验方案计划招募的总受试者人数，可以预测出需要完成招募总受试者人数的时间窗，也就是确定招募期为多长时间。例如，如果试验项目计划招募的受试者人数为90人的话，则按照招募速率3人/周计划，需要的招募时间窗为30周。❷含义表示试验项目的实际招募进度。从实际招募率可以预计是否试验项目能否按照计划的招募时间窗完成招募受试者的目标，或者需要对试验项目的时间表做出调整。❸表示相对于筛选受试者人数而言，经过试验招募标准的筛选，符合并进入试验项目程序的受试者人数的比例。例如，总共筛选了100位受试者，但进入随机给药的受试者人数为72人，则该试验项目的实际招募率为72/100=72%。

recruitment target 招募指标（招募目标） 必须招募符合临床试验方案标准的受试者人数。这通常需要由统计师根据试验方案的统计置信限要求来制定。在多中心临床试验中，每一位研究者都有招募指标。

recurrence 复燃 与"relapse 复发"不同的是复燃指的是患者症状有效或已经痊愈，但尚未达到康复的标准之前，疾病症状又发生恶化，或在治疗有效的6～9个月之内，病情又加重者，称为症状复燃。

refer 引荐 临床试验中多用于表示其他医生推荐患者参加某位医生参与的临床试验项目的行为。在当今的临床试验实践中，60%的医生都有推荐患者参加临床试验的经验。在日常医疗实践中，这一术语表示患者被推荐给更资深的专科医生或专门医护中心予以医疗的行为。

reference 参考文献 通常在各种临床试验文件中引述的相关已发表的信息或论文文献，常见其附录在试验文件的后面，如试验方案、试验报告或发表的试验结果论文等。

reference bias 参考偏倚 按照某人的偏好引用原材料或信息源的倾向所引起的结论偏倚，特别当这些引用比不引用更有助于支持某人的观点时。这种倾向在元分析（meta-analysis）或概述现状时尤为重要。

reference group 参照组 等同于"comparator group 对照组"。

reference interval 参考范围 等同于"reference range 参比范围"。

reference limits 参考限值 多指参考范围的上限值或下限值。

reference population 参考人群（参考群体） 作为对照的受试者群体样本。

reference product　参比产品（参考产品） 已经被批准上市并被用于与生物类似物进行性状和功能比较的生物药品。

reference prior　先验参比（事前参考） 这是指将等概率分布到所有总体试验参数（正无穷大和负无穷大之间）的先验分布结论，也就是在贝叶斯统计分析中，将临床试验真实数据结合在一起进行统计分析以得到后验分布状态之前所推断得出的总体中未知参数的随机变量的概率分布。

reference range　参比范围（基准范围） 通常指健康人体的生理或其他特殊患者群体生理或化验检查值或测量变量的正常或可接受值范围。其标准定义为（除非有特殊说明通常被定义为）健康人群参照组中最普遍存在或可接受的正常值的限度或最佳健康范围。这个最普遍可接受范围通常指参照组的测量值落在95%正常人群中，也意味着只有2.5%的测量值会低于或高于这个基准范围之外。由于这个标准定义，参比范围有时也可以被视为是标准范围或正常范围。利用这个参比范围，研究者们可以容易地辨别出非正常或超标值的状况。要注意的是术语"正常范围"似乎并不十分贴切，因为并不是每一个有测量值落在基准范围之外的个人就是不正常，或具有某种特殊病况的个人也可能出现其测量值仍在基准范围之内。在某些情况下，需要根据特殊的群体来界定参比或基准范围，如男性和女性、年龄、种族或特殊病况群体的某些生理或病理指标基准范围都有可能存在差异。在临床试验中，最常见的参比范围是用于临床化验值的界定。例如，中心实验室必须要求在临床试验项目开始前提供待检测血液或生化指标的参比范围，以便在临床试验中研究者可以把整个参比范围作为参照系来判断受试者的生理或病理状况。这个中心化验指标范围必须作为必备的药政文件之一保存在试验项目主档案和研究机构试验项目文档中。如果采用本地实验室来执行化验的话，多个地方试验室的检测条件和基准范围的统一化验证是必须在试验项目开始前完成的程序。否则，各本地实验室所得出的检测结果可能无法用于试验项目最终总体受试者整体治疗效益和安全性的结果分析中。

reference value　参考值（基准值） 可用于其他测量值参照的数值。这可以是时间零点或基线测量值。例如，以第一次临床试验筛选访视日期为基准，随后的试验访视日期可以根据试验方案的访视日期的规定自动推算出。临床试验受试者入组前的化验值通常被用作为基线值。在接受试验治疗后的化验测量值需要与基线值进行比较，以便判断受试者的治疗效益结果。

referral　举荐人（转诊患者） 被其他医生推荐参加临床试验项目的患者，或推荐给专家医生接受专科诊治的患者或推举人。

referral center 转诊中心 泛指可以比普通或初级医护中心提供更专业或特殊医护服务的医院或其他健康保健中心。患者通常可以被他的私人或家庭医生推荐到这种医院或中心，以便接受更专科化的诊治。

refuse to file (RTF) 拒绝文件 由监管部门（如FDA）发给新药上市申请者的正式官方信函，此类信函通常告知申请者根据不完全的试验数据细节或不足，新药上市申请不被监管当局接受的决定。

regimen 规程（方案） 用于临床试验时，通常表示一整套试验程序，或试验药物的配方或治疗方案。

region 区域（地区） 按照地理或行政区域划分的地区，或指试验数据分析结果图解中的某一部分。

region of rejection 拒绝域（否定区） 见"rejection region 拒绝域"。

register 登记（注册） 泛指记录受试者参加某项临床试验项目的行为或文件，也可能与研究团队人员等建立电子试验数据系统账号的行为有关。

registered nurse (RN) 注册护士 从正规护理专业毕业的并获得国家护理专业资质认可证书的人士。在临床试验中注册护士可以担任研究者的助手，负责协助完成临床试验的日常工作，如承担研究协调员（CRC）的工作。

registered pharmacist 注册药剂师 见"pharmacist 药剂师"。

registration 注册（登记） 为了使新的药物产品能够被批准上市，向监管部门注册这一新产品的过程。

registration dossier 注册卷宗（注册文档） 泛指提交给监管部门的含有新药产品已知安全性、有效性和生产标准数据的文档材料集，其目的在于为申办方新药上市申请提供支持性证据。

registration phase 注册阶段 为新产品注册上市或临床试验开展前而进行准备的工作阶段，特别是Ⅲ期临床试验。因为Ⅲ期临床试验通常被视为注册性研究，所产生的数据结论对新药上市申报的批准与否至关重要。

registration study 注册性研究 通常与Ⅲ期临床试验有关。

registry 注册表 含有相关临床试验信息的列表或登记表。

regression 回归 临床试验数据统计的专属术语，常见于从各种协变量预测结果变量的回归分析统计模型中。

regression analysis 回归分析 一种统计学上发现数据的方法，目的在于了解两个或多个变量间是否相关、相关方向与强度，并建立数学模型，以便观察待定变量来观察临床试验感兴趣的变量。回归分析是建立因变量Y（或称依变量、凡应变量）与自变量X（或称独变量、解释变量）之间关系的模型。在临床试验中，这是一个常见的数据结果统计方法（图42）。

regression analysis and testing 回归分析和测试 用于表示电子临床系统软件核实和验证作业，以确定当过去检查过的软件产品发生更改时必须进

R

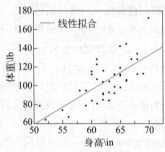

图 42　回归分析

行重复核实和验证分析与测试的程度。

regression coefficient　回归系数　回归线的斜率，它是确定回归线最主要的因素，即直线的斜率（slope），在直线回归方程中用 b 表示，b 的统计意义为 X 每增（减）一个单位时，Y 平均改变 b 个单位。根据最小平方数准则，可以算得回归系数。简单地说，直线回归方程 $\hat{Y}=a+bX$ 的系数 b 被称为回归系数，其是因变量 y 随另一函数自变量 x 变化而变化的常数。

regression curve　回归曲线　见 "regression line　回归线"。

regression diagnostic methods　回归诊断法　指确定回归线是否适用于临床试验所得数据的过程。

regression discontinuity design (RDD)回归不连续设计（断点回归设计）　是临床试验设计方法之一。回归不连续设计是一种拟随机试验，此种随机试验定义了这样一个特征，即接受治疗的概率是一个或者几个变量的间断函数。在使用回归不连续设计时，需要预设一个临界变量，如果受试者的检测变量大于临界值时，则该个体可以进入临床试验接受治疗，而该受试者的检测变量小于临界值时，则该个体不接受入组治疗。一般而言，个体在接受治疗的情况下，无法观测到其没有接受治疗的情况，而在回归不连续设计中，小于临界值的个体可以作为一个很好的 "control group　对照组" 反映个体没有接受治疗时的情况，尤其是在变量连续的情况下，临界值附近样本的差别可以很好地反映治疗和效益变量之间的因果联系。回归不连续设计可以分为两类，第一类，临界值是确定的，即在临界值一侧的所有的观测点都接受了治疗，反之，在临界值另一侧的所有观测点都没有接受治疗。此时，接受治疗的概率从临界值一侧的 0 跳转到另一侧的 1。第二类，临界点是模糊的，即在临界值附近，接受治疗的概率是单调变化的。无论是哪一类型的回归不连续设计，都可以利用临界值附近样本的系统性变化来研究治疗和其他效益变量之间的因果关系。

传统的最简单的回归不连续设计是采用试验前-试验后程序比较组别方

法。与其他设计方法不同，这个方法的独特特点是受试者按照某些特定的条件被招募进入指派的组别。在这个设计中，受试者只有根据试验项目预定的接受评定标准被分配到试验组或对照组。显然，它与随机入组不同。所谓试验前-试验后暗示受试者在加入试验项目或治疗前和治疗后接受相同的检测或也许是相同检测的不同形式。换句话说，一个试验前临界值是将受试者分配到两个不同的组别，即治疗组或对照组。

设定临界值是这个RDD的主要特点，其暗示着只有最需要或值得被治疗或医护的受试者才是适于被给予治疗。与随机方法不同，为了评价一个试验项目的有效性，RDD不会把可能需要治疗的受试者分配到对照组别（图43）。简单地说，两个组临界值制定的原则基本上为：

- 所有低于临界值的受试者被分配至一组别；
- 所有高于临界值的受试者被分配至另一组别；
- 需要有一个连续定量试验前检验

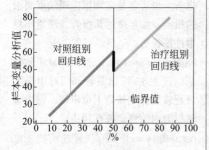

图43 回归不连续设计

方法。

例如，一个临床试验设定某种疾病的严重程度被分为1～7个等级，研究者认为所有被评为5级或5级以上的受试者都处于危急病况。所以此试验项目的临界值可以设为5。凡是试验前等于或大于5的受试候选者都可以进入新的治疗方案组，而低于5的受试候选者则被给予标准治疗。从统计学的角度看，RDD并没有随机设计方法一样的置信限，所以RDD方法需要的受试者应当是随机设计的2.75倍。也就是说，如果随机设计要求有100位受试者来达到统计置信限的话，RDD设计也许需要275位受试者才行。从伦理学的角度看，RDD比随机设计更有利，因为它不会拒绝任何最需要或值得接受新方法治疗的受试者进入试验方案程序。

regression equation 回归方程 根据临床试验样本资料通过回归分析所得到的反映一个变量（因变量）对另一个或一组变量（自变量）的回归关系的数学表达式，如简单直线回归方程 $y=ax+b$。

regression line 回归线 临床试验中，回归线是指描述单一协变量的因变量统计模式中的直线，也就是说临床试验变量的相关关系中最为简单的是线性相关关系，假设随机变量与变量之间存在线性相关关系，则由试验数据得到的点将散布在某一直线周围，这个直线就是回归线（图42）。

regression model 回归模型 指回归

线或回归面的方程表达的通用术语。

regression surface 回归面 在多重回归统计分析中，不是通过临床试验数据来产生一个回归线，而是通过三维、四维或 n 维空间的曲面方程来产生一个回归曲面，这个所产生的曲面称为回归面。

regression through the origin 原点回归 回归线只能通过回归图坐标原点的回归模式，即当 $x=0$ 或 $y=0$ 时，所得到的回归点。

regression to the mean 均值回归（向均数回归） 临床上见到的一种现象，即一些极端的临床症状或体征或化验指标的患者，即使不进行治疗处理，在其后的连续测量中，这些指标也有向正常值趋近的现象。也就是说，在临床试验中，当一个变量被测定一次以上时，如果把所有随后的测量值的分布非常极端地与第一次测量值相比较，很可能得到随后测量值更接近平均值的趋势。

regressor 回归量 等同于 "covariate 协变量"。

regular 定期的（常规的） 指临床试验中按照预先制定的时间间隔计划而发生的事件。例如，临床试验的受试者访问就是按照试验方案的时间表而定期发生的事件。药物年度安全性报告是一种按照药政部门规定要求递交的每年一次的安全性信息年度总结常规报告。

regulation 法规（规则） 成为法律的需要强制执行的政府命令。临床试验的开展必须遵循政府颁发的一系列监管法规。

regulator's risk 监管者风险 监管者造成 I 类错误的概率。

regulatory affairs 药政事务（法规事务） 负责确保符合政府药政监管条例并从事药政法规监管要求工作的部门和从业人员，其职责包括（但不限于）保持经常性的与相关政府部门的联系和沟通，建立和维护畅通的信息和应急反馈渠道；及时了解和掌握政府颁布的涉及药品管理的政策、法规；提供药物公司满足法规要求的措施方案并实施；负责药物公司涉及药品的申请注册、药品标准管理、药物品种保护、药品批准文号管理，药政注册管理等相关工作；负责涉及国家基本医疗保险目录的公司产品以及非处方药产品的增补、维护等相关工作；与以上工作相关的基础材料、基础数据的收集、整理和档案管理工作。

regulatory agency 监管机构 等同于 "regulatory authority 管理机构"。

regulatory agency report 监管机构报告 递交给监管部门的事件通报或报告，也可能是定期报告或法规要求的报告，如年度更新报告、严重不良事件报告等。

regulatory approval 注册审批（监管部门批准） 泛指监管部门对申报的规程或文件如新药上市申请，做出管辖权限内的肯定或有利决定。

regulatory authority 管理机构（监管部门） 被国家议会机构赋予权力

从公众利益出发、制定有关药物商务规范、GCP指南，并对其实施监督、管理和检查，以及审批新药物产品（包括医疗器械产品）能否准许上市的政府主体机构，也称主管部门。例如中国国家药品监督管理局（NMPA）。

regulatory compliance 法规遵从（法规合规） 泛指在临床试验中遵循政府部门制定的法规行事。

regulatory letter (RL) 监管部门信函 指监管部门完成检查后对检查中发现的问题或检查结果发出的检查后信函。

regulatory requirement 法规要求 泛指由监管部门制定的并要求实施的药物商务规范。

rehabilitation 康复 指综合地和协调地应用医学、社会、教育和职业的措施，对患者进行训练和再训练使其能力达到尽可能高的水平。它是一门以消除和减轻人的功能障碍、弥补和重建人的功能缺失、设法改善和提高人的各方面功能的医学学科，也就是功能障碍的预防、诊断、评估、治疗、训练和处理的医学学科。通常这类服务由护士或理疗师实施完成。康复医学又称第三医学（临床医学为第一医学，预防医学为第二医学）。

relatedness 关联性 临床试验中，当受试者发生不良反应事件时，研究者都需要对其与研究药物的关系做出判断。常见的药物不良反应事件与研究药物的关联性有以下几类：

- 肯定相关 不良反应事件清楚地与研究药物或治疗有关，其遵循

已知的效应模式，不存在任何其他可能的因果关联性。

- 可能相关 不良反应事件可能与研究药物或治疗有关，其遵循不确定的效应模式，但其他可能的因果关联性也存在。

- 也许相关 不良反应事件或许与研究药物或治疗相关，其遵循已知或不确定的效应模式，但其他可能的因果关联性也存在。

- 不可能相关 不良反应事件与研究药物或治疗的相关性值得怀疑，其遵循的效应模式未知或不确定，并存在其他可能的因果关联性。

- 不相关 不良反应事件与研究药物或治疗清楚显示无关联性，其未遵循已知的效应模式或不确定，并存在其他可能的因果关联性。

rejection 拒绝（排斥） 泛指宣称某种事物是不真实的。在临床试验中，常用于表示拒绝试验全无效假设的统计检验。

rejection error 拒绝误差 等同于"type Ⅰ error Ⅰ类误差"。

rejection region 拒绝域（否定区域） 又称否定域（critical region）。在临床试验统计意义检验中，用来判断是否接受原假设H_0的数量界限。当由样本值计算（如t检验）的具有统计量落入该区域内则拒绝原假设H_0，接受备择假设H_1。当计算的检验统计量落入该区域外，则不拒绝接受原假设H_0，从而拒绝备择假设H_1。拒绝

R

域的边界值称为临界值。当原假设 H_0 正确时，它被拒绝的概率不得超过给定的显著性水平 α，α 通常取值为 0.05、0.01。例如，t 检验比较临床试验药物和对照药物效益数据结果平均值 5% 的显著性差异时，拒绝域的范围是从负无穷大到 -1.96 和从 $+1.96$ 到正无穷大（图 44）。

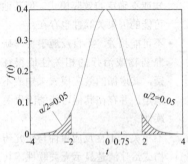

图 44　拒绝域

relapse　复发　与 "recurrence 复燃" 不同的是复发泛指疾病初愈或在一个明确康复期后，如已痊愈 2 个月后，在某些诱因的作用下，引起疾病症状或体征再度发作或反复发作的一种发病形式。例如，癌症患者由于癌细胞的转移，可能致使本已经缓解或治愈的癌症在其他组织器官又重新出现，或有些传染病患者进入恢复期后，已稳定退热一段时间，由于潜伏于组织内的病原体再度繁殖至一定程度，使初发病的症状再度出现。

relational database　相关数据库（关联数据库，关系数据库） 建立在关系模型基础上的数据库。关系模型由关系数据结构、关系操作集合和关系完整约束三部分组成。关系模型中最基本的概念是关系。关系数据库是一种通过建立索引来储存数据类型及其之间的关联的技术。关系数据库模型是如今最流行的数据库模型，其流行源于结构的简单性。在关系模型中，数据好像存放在一张张电子表格中，这些表格就称为关系。构建关系模型下的数据库，其核心是设计组成数据库的关系，也就是一个数据库包括一个或多个表。例如，某临床试验受试者招募进度信息表中，每列都包含特定类型的信息，如受试者筛选编号、受试者随机编号、性别、出生日期、筛选日期、筛选失败日期、招募日期、提前退出日期、完成日期等。每行都包含有关特定受试者的所有信息。在这个关系型数据库中，一个表就是一个关系，一个关系数据库可以包含多个不同的表。这些表格可以分别或各个查看，但相互之间可以有关键相关数据域相关联，如受试者和研究机构编号等。

表 29 给出的受试者招募进度就是一个关系，但并非任何一个二维表都是一个关系，要符合二维表的关系，必须具备以下几个特征：

- 表中没有组合的列，也就是说每一列都是不可再分的；
- 表中每一列的所有数据都属于同一种类型；
- 表中各列都指定了一个不同的名字；
- 表中没有数据完全相同的行；

表 29 受试者招募进度

筛选	随机	性别	出生日期	筛选日期	筛选失败日期	随机招募日期	提前退出日期	完成日期
S201		男	23/05/1957	30/06/2010	10/09/2010			
S303	0341	男	24/11/1954	30/06/2010		04/08/2010	18/03/2011	
S404		女	27/04/1938	30/06/2010	15/07/2010			
S505	0345	男	13/10/1959	07/07/2010		29/06/2010	21/02/2011	
S607	0422	女	21/03/1957	07/07/2010		07/07/2010		08/09/2011
S708	0421	女	09/01/1939	07/10/2010		07/09/2010		09/09/2011

• 表中行之间顺序位置的调换和列之间位置的调换不影响它们所表示的信息内容。

只有具有上述性质的二维表，才称为一个关系，这种二维表称为规范化的二维表。进一步说，关系中的每一行称为一个元组或一个记录；每一列称为一个属性或者字段。对于每一个关系可以给它一个唯一标识这个关系的名字，称为关系名。对于每一列给它一个唯一标识该列的名字，称为属性名或字段名。这样，这个表用研究机构编号、受试者编号、出生日期、筛选日期、筛选失败日期、随机招募日期、提起退出日期、完成日期来表示这个关系的结构。关系结构描述了关系中数据的意义，是二维表的框架。在这个框架中的具体数据构成了关系的内容。如在表中S201、S303、S404等是"编号"这个属性的内容，0341、0345、0421等分别称它们为编号的属性值。关系中的一个记录是由该行全体属性值组成。这些记录的全体组成了一个关系。一般来说，关系中的一个记录往往描述了现实世界中的一个具体对象，它的属性值描述了这个对象的属性。

把数据存入数据库是为了方便地使用这些数据。关系数据库管理系统为了便于用户使用，向用户提供了可以直接对数据库进行操作的查询语句。这种查询语句可以通过对关系（即二维表）的一系列运算来实现。

关系数据库系统至少应当支持3种关系运算，即选择、映射和连接：

• 选择是从二维表中选出符合条件的记录，它是从行的角度对关系进行的运算；

• 映射是从二维表中选出所需要的列，它是从列的角度对关系进行的运算；

• 连接是同时涉及两个二维表的运算，它是将两个关系在给定的属性上满足给定条件的记录连接起来而得到的一个新的关系。

由于关系数据库是建立在关系模型基础上的，而选择、映射、连接是作为关系的二维表的三个基本运算，因

R

此，理解、掌握这三种基本运算，将有助于灵活地使用计算机数据库编程命令。随着互联网的发展，有很多数据访问类型不再需要这种大型的关联逻辑，而是需要储存和读取大量的数据。比如腾讯网站，其数据类型如果用关系数据库来表示，则又慢又占地方。所以最近几年兴起的非关系数据库（No Only SQL，NOSQL），包括键值查询表数据库、图数据库等，就是针对这种不需要关联、不需要多个表关联，但是需要储存和读取大量数据的情况而设计的。比如图像数据库、图数据库等储存的是一个图像上的节点和边缘连接。这样比如查询受试者S201在化验检测和病史之间有多少共性关联，或者在其他数据库系统中查询该受试者的信息，只需要做一个图形桥接（graph walk）就可以。

relationship 关系（关联） 泛指两个或多个事件或数据之间的相关性。用于临床试验数据管理时，指数据变量以某种新式相互关联。用于试验项目管理时，可以表达受试者与某临床试验机构的关系，或与某项临床试验项目的关系等。用于表示不良反应事件时，多表示不良事件与研究药物的关联性。这是每个不良事件必须包含的参数之一。

relative bioavailability 相对生物利用度 某种药物的标准制剂与同种药物的相同或不同制剂，在相同给药途径下的时量曲线下面积（AUC）的比值。如果相对生物利用度值等于1或100%，表示两种比较药物的生物利用度相同，但并不意味着全身药物吸收完全等同。常用于确定通用名药物与原专利药物生物等效性的研究中。

relative change 相对变化 在定量比较临床试验数据中，相对变化泛指对两个事物变量或数据大小差值与被比较数的比例，通常表达为没有数值单位的比例数。如果再乘以100的话，则可以得到相对变化百分比。要注意的是这个术语"变化"与"差异"的区别。当比较的变量之一是一个标准、参照或起始数值（理论/实际/校正/可接受的/最佳）时，其比较结果被视为"变化"，即实际绝对变化（$\Delta = x - y$）；如果不是的话，则被视为"差异"，即实际绝对差异（$|\Delta| = |x - y|$）。如果将数值比较的差值与被比较的标准/参照/起始数值进行比例分析的话，则得到"相对变化"或"相对差异"。相对差异常用于质量控制和质量保障的定量指标。所以，相对变化的公式可以表示为：

$$相对变化 = \frac{实际变化（\Delta）}{y_{标准/参考值}}$$

$$= \frac{x - y_{标准/参照}}{y_{标准/参考值}}$$

relative coefficient (r) 相关系数 用以描述两个随机变量之间线性相关关系的密切程度与相关方向的统计指标。

relative dose intensity (RDI) 相对剂量强度 指实际给药剂量强度与标准剂量强度之比，反映预期剂量强度的实施情况。

relative efficacy 相对效力（相对有效性） 泛指与一个或多个标准或其他治疗药物或方法相比，在理想环境中药物对疾病治疗的理想效应程度。例如，临床试验中，试验药物与对照药物或安慰剂比较的治疗效益。通常可用百分比表示。

relative efficiency 相对效能（相对效率，相对有效性） 泛指一类临床试验研究设计与其他设计相比的有效性程度。在多数情况下，治疗效能用治疗效益方差（variance）的倒数来表示。所以，具有较小方差的设计比有较大方差的设计显示更高的治疗效能。

relative frequency 相对频率 在临床试验中，指某一事件出现的次数与该事件出现的总数相比值，通常表达为分数或百分数。例如，某不良反应事件出现的频率是在临床试验中出现该事件的次数除以受试者总数。

relative effectiveness 相对有效率 泛指在正常的医疗保健环境中，与一个或多个标准或其他药物或治疗方法相比，药物对疾病治疗所能带来的理想结果的程度。

relative frequency distribution 相对频率分布 指若干事件的每一个事件出现的次数除以事件出现的总数。

relative number 相对数 一般的相对数是两个有联系的指标的比值，它可以从数量上反映两个相互联系的现象之间的对比关系。相对数的种类很多，根据其表现形式可分为两类，一类是有名数，即凡是由两个性质不同而又有联系的绝对数或平均数指标对比计算所得的相对数，一般都是有名数，而且多用复合计量单位。另一类是无名数，即可以根据不同的情况分别采用倍数、成数、系数、百分数、千分数等来表示，如人口出生率、死亡率等。相对数常用的种类有率（rate ratio）、构成比（constitute ratio）、相对比（relative ratio）。相对数使用应注意的问题不要把构成比与率相混淆；使用相对数时，分母不宜过小；要注意资料的可比性；要注意使用率的标准化和要考虑存在抽样误差。

relative odds 相对概率 等同于"odds ratio 优势率"。

relative ratio 相对比 A、B两个有联系的指标之比。对比的两个指标可以性质相同，也可以性质不同。计算公式为：相对比型指标=A指标/B指标。在计算相对比中，甲、乙两个指标可以是绝对数，也可以是相对数或平均数。

relative risk (RR) 相对风险度（相对危险度） 亦称危险比度。等同于"risk ratio 风险比"。

reliability 可靠性 在临床试验中，与临床试验数据有关，表示所获得数据变量可以信赖的程度，是评价数据可重现性的一个方面，也是国际通用临床试验数据标准ALCOA（＋）的要求之一。例如，有两个独立的试验评价观察员，对同一个治疗效益或医疗器械效应作评价。如果所得评价结

R

果越接近，则表示其结果越可靠。当表示临床试验实验室数据测定时，表示相同测定变量在多次测定中能给出类似结果的程度。多次测定结果类似性越高，其数据的可靠性越大。要注意的是其与credibility的区别。虽然二者都可以解释为可靠性、可信度、确实性等，但reliability侧重客观上的形容物，而credibility是侧重主观性的人，感情色彩比较浓。

remission 缓解（减轻） 通常指疾病症状或体征已经消失了一段时间或悬而未决。在这种状况下，人们对疾病是否治愈把握不大。例如，下列的几种缓解描述常见于肿瘤治疗中：

- 完全缓解（complete remission，CR） 可见的肿瘤病变完全消失，维持44周以上。
- 部分缓解（partial remission，PR） 肿瘤病灶的最大直径及其最大垂直横经的乘积缩小50%以上，其他病灶无增大，无新病灶出现，维持44周以上。
- 稳定（stable disease，SD）或无变化（No change，NC） 肿瘤病灶的最大直径及其最大垂直横经的乘积缩小不足50%，或增大不超过25%，无新病灶出现，维持44周以上。
- 恶化或进展（progression disease，PD） 肿瘤病灶的最大直径及其最大垂直横经的乘积增大25%以上或新病灶出现。

remote data entry 远程数据输入 临床试验电子数据采集过程的专用术语。传统临床试验数据采集后的输入多不是发生在受试者访视的临床研究机构，而是在申办方指定的数据中心，由数据管理人员完成。然而，在临床试验电子数据采集（EDC）系统中，数据的输入在受试者访视的研究机构发生。这种把本地试验数据导入到远程网站服务器上的过程被视为远程数据输入。

remuneration 酬劳（赔偿） 泛指临床试验中对参与临床试验项目所提供的报酬支付行为。如果需要对受试者提供一定的参与酬劳，需要在知情同意书予以表述，并得到伦理委员会的批准后方可实施。如果与参与临床试验的保险有关的话，此种赔偿定义、范畴和条件也需要在知情同意书中予以描述，并提交伦理委员会批准。如果是对研究者参与试验项目提供报酬，需要在研究机构合同中予以明确表述。

renal clearance 肾脏清除（肾清除率） 药物通过肾小管细胞的过滤排出体外的过程。当分泌机制相同的两个药物合并用药时，可发生竞争性抑制，从而使药效增强延长。

repeat observation 反复观察（重复观察） 为了保证临床试验数据的精确性，对试验结果或数据判别阅读或记录一次以上的行为。

repeat reading 重复阅读 见"repeat observation 反复观察"。

repeatability 重复性（再现性） 泛

指临床试验数据测定或试验过程可以按照试验记录再现场景的结果，其表明了试验数据的可靠程度，是数据真实性的要素之一。

repeated dose 多剂量 多剂量在临床试验中有两个概念，一个是多个剂量的给药研究，另一个是多次给药的研究。在临床研究，主要是Ⅰ类新药的临床研究中，对药物使用剂量的认识还很有限，仅停留在动物实验获得的数据基础上。故进行Ⅰ期临床试验时只能根据动物实验的剂量推算人体的剂量，比如，一种剂量设计的思路是：根据动物实验的LD_{50}等数据使用临床常用的Blach well法、改良Blach well法、Dollry法、改良Fibonacci法（通常叫作费氏法）大概推算出起始剂量、最大耐受剂量，在两个剂量之中根据上述四法或其他方法确定剂量递增的幅度。方案设定后，通过一个一个的剂量爬坡，得出该药物的最大耐受剂量、获知不同剂量的安全性和耐受性等数据，若受试者为患者，可同时观察疗效。以此可见，若并不了解一个药物的最低有效剂量或者最大耐受剂量、最优的临床使用方案等资料时，当然需要进行多剂量给药试验来获以上数据。但如果是仿制药，Ⅰ期最大耐受剂量和常用有效剂量较为明确，临床可能仅进行单剂量研究。半衰期比较长的药物，要考察在体内是否蓄积，就要多剂量研究。

repeated dose design 多剂量设计（重复剂量设计） 给受试者提供多次药

物剂量服用的临床试验研究。例如，多次给药测试受试者对药物的耐受性或毒性剂量，或给受试者多次服用某种化合物，以激发其过敏原或免疫性，再施以药物观测治疗效益。这种试验设计在临床前毒理研究、临床药物动力学研究或药物组织分布研究等中较为常见。

repeated dose pharmacokinetic 多剂量药代动力学 泛指研究药物多次给药后的药代动力学效应的临床试验。一般情况下，单剂量一次给药时，只能了解单次的血药浓度变化，形成的药时曲线等均为一次给药后产生。但在临床实践中，大多数药物治疗都是采用多次给药，按照一级动力学规律消除的药物，其体内药物总量应该是随着不断给药而逐步增多，直至达到稳态浓度。稳态浓度的数据通过单次给药是很难获得的，但对于一种药物来说，峰浓度、谷浓度、稳态浓度都是至关重要的数据。多次给药后达到血药稳态浓度的时间取决于半衰期，通常药物在给药剂量和给药间隔时间不变的情况下，只有经过4～5个半衰期之后才可能达稳态浓度。所以，必须要单剂量多次给药。而且，很多药物都需要经两相反应代谢。所以了解多次给药后药物蓄积情况是否变化为其他物质十分必要。以最常见的化药来说，属于验证性的药代动力学，通常的做法是单次三个剂量，分别为低剂量、中剂量、高剂量（中剂量、高剂量中都有可能是多剂量），单次

R

给药的目的是考察药物的线性关系，多次一个剂量，多次的目的是考察药物在体内是否有蓄积。

repeated dose study　多剂量研究　见"repeated dose　多剂量""repeated dose pharmacokinetic　多剂量药代动力学""repeated dose design　多剂量设计"。

repeated dose toxicity study　重复剂量毒理学研究　研究药物多次给药后产生的毒理反应的研究，其包括可能毒性靶向器官的确认及其剂量/反应的关系，也包括毒性作用的可逆性。这些信息应当成为支持开展人体临床试验的安全性评估程序的一部分，也是上市批准的重要考虑因素之一。多剂量毒理学研究应当根据良好实验室规范（GLP）所规定的标准和要求去完成。

repeated measurements　多次测定（反复测定，重复测量）　泛指对同一受试者的血液或组织样本或试验效益评价进行一次以上测定或评价的行为或结果。这种测定可以是对同一样本的反复测定，以确定其准确性和可靠性，也可以是在不同时间对同一受试者的样本多次取样后进行测定或评价。

repeated measurements analysis of variance　多次测定方差分析（重复测量方差分析）　用于分析多次测定结果的方差方法。

repeated measurements design　多次测定设计（重复测量设计）　泛指为进行多次测定研究而制定相应研究方案。

repeated measures analysis　多次检测分析（重复测量分析）　为"repeated measurements analysis of variance　多次测定方差分析"的简称或泛指对任何类别的多次测定进行分析的行为或过程。

replacement　置换（替代）　泛指招募临床试验受试者来填补提前退出的受试者的行为。从统计学的角度看，如果对完成临床试验受试者有特定人数要求的话，通常需要通过招募新的受试者来填补退出的受试者人数，以满足试验方案的受试者人数的要求。临床试验中，通常不会允许退出的受试者编号被替补受试者重新使用。临床试验方案需要对这类是否允许和如何实施填补提前退出受试者做出规定。

replicate observation　重复观察　见"repeat observation　反复观察"。

replication　重复　同临床试验条件下进行多次试验或多次观察，整个试验的重复、观察多个受试对象（样本量）、同一受试对象重复观察，目的是估计变异大小和降低变异。

report　报告　泛指临床试验中产生的各种报告，如化验报告、临床研究报告、临床试验年度进展报告、不良反应事件报告、统计分析报告等。

representative　代理人（代表）　通常与受试者法律监护人或代表有关。在临床试验知情同意过程中，对于那些无阅读理解能力或认知障碍的受试者候选人，需要有其法律监护人或代表代为签署知情同意书。对于招募儿童或未成年人参加的临床试验，其父母或监护者通常可以作为他们的代理人来签署相关知情同意书或试验文件。

reproductive toxicity　生殖毒性　指外来物质对雌性和雄性生殖系统，包括排卵、生精，从生殖细胞分化到整个细胞发育，也包括对胚胎细胞发育所致的损害，引起生化功能和结构的变化，影响繁殖能力，甚至伤及后代。临床试验药物多数没有对人体生殖影响做过研究。所以，临床试验的入组标准和排除标准通常会标出受试者需要采取避孕措施的要求。

reproductive and developmental toxicity study　生殖和发育毒性研究　针对药物能否引起生殖系统或生殖发育毒性的研究。通常药物进入临床试验阶段，这类毒性研究并不一定已经完成。所以，在临床试验的入排标准中，通常需要排除准备怀孕、已经怀孕和正在哺乳的适龄女受试者参加；或采用严格的避孕措施；有时也要求男性受试者在参加临床试验期间，其伴侣不应被受孕的要求，这是由于在不清楚临床试验药物对生殖和发育毒性安全性的情况下，必须采取的必要防范措施。此外，一旦受试者在试验期间发生妊娠事件，通常要求立即报告给申办方，并对于无法或不愿做人工流产的受试者采取必要的监督措施，直至胎儿降生，以便确定试验药物是否对胎儿发育产生任何不良

后果。

request for proposal (RFP)　提案申请（征求建议书，投标申请书）　临床试验中对申办方提出的试验项目外包服务要求做出书面答复的文件。在这类文件中，竞标者根据临床试验项目的方案要求和程序，提出自己可以承担项目服务的资质，包括项目的实施细则计划、团队的人员配置、项目服务的预算和时间表等。

rescue medication　急救药物　在某些情况下，有必要在临床试验中向每位受试者提供额外的标准用药，以备在试验用药疗效不足时用来缓解受试者症状，或用于控制临床试验受试者疾病症状或表征急性发作，这就叫作急救药物。例如，在安慰剂导入期，向心绞痛患者提供GTN喷雾剂以备在患者发生心绞痛时用于缓解症状。受试者使用急救用药的情况应当记录在受试者日记中。

rescue treatment　急救治疗　见"rescue medication　急救药物"。

research　研究　泛指在临床试验中为发现新的药物疗效和安全性的证据或事实，或为了建立或有助于全面知识的获得，采用科学手段对其进行仔细和系统的实验或临床调查，包括研究方法的建立、检测和评价。

research agreement　研究协议　泛指申办方与CRO、研究机构之间就试验项目的进行所签署的任何协议，其中规定了各自的角色和职责、服务范畴和财务安排等。

R

research and development (R&D)　研发　泛指对生物活性化合物进行化学、生物、动物和临床研究，以便建立相关化合物的内在性状知识，并探索化合物成为药物的可能性。对现有药物的知识进行进一步深入研究，改善其性状和加工程序以满足市场需求，也属于药物研发的组成部分。早期药物研发着眼于药理、理化性质、毒理等实验室研究，包括最佳生产工艺的建立。后期药物研发主要围绕药物用于临床治疗人体疾病的可能性。药物上市后的研发是为了发现或确认新的药物适应证、扩大验证药物的安全性和改进药物的生产工艺和质量监控方法或规程等。

research coordinator　研究协调员（研究助理）　临床试验中，负责组织和协调研究机构临床试验运营和科学规范行为的人员，是研究机构研究者的临床试验项目助理。通常由有临床经验的医生、医生助理、护士或相关具有医药背景的专业人士担任，这些研究协调员对保证临床试验项目的质量和数据的真实性起着至关重要的作用。

research design　研究设计　为达到临床试验研究探讨的目的对整个研究过程和方法进行规划，并制订出相应方案的行为。

research ethics　研究伦理学　与临床试验进行方式有关的伦理标准和行为。这是每个临床试验项目必须要遵循的原则，例如，确保受试者的权利、福祉和健康得到保证就是临床试验的伦理学标准之一。

research ethics committee　研究伦理委员会　见"ethics committee　伦理委员会"。

research group　研究团体（研究小组）　参加相同研究项目或类似研究项目的人员。例如，申办方临床试验的研究小组可以是参加某项临床试验方案的临床医生、项目主管、项目经理、数据管理人员、安全性监督官、统计师、药政事务人员、监查员等。

research hypothesis　研究假说（研究假设）　见"alternative hypothesis　备择假设"。

research misconduct　学术不端（研究不端行为）　见"misconduct　不端行为"。

research project　研究项目　泛指正在或即将开展的某项临床试验课题。

research proposal　研究计划书　描述研究项目的目的、意义和将如何进行的计划书。这类计划书通常是为了申请项目研究经费而起草的，要先于临床试验方案完成。

research protocol　研究方案　见"protocol　试验方案"。

research record　研究记录　临床试验中建立的任何形式的数据、文件、计算机档案、计算机碟盘或其他书面或非书面的记载或物体，其可用作为证明试验过程和结果的证据，并对计划开展的、已经进行的和报告的研究及其结果提供信息和证据。

research subject　研究受试者　泛指

自愿参加临床试验项目并接受研究药物或治疗的人员。这类人员不一定是病患，也可能是健康人士。任何参加临床试验的人员都必须经过知情同意的程序，同意遵循试验方案的程序要求完成试验访视和研究者对其的检查与评估，并有权在试验中随时退出试验项目。

researcher 研究者 承担或从事临床试验项目的医生。

residual error 剩余误差（残差） 在临床试验数据线性回归分析中，真实值和估计值之间的差称为残差（或者剩余误差/剩余量），所有预测值的残差平方的和叫作残差平方和（或者剩余平方和），剩余标准差就是剩余方差的算术平方根，也称均方差或回归标准差，在统计学概念中，剩余标准差用来表示预报值的精度，其与标准差的区别在于标准差主要是反映一组数据的变异（或离散）程度的统计量；回归标准差主要用于度量由于回归关系所引起的变异程度的大小，更进一步说是x变量的变化引起的y变量变化的大小（图45、图46）。

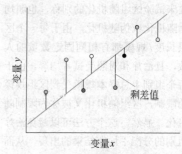

图45　离散型最佳线性

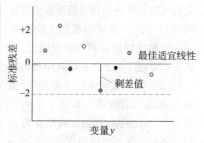

图46　剩余标准差图

residual mean square 残差均方差 见"residual variance 剩余方差"。

residual sum of squares 剩余平方和（残差平方和） 为所有残差平方的和（见"residual error 剩余误差"），广泛用于临床试验数据方差和回归分析中。

residual variance 剩余方差 任何无法解释的方差和变异。

respect for persons 尊重个人（对人的尊重） 是贝尔蒙（Belmont）宣言的主要精神，是当今临床试验伦理学原则的基础，其可以分为两个不同的道德标准，对个人自主权的认知和对弱势个人的保护要求。

respite care 临时看护（短期护理） 多用于表示疗养院、生活辅助中心或其他长期看护计划所提供的短暂性或周期性的看护。

respond 应答（反应） 泛指对临床试验治疗显示效应，通常与阳性或有益效应有关。

responder 响应者 指对试验药物或治疗程序和方法产生有益效应的受试者。

response 反应（响应） 泛指接触一

定剂量的化学或药物或接受临床试验药物治疗后，表现出某种生物学效应（包括生理反应和心理反应），并达到一定强度的个体在群体中所占的比例，生物学反应常以"阳性""阴性"并以"阳性率"等表示，为质化效应（quantal effect）或称计数资料。例如，将一定量的化学物给予一组实验动物，引起50%的动物死亡，则死亡率为该化学物在此剂量下引起的反应。计量资料（效应强度）与计数资料（反应强度），可从同一整体的试验对象中获得，有些效应无强度差别，如死亡等。有时，根据计量效应强度改变超过一定程度时可认为异常，则将量化效应转换为质化效应。由此可见，"效应"仅涉及个体，即一个动物或一个人；而"反应"则涉及群体，如一组动物或一群人。效应可用一定计量单位来表示其强度，反应则以百分率或比值表示。

response bias 反应偏倚 指对治疗有应答和无应答的受试者之间的系统误差所引起的任何偏倚。例如，对于生活质量表问卷的应答结果可能会由于极端观点应答者比普通观点不应答者的增多而造成最后统计分析结果的偏倚。

response rate 反应率 在临床试验中，总的发生治疗效益或不良反应事件的受试者人数与接触试验药物的人数的比例被视为反应率。一般用于表达有应答效应的比例数。例如，有45000病患者服用某种新药后，有8人因出现肝脏大面积坏死而死亡（假定已排除其他原因引起者）。所以，根据样本率P=8人/45000人=17.7778/10万，可估计此药在全部该病患者（称为总体）中的不良反应率的大小。设总体不良反应率为π，并设估计的置信度为95%。则按二项分布原理可算得：7.6755/10万$\leqslant\pi\leqslant$35.0260/10万，即在置信度为95%的前提下，由该药引起的不良反应率最低为7.6755/10万，最高可达到35.0260/10万。

response surface 反应曲面 等同于"regression surface 回归面"。

response variable 反应变量 见"variable 变量"。

restraints 限制（约束） 临床上对患者的限制性治疗有两类，一类是物理限制，即采用手工方法，或连接到患者身体的物理或机械装置、材料或装备，使其不能容易地移动，从而限制患者的自由运动或正常的身体移动。另一类是化学限制，即服用药物来限制或方便患者的运动，并不要求治疗临床症状。

restricted randomization 限制随机化 临床试验区组随机化的别称，也叫均衡随机化或伪随机化。由于每一个区组长度/规模都有相同固定数量的人数，且治疗和对照受试者均等。由于每个组别中总样本规模受到区组规模的限制，区组随机化又被称为限制随机化。显然，这个方法可以避免治疗组别的分配不均衡结果的出现，从而保证随机化的最大效益（见"blocked randomization 区组随机化")。

result 结果 泛指临床试验观察或评价所发现的结果。这种结果有时是依据统计分析得出的,有时可以根据化验或实验检测数据得出。如临床试验结果报告(CSR)就是将临床试验数据总结在一起,运用统计分析的技术,对试验结果做出分析、讨论或结论的专属性报告,可作为药物上市申请的药政文件之一。

result synopsis 结果梗概(结果简介)由生物统计师准备的总结临床试验主要和次要有效性结果及其主要受试者人口学信息的简要报告。

retrospective 追溯性(回顾性)与对过去的临床数据或事件案例进行总结或分析的行为有关。例如,利用现有医药数据库或累积文献的数据,对某种疾病的发病率或分布率,或某药物副作用记录等进行数据挖掘,以便总结并写出规律性或趋势性结论报告的研究就是一种追溯性临床研究。临床试验中试验数据不是在事件发生时就实时记录,而是事后通过回忆予以记录的情形也是一种回顾性数据输入。这种回顾输入会受到"回忆偏倚"的影响,也不符合临床试验数据质量和真实完整性(ALCOA)的要求。

retrospective follow-up 回顾性随访 当某种事件发生后,进行跟踪观察或收集数据,而不是在事件发生时进行数据收集的过程。例如,严重不良事件发生后,对事件进行跟踪以便完成严重不良反应事件后续报告。

retrospective study 回顾性研究 利用已有资料或数据而不是前瞻性(将要开展的)试验所收集的资料或数据进行相关临床研究分析,以便得出规律性或趋势性结论报告。

retrospective cohort study 回顾性队列研究 也称史料队列研究,意为把有类似病史或特质的患者分门别类,调查或回顾已经发生的事情,以分析或比较特殊事件发生的缘由或结果。例如,回顾女性吸烟患者的病史或生活习性来研究与肺癌发生的相关性。在这类研究中,风险率或优势率常用来表达相对风险的评估。与前瞻性群组研究相比,二者所采用的研究方法相同,但时间点不同。回顾性群组研究以过去的群组分类数据为基础,仅仅收集已经发生的数据,建立相对风险评估,为未来可能风险因子的防范提供保护性结论。前瞻性队列研究是以当前时间点为起点,按照现有分组患者的基线数据为基础,回顾性观察和分析随时间的推移疾病或病况的未来发生情况和趋势。表30总结了回顾性队列研究和前瞻性队列研究的各自利弊点。常见的随机双盲对照临床试验大多属于前瞻性群组研究。

reversible effect 可逆作用 指停药后可自行消失的毒性或不良反应作用。

ridit analysis 参照单位分析 一种关于等级资料进行对比组与标准组比较的假设检验方法,属于非参数统计的单位转换法。一般做法是将等级资料中例数较多的一组的分布作为

R

表 30　回顾性队列研究和前瞻性队列研究的比较

项目	回顾性队列研究	前瞻性队列研究
研究对象规模	小	大
完成时间	短	长
多结果分析	容易做到	不易做到
罕见疾病的研究	能够（利用现成已鉴别患者群数据）	困难（由于受试者难寻）
研究费用	较低（只涉及数据收集）	较贵（涉及患者招募费用）
群组分类和界定	易混淆或人为偏倚	盲态或随机可避免偏倚
统计分析结果	偏见或数据可靠性程度易影响相对风险的准确性	易控制偏见而利于结果的可靠性
数据发生的时序关系	有时难于判别	清晰可控
实时数据记录的准确性和事件同期影响	难于控制或比较	易于控制

一个特定的分布来计算各等级的参照单位值（R值），再参照这些R值计算各组的加权平均R值并进行假设检验。ridit 的前三个字母是 relative to an indentified distribution 的缩写，"it"是 unit 的字尾，故其含义是"相对于某一特定分布的单位"。由于有时将特定分布（identified distribution）称为参照分布（reference distribution），故译为参照单位。在临床试验中，往往要检查不同治疗方法的效果之间有无显著区别，而临床疗效多以"治愈""控制""显效""无效""恶化"等级分组，或以某项指标的严重程度－、+、++、+++分组，或治疗效果 Ⅰ、Ⅱ、Ⅲ、Ⅳ级分类。这类多组计数资料不适宜用t检验法，用χ^2检验只能一般地说明各组间有无显著差异，每两组间差异情况尚需进一步测定。此时采用这种"参照单位分析

法"较为适宜。这种按等级分组的计数资料可转换成 ridit 值（简称R值）而成为计量资料；也可以求标准误，计算R值平均数的95%可信限。标准组的选择可根据各组例数多少以及所研究的问题而定，一般选例数多的组为标准组。如果各组例数相近或都较少时，可用合计数为标准组（但若各组例数过少，则不宜用此法，可用秩和检验）；若研究的是新药物、旧药物的疗效，则可以旧药为标准组；若研究的是患者与正常人相比较，则可选正常人为标准组。另外，标准组中的数字要求分布于各个等级，如果有的等级为0或过于少，会对计算结果产生影响。

right censored　右删失的　对临床试验某事件发生进行测定时，在研究后续期的规定时间点之后（如研究随访期）的事件为右删失的，即没有按预

定发生的后续事件。

right censored data 右删失数据 当某一临床试验事件发生的时间并不知道，或虽为已知但只知道发生的瞬间点在所定义的时间点之后和确切的时间点无法确定，或没有事件发生的数据，此种数据为右删失数据。右删失数据比左删失数据要多些。

right censored observation 右删失观察 类似于"right censored data 右删失数据"，与右删失观察有关的右删失数据有关。

right-left design 左右设计 临床试验配对设计的方法之一。同一受试对象两个左右对称的部位、器官进行配对。例如，药物皮试，一受试者一侧上臂注入受试药液，在另一侧上臂注入溶剂作对照；又如研究某药的散瞳作用，如果理论上已经证明该药只有局部作用，不易吸收或不致通过神经反射及体液因素影响对侧眼，则可以用双眼进行配对。这种设计方法同样可以消除组间对照个体差异的影响，可节约一半的样本量。统计分析也以配对的方式进行比较。

right-left study 左右研究 泛指采用左右设计进行的临床试验研究。

right skew 右偏态（右斜切）参阅"positive skew 正偏态"和"left skew 左偏态"。

right tail 右拖尾 临床试验结果数据的正态分布图不出现偏斜（$S=0$，即均值=中位数）时，序列分布是对称的，而偏度的符号实际上与数据分布偏斜的方向有关，当其分布偏度小于零（$S<0$，即均值<中位数）时，意味着序列分布有长的左拖尾，也称为负偏，当其分布偏度大于零（$S>0$，即均值>中位数）时，意味着序列分布有长的右拖尾，也称为正偏。参阅"right skew 右偏态"。

risk 风险 指在某一特定环境下和某一特定时间段内，某种损失发生的可能概率。风险是由风险因素、风险事故和风险损失等要素组成。换句话说，在某一个特定时间段里，人们所期望达到的目标与实际出现的结果之间产生的距离称之为风险。风险三要素是一个统一体，其相互关系为风险因素是引起或增加风险事故发生的机会或扩大损失幅度的条件，是风险事故发生的潜在原因；风险事故是造成生命财产损失的偶发事件，是造成损失的直接的或外在的原因，是损失的媒介；损失是指非故意的、非预期的和非计划的经济价值的减少，所以，风险因素引起或增加风险事故；风险事故发生可能造成损失。风险的特征通常表现为：

- 客观可能性 风险是客观存在的，虽然可以采用防范措施防止或降低其发生导致的损失，但不可能完全消除风险。

- 偶然性 对于各个风险来说，其发生又有不确定性。不幸事件何时何地地如何发生带来多大损失，有很大的偶然性。对于独立个体来说事先难以确定。这种不确定性有两个方面的含义，即：

-风险表现为不确定性。说明风险产生的结果可能带来损失、获利或是无损失也无获利，属于广义风险。因为药物临床试验可能的结果表现为效益大于安全性，或安全性问题超出效益，或没有临床试验疗效，所以临床试验通常被认为存在着一定的风险。

-风险表现为损失的不确定性。说明风险只能表现出损失，没有从风险中获利的可能性，属于狭义风险。临床试验中发生的不良事件可以视为狭义风险。

• 可测性 单个风险的发生虽然是偶然的，但是大量同质个体的风险在某一时期的发生又有规律性。就大量风险单位而言，风险发生可以用概率加以测量。例如，临床试验中的未知不良反应事件的发生是无法预料的，但经过临床试验后将某一不良事件的发生率加以分析，就可能得出服用试验药物后发生该不良反应事件的概率。

与危险相比，两者的相同点都是可能对行为主体发生损害，不同点在于，风险是抽象的概念，由多个因素构成，其结果导致损害，也可能导致获利；但是危险通常指一种具体的概念，其结果导致损害。

风险频率与风险程度的含义有所不同。前者又称损失频率，是指一定数量的标的，在确定的时间内发生事故的次数。后者又称损失程度，是指每发生一次事故导致标的的毁损状况，即毁损价值占被毁损标的的全部价值的百分比。现实生活中二者的关系一般是反比，即风险频率很高，但风险程度不大，或风险频率不高，但风险程度很大。如果风险发生的可能性可以用概率进行测量，风险的期望值为风险发生的概率与损失的乘积。所以，通常所说的风险管理是指如何在一个肯定有风险的环境里把风险减至最低的管理过程。在临床试验中，风险与试验造成受试者伤害或不适的概率有关。

risk assessment 危害评估（风险评估） 在毒理学研究中，基于现有的既往资料，对某种风险或危害发生的可能性、发生损害的性质、后果、规模大小或频率等进行评价，以鉴别可能存在的项目限制因素和不确定性所在，并得出这些风险存在的条件和对项目行为的影响。这种风险评估的目的是确定接受危险程度水平和发展出相应的挽救风险的应急计划。风险评估是风险管理的两个常见步骤之一。另一个步骤为风险控制。在临床试验中，当临床试验项目的风险不确定因素过多或受到太多因素牵制时，试验项目成功的可能性会由于风险的增加而减少，即风险可接受程度越低。在新药的研究与开发的整个过程中，贯穿着对于风险与效益的评估与权衡，这其中即包括产品开发者对于开发成本与将来市场可能带来的效益之间的评估、产品开发过程中的风险与成功的可能性的权衡，也包括产品对目标适应证的疗效与受用人群安全性之间的评估。在临床试验风险管理中，风险评估包括识别项目风险的限制和不确定性，分析风险试验行为的正确性和影响，并以此来制订风险的应急计划，以降低风险给临床试验质量带来的不利影响。

risk-based monitoring (RBM) 基于风险的监查 按照临床试验流程可能出现的风险度和防范措施建立的监查管理方法。

risk-benefit analysis 风险/效益分析 见"risk-benefit ratio 风险/效益比"。

risk-benefit balance 风险/效益平衡 见"risk-benefit ratio 风险/效益比"。

risk-benefit ratio 风险/效益比 与临床试验受试者所能承受的药物安全性风险与可能带来的效益之间的相对权衡比有关。就药品评价而言，风险/效益比评估一般是指患者使用该药物以后所能获得的治疗方面的效益与所承担的风险之间的评估。这种风险/效益比评估（利弊权衡）不应单纯局限于临床试验中的有效性和安全性评价，还应结合临床前研究结果、对于其目标适应证的治疗学方面的认识加以分析。

risk characterization 危害度特征分析（风险度特征分析）亦称"risk judgment 危险度裁决"。将危害鉴定（risk identification）、剂量-反应关系评定（dose response relationship assessment）、接触评定（exposure assessment）中进行的分析和所得结论综合在一起，对人体危险度的性质、大小和级别做出估计，说明并讨论各阶段评价中的不肯定因素及各种证据的优缺点等，为管理部门进行风险或危害的危险度管理提供依据。

risk control 风险控制 临床试验项目风险管理的环节之一。首先需要识别项目管理程序的风险点并加以防御。要做到这点，需要协调和定量地跟踪风险，以便规划应急管理计划，防范风险的出现，并在出现时能减少到最小影响。

risk difference 风险差异 泛指临床试验中两个风险之间的差异。

risk factor 风险因子（风险因素）见"prognostic factor 预后因子"。

risk identification 风险识别（危害鉴定）风险管理的第一步和基础。只有在正确识别出可能出现或存在的风险，才能够选择适当有效的方法予以应对。风险识别的方法通常是在风险事故发生之前，运用各种方法系统的、连续的认识所面临的各种风险以及分析风险事故发生的潜在原因。风险识别过程包含感知风险和分析风险两个环节。

risk judgment 风险度判断（危险度裁决）见"risk characterization 危害度特征分析"。

risk management 危害度管理（风险管理）在毒理学研究中，指根据危

R

险度评价结果，为控制对人体及环境造成的危害所采取的管理措施。在临床试验中的风险管理由若干环节组成，即风险识别（risk identification）、风险分析（risk characterization）、风险控制（risk control）和风险评估（risk assessment）。

risk management plan　风险管理计划　临床试验中制订的控制、降低风险出现和新风险识别、控制和防范的书面计划。

risk profile　风险概况（风险预测）　与临床试验受试者所面临的全面威胁状况有关。风险概况包括所面临的风险数量、风险类别和可能风险的后果等几个方面。只有对风险概况有所了解，才有可能制定出风险控制的可行措施（参阅"propensity score 倾向指数"）。

risk ratio (RR)　风险比（率比）　两个风险的比例，指一个群体暴露在一定条件下（暴露组效益或风险结果）与未暴露在该条件下某事件（对照组）结果发生概率的比值，从而判定暴露因素与疾病有无关联及关联大小的一种观察性研究。其计算公式为

$$RR=暴露组的发病或死亡率/$$
$$非暴露组的发病或死亡率$$

这里的暴露通常指风险因素，如携带某种基因、高血压、用药、抽烟等，而事件可以使疾病发生，如肺癌、心血管病，也可是服药后的效益。例如，抽烟作为一种暴露，抽烟者患癌症概率为20%，不抽烟患癌症概率

为1%，对于癌症来说，抽烟与不抽烟的风险比RR=20%/1%=20。当表示暴露组发病率或死亡率是对照组发病率或死亡率的多少倍时，即暴露组发病或者死亡的危险性是非暴露组的倍数，RR值越大，表明暴露的效应越大，暴露与结局的关联的强度越大，其数值意义：

- RR为0.9～1或1.0～1.1，说明暴露因素与疾病无关联；
- RR为0.7～0.8或1.2～1.4，说明暴露因素与疾病有弱的关联；
- RR为0.4～0.6或1.5～2.9，说明暴露因素与疾病有中的关联；
- RR为0.1～0.3或3.0～9.9，说明暴露因素与疾病有强的关联；
- RR小于0.1或大于10，说明暴露因素与疾病关联很强。

risk set　风险集　多与临床试验项目中任何时间点经历某一不良事件风险的所有受试者群体有关。

robust　强健的（超强的，稳健的，巨大的）　多指在各种环境中都呈现稳定状态的情形。例如，临床试验中运用的电子数据采集系统通常要求是一个稳健的可控系统，不会受到未经授权的外来人员或病毒的侵入或数据丢失、篡改或失真等情形。

robust estimator　稳健估计　泛指临床试验数据统计中，在粗差不可避免的情况下选择适当的估计方法，尽可能避免粗差的影响而得出正常模式下的未知量的最佳估计值。稳健估计的原则是充分利用有效信息、限制利用

可用信息，排除有害信息。

robust test 稳健检验 临床试验数据统计的术语之一，表示两个独立样本等方差的t检验对等方差的假定是稳健时，即当方差是相同时，检验统计量服从精确的t分布；即使方差不相同，尽管该检验统计量不服从精确的t分布，但也能得到较好的效果[名义显著性水平与实际显著性水平非常接近（误差较小）]，特别是当样本两个独立样本的容量非常接近时。

root mean square error 均方根误差（中误差，均方根误差） 又叫标准误差，它是观测值与真值偏差的平方和观测次数n比值的平方根，它与标准差的区别在于标准差是用来衡量一组数自身的离散程度，而均方根误差是用来衡量观测值同真值之间的偏差，它们的研究对象和研究目的不同，但是计算过程类似。

Rosenthal effect 罗森塔尔效应（罗氏效应） 也有译"毕马龙效应"，暗示在本质上是人的情感和观念，会不同程度地受到别人下意识的影响。人们会不自觉地接受自己喜欢、钦佩、信任和崇拜的人的影响和暗示。在临床试验中，泛指主要研究者受到下意识偏见的驱使，总是不自觉地期望看见他们所找寻的数据结果。所以，临床试验往往被设计为在盲态下进行，以避免出现罗氏效应。

round off 四舍五入 通常指临床试验结果计算中，有效数字结果保留的通用方式。

rounding error 舍入误差 泛指临床试验结果计算中，由于四舍五入的计算方式所带来的数据偏差或错误。

route of administration 给药途径（用药途径） 与服用药物入体内的方法有关，如口服、注射或透皮吸收的皮肤给药等。

routine monitoring 常规监查 按照监查计划对试验项目进行监督，确保其符合ICH-GCP和国家监管法规。临床试验中常规监查的频率、方式和范畴需要在临床试验监查计划书有所体现。

rug plot 一维图 表示在水平坐标图上显示临床试验的连续变量结果。

run in 准备 凡已进入临床试验项目但还没有开始给药的阶段可以通称为准备阶段，如筛选期或清洗期。在这一阶段，通常需要考察被筛选进入的受试者是否符合入组标准，并为开始服用试验药物做好前期准备工作，如等待可能影响试验药物效应的同期或前期服用药物排出体外的阶段。

run in period 准备期（导入期） 指临床试验用药阶段开始前和筛选阶段完成后所设立的过渡期，受试者不服用试验用药物，或者服用安慰剂一段时间，其目的在于将已筛选入组的受试者体内存在的对研究药物效应可能有影响的其他药物排出体外的阶段，也称为"导入期"。采用导入期的原因在于：

- 服用专门供应的指定药物使受试者的疾病状态稳定或不会受到其

R

他药物的干扰，如治疗哮喘疾病的临床试验在服用试验药物前，统一给予支气管扩张剂，直到其他治疗药物对试验药物效应干扰消失，疾病状态同时也可以得到控制。

- 使机体清除可能影响试验结果的既往治疗用药。如果患者在入组前服用了与试验用药品相似的药物，为保证不影响对试验结果的评估，应设计一段时间的导入期使既往用药排出体外。

- 可用来确定患者的入组资格。一些检查（如为确诊原发性高血压须间隔一定时间多次测量血压，又如检查患者可否按时服药以确保试验开始后良好的依从性）需要一定的时间才能得出结果用以确定患者是否符合入组标准。

- 给予对患者进行基线检查所需的时间。例如计数导入期内心绞痛或哮喘的发作次数以便与试验治疗开始后的发作次数相比较。

导入期和清洗期经常被混淆。清洗期是指在交叉设计的试验中，在第一阶段治疗与第二阶段治疗中间一段不服用试验用药品或者服用安慰剂的时期。清洗期可使患者在服用第二阶段的试验治疗开始前使机体排除第一阶段服用的试验用药品产生的影响。换言之，导入期是为了清洗试验前可能服用的其他药物，清洗期是为了清洗前后两试验阶段间的药物（见"washout period　清洗期"）。

R

S

safe 安全 表示没有风险或风险在可接受的范围内。临床试验的首要目标就是要保障受试者的安全。

safe and effective 安全有效 表示药物临床治疗不会造成无法接受的风险，并且可以产生一定的效益。换句话说，药物的临床应用有较为有利的风险/效益比。

safety 安全性 在临床上，有时用药物的最小有效量和最小中毒量之间的距离表示药物的安全性，称安全范围，其距离愈大愈安全。常见的药物安全性指标包括

$$安全指数 = 最小中毒量 LD_5 / 最大治疗量 ED_{95}$$

$$安全界限 = (LD_1 - ED_{99}) / ED_{99} \times 100\%$$

在临床试验中，安全性是指试验药物的服用不会产生无害的不良作用，而安全性的评价可以通过受试者生物样本的化验值、特殊检测或检查程序、精神评价、生理检查等措施来实施。药物上市后监督也是药物安全性评价的手段之一。

safety analysis set (SS) 安全性数据分析集 临床试验数据统计分析数据集中汇总的含有受试者安全性数据信息的数据集称为安全性数据集，是临床试验数据全分析集中的一个子集。安全性数据集应包括所有随机化后至少接受一次治疗的受试者，且有安全性指标记录的实际数据。安全性缺失值不得结转；纳入可作评价的部分剔除病例，如年龄超过纳入标准的病例，但不包括使用禁用药物导致无法做安全性判断的病例。不良反应的发生率以安全集的病例数作为分母，可用于评价试验药物的安全性与耐受性。

safety assessment 安全性评价 见 "risk-benefit ratio 风险/效益比"。

safety committee 安全委员会 在临床试验中成立的监督试验用药安全性的组织机构，如数据安全监督委员会。

safety data 安全性数据 临床试验中观察或得到的与试验药物安全性有关的任何数据变量。常见的临床试验安全数据包括不良反应事件、实验室化验异常数据、体检异常数据、生命体征检查异常数据、心电图检查异常数据等。例如，与基线值相比，出现具有临床意义的血常规和生化检验指标值异常等。

safety data monitoring committee 安全性数据监督委员会 类似于数据和安全性监督委员会（DSMB），但安全性数据监督委员会只负责监督临床试验中的安全性数据。

safety factor (SF) 安全系数 根据所得的最大无作用剂量（NOEAL）提出安全限值时，为解决由动物实验资料

外推至人的不确定因素及人群毒性资料本身所包含的不确定因素而设置的转换系数。

safety margin 安全限度（安全范围，安全系数） 泛指临床试验药物安全指数在可接受范围之内的情形，也就是药物的安全性超越医药安全临界点标准以上，多用于单次给药的评价，用 LD_1/ED_{99} 表示。它标志着药物在临床中的使用相对于治疗效益而言，对使用者不会造成重大的生物风险，或在医学所要求的安全范围内比实际安全性所必需的标准要更安全。有关安全指数或安全界限的定义可参阅"safety 安全性"。

safety monitor 安全监查员 负责审阅、评估和报告临床试验中药物安全性相关信息的人。

safety monitoring 安全性监督 监督临床研究安全性数据的过程，以确保试验药物是安全的。

safety officer 安全监督官 临床试验中被授权或指派的负责监督受试者安全性的具有医生资质的人。

safety pharmacology 安全药理学 新药临床前一般药理学研究的重要组成部分，研究药物治疗范围内或治疗范围以上的剂量时，潜在不期望出现的对生理功能的不良影响，也就是评价药物在毒理学和/或临床研究中所观察到的药物不良反应和/或病理生理作用和研究所观察到的和/或推测的药物不良反应机制。选用的研究模型包括整体动物、离体器官及组织、体外培养的细胞、细胞片段、细胞器、受体、离子通道和酶等。整体动物常用小鼠、大鼠、豚鼠、家兔、犬等，动物选择应与试验方法相匹配。动物品系、性别及年龄等因素对研究结果有影响。根据需要安全药理学研究又可分为追加和/或补充安全药理学研究。

- 追加安全药理学研究 根据药物的药理性质和化学类型，估计可能出现的不良反应。如果对已有动物和临床试验结果产生怀疑，可能影响人的安全性，此时应做进一步追加的安全药理学研究，即对中枢神经系统、心血管系统和呼吸系统进行深入的研究。
- 补充安全药理学研究 是评价受试药物对中枢神经系统、心血管系统和呼吸系统之外的器官功能的影响，包括泌尿系统肾脏、自主神经系统、肠胃道系统和其他器官组织的研究。

另一个一般药理学的组成部分是次要药效学（secondary pharmacodynamics）研究。

safety population 安全性样本群 需招募入临床研究来用于评价试验药物安全性的受试者样本数。

safety report 安全性报告 临床试验进行中或结束后产生的有关试验药物安全性状况或结果的报告，如严重不良事件报告、年度或周期安全性报告或临床试验安全性评价报告等。

safety review 安全性审阅（安全性审查） 对临床试验有关试验药物的

安全性数据及其分析结果进行审阅的行为，或对安全性报告、如不良反应事件报告、化验数据报告等，进行医学安全性评估的行为。

safety study 安全性研究 主要关注评价药物安全性，而不是有效性的临床试验。通常药物上市申请批准后，监管部门或药物公司都会要求进行评价药物安全性的Ⅲb或Ⅳ期临床试验。

safety variable 安全性变量 临床试验中有许多预设的观察指标。统计学中把这些观察指标称为观察变量。有关安全性观察指标的数据可以被称为安全性变量。在临床试验中，药物耐受性是安全性评价的组成部分，而选择评价药物安全性和耐受性的方法和测定取决于一系列因素：药物不良反应的知识、药物非临床研究和早期临床试验以及重要的药效学/药代动力学特征资料、给药方案、被研究对象和研究持续时间。安全性和耐受性的主要数据通常包括临床化学和血液学的实验室测试（如WBC、SGPT）、生命指征和体检（如血压、ECG）、临床不良事件（疾病、体征和综合征）。发生严重不良事件和因不良事件中断治疗是特别重要的安全性数据变量。

sample 样本 从数理统计学的定义来看，样本是总体（population）的一部分，它是由从总体中按一定程序抽选出来的部分总体单位所组成的集合。临床试验中实际被观察或评价的受试者群体在统计学上被称为样本，而实际同类疾病的全体群体称为总体。所以样本可以理解为参加临床试验项目的受试者为试验药物适应证全体群体的一部分代表。此外，样本应该具有代表性，能反映总体的特征。利用样本信息可以对总体特征进行推断。为了使临床试验样本能够正确反映实际总体情况，对总体要有明确的规定；总体内所有观察单位必须是同质的；这就是临床试验方案必须制订入组和排除标准的原因。为了保持公平性，在抽取临床样本的过程中，必须遵守随机化原则；样本的观察单位还要有足够的数量，又称"子样"。这种子样的大小需要根据试验方案要求，采取数理统计中的抽样技术，根据预先规定的质量水平，选择一个能满足这个水平的抽样方案，使抽取的样本有利于确定某些有关总体的假设。

sample demographic fraction 样本人口学比例 指特殊人口学特质的临床试验样本中受试者的比例。

sample mean 样本均值 又叫样本均数，即样本的均值。均值是指在一组数据中所有数据之和再除以数据的个数，它是反映数据集中趋势的一项指标。临床试验中通常用于评估受试群体的平均值。例如，受试者男或女的平均年龄。

sample size 样本量（样本大小） 用于表示临床试验所需受试者人数，或者说需要达到主要终点分析所需的受试者人数。从统计学定义上说，从总体中需要抽取的样本个数的总个数就是样本量。临床试验中，数理统计计算的拟招募受试者人数与实际招募的受试者人数不尽相同。一般实际招募受试者人数会比理论计算人数多。这样能够确保临床试验最后有足够的样本数供数据结果的统计分析。一般来说，一个临床试验的样本量大小是由三个基本因素决定的：

- 显著性水平 即α值的大小，通常取0.05或5%。
- 把握度 即1-β值的大小，一般定为不小于80%，其中β是犯第Ⅱ类错误的概率，也就是把实际有效误判为无效的概率。
- 变异性［CV（%）］和差别（θ）两药等效性检验中检测指标的变异性和差别越大所需例数越多。在试验前并不知道θ和CV（%），只能根据已有的参比制剂的上述参数来估算或进行预试验。另外，当一个生物利用度试验完成后，可以根据θ、CV（%）和把握度等参数求N值，并与试验所选择例数进行对比，以检验试验所采用例数是否合适。

sample size adjustment 样本量调整
对临床试验盲态数据进行中期检查，以验证临床试验样本量的计算或重新评估样本量的要求。

sample size calculation 样本量计算
计算临床试验项目中需要多少受试者人数的行为。受试者样本量的确定是临床试验中的一个重要环节。样本量的基本公式为

$$n=Z^2\sigma^2/d^2$$

式中，n为样本量；Z为置信区间Z统计量，标准误差的置信水平，表示估计结果的可靠性，置信度越高，要求的样本越大，一般置信度为95%，对应的$Z=1.96$；d为抽样误差范围可接受的抽样误差，允许误差越小，所需样本量越大，当允许误差小于3%时，再提高精度，所需样本量成倍增加；σ为标准差，一般取0.5。

当样本率$p=0.5$，此时$p（1-p）$达到最大，即方差取得最大值。例如：某临床试验要求置信度为95%，抽样误差不超过5%，查表得$Z=1.96$，$\sigma=0.5$，$d=5\%$（表31）。因此，$n=1.96^2\times0.5^2/(5\%)^2=384$，说明此临床试验所需最小样本量是384。

表31 不同置信区间和抽样误差下的样本量表

样本量	不同置信区间的Z统计量		
	90%	95%	99%
抽样误差	1.64	1.96	2.58
10%	67	96	166
5%	269	384	666
3%	747	1067	1849

sample size requirement 样本量要求
（样本量需求） 泛指通过样本量计算或其他手段来评估需要满足临床试验目标所需招募的受试者必需人数。

sample standard deviation 样本标准偏差（样本标准差） 临床试验统计学术语。标准偏差是一种量度数据分布的分散程度的标准，用以衡量数据

值偏离算术平均值的程度，它是离差平方和平均后的方根。因此，标准偏差也是一种平均数。标准偏差是方差的算术平方根。标准偏差越小，这些值偏离平均值就越少，反之亦然。标准偏差的大小可通过标准偏差与平均值的倍率关系来衡量。所以，标准差能反映一个数据集的离散程度。平均数相同的，标准差未必相同。样本标准偏差强调的是根据临床试验的样本数所统计得到的标准偏差，用 S 表示。如果是计算总体标准偏差则用 σ 表示。理论上总体标准偏差公式的分母是 n，但总体样本数永远无法获知。因而，实际中样本标准偏差公式的分母是 $n-1$。下列公式表示样本标准偏差的计算

$$S = \sqrt{\frac{\sum (x_i - \bar{x})^2}{n-1}}$$

sample variance　样本方差　方差是各个数据与平均数之差的平方和的平均数。在概率论和数理统计中，方差用来度量随机变量和数学期望（即均值）之间的偏离程度，是样本关于给定点 x 在直线上散布的数字特征之一，其中的点 x 称为方差中心。假设 $x_1, x_2, \cdots, x_n$ 是一个样本，则样本方差的计算公式为

$$S^2 = \frac{\sum\limits_{i=1}^{n} [x_i - E(x)]^2}{n-1}$$

sample volume　样本容量　样本中个体的数量叫作样本的容量。

sampling　抽样　又称取样。从要研究的全部样品（如患某种疾病的患者）中抽取一部分样品单位（如参加临床试验的受试者），其基本要求是要保证所抽取的样品单位对全部样品具有充分的代表性。抽样的目的是从被抽取样品单位的分析、研究结果来估计和推断全部样品特性，是科学实验、质量检验、社会调查普遍采用的一种经济有效的工作和研究方法。抽样包括四种特征：①代表性；②随机性；③可靠性；④可比性。临床试验的受试者招募就是按照预先设定的抽样方法随机选择一定受试者样本容量的过程。

sampling bias　抽样偏倚　指样本指标值与被推断的总体指标值之差，是由抽样方法本身所引起的误差。当由总体中随机地抽取样本时，哪个样本被抽到是随机的，由所抽到的样本得到的样本指标 x 与总体指标 μ 之间偏差，称为实际抽样偏差。当总体相当大时，可能被抽取的样本非常多，不可能列出所有的实际抽样偏差，而用平均抽样偏差来表示各样本实际抽样偏差的平均水平。抽样偏差的来源包括登记性误差和代表性误差（A——系统性误差；B——偶然性误差）等。样本的均值不等于总体均值，呈正态分布。

sampling distribution　抽样分布　从一个总体中随机抽出容量相同的各种样本，从这些样本计算出的某检验统计数所有可能值的概率分布，称为这

S

个检验统计数的抽样分布。

sampling error 抽样误差 指抽样过程中，由于随机抽样的偶然因素使样本各单位的结构不足以代表总体各单位的结构，而引起抽样指标和全部指标之间的绝对离差，即抽样的随机性引起的真实参数值和估计值间的差异。这种由个体变异产生的，抽样造成的样本统计量与总体参数的差异，称为抽样误差，表现为总体参数与样本统计量的差异，以及多个样本统计量之间的差异。在总体确定的情况下，总体参数是固定的常数，统计量是在总体参数附近波动的随机变量。抽样误差特指随机误差，它不包括登记误差，也不包括代表性误差（系统误差和偶然误差）。影响抽样误差的因素有总体各单位标志值的差异程度、样本的单位数、抽样的方法、抽样调查的组织形式等。抽样误差可用标准误描述其大小。由于抽样造成的统计量与参数之间的差别，特点是不能避免的，可用标准误描述其大小。

sampling frame 抽样范围（抽样框） 指对可以选择作为临床样本的总体单位列出名册或排序编号，以确定总体的抽样范围和结构。设计出了抽样范围后，便可采用抽签的方式或按照随机数表来抽选必要的单位数，若没有抽样范围，则不能计算样本单位的概率，从而也就无法进行概率选样，其具体表现形式主要有包括总体全部样本单位的数据变量、受试者群体、基

础数值等。抽样框在抽样调查中处于基础地位，是抽样调查必不可少的部分，其对于推断总体具有相当大的影响。在临床试验稽查中，如何确定抽查受试者样本数据率就涉及抽样范围界定的问题。

sampling method 抽样方法 确定抽样框后如何完成抽样程序就涉及样本的抽取方法。临床研究中常使用的抽样方法有单纯随机抽样、系统抽样、分层抽样、整群抽样和两级或多级抽样。

- 单纯随机抽样 从含有 N 个元素的总体中，抽取 n 个元素作为样本，使得总体中的每一个元素都有相同的机会被抽中。这种方法的基本原则是每个抽样单元被抽中选入样本的机会是相等的。简便、易行的科学分组方法是利用随机数字表，抽签、抓阄的方法严格地说不能达到完全随机化，但因其简单、实用，小范围的抽样仍可使用。简单随机抽样首先要有一份所有研究对象排列成序的编号名单，再用随机的方法选出进入样本的号码，已经入选的号码一般不能再次列入，直至达到预定的样本含量为止。单纯随机抽样的优点是简便易行，其缺点是在抽样范围较大时，工作量太大难以采用，以及抽样比例较小而样本含量较小时，所得样本代表性差。

- 系统抽样 此法是按照一定顺

序，即先将总体各元素按某种顺序排列，并按某种规则确定一个随机起点。然后，每隔一定的时间抽取一个元素，或机械地每隔一定数量的单位抽取一个单位进入样本，直到抽取 n 个元素组成一个样本集。每次抽样的起点必须是随机的，这样系统抽样才是一种随机抽样的方法。例如，拟选一个5%的样本（即抽样比为1/20），可先从 1～20 随机选一个数，设为14，这就是选出的起点，再加上20，得34，34加20得54，……；这样，14、34、54、74、94就是第一个100号中入选的数字，以后依次类推。系统抽样代表性较好，但必须事先对总体的结构有所了解才能恰当地应用。

- 分层抽样　这是从分布不均匀的研究人群中抽取有代表性样本的方法。在抽样之前将总体的元素分成若干层，然后从每层中抽取一定数量的元素组成一个样本集。例如，先按照某些人口学特征或某些标志（如年龄、性别、住址、职业、教育程度、民族等）将研究人群分为若干组（统计学上称为层），然后从每层抽取一个随机样本。分层抽样又分为两类，一类叫按比例分配分层随机抽样，即各层内抽样比例相同；另一类叫最优分配分层随机抽样，即各层抽样比例不同，内部变异小的层抽样比例小，内部变异大的层抽样比例大，此时获得的样本均数或样本率的方差最小。分层抽样要求层内变异越小越好，层间变异越大越好，因而可以提高每层的精确度，而且便于层间进行比较。

- 整群抽样　抽样单位不是个体而是群体，即先将总体划分成若干群体，然后以群作为抽样单位从中抽取部分群，再对抽中的群中所包含的所有元素用以上几种方法从相同类型的群体中随机抽样进行观察。例如，按居民区、班级、连队、乡、村、县、工厂、学校等被分成抽样单位，这种方法抽到的样本包括若干个群体，可以对群体内所有个体均给予调查。群内个体数可以相等，也可以不等。这种方法的优点是在实际工作中易为群众所接受，抽样和调查均比较方便，还可节约人力、物力和时间，因而适于大规模调查。但整群抽样要求群间的变异越小越好，否则抽样误差较大，不能提供总体的可靠信息。

- 两级或多级抽样　这是大型调查时常用的一种抽样方法。从总体中先抽取范围较大的单元，称为一级抽样单元（例如县、市），再从抽中的一级单元中抽取范围较小的二级单元（如区、街），这就是两级抽样。还可依次再抽取

S

范围更小的单元，即为多级抽样。多级抽样常与上述各种基本抽样方法结合使用。

一般抽样程序包括：

- 界定总体。界定总体就是在具体抽样前，首先对从总体抽取样本的总体范围与界限作明确的界定。
- 制定抽样框。这一步骤的任务就是依据已经明确界定的总体范围，收集总体中全部抽样单位的名单，并通过对名单进行统一编号来建立起供抽样使用的抽样框。
- 决定抽样方案。
- 实际抽取样本。实际抽取样本的工作就是在上述几个步骤的基础上，严格按照所选定的抽样方案，从抽样框中选取一个个抽样单位，构成样本。
- 评估样本质量。所谓样本评估，就是对样本的质量、代表性、偏差等进行初步的检验和衡量，其目的是防止由于样本的偏差过大而导致的失误。

sampling ratio 抽样比 指在抽选样本时，所抽取的样本单位数与总体单位数之比。对于抽样调查来说，样本的代表性如何、抽样调查最终推算的估计值真实性如何，首先取决于抽样框的质量。

sampling survey 抽样调查 一种非全面调查，它是从全部调查研究对象中，抽选一部分单位进行调查，并据以对全部调查研究对象做出估计和推断的一种调查方法。显然，抽样调查虽然是非全面调查，但它的目的却在于取得反映总体情况的信息资料，因而，也可起到全面调查的作用。根据抽选样本的方法，抽样调查可以分为概率抽样和非概率抽样两类。概率抽样是按照概率论和数理统计的原理从调查研究的总体中，根据随机原则来抽选样本，并从总体中抽取部分对总体的某些特征做出估计推断，对推断出可能出现的误差可以从概率意义上加以控制。概率抽样一般被视为抽样调查。

sampling survey error 抽样调查误差 抽样调查误差与调查的误差和偏误问题有关。通常抽样调查的误差有两种：一种是工作误差（也称登记误差或调查误差），另一种是代表性误差（也称抽样误差）。但是，抽样调查可以通过抽样设计，通过计算并采用一系列科学的方法，把代表性误差控制在允许的范围之内；另外，由于调查单位少，代表性强，所需调查人员少，工作误差比全面调查要小。特别是在总体包括的调查单位较多的情况下，抽样调查结果的准确性一般高于全面调查。因此，抽样调查的结果是非常可靠的。

sampling variation 抽样变异性 类似于"sampling error 抽样误差"。由于抽样调查而不是总体研究被采用而引起的结果不确定性。从数理统计的角度讲，在其他条件不变的情况下，总体标志的变异程度越小，抽样误差越小。总体标志的变异程度越大，抽样误差越大。抽样误差和总体标志的变异程度成正比变化。这是因为总体的变异程度小，表示各单位标志值之间的差异小，则样本指标与总体指标之间的差异也可能小；如果总体各单位标志值相等，则标志变动度为零，样本指标等于总体指标，此时不存在抽样变异性（即误差）。临床试验中每一个受试者随机样本都可能由于抽样参数的随机误差或偏差而造成结果值与真实值的差异，如数据记录本身的非真实性或偏离所要求的标准范围。

sampling with replacement 重置抽样法（重复抽样，放回抽样） 从总体单位中抽取一个单位进行观察、记录后，再放回总体中，然后再抽取下一个单位，这样连续抽取样本的方法。可见，重置样本是总体单位数在抽选过程中始终未减少，总体上各单位被抽中的可能性前后相同，而且各单位有被重复抽中的可能。重置抽样的特点有：

· 每次抽中的单位将其登记后又放回原总体，重新参加下一次抽选。

· 每个单位在每次抽取过程中，抽中与抽不中的机会都完全一样。

· 重复抽样的误差比不重复抽样的误差大。

· 临床试验稽查受试者数据点有可能采用重置抽样法，即上一次被抽查的受试者样本数据有可能在下一次稽查中又被重新核查。

sampling without replacement 不重复抽样（不回置抽样） 将已经抽取的抽样单位不放回抽样框中的一种抽样设计。这种方法抽样总体数量逐次减少，总体中的每个单位只能被抽中一次，不会被重复抽取出。临床试验源文件核查一般会采取不重复抽样核查的程序。

scale 尺度 见"measurement scale 测量尺度"。

scaled deviance 数值异常（比例异常） 用于临床试验数据存在变异或离散情形的线性模型的术语。

scatter diagram 散点图（散布图） 等同于"scatter plot 散点图"。

scatter plot 散点图（散点分析） 在进行临床试验数据结果回归分析中，假设有两个性状，有 n 个个体在这两个性状上的变量值 (X_1, Y_1)，(X_2, Y_2)，…，(X_n, Y_n)，将这些成对的观测值在平面直角坐标系中标出，以横轴代表变量 X 的值，纵轴代表变量 Y 的值，这样我们可以得到数据点在直角坐标系平面上的分布图，通常用来说明两个变量之间的关系（见图47）。如果散点大多围绕在一条直线的周围，呈现出随 X 的增大 Y 也增大的趋势，这说明 X 和 Y 之间存在正线性相关关系。反之，各点也大多围绕在一条直线的周围，但呈现出随 X 的增大 Y 减小的趋势，这说明 X 和 Y 之间存在负线性相关关系。

scattergram 点状图（散点图） 等同

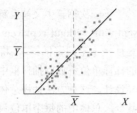 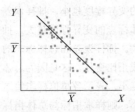

图 47　散点分析图

于"scatter diagram，scatter plot　散点图"。

scedasticity　方差性（离中趋势）　临床试验数据统计分析术语，又称变异指标，相对于集中趋势而言，它是反映总体各单位标志值的变异范围和差异程度的指标，是说明标志值的分散程度或离中趋势。离中趋势分析主要靠全距、四分差、平均差、方差、标准差等统计指标来研究数据的离中趋势。例如，分析临床试验药物治疗组和对照组受试者中，哪个治疗组别的血压改善分布更分散，可以用两个组别的四分差或百分点来比较。

sceptical prior　先验怀疑论　临床试验贝叶斯（Bayesian）统计分析技术术语，用于表示对治疗效益持怀疑或乐观态度或观点的先验分布法对数据结果进行分析。

schedule　时间表（计划表）　临床试验方案中最常见的时间/事件流程表，用于表示临床试验访视发生的时间顺序安排和每次试验访视需要完成的治疗或诊断评价活动安排。

scheduled visit　预定访视　按照临床试验方案的时间/事件流程表计划进行的试验访视。

Scheffe's test　雪费检验　临床试验统计分析术语，用于对试验数据平均值的方差分析进行并非计划性（不是预先设定计划好的）的比较，以确保Ⅰ类误差率在可控范围，其优点在于可以对任何有趣的试验数据进行灵活的检验比较，但不利之处是这种灵活性检验比较由于非计划性而显得统计效力较低。

scientific method　科学方法　指人们在认识和改造世界中遵循或运用的、符合科学、不偏见的、客观而有效的各种实验途径和手段，包括在理论研究、应用研究、开发推广等科学活动过程中采用的思路、程序、规则、技巧和模式。简单地说，科学方法就是人类在所有认识和实践活动中检查自然现象、获取新知识或修正与整合先前已得的知识所采用的全部正确方法。这种方法必须建立与收集可观察、先验经验、可量度的证据，并且合乎明确的推理原则，所涉及的步骤包括问题的认知与表述、实验数据的收集、假说的构成与测试、结果的分析与结论和证据的发表与交流。图48演示了科学研究方法的流程。临床试验的过程就是一种认识和验证具有生

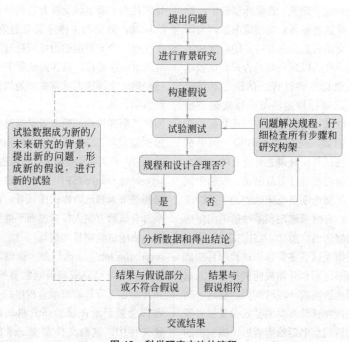

图 48　科学研究方法的流程

物活性物质的医学效益和安全性的科学研究方法。

scientific misconduct　科学不端行为（学术不端）　泛指学术界的一切违反学术规范、学术道德、弄虚作假、行为不良或失范的风气，或指在学术方面剽窃他人研究成果、败坏学术风气、阻碍学术进步、违背科学精神和道德、抛弃科学实验数据的真实诚信原则、给科学和教育事业带来严重的负面影响的行为和极大损害学术形象的丑恶现象。国际上学术不端行为一般用来指捏造数据（fabrication）、窜改数据（falsification）和剽窃（plagiarism）三种行为。一稿多投、侵占学术成果、伪造学术履历等做法也可视为科学不端行为。偏离方案与科研不端行为的相同点在于两者都有可能损害研究的科学有效性，区别在于科研不端行为不仅仅背离了方案，还违规了科学准则和职业道德；偏离方案可能是研究人员的问题，也可能是申办方或受试者等其他方面的因素所致，而科研不端行为的责任主体是实施不端行为本人，在某些情况下偏离方案是可谅解的，但科研不端行为是绝不可接受的。

scientist　科学家　经过专业训练的能按照科学方法独立进行科学研究的人士的总称。

screening 筛选 在临床试验中，筛选是受试者签署知情同意书后，与研究者交谈病史到进行特定的临床和实验室评价，以甄别其是否符合试验项目入组标准的过程。试验方案可能会要求进行特定的临床或实验室检查，以及规定获得这些筛选数据的期限（例如入选前的45d内）。如果试验或测试是在时限之外进行的，那么有可能需要进行重复测试。在临床试验中，筛选期是临床试验的主要阶段之一。有时筛选期和基线值的测定通称为临床治疗前期。临床试验的筛选期是指受试者签署临床试验项目知情同意书之后和开始被随机招募进入试验服药阶段的一段时间内。在这一期间，按照试验方案的要求在受试者签署知情同意书后给患者做一些初步的基线检查，包括体检及方案所要求的病史、心电图、CT或其他的实验室检查，直到确定该受试者是否符合入组标准及排除标准。经研究者确认受试者符合入组条件，该受试者即可进入随机招募进入试验治疗或对照/安慰组别，并开始提供试验药物和进入试验药物疗效和安全性评价阶段。有时基线检验报告出来比较晚，会给研究者对受试者入组合格评判带来困难。因此，在撰写临床试验方案时应把这些因素考虑进去。在有些情况下，可能还需经过试验清洗或预备期。所以，在制定筛选期时，有时出于试验的需要会制订两个筛选期。如在抗失眠的药物中，第一个筛选期的

目的是为了确定该受试者是否符合入选标准，但是为了排除安慰剂效应，在经过一个安慰剂的治疗期后对患者再进行一次筛选，以排除安慰剂的效应，后一个筛选期通常被视为清洗或预备期。

同样，研究机构或研究者是否符合临床试验方案要求而被允许参与临床试验项目，也需要经过筛选过程来决定。

screening failure (SF) 筛选失败 泛指那些进入筛选阶段的受试者，由于不符合试验方案入排标准而不能继续参与临床试验项目的结局。

screening log 筛选记录 在临床试验中，任何已完成知情同意书签署，并开始进入筛选阶段检查程序的受试者都会被记录在试验研究机构的记录文件中。这份文件需要记录的受试者信息包括筛选编号、姓名缩写、出生日期、性别、签署知情同意书日期、是否筛选成功或进入随机给药阶段等。这份文件需要作为临床试验的监管必需文件之一保留在临床试验主文档中，通常申办方的项目经理需要为研究机构准备并提供这些试验文件文本。

screening programme 筛选计划 临床试验中进行受试者筛选的计划书，通常可以包括在项目管理计划书、监查计划书或临床试验方案中，其内容包括需要筛选的最低受试者人数、筛选失败率、筛选时间窗、筛选策略、筛选疾病对象和群体、筛选标准、筛选程序等。

S

screening study 筛选研究 指对临床试验筛选方法和策略进行探讨，以便理解相关试验项目筛选的要求、价值和准确性。在受试者被接纳进入试验方案之前通常要进行筛选以确定其符合要求。进行筛选可行性研究还需要对筛选费用由谁负担和如何支付进行评估。需要强调的是对需要多少备选受试者参与筛选以达到最终的应试人数目标，要在筛选研究中有一个详细的估计，因为它对于筛选受试者的预算关系密切，同时其对临床试验资源需求和分配的影响巨大。

screening test 筛选检验（筛选试验） 在医药实践领域中，筛选检验通常指通过实验室分析和仪器检测等技术手段来确定某人是否患有任何疾病类型，以便医生能对其对症下药。在药物研发临床前阶段，药物筛选试验指对候选药物采用不同的化学或生物的方法进行筛选。例如，抗肿瘤化疗药物的筛选可采用两类方法，即按以往经验来寻找新药，或按肿瘤生物学和分子生物学特征来推断及设计新药。候选新药筛选试验的方法难易程度不等，但关键是这些系统必须能在较短的时间内筛选大量的化合物，其主要目的在于找出具有发展前途的先导化合物，然后对这些化合物作进一步的改进使其适用于临床治疗。

screening trial 筛选试验 指专门针对检测疾病或健康状况新方法或最佳方案的临床试验。

screening visit 筛选访视 临床试验受试者签署知情同意书后进行的第一次临床试验项目访视，以便研究者通过各种临床试验方案的检验要求，完成对受试者入选资格的初步评价。任何进入筛选阶段的受试者都需要被及时记录在筛选记录文件中。

script 脚本 指预先设计好的描述性语言对某种程序或计划步骤执行应当遵循的执行性文件，其通常采用一种特定的描述性语言，依据一定的格式编写，又称作宏或批处理文件。脚本通常可以由应用程序临时调用并执行。在临床试验中，各类电子系统的运行都会涉及各类脚本的应用。扩展到临床试验的程序管理上，凡是预先设计好的准备向客户进行调研或试验程序介绍的描述性文件也可以视为脚本。例如，进行临床试验项目可行性研究时，通常都会有固定的问题格式，以便得到备选研究机构对临床试验项目执行的资历和资源是否满足申办方的要求。进行电子采集系统（EDC）的用户接受验证（UAT）时，通常也会有固定的UAT计划脚本，以使得UAT的验证程序符合监管和实际试验项目运行的要求。

secondary 次级（二级） 不被作为重要或主要的临床试验研究活动，如次级临床试验研究目的。

secondary analysis 次要分析 与临床试验方案次要研究终点相关的数据结果分析有关。

secondary care 二级卫生保健（二级医疗） 在医学实践中，二级医护表

S

示病情无危险性，适于病情稳定的重症恢复期患者，或年老体弱、生活不能完全自理、不宜多活动的患者。对二级护理患者，规定每1～2h巡视1次。在这之间，如病情有变化或有特殊需要，患者可用呼唤电铃呼叫医生护士。二级医护标示用蓝色标记，也表示为从初级看护中心转院来的患者提供医疗看护服务。二级医疗常是短期医疗，专科医师偶尔诊察并提供基层医疗医师无法执行的专业意见以及诊疗或其他进阶服务。

secondary care center　二级医护中心　提供二级医护的场所，通常比初级医护中心在治疗专科疾病方面拥有更多的专科医生或资源。

secondary care study　二级医护研究　对在二级医护中心接受治疗的患者进行的医疗研究。

secondary data　次要数据　泛指不是最主要的但可用于解答临床试验次要目标的数据。

secondary endpoint　次要终点　临床试验方案通常有一个主要研究目标/终点和若干次要研究目标/终点。主要研究目标/终点常为要研究的关键有效性或安全性参数，而次要研究目标/终点则是可用来支持主要终点指标的有效性或安全性参数，能反映干预所引起主要结果指标的变化，从辅助角度来证明试验药物有效性和安全性的变量，并在一定条件下可替代主要终点指标或作为未来临床试验主要终点指标设置参考的变量。一般来说，研

究目标和终点的定义区别在于研究目标常以定性的描述出现，而研究终点则以定量的描述出现。所以，在一般试验方案的研究宗旨描述中通常会采用研究目标的概述加以定义，但在试验方案的统计分析部分，研究目标会由于统计分析定量指标的描述而变成研究终点。但大多数试验方案在试验方案的一般性研究目标和统计分析的研究目标方面采用统一的概述方式。

secondary objective　次要研究目标　参见"secondary endpoint　次要终点"。

secondary outcome　次要结果　与次要终点相关的临床试验研究结果。

secondary pharmacodynamics　次要药效学　属于一般药理学的组成部分，是探讨药物非期望的、与治疗目的不相关的效应和作用机制的学科，另一个一般药理学的内容是安全药理学（safety pharmacology）。

secondary prevention　二级预防　二级预防又称为临床前期预防（或症候前期）、"三早"预防，即在疾病的临床前期做好早期发现、早期诊断、早期治疗的"三早"预防措施，其目标是在发病初期采取措施以防止或减缓疾病的发展，并能使疾病在早期就被发现和治疗，避免复发和残疾的发生，或缩短致残的时间或减少并发症、后遗症。例如，针对癌症症状做到"三早"措施，以减缓或阻止疾病的发展，尽早逆转到0期，恢复健康。这类预防主要采取病例早期发现、开展疾病普查或筛检、定期健康

检查、高危人群重点项目检查，以及设立专科门诊或进行某些特殊体检等方法。但对于慢性病来说，由于大多病因不完全清楚，因此要完全做到二级预防是不可能的。由于慢性病的发生大都是致病因素长期作用的结果，因此做到早发现、早诊断并给予早治疗是可行的。所以，慢性疾病的预防可采用普查、筛检、定期健康检查来实现（参阅"primary prevention 一级预防"和"tertiary prevention 三级预防"）。

secondary reaction 继发反应 指由于药物应用治疗疾病而造成的不良后果，其有两个方面的含义：

- 继发于药物治疗作用之后的一种不良反应，是治疗剂量下治疗作用本身带来的后果，又称为治疗矛盾。
- 指不是由于药物直接作用产生，而是因药物作用诱发的反应。例如，如长期应用广谱抗生素时，体内敏感细菌被抑制，不敏感的细菌乘机大量繁殖，又引起新的感染（称为"二重感染"），或阿司匹林诱发瑞氏综合征（Reye syndrome）等均为诱发反应。

secondary result 次要结果 与临床试验次要终点相关的结果。

secondary variable 次要变量 泛指临床试验中与次要目标/终点相关的任何试验数据变量。

secular trend 长期趋势 泛指随着时间的推移，临床试验中时间相关的数据变量的变化趋势，即呈周期变化的趋势。

seeding study 播种研究 专用于临床试验Ⅳ期研究的旧式术语，表示那些仅出于市场目的而无视科学价值的所谓临床研究活动。

segmented bar chart 分段条形图 以纵向或横向坐标条状图来显示临床试验结果（图49），这种方法使人们能较容易地对数据进行比较，有助于迅速做出决策，所显示的数据多与数量、特征、时间或频率有关。

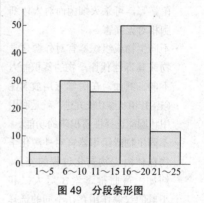

图49　分段条形图

selection bias 选择性偏倚 泛指临床试验过程中对参与临床试验的受试者不是按照随机的方法进入治疗或对照组别。在这种情况下，研究者可能会有意识地选择有利于或不利于试验要求的受试者入组。因此，这种临床试验过程中因样本选择的非随机性会导致得到的结论出现偏差，又称为选择效应。

selection method 选择方法 多指招募受试者入组临床试验项目的方法。

常见的临床试验选择受试者的方法包括随机法和开放法等。

selective toxicity 选择性毒性 指一种试验药物只对某种生物产生损害作用，而对其他种类生物无害，或只对机体内某一组织器官发挥毒性，而对其他组织器官不具有毒性作用。选择毒性的原因：

- 物种和细胞学的差异。例如，细菌具有细胞壁而人类却没有，正是利用这种差异研制的有选择毒性的化学药物，如青霉素和头孢菌素等，可杀灭细菌而对人体细胞相对无损害。
- 不同生物或组织器官对外源化学物或其毒性代谢产物的蓄积能力不同。例如，在医学上用放射性碘治疗甲状腺功能亢进，就是利用甲状腺能选择性蓄积碘的功能。
- 不同生物或组织器官对外源化学物在体内生物转化过程的差异。例如，黄曲霉毒素 B_1 对大鼠和小鼠的致癌作用存在不同的选择性。小鼠能抵抗黄曲霉毒素 B_1 的致肝癌作用，因小鼠体内含有一种谷胱甘肽硫转移酶的同工异构酶，该酶与黄曲霉毒素 B_1 的致癌性环氧化物具有高度亲和力，可对黄曲霉毒素进行解毒。而大鼠对黄曲霉毒素的这种解毒作用较低，即使摄入很少量黄曲霉毒素 B_1 也会诱发肝脏肿瘤。
- 不同生物或组织器官对外源化学物所造成损害的修复能力存在差异。例如，化合物 N-甲基-N-亚硝基脲对大鼠诱发的肿瘤主要在胸部，在肝脏中从未发现。这是因为肝脏能有效地将RNA分子和DNA分子中形成的 O^6-烷基-鸟嘌呤进行酶解，而胸部组织中却不存在这种酶解作用。

self-evidence change or correction 自明性修正 按照现有信息，对CRF中出现的明显一致性的错误数据，或根据预设计量单位进行的常规数值换算的错误数据等，可以较为容易或明确地予以自主更正，而无须经过数据质疑流程予以验证解决。例如，明显的拼写错误，男性受试者有妊娠日期。但可更正的自明性数据错误的类型、数据点、数值转换公式及其纠正方法应当在临床试验前予以明确定义并记录，如在数据管理计划书中予以定义，以免造成不必要的数据篡改嫌疑。

self-matching design 自身配对设计（自匹配设计） 临床试验配对设计方法之一，是同一患者先后接受两种不同的处理，即受试者要接受前后两个阶段、两种不同的治疗措施，然后对其疗效进行对比研究，这种自身配对又称为自身前后对照研究（before-after study in the same patients），或交叉设计（crossover design）。利用这种设计方案时，前后两个用药期或观察期必须相等，且因是同一个个体，前后两个阶段中不需再分层。在前一个阶段可使用安慰剂对照、标准疗法对照，在后一个阶段使用干预措施。两个阶段之间的间隔时期叫作洗脱期。洗脱期要求足够长，不能将第一个阶段的治疗效应带到第二阶段，即第二阶段治疗效应的出现应不受第一阶段治疗的影响。一般洗脱期应为第一阶段治疗药物 $t_{1/2}$ 的5倍以上。自身前后对照设计方法适用于慢性、稳定或复发性疾病，如高血压、高血脂等。如果疾病在第一阶段就可被治愈，则不适于用此种设计方法。自身前后对照设计的优点：由于同一受试者进行对比研究，可消除个体间的差异，前后两个阶段的可比性较好，由于不另设对照组，所以可节省一半的样本量；全部受试对象都得到了应有的防治措施，所以较少引起伦理学问题。但不足之处在于每一病例的研究期限延长了一倍，所以患者的依从性较差；虽然是同一个个体，但试验前后两个阶段的病情程度可能不同，环境、气候、心理因素也可能有较大变化，这些都可能会对研究结果产生一定影响；不易保证盲法，分析结果时易产生人为的偏倚；有时治疗措施与对照措施先后次序的不同，可能会使结果不同，此时应采用随机交叉对照试验（randomized cross-over design）。其实这种自身配对方法缺乏实质性的对照，故目前大多主张如果只用一种处理措施将治疗前后的情况进行对比，则不应称为自身前后对照研究，应归属于叙述性研究。如用某药治疗高血压，观察治疗前后舒张压的变化，这一类研究均不能算为自身前后对照研究，均是叙述性研究。自身对照研究一定包括前后两个阶段的两种处理措施。

self-reporting inventory 自评量表　又名90项症状清单（SCL-90），也叫做霍普金（Hopkin）症状清单，该量表共有90个项目，包含有较广泛的精神病症状学内容，从感觉、情感、思维、意识、行为直至生活习惯、人际关系、饮食睡眠等均有涉及，并采用10个因子分别反映10个方面的心理症状情况。这个量表的特点有：

- 心理健康症状自评量表具有容量大、反映症状丰富、更能准确刻画被试的自觉症状等特点，它包含有较广泛的精神病症状学内容。
- 每一个项目均采取1～5级评分，具体说明如下：
  - 没有。自觉并无该项问题（症状）。
  - 很轻。自觉有该问题，但发生得并不频繁、严重。
  - 中等。自觉有该项症状，其严重程度为轻到中度。
  - 偏重。自觉常有该项症状，其程度为中到严重。
  - 严重。自觉该症状的频度和强度都十分严重。
- 作为自评量表，这里的"轻、中、重"的具体含义通常由自评者自我界定，故具有主观印象因素。

这个量表可以用于临床试验中进行心理健康状况的诊断，或精神状态方面的研究或评价，也可以用于自评。这

S

个量表的统计指标主要为两项，即总分和因子分。

- **总分** 或总症状指数，指总的来看，被试的自我症状评价介于"没有"到"严重"的哪一个水平。总症状指数的分数在1～1.5，表明被试自我感觉没有量表中所列的症状；在1.5～2.5，表明被试感觉有点症状，但发生得并不频繁；在2.5～3.5，表明被试感觉有症状，其严重程度为轻到中度；在3.5～4.5，表明被试感觉有症状，其程度为中到严重；在4.5～5表明被试感觉有且症状的频度和强度都十分严重。

  - 总分。90个项目单项分相加之和，能反映其病情严重程度。

  - 总均分。总分/90，表示从总体情况看，该受检者的自我感觉位于1～5级间的哪一个分值程度上。

  - 阳性项目数。指被评为2～5分的项目数分别是多少，它表示被试在多少项目中感到"有症状"。单项分≥2的项目数，表示受检者在多少项目上呈有"病状"。

  - 阴性项目数。指被评为1分的项目数，它表示被试"无症状"的项目有多少。

  - 阳性症状均分。指个体自我感觉不佳的项目的程度究竟处于哪个水平，其意义与总症状指数相同。（总分－阴性项目数）/

阳性项目数，表示受检者在"有症状"项目中的平均得分。

- **因子分** 因子分共包括10个因子，即所有90个项目分为10大类。每一因子反映受检者某一方面的情况，因而通过因子分可以了解受检者的症状分布特点，并可做廓图（Profile）分析。当个体在某一因子的得分大于2时，即超出正常均分，则个体在该方面就很有可能有心理健康方面的问题。

  - 躯体化。主要反映身体不适感，包括心血管、胃肠道、呼吸和其他系统的不适和头痛、背痛、肌肉酸痛，以及焦虑等躯体不适表现。该分量表的得分在12～60分，得分在36分以上，表明个体在身体上有较明显的不适感，并常伴有头痛、肌肉酸痛等症状；得分在24分以下，躯体症状表现不明显。总的来说，得分越高，躯体的不适感越强；得分越低，症状体验越不明显。

  - 强迫症状。主要指那些明知没有必要，但又无法摆脱的无意义的思想、冲动和行为，还有一些比较一般的认知障碍的行为征兆也在这一因子中反映。该分量表的得分在10～50分，得分在30分以上，强迫症状较明显；得分在20分以下，强迫症状不明显。总的来说，得分越高，表明个体越无法摆脱一些无意义的行为、思想和冲动，并可能表现出一些认知障碍的行为征兆；得分越低，表明个体在此种症状上表现越不明显，没有出现强迫行为。

-人际关系敏感。主要是指某些人际的不自在与自卑感，特别是与其他人相比较时更加突出。在人际交往中的自卑感、心神不安、明显的不自在以及人际交流中的不良自我暗示、消极的期待等是这方面症状的典型原因。该分量表的得分在9～45分，得分在27分以上，表明个体人际关系较为敏感，人际交往中自卑感较强，并伴有行为症状（如坐立不安、退缩等）；得分在18分以下，表明个体在人际关系上较为正常。总的来说，得分越高，个体在人际交往中表现的问题就越多，自卑、自我中心越突出，并且已表现出消极的期待；得分越低，个体在人际关系上越能应付自如，人际交流自信、胸有成竹，并抱有积极的期待。

-抑郁。苦闷的情感与心境为代表性症状，还以生活兴趣的减退、动力缺乏、活力丧失等为特征，还表现出失望、悲观以及与抑郁相联系的认知和躯体方面的感受，另外，还包括有关死亡的思想和自杀观念。该分量表的得分在13～65分；得分在39分以上，表明个体的抑郁程度较强，生活缺乏足够的兴趣，缺乏运动活力，极端情况下，可能会有想死亡的思想和自杀的观念；得分在26分以下，表明个体抑郁程度较弱，生活态度乐观积极，充满活力，心境愉快。总的来说，得分越高，抑郁程度越明显；得分越低，抑郁程度越不明显。

-焦虑。一般指那些烦躁、坐立不安、神经过敏、紧张以及由此产生的躯体征兆，如震颤等。该分量表的得分在10～50分，得分在30分以上，表明个体较易焦虑，易表现出烦躁、不安静和神经过敏，极端时可能导致惊恐发作；得分在20分以下，表明个体不易焦虑，易表现出安定的状态。总的来说，得分越高，焦虑表现越明显；得分越低，越不会导致焦虑。

-敌对。主要从三方面来反映敌对的表现：思想、感情及行为，其项目包括厌烦的感觉、摔物、争论直到不可控制的脾气爆发等各方面。该分量表的得分在6～30分；得分在18分以上，表明个体易表现出敌对的思想、情感和行为；得分在12分以下，表明个体容易表现出友好的思想、情感和行为。总的来说，得分越高，个体越容易敌

S

对，好争论，脾气难以控制；得分越低，个体的脾气越温和，待人友好，不喜欢争论，无破坏行为。

- 恐怖。恐惧的对象包括出门旅行、空旷场地、人群或公共场所和交通工具。此外，还有社交恐怖。该分量表的得分在7～35分。得分在21分以上，表明个体恐怖症状较为明显，常表现出社交、广场和人群恐惧；得分在14分以下，表明个体的恐怖症状不明显。总的来说，得分越高，个体越容易对一些场所和物体发生恐惧，并伴有明显的躯体症状；得分越低，个体越不易产生恐怖心理，越能正常交往和活动。

- 偏执。主要指投射性思维，敌对、猜疑、妄想、被动体验和夸大等。该分量表的得分在6～30分。得分在18分以上，表明个体的偏执症状明显，较易猜疑和敌对；得分在12分以下，表明个体的偏执症状不明显。总的来说，得分越高，个体越易偏执，表现出投射性的思维和妄想；得分越低，个体思维越不易走极端。

- 精神病性。反映各式各样的急性症状和行为，即限定不严的精神病性过程的症状表现。该分量表的得分在10～50分。得分在30分以上，表明个体的精神病性症状较为明显；得分在20分以下，表明个体的精神病性症状不明显。总的来说，得分越高，越多地表现出精神病性症状和行为；得分越低，就越少表现出这些症状和行为。

- 其他项目（睡眠、饮食等）。作为附加项目或其他，作为第10个因子来处理，以便使各因子分之和等于总分。

semiquantitative 半定量的 常见于临床试验样本分析中，用于解释类似于等级数据类别的结果。与定量分析不同的是，半定量分析的准确度要求不高，但要求简单快速而有一定数量级的结果。在定性分析中，表示样本的大致含量，可以用主要、大量、中量、少量、微量和痕量来报告结果，而无须具体的量值；但定量分析需要具体的量值来测定样本的含量和纯度。临床试验的等级量表的数据属于半定量数据变量。

sensitive 敏感性（灵敏性） 多见于临床试验样本分析方法的表述中，用于描述给定的不确定性变量因素的不同变动幅度对分析结果变量的影响程度。在医学实践中，敏感性表示实际患病又被诊断标准正确地诊断出来的最小概率或百分比。在临床诊断中，敏感性指在诊断疾病的时候不漏诊（假阴性）的机会有多大（小）。一般来说，敏感性高的诊断试验用于以下几种情况：①排除某病的诊断；②病情严重，但治疗有积极意义，漏诊可造成严重后果，而误诊不致带来严重后果的疾病，如嗜铬细胞瘤；③用于发病率较低的人群中，筛检无症状的患者。用于临床试验中受试者的个人信息时，敏感性与个人信息的隐私性有关。根据HIPPA规范，临床试验中某些受试者的个人信息和那些受试者不愿披露的个人隐私信息，特别是能联系或识别受试者本人的信息，一般都不允许在未经受试者本人同意的情况下被披露给任意第三方，有关临床试验中受试者个人信息的敏感性程度需要在知情同意书予以描述。

sensitive question　敏感问题　多与临床试验中询问受试者不愿披露的个人信息的问题有关。

sensitivity　敏感度（灵敏度）　运用于临床研究时，指某种分析方法对单位浓度或单位量待测物质变化所致的响应量变化程度，它可以用仪器的响应量或其他指示量与对应的待测物质的浓度或量之比来描述。在临床分析化学中灵敏度一般是指测定方法和检测仪器能检测出物质的最低量或最低浓度。测定方法的灵敏度与实验条件有密切关系，通常用工作曲线的斜率值来表示该方法的灵敏度更符合实际，斜率值越大，方法灵敏度越高。定性鉴定方法的灵敏度是用检出限量m（单位μg）和最低浓度C_1（单位g/L）两个相关的量来表示，检出限量和最低浓度越低，鉴定方法越灵敏。在仪器分析中，分析灵敏度直接依赖于检测器的灵敏度与仪器的放大倍数，当

提高检测器的灵敏度与仪器的放大倍数，灵敏度提高，噪声也随之增大，而信噪比（S/N）和分析方法的检出能力不一定会有所提高。如果只给出灵敏度，不给出获得此灵敏度的仪器条件，则各分析方法之间的灵敏度没有可比性。由于灵敏度没有考虑到测量噪声的影响，因此，现在推荐用检出限而不用灵敏度作为表征分析方法最大检出能力。为了保证临床试验数据结果的准确性，在用实验室技术或仪器检测受试者样本时，通常采用中心化的方式进行，这样可以减少由于各实验室检测方法和仪器灵敏度的差异而导致结果的偏差和可比性的减低。

sensitivity analysis　敏感度分析（灵敏度分析）　在临床试验数据分析中，对非预先规定的可能出现的各种情况，如缺失数据的填补、亚组分析、不同数据集分析、不同协变量的调整等进行额外的分析，并将分析结果作为参考，与事先确定的分析结果进行比较，分析所得结论的一致性，考察结果的稳定性。如包括或排除异常值（溢出值）在进行分析的数据集或模型中，可以观察试验结果的变化程度。这种采用研究与分析一个数据集（或模型）的状态或输出变化对系统参数或周围条件变化程度的方法就是敏感度分析方法。在最优化方法中经常利用灵敏度分析来研究原始数据不准确或发生变化时最优解的稳定性。通过灵敏度分析还可以决定哪些参数

对系统或模型有较大的影响。对临床试验数据结果进行敏感度分析的目的是验证研究结果和结论是否稳定有效。敏感性分析可以作为主要分析的附加支持，但不能作为结论的主要依据。在临床试验中的灵敏度分析就是根据安全分析集、符合方案分析集、全分析集的分析，三者之间的一致性。

sequelae 后遗症 常见于临床试验不良反应事件的结果报告中，指某种疾病及其并发症或不良反应事件发生后对受试者所产生的长期影响。

sequential analysis 序贯分析 临床试验统计分析的一种方法。按照传统统计方法，试验的样本应当被预先设定，只有在所有样本收集完成后才能开始进行统计分析。所以，由于伦理和经济学的原因，人们建立了序贯检验技术，使试验数据能够通过一系列中期分析的方式予以评估。在统计学中，序贯分析或序贯假设检验是一种样本量大小预先并未设定的统计分析方法，在这种分析中，一定量的样本在采集后被予以评价，一旦获得统计分析的统计学意义，进一步的采样分析可以根据预设的终止法则予以终止。所以，试验结论有时可能比传统的假设检验或预估要更早获得，进而节约财政和人力费用。例如，在两个治疗组别的随机试验中，序贯检验组可以按以下方式进行：在每组第n位受试者后，也就是$2n$位受试者总数后，进行中期分析，即对两组样本进行统计检验的比较。如果全无效假

设被拒绝，则试验可以停止；反之，试验继续进行。每组招募n位受试者后，再进行统计检验。至此共有$4n$位受试者参与到统计分析中。如果全无效假设被拒绝，试验可以停止，反之，试验继续进行。如此反复进行周期性评价，直到达到中期分析的最大受试者人数。此时，可以进行最终统计检验分析，并结束试验。所以，序贯分析的目的就是一旦有充分证据表明试验数据达到最终结论，试验可以停止招募受试者。

sequential design 序贯设计 采用序贯分析的统计方法设计的临床试验。在序贯设计方法中，按照临床试验方案事先规定的标准，要求一个一个或一对一对地逐一进行治疗效益试验分析，随着试验例数的逐渐增加，不断做显著性检验，一旦得到H_0拒绝结果，立即停止试验程序，否则需要根据具体情况做出停止或继续的决定，这样可以减少受试者的数量，而不影响临床试验结果的准确性。在这类设计中，少量受试者被招募后对累积的数据进行中期分析，而无须等到所有预设的受试者全部被招募后才开始进行统计分析。试验不断进行，直到取得阳性或阴性结果为止。所以，序贯设计法是一种边走边看的试验方法，适用于急性病、非常见病或易显效的药物临床试验，但对急性烈性传染性疾病、慢性病和大规模一般药物筛选的临床研究不适用。序贯设计的优点是样本量为变数，试验周期短，研究

S

受试者少；不足点在于只能对特定问题做出解答，不能同时回答几个相关问题，只适用于单指标试验，不适用大规模样本和慢性病研究。

sequential file 序列文档（顺序文件） 泛指试验记录一个接一个被储存在计算机的数据文档中，并可以通过顺序存取的方法予以存取。

sequential method 序贯方法 见"sequential analysis 序贯分析"。

sequential study 序贯研究 采用序贯设计的临床试验项目。

serial correlation 序列相关性 泛指在一段时间内取得的相邻数据值对之间存在着相关性。如第一对数据值与第二对数据值之间有相关性，第二对数据值与第三对数据值之间有相关性，第三对数据值与第四对数据值之间有相关性……

serial measurements 连续测定 类似于"repeated measurements 多次测定"。

serious adverse event (SAE) 严重不良反应事件 临床试验中描述试验药物造成的受试者严重不适经历事件的监管术语。严重不良反应事件有严格的监管定义，即只有符合下列事件性质的不良反应事件才被视为严重不良反应事件：

- 死亡 由于不良反应事件而直接导致患者死亡。
- 生命威胁 如果不采取必要的干预手段，不良反应事件就有可能造成患者处于立即死亡危险的境地。
- 需要住院或延长住院治疗 不良反应事件导致患者不得不接受住院治疗或本来已准备出院但由于不良反应事件使得住院时间延长。
- 造成永久性或显著的功能丧失或残废 不良反应事件结果可能对患者正常生活和活动造成严重不便或干扰。
- 造成先天性畸形或出生缺陷 不良反应事件可导致患者所生出来的新生儿呈现畸形或先天性功能缺陷等。
- 重要的医学事件 在临床研究中，严重不良反应事件不一定是造成上述严重不良反应经历的事件，但依照研究者或申办方的医学判断，它们同样可能对受试者造成危害，或可能需要医疗或手术治疗，以防止上述事件结果的发生。比如，可能造成药物依赖性或药物滥用的事件，或过敏性支气管痉挛事件等，依照研究者或申办方的临床判断，可以被视为重要医学事件。

按照ICH/GCP指南中有关安全性报告的要求，"所有严重不良反应事件（SAEs）都应当立即向申办方报告，除非试验方案或研究者手册指出不需要立即报告。"不仅向申办方，还应当向伦理委员会递交书面报告。在进行国际临床试验中，任何不良反应事件发生所在国的药监部门所鉴定的严重不良反应事件也应该被视为严重不良反应事件。对受试者是否经历严重不良反应事件的监督从他们签署知情同意书开始，直到他们完成/退出试验项目或最后一次服用研究药物或最后一次经历研究有关程序后的30d（视最后发生的时间点为准）。在研究项目结束或受试者终止试验项目参与后，还没有解决的严重不良反应事件一般应当被监督到下列情形之一出现为止：

- 事件解决。
- 事件稳定。
- 事件回到基线状态（若知道基线状态）。
- 事件可以被归属到其他物质，而不是研究药物引起，或与研究行为无关的因素。
- 当事件的继续监督变得无法完成时，即不可能再获得另外信息，如受试者或有关人员拒绝提供进一步的事件信息，与事件当事人失去联络等。

严重不良反应事件是否与试验药物有关应当由研究者做出判断。申办方的安全监督官可以对研究者的评判做出最终裁决（ICH E6 1.50）。

serious adverse experience 严重不良反应经历（严重不良经历） 见"serious adverse event 严重不良反应事件"。

serious adverse reaction (SADR) 严重不良反应 如果严重不良反应事件有合理的理由被怀疑与试验药物有关的话，这类事件被称为不良药物反应。所以，在临床试验新的药物或新的适应证运用阶段，特别是治疗剂量关系还未很好建立时，所有与研究药物及其任何剂量有关的有害和不期望的反应都被视为不良药物反应，它与研究药物有可能存在一定的内在关系，即药物与不良反应事件的直接关系不能被排除。在上市药品中，患者正常服用任何预防药物、治疗药物、诊断药物或疾病治疗或生理功能改善治疗所造成的有害或不期望反应也可被归类为不良药物反应。一般来说，临床试验出现的严重不良药物反应通常不被称为"严重药物副作用"，而是"严重不良反应事件"，但上市药品导致的严重不良反应事件，也就是正常医学实践中出现的不良药物反应可以被称为"严重药物副作用"。

serum 血清 血清指血液凝固后，在血浆中除去纤维蛋白分离出的淡黄色透明液体或指纤维蛋白已被除去的血浆，其主要作用是提供基本营养物质、激素和各种生长因子、结合蛋白、促接触和伸展因子使细胞贴壁免受机械损伤、保护培养中的细胞。

server 服务器 与临床试验中采用的计算机系统或电子临床系统有关。从广义上讲，服务器是指网络中能对其他机器提供某些服务的计算机系统（如果一个PC对外提供ftp服务，也可以叫服务器）。从狭义上讲，服务器是专指某些高性能计算机，能通过网络，对外提供服务，相对于普通电脑来说，稳定性、安全性、性能等方面都要求更高，因此在中央处理机、芯片组、内存、磁盘系统、网络等硬件和普通电脑有所不同，即它可以从每一个远程系统的计算机中接收数据信息，并能通过网络传递到其他远程系统计算机中。简单来说，可以理解为在局域网中，服务器是一种运行管理软件以控制对网络或网络资源（磁盘驱动器、打印机等）进行访问的计算机，并能够为在网络上的计算机提供资源使其犹如工作站那样地进行操作。服务器的构成与微机基本相似，有处理器、硬盘、内存、系统总线等，它们是针对具体的网络应用特别制定的。

service level agreement (SLA) 服务水平协议（服务级别协议） 描述和定义临床试验用计算机化系统服务商和系统用户之间服务供求关系的正式文件，属于一种商务法律文件，它描述了服务的共需双方在预设的预算内，就服务的范围及其细则、各自的角色和职责、支持性内容、质量要求、可靠性和职责、服务应急情况下的补救措施、奖罚条款等所达成的双方共同认可的协议或契约。

severe 严重的 与不良事件（AE）严重程度有关。不良事件的严重程度通常被分为轻微、中等和严重三个等级。这种严重的不良事件足以造成受试者显著不适感，并要求治疗干预，也可能对受试者造成永久性风险或损害，或要求当事人住院或延长住院进行治疗。这种严重程度需要由研究者对不良事件对受试者的影响程度来判断。每一个不良事件的报告都要求对不良事件的严重程度做出评价。要注意的是严重的不良事件不等于严重不良事件（SAE）。按照通用毒性标准（CTC）来看，严重性通常被视为Ⅲ级（Grade Ⅲ）毒性反应。

severity 严重度 评价试验药物不良事件强度的标准。按照通用毒性标准（CTC），常见严重程度分为轻微（Ⅰ级）、中等（Ⅱ级）、严重（Ⅲ级）、威胁生命（Ⅳ级）或死亡（Ⅴ级）。不良事件本身可以是相对小的医学意义，与事件的严重性（seriousness）无关。

severity of impact 影响严重度 用于衡量风险可能影响程度。

sex 性别 指生物界中雌雄两性的区别，或男女两性的区别。

sex ratio 性别比 常见于临床试验研究报告对受试者的性别比例分布的分析报告中。

sexually transmitted disease (STD) 性病 任何通过直接性接触传染的或其他性手段接触而被传染的各种病症，包括经典性病（如梅毒、淋病和软下疳）和其他病症（甲型肝炎和乙型肝炎、梨型鞭毛虫病和艾滋病）。

sham 假装（赝品） 安慰剂的代名词。常用于临床试验的治疗形式不是常规片剂、胶囊剂等药物制剂的场合，如假食疗组中，食物的色泽和味道与真正的食疗看起来一样，但缺少维生素等具有保健作用的成分。

sham effect 虚假作用 当用于临床

S

试验中时，等同于安慰剂作用。

sham procedure 虚假程序 表示采用了假组的临床试验程序。

sham treatment 虚假治疗 当用于和临床试验安慰剂相关联时，表示安慰剂治疗。

shelf life 保存期 指药物在适宜条件下的治疗效果和质量的保证期限，它与保质期的区别在于保质期表示产品的最佳使用期限，超过这个期限，产品的质量不会产生变化，仍可以食用或使用，但过了保存期，产品会发生质的变化，不再适合食用或使用。

shift table 交叉表 临床试验中常用于表示化验值上、中、下限化验值范畴的交叉比较表（表32）。

表32 治疗前后受试者肝转氨酶化验值范畴的交叉比较表

治疗前	治疗后		
	下限	正常范围	上限
下限	3	11	1
正常范围	5	186	12
上限	0	7	5

shipping records 出货记录（运送记录） 按照ICH的要求，任何试验药物的运送都需要有文件记录，并保存备查。这些文件需要含有试验药物的出货日期、批号和运送方法信息等，以及这些试验药物的出货追踪信息，如运送条件、数量和收讫日期等（ICH E6 8.2.15）。

side effect 副作用 药物不良反应的同义词，通常用于表示患者服用市售药品后，药品在治疗剂量下引起的与药物治疗目的无关的并有可能造成患者伤害风险的不良反应，而临床试验中药物的副作用常称为不良反应，有时也用于表示次要有益效用。除了药效以外的任何其他反应，可以是有益的，也可以是不良反应。

sigmoid S形状 常见于表示临床试验效应曲线的"S"状图形（见图50）。

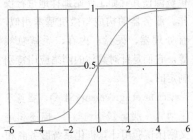

图50 "S"状图形示意图

sign 符号〔迹象〕 在临床诊治中，由研究者或研究人员对受试者进行检查时注意到的受试者或病患的生理异常迹象，在临床检验中，常用于临床试验数据的符号标记，如正号（+）或负号（−），也与某种疾病或症状的严重程度或预后效益的增减有关。例如，当出现化验值超出正常范围时，通常要求研究者判断超出正常值的程度，从一个加号（+）到三个加号（+++）不等，症状改善时也用于表示改善的程度。

sign test 符号检验 临床试验中符号检验法是通过两个相关样本的每对数据之差［疗效改善（正变化）或恶化（负变化）］的符号进行检验，从而比较两个样本的显著性。具体地讲，若两个样本的治疗效益差异不显著，正差值与负差值的个数应大致各占一半。通常的做法是将试验数据一对一比较，如果前者大于后者，或者前者较优，记以符号"+"，否则记以"–"，如二者相等或不能判明优劣，就记为"0"。

signal to noise ratio (SNR) 信噪比 通常指临床试验中所用监测仪器或设备输出信号的电压与同时输出信号的噪声电压的比例大小，用分贝数（dB）表示。设备的信噪比越高表明其产生的杂音越少，结果越好。例如，心电图仪在每日用于监测受试者的心电图结果之前通常要求做好校对检测，以确保测定结果的稳定性和可比性。

signature authorization form 签名授权表 见"delegation of authority log 授权团队人员登记表"。

signature sheet 签名表 记录在病例报告表（CRF）中被授权进行数据输入和/或修改的所有人员的签名和/或姓名首字母的文件（ICH E6 8.3.24）。

signed rank test 符号秩和检验 见"sign test 符号检验"。

significance 意义（显著性） 用于临床试验统计分析，表示分析结果是否有统计学上的临床显著差异。

significance level 显著水平 临床试验中假设检验中的一个概念，指当原假设为正确时人们却把它拒绝了的概率或风险，它是公认的小概率事件的概率值，必须在每一次统计检验之前确定，通常取 $\alpha=0.05$ 或 $\alpha=0.01$。这表明，当做出接受原假设的决定时，其正确的可能性（概率）为95%或99%。所以，显著性水平代表的意义是在一次试验中小概率事物发生的可能性大小。

significance test 显著性检验 临床试验中广泛采用的分析数据的统计分析方法，即在进行假设检验（全无效假设）时事先确定一个可允许的作为判断界限的小概率标准。检验中，依据显著性水平大小把概率划分为两个区间，小于给定标准的概率区间称为拒绝区间，大于这个标准则为接受区间。事件属于接受区间，原假设成立而无显著性差异；事件属于拒绝区间，拒绝原假设而认为有显著性差异。换句话说，建立在无效假设检验基础之上的临床试验统计分析运用了小概率原理，事先确定判断的界限，即允许的小概率的标准，称为显著性水平。如果根据命题的原假设所计算出来的概率小于这个标准，就拒绝原假设，或显著性差异结果小于给定标准的概率区间（其称为拒绝区间），即试验药物与对照药物组之间的无显著差异，假设不成立；大于这个标准则接受原假设，或显著性差异结果大于给定标准的概率区间（其称为接受区间），即试验药物与对照药物组之间的无显著性差异，假设成立。要注意的是显著性水平不是一个固定不变的数值，依据拒绝区间所可能承担的风险来决定。临床试验中对药物是否有疗效的拒绝假设的风险水平（概率水平）的临界概率通常为 $p < 0.05\%$。

significant risk device 重大风险器械 凡符合下列情况的临床试验用医疗器械都应属于重大风险器械：

- 打算作为植入性应用，并显示对受试者的健康、安全或福祉有潜在严重风险的医疗器械。
- 用于支持或维持人体生命并对受试者的健康、安全和福祉有潜在严重风险的医疗器械。
- 在诊断、治愈、减缓或治疗病症或其他预防人体健康损伤方面的运用有重要意义，并显示对受试者的健康、安全和福利有潜在严重风险的医疗器械。
- 任何显示对受试者有潜在严重风险的医疗器械。

significant risk study (SR) 重大风险研究（显著风险研究） 按照美国法规的定义，重大风险研究（SR）是针对那些可能对使用者的健康、安全或福祉产生严重风险的医疗器械开展临床试验，这类器械包括植入性器械、用于支持或维持人类生命的器械、对于诊断、治愈或治疗疾病有重大意义或可以预防人类健康伤残的器械，或有可能对受试者的健康、安全或福祉造成严重风险的器械。这类器械与NSR器械研究的主要区别在于临床试验的批准程序和记录保存与报告要求方面。监管部门通常不要求对NSR器械研究的批准提交申报。申办方在伦理委员会批准NSR器械研究后，可以立即启动临床试验的开展。但如果器械研究被认为是属于SR器械研究的话，研究者只有在伦理委员会和监管部门都批准临床试验后才能启动试验。

simple hypothesis 简单假设 临床试验统计学的基本概念之一。假设检验中需要证实完全决定总体分布的假设称为简单假设，例如，关于某事件概率 p 的假设，H_0：$p=p_0$。简单假设包含关于总体分布的一切使原假设均成立的命题，即总体服从标准正态分布，常记为 H_0，简单假设相当于备择假设中相关参数等同于某些特定值的形式。

simple random sample 简单随机抽样（简单随机样本） 等同于完全随机样本（complete randomized sample）简单随机抽样也称为单纯随机抽样、纯随机抽样、SRS抽样，指从总体 N 个单位中任意抽取 n 个单位作为样本，使每个可能的样本被抽中的概率相等的一种抽样方式，这里的"简单"意味着在随机抽样过程中没有任何限制存在，这种抽样方法只适用于总体样本量不大的情况。

Simpson's paradox 辛普森悖论 泛指临床试验中二元变量之间的关系在某种条件下，分别讨论时都会满足某种性质，可是一旦合并考虑，却可能导致相反的结论的现象，在这种研究中，在某些前提下有时会产生的一种现象，即在分组比较中都占优势的一方，会在总评中反而是失势的一方。最常见的这类二元变量关系为"2×2"变量表格中的数据关系。因此，为了避免辛普森悖论的出现，就需要掂酌各分组的权重，并乘以一定的系数去消除已分组数据基数差异而造成的影响。同时必须了解清楚情况，是否存在潜在因素后再加以综合考虑。例如，某临床试验的治疗效益分析表明治疗A组的治疗效益（78%）不如B组的治疗效益（83%）。然而，当按照性别分类治疗组别时却呈现治疗A组效益总是优于B组的情形，即男性受试者成功比率对失败比率为93%对87%，女性治疗成功比率对失败比率为73%对69%（表33）。

single ascending dose 单剂量递增 属于临床试验Ⅰa期。在这个试验中，受试者服用单一试验药物剂量一段时间，以确定药物的安全性。通常的试验设计形式为少量受试者（通常为三位受试者）为一组，按照递增顺序给予某一特定试验药物剂量。如果在前一组剂量服用后没有显示任何不良反应，并且药代动力学数据也与预计安全值相符，则下一组受试者可以服用较高剂量的试验药物。如果三位受试

者中的任何一位出现无法接受的毒性反应，下一组的三位受试者则仍然服用与前一组相同剂量的试验药物，直至达到预估的药代动力学安全值，或无法耐受的不良作用又开始出现。此时可以认为试验药物的最大耐受剂量（MTD）已经达到。如果新的无法接受的毒性出现的话，那么剂量递升步骤应当终止，本组或前一组的试验药物剂量可以被视为最大耐受剂量。这种特定的设计通常设定当1/3的试验受试者出现无法接受的毒性反应时，最大耐受剂量则可以确定。

single blind 单盲法 泛指临床试验中只有受试者，处于未知是接受治疗药物还是对照／安慰剂药物治疗的情形。

single blind study 单盲研究 采用单盲法开展的临床试验项目。单盲常常是盲受试者，而对医生不设盲。

single centre study 单中心研究 只有一个临床试验研究机构参加的临床试验项目。

single data entry 单数据输入 相对于数据双输入而言，临床试验数据只被输入一次的情形。例如，电子数据采集系统（EDC）中，临床试验数据

S

表33　某临床试验的治疗效益分析

治疗总效益			男性治疗效益			女性治疗效益		
项目	A组	B组	项目	A组	B组	项目	A组	B组
治疗成功	273	289	治疗成功	81	234	治疗成功	192	55
治疗失败	77	61	治疗失败	6	36	治疗失败	71	25
成功率	78%	83%	成功率	93%	87%	成功率	73%	69%

只被研究机构协调员输入电子数据系统中，或在纸质病例报告系统中，数据管理员只经过一次数据输入程序，然后由第三方通过阅读审阅的方法来验证数据输入的正确与否。

single dose 单剂量 指一次的药物用量，即每次服用多少药物剂量。在药物研究中，给药通常包括单剂量和多剂量两种给药方式，主要是为了评估药物的初始安全性和耐受性，Ⅰ期临床试验应当先进行单剂量试验，再进行多剂量试验。在具体临床试验中，单剂量组亦称单次给药组，多剂量组亦称多次给药组或连续给药组。对于药物制剂来说，药物包装一般分单剂量和多剂量包装，单剂量即成年人一次使用完的剂量如注射剂，如成年人用口服液为单剂量包装等，但多剂量剂型多，可反复取用。在药物调剂中，单剂量指药师按照药物一次使用单剂量包装配发药物（没配伍变化的可以几种一起包装），或药师将患者所需的每种药物，按每次剂量独立包装后发给患者，以防止患者用药错误。为避免发药中的差错，医院药房大多推行单剂量发药制度。此外，还有单剂量给药系统，例如，疫苗的单剂量脉冲给药系统，一次注射就实现全程免疫，可以显著提高接种覆盖率，直接降低疾病发生率。制备疫苗微球可以达到减少注射次数的目的。

single dose design 单剂量设计 每位受试者只收到一种药物的一次剂量给药的临床试验设计。

single dose pharmacokinetic study 单剂量药代动力学研究 泛指研究药物单一剂量药代动力学效应的临床试验。

single dose study 单剂量研究 泛指进行单一剂量设计的临床试验研究项目。

single dose toxicity study 单剂量毒理学研究 以药物单剂量的毒性为主要研究目的的药物研究。

single entry 单输入 等同于"single data entry 单数据输入"。

single masked 单盲 见"single blind 单盲法"。

single masked study 单盲法研究 采用单盲法进行的临床试验项目。

single patient study 单受试者研究 等同于"n-of-1 study 单病例研究"。

single sample t test 单一样本t检验 属于临床试验统计意义检验方法之一。临床试验中如果已知总体均数，进行样本均数与总体均数之间的差异显著性检验属于单一样本的t检验。

site 机构（基地） 等同于"investigational institution 研究机构"。

site assessment 研究机构评价（研究机构评审） 指根据试验方案和GCP的要求，对参加临床试验项目的研究机构的设备及其人员的能力进行评估的行为或过程，包括设施的配置和环境、人员的资质和受试者数量等。

site assessment visit report 研究机构评估访问报告 见"pre-study visit report 试验前访问报告"。

site audit 现场稽查 对临床试验项

目相关研究机构、研究者、伦理委员会或实验室等进行实际现场稽查的行为或过程（见 "audit 稽查"）。

site close-out 研究机构关闭 指研究机构完成临床试验项目程序和受试者招募过程后，申办方需要正式地经过若干程序将研究机构关闭。临床试验项目的结束类别可以分为以下两种：

- 试验项目招募目标达到预定的指标，并顺利完成相应数据的收集和清理。这种情况的结束环境较为满意，无论研究者或申办方都愿意积极配合结束活动的要求。研究者或申办方应当按照当地的要求通知伦理委员会有关试验项目结束的事宜。

- 试验项目由于各种原因而需要提前终止。

以上两种情形都需要进行研究机构关闭监查访问。

site closure-out visit (SCV) 研究机构关闭监查访问 为结束与研究机构的试验项目的合约和职责，监查员对研究机构进行的监查访问。关闭监查访问的主要目的是确保GCP和其他试验项目操作问题能得到及时发现、受试者的安全性和临床数据与源文件匹配性和输入病例报告系统中数据的准确性，以及未决试验项目问题能得到解决。所有的研究机构，只要收到过研究药物，即使没有招募过任何受试者都应当接受监查员的结束监查访问。由于结束监查访问是最后一次对研究机构的监查访问，监查员需要

和研究者以及研究机构人员讨论有关结束试验项目的程序问题。作为监查员，对研究机构进行结束监查访问时所负的主要职责包括但不限于：

- 未完成的临床病例研究报告数据的核查和数据疑问的解答；
- 所有试验物质的消耗和库存清点；
- 安排未用完的试验物质的回收；
- 稽查研究机构药监文档完整性；
- 与研究者交流应尽的试验项目善后义务，比如，向伦理委员会递交最后的报告和结束试验项目通告等；
- 向研究者澄清遗留的协议问题，比如，剩余研究者经费的付讫、数据保密性、数据发表权、未来研究的参加等；
- 安排试验源文件和其他记录的存档保管事宜。

site delegation log 研究机构团队人员登记表 见 "delegation of authority log 授权团队人员登记表"。

site initiation 研究机构启动 指申办方在被选中的研究机构满足试验方案、GCP要求和完成相关预算协议和合同，并获得伦理委员会批准后，在研究机构开始招募首位受试者之前，批准研究机构启动试验项目实施的行为。这类启动行为或活动包括但不限于研究用药物的供应、数据采集系统或工具的激活、临床启动监查访问的完成等。通过研究机构的启动监查访问，将更全面地与研究者及研究人员讨论研究方案和临床病例研究报告的

S

宗旨和要求，以及进行相关试验物质的首次清点计数步骤，如研究药物、实验测试装备或仪器等，使研究机构人员能进一步熟悉试验项目的细节和要求。这种研究机构的启动监查访问应该在研究机构完成就绪并开始准备筛选受试者之前进行。

site initiation visit (SIV)　研究机构启动监查访问　为启动研究机构对试验项目的开展，监查员在研究机构完成就绪并开始准备筛选受试方之前进行的监查访问。大多数申办方都要求只有在完成研究机构启动监查访问之后，研究机构方可正式招募受试者，也有申办方把研究者启动会议作为启动监查访问的组成部分。因此，试验项目启动监查访问的目的是：

- 使研究团队的每位成员都熟悉试验访问的条款；
- 确保每位研究团队成员从试验方案专属性、申办方SOP、GCP和药政监管要求等各方面明确试验项目中各自的角色和责任；
- 落实研究者对他/她义务的理解和有充分时间履行自己的职责；
- 确证各项准备步骤都已完成，如药政文件准备就绪；
- 确保所必需的临床试验项目物资供应都已到位，并符合准备使用的要求；
- 再次确证研究机构无论在人员和设备环境上都符合试验项目的标准和要求；
- 向研究机构人员明确试验项目进

行期间监查活动的计划和要求。

site interim visit (SIV)　研究机构中期监查访问　见"monitoring visit　监查访问"。

site management organization (SMO)　研究机构管理组织　专门为申办方的临床试验项目提供研究者、研究协调员或其他临床研究辅助人员支持或服务的外包型临床试验服务团队或公司。

site monitoring visit (SMV)　研究机构监查访问　见"monitoring visit　监查访问"。

site qualification visit (SQV)　研究机构资质监查访问　为评估参加临床试验项目的研究机构的资质和能力，对候选研究机构进行的试验前监查访问（等同于"pre-study visit　试验前访问"）。

site qualification visit report　研究机构资历访问报告　见"pre-study visit report　试验前访问报告"。

site visit　研究机构访问　泛指由临床试验监查员或监管部门代表对研究机构进行的研究项目访问，其目的在于认证数据的质量和真实性，以及研究机构执行或操作试验项目的规范性。

site visit log　研究机构访问登记表　在临床试验项目进行过程中，监查员、稽查员或申办方代表会对研究机构进行定期现场监查访问。每次访问发生时，任何参加访问的人员，包括研究机构人员，都必须在研究机构访问登记表上签名和日期，并标明相关访问的目的，以确认此次试验监查访问的真实性。这个登记表必须作为临床试验研究机构的试验项目的监管文件之一保留在研究机构的文档中。试验结束后，申办方也应当保存此份研究机构访问登记表在临床试验项目的主文档中。

size of a test 检验水平（检验水准）等同于"significance level 显著水平"。

skewed data 偏态数据 来自于偏态分布的数据。

skewed distribution 偏态分布 指频数分布不对称，集中位置偏向一侧，为临床试验统计学概念，即统计数据峰值与平均值不相等的频率分布。根据峰值小于或大于平均值可分为正偏函数和负偏函数，偏离的程度可用偏态系数刻画。与正态分布相对而言，偏态分布有两个特点：

- 左右不对称（即所谓偏态）；
- 当样本增大时，其均数趋向正态分布。

偏态分布又可分为正偏态（positive skew）分布和负偏态（negative skew）分布两种类型（图51）。如果频数分布的高峰向左偏移，长尾向右侧延伸，即集中位置偏向数值小的一侧称为正偏态分布，也称右偏态分布；同样的，如果频数分布的高峰向右偏移，长尾向左延伸，即集中位置偏向数值大的一侧则称为负偏态分布，也称左偏态分布。

skewness 偏斜度 泛指数据分布不对称的程度（见"skewed distribution 偏态分布"）。

slope 斜率 亦称"角系数"，一条直线 L 向上的方向与 x 轴的正方向所成的最小正角叫作直线 L 的倾斜角，即一条直线相对于横坐标轴的倾斜程度。一条直线与某平面直角坐标系横坐标轴正半轴方向的夹角的正切值即该直线相对于该坐标系的斜率。如果直线与 x 轴互相垂直，直角的正切值无穷大，故此直线，不存在斜率。对于一次函数 $y=kx+b$，k 即该函数图像的斜率（图52）。对于任意函数上任意一点，其斜率等于切线与 x 轴正方向的夹角的正切值，即 $\tan\alpha$。

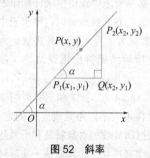

图 52 斜率

small expected frequencies 小期望频数（小期望次数） 通常指在列联表中小

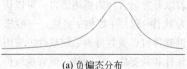

（a）负偏态分布   （b）正偏态分布

图 51 偏态分布

于5的期望频数。因为列联分析要用到卡方分布进行独立性检验，这就要求样本容量必须足够大，特别是每个单元中的期望频数不能过小，否则应用卡方检验可能会得出错误的结论。因此关于小单元频数通常有两个准则：

- 如果只有两个单元，每个单元的期望频数必须是5或5以上。而在2×2列联表，当有一个期望值小于5且样本量小于40，或几个期望值小于5或有一个期望值小于1时，均不宜作卡方检验，这时应该采用Fisher确切概率法。
- 如果有两个以上的单元，20%的单元期望频数小于5，则不能应用卡方检验。

总的来说，就是为了满足卡方检验的使用条件，即使卡方检验的结果准确，必须要求"在使用统计量作2×2列联表的独立性检验时，要求表中的4个数据大于等于5"，其实就是为了避免检验结果得出错误结论（参阅"expected frequency　期望频率"）。

small sample　小样本　所谓的临床试验样本大小，不是确定性的定义，要根据所处理的对象特征和所要达到的精度来推导，通常取决于实际环境要求，一般以30个样本为界限，样本数≥30就是大样本，样本数＜30就是小样本了。

social or psychological trauma　社交或精神创伤　多指由心理创伤引起的精神上的异常，这些创伤包括影响社会地位、身份，或关系的伤害、侮辱或损害，或心理健康和幸福的伤害。例如，侵犯隐私，违反保密协议，重大窘迫，侮辱，焦虑，恐惧，保险或其他福利的损失，刑事检控，雇佣状态的影响（失业或降职），家庭/社交关系的干扰，破坏或摧毁等。

soft data　软数据　见"subjective data　主观数据"。

soft endpoint　软终点　见"subjective endpoint　主观终点"。

soft measurement　软测量　见"subjective measurement　主观测量"。

soft outcome　软结果　见"subjective outcome　主观结果"。

software　软件　简单地说软件就是程序加文档的集合体，即一系列与计算机系统操作有关的计算机程序、规程、规则，以及可能有的文件、文档及数据的集合。软件并不只是包括可以在计算机（指广义的计算机）上运行的电脑程序，与这些电脑程序相关的文档一般也被认为是软件的一部分。其他定义：

- 运行时，能够提供所要求功能和性能的指令或计算机程序集合。
- 程序能够满意地处理信息的数据结构。
- 描述程序功能需求以及程序如何操作和使用所要求的文档。

若以开发语言作为描述语言，可以认为软件=程序+数据+文档。一般来讲软件可以被划分为系统软件、应用软件和数据库、中间件，或者说软件可以被划分为编程语言、系统软件、应用软件和介于这两者之间的中间件。

- 系统软件 系统软件为计算机使用提供最基本的功能，可分为操作系统和支撑软件，其中操作系统是最基本的软件。

  - 操作系统是管理计算机硬件与软件资源的程序，同时也是计算机系统的内核与基石。操作系统身负诸如管理与配置内存、决定系统资源供需的优先次序、控制输入与输出设备、操作网络与管理文件系统等基本事务。操作系统也提供一个让使用者与系统交互的操作接口。

  - 支撑软件是支撑各种软件的开发与维护的软件，又称为软件开发环境（SDE），它主要包括环境数据库、各种接口软件和工具组，也包括一系列基本的工具（比如编译器、数据库管理、存储器格式化、文件系统管理、用户身份验证、驱动管理、网络连接等方面的工具）。

- 应用软件 系统软件并不针对某一特定应用领域，而应用软件则相反，不同的应用软件根据用户和所服务的领域提供不同的功能。应用软件是为了某种特定的用途而被开发的软件。它可以是一个特定的程序，比如一个图像浏览器；也可以是一组功能联系紧密、可以互相协作的程序的集合，比如微软的Office软件；也可以是一个由众多独立程序组成

的庞大的软件系统，比如数据库管理系统。软件的生命周期是指从软件定义、开发、使用、维护到报废为止的整个过程，一般包括问题定义、可行性分析、需求分析、总体设计、详细设计、编码、测试和维护。

software development life cycle (SDLC) 软件开发生命周期 即软件生命周期，与临床试验电子系统的设计、建立直到退役的全生命周期有关，其中包括用户需求定义、可行性分析、总体描述、系统设计、编码、调试和测试、验收与运行、维护升级到退役等阶段。

sojourn 潜伏期（潜发期） 指某疾病从被诊断检测出到有临床症状出现的时间段。潜伏期是疾病开始发病至出现临床症状的时间段。

source data 源数据（原始数据，原始资料） 指临床试验中的第一次记录的原始记录或其核证副本（certified copy）上记载的所有信息，包括临床发现、观测结果以及用于重建和评价该试验所必需的其他相关活动记录。这些数据的载体都是客观存在的，可以是纸质文件的形式，也可以是计算机系统中的电子形式。前者可称为纸质源数据，后者称为电子源数据。纸质源数据包括临床试验期间来源于申办方、研究者、受试者等各方相关活动并以纸质载体呈现的原始记录、报告或其核证副本上的所有信息。电子源数据包括最初就以电子形式记录和储存的临床试验相关活动的所有信

息。例如，临床试验受试者的诊断或治疗记录被记录在患者的病历中或病例报告中。无论数据被记录在什么媒介中，只要是第一次记录的数据就被视为是源数据记录。这些临床试验观察、发现或任何活动的原始记录和原记录核证副本中的信息对于再现和评价临床试验项目是必不可少的。任何源数据必须保存在原文件记录中（ICH E6 1.51）。

source data verification (SDV) 源数据核查（源数据校验，源数据审核）对记录在原文件中的临床试验数据和转录在其他文件中的临床试验数据，及其完成和修改记录进行真实性、准确性和一致性比较的行为，其中也包括对此类文件使用和咨询参阅的监管状况（如保密性）的执行，以保证临床试验过程日后可以根据验证过的数据再现。

source document 原文件（源文件，源文档）泛指临床试验中存在的被第一次原始数据记录的文件。源文件可以是纸质的或电子的，其中包含了源数据，如医院记录、受试者病历、临床和诊室记录、实验室笔记或报告、备忘录、受试者日志或评价列表、药房发药记录、自动仪器记录的数据或打印的图表、经过核实或公证的原始文件的核证副本或转录件等，参与临床试验活动的药房、实验室或媒介技术部门等所拥有的微缩胶卷、图片、胶片、核磁物质、X光片、受试者档案和记录和参与临床试验的医学技术科室记录等（ICH E6 1.52）。记录着试验数据的一个小纸片都应称作原始资料文件。按照药政要求，申办方对这些研究者或研究机构获得的源文件并不具有排他性的掌控。临床试验监查员必须对记录在病例报告表中的试验数据进行源文件核查，以确保数据的准确性、一致性和可靠性等。最重要的是应妥善保管所有原始资料文件，以便对CRF上的数据进行原始文件的核对。

source document verification (SDV) 源文件核查 泛指监查员将病例报告表中记录的试验数据与源文件信息进行比对，以确保病例报告表中数据的真实完整性的行为的程序（见"source data verification 源数据核查"），其目的是提高试验数据记录的准确性并保证试验资料最大限度的可信性。通常由监查员在每次监查访视中进行SDV。GCP要求负责SDV的人员应可同时接触到原始文件和CRF。监查员通常在监查访视前向研究者索要原始资料文件，并准备充足的时间进行SDV。如果受试者的情况比较复杂，监查员通常需要研究协调员协助进行SDV，因为研究协调员对受试者的病情以及原始文件的记录情况更为了解，可以提高SDV的质量和效率。SDV一般包括以下内容：

- 受试者出生年月、体重、身高以及一般背景资料；
- 在患者病例中所记录的参加试验的证据；

- 患者签署知情同意书的证据；
- 是否符合入组标准/排除标准；
- 既往病史；
- 合并用药和伴随疾病的记录；
- 与试验相关的诊断；
- 就诊日期和随访日期的核对；
- 试验检查，特别是有关疗效和安全性评估的检查结果；
- 不良事件的详细记录；
- 实验室检查结果；
- 自动打印的化验报告的检查；
- 数据改动方法的正确性。

所有严格按照GCP要求实施的试验必须进行SDV，其中包括对各个研究机构的每位受试者进行SDV。

source of variation (SOV) 变异源分析 也可以视为方差分析，为临床试验统计分析的方法之一，指通过对临床试验过程的有关数据的统计分析，得出数据变异由哪几个原因导致，并定量给出每个原因所产生的变异在总变异中所占的比例。例如，对试验中不同治疗组的数据结果差异进行分析，可以包括受试者总体差异、各受试者组内数据差异和受试者组间差异，或设计效应造成的差异（如分层招募变量）等，从而得出试验药物在不同组的效益是否存在差异。

source record 源记录（原始记录）见"source document 原文件"。

special packaging 专用包装 临床试验的药物包装都必须是专门设计的包装，即包装设计必须让5岁以下的孩童难于开启，或在常规的时间内可以拿到其中的试验药物，但对于成年人的正常使用不会构成困难。

specificity 特异性 指某生物存在其他生物所不具备的某些特征的现象。在医学统计里，任何一个诊断指标，特异性都与敏感性连在一起。所谓敏感性，指诊断指标在诊断疾病的时候不漏诊（假阴性）的机会有多大（小），所谓特异性就是指该指标在诊断某疾病时，不误诊（假阳性）的机会有多大（小）。单独一个指标，如果提高其诊断的敏感性，必然降低其诊断的特异性，换句话说，减少漏诊必然增加误诊，反之亦然。一般来说，医学诊断用四项数据对比才能够说明问题：

- 灵敏性　即患者中得出阳性检测的样本占患者总数的百分比；
- 特异性　即健康人中得出阴性检测的样本占健康人总数的百分比；
- 阳性预测值　即得出阳性检测的样本总数中，患者样本占阳性检测样本总数的百分比；
- 阴性预测值　即得出阴性检测的样本总数中，正常人样本占阴性检测样本总数的百分比。

一般来说，特异性高的诊断试验用于肯定诊断和减少误诊。当误诊和漏诊的重要性相等时，一般可以把分界点选在"敏感性=特异性"，有些疾病，如早期诊断可获得较好的治疗效果，延误治疗则后果严重时，应选择敏感性高的分界点，以保证所有的患者可能被诊断出来；当确诊及治疗费用较高时，则可以选择特异性较高的分界点。

specryum of toxic effect　毒效应谱
机体接触外源化学物后可引起多种生物学变化，称为毒效应谱。例如，机体对外源化学物负荷增加；意义不明的生理生化反应；亚临床改变；临床中毒；死亡。

sphericity test　球形检验　临床试验重复测量结果统计分析的方法之一。在临床试验进行重复测量的各时间点中，其观察结果具有相关性，此时假设在重复测量单因素方差分析时，所有方差和协方差的性状均相等，这就是所谓"球对称"假设。在这种假设下，可用随机区组设计方差分析处理组间的差异。

split plot design　裂区试验设计（等分试验区设计）　也称为分割试验设计，最初发明应用于农业界，后来被逐步推广到其他领域，包括医药研究领域。在医学研究中，完全区组试验设计是单向区组控制技术，拉丁方设计是双向区组控制技术，希腊-拉丁方设计是三向区组控制技术，均可用于单因素多水平间的临床试验数据结果比较。上述方法中，除了区组因素外，只能增加一个处理因素。当常需考虑多种因素的作用时，需要采用多个随机区组设计或多个拉丁方试验设计结合起来进行，这就是裂区试验设计，它是把一个或多个完全随机设计、随机区组设计或拉丁方设计结合起来的试验方法，其原理为先选定受

试对象做一级单位分成几组，分别用一级处理的不同水平做完全随机设计或随机区组、拉丁方设计，每个一级单位再分成几个二级单位，分别接受二级处理的不同水平。以完全随机设计和随机区组设计为例：

- 完全随机的裂区试验设计　将一级实验单位随机等分成 I 组，每组例数为 r，分别接受 A_1、A_2…A_I 的处理；将各一级单位内的二级单位随机分配，接受 B_1、B_2…B_J 的处理。

- 随机区组的裂区试验设计　将一级试验单位配成 r 个区组，每个区组内有 I 个一级试验单位；分别将各区组内的二级试验单位随机分配给A因素的 I 个处理；将各一级单位内的二级试验验单位随机分配给B因素的 J 个处理。

例如，在一项研究不同分化度的贲门癌患者的临床试验中，首先需要把不同分化度的癌症患者划分为一级处理单位，再按照癌症部位——癌组织、癌旁组织和远癌组织作为二级观察单位，最后试验药物的效果与一级单位和二级单位的效益关系作为三级观察单位。

与二因素随机区组设计相比，裂区设计总试验次数不变，但主区的操作次数减少，因而减少了试验工作量和成本。另外，与随机区组设计的区别还有：

- 二因素随机区组的两个因素重复次数一样多，而裂区设计的副区因素比主区因素重复次数多。裂

区设计中，每个主区因素在每一区组中仅重复一次，而副区在一个区组中重复的次数等于主区的水平数。因此，对副区因素来说，主区就是一个完全区组，但对全试验所有处理（即水平组合）来说，主区仅是一个不完全区组。这样，主区的重复数等于试验的重复数（区组数），副区的重复数等于区组数×主区数。

- 方差分析时，随机区组设计只有一个误差。裂区设计有主区部分和副区部分，因而有两个误差项，区组和主区是同一个误差（主区误差），而副区和交互作用则用另一个误差（副区误差）。一般来说，主区误差大于副区误差。

- 方差分析时，随机区组设计的区组当作随机因子与固定因子的结果一样。裂区设计中，因为F值的求解不同，区组当作随机因子与固定因子的结果不一样，所以区组只能当作随机因子进行分析。

split plot study　裂区试验研究　泛指采用裂区试验设计的临床试验。

split-half　对分法（折半法，分半信度）　在临床试验数据分析中，对某一套数据出于评估可信度的目的分成两半的统计分析方法。要注意的是这里所指的"两半"并不是任意裂分。在裂分测试中，两部分的折半最好尽可能类似，其内容和回答的概率状态也要尽可能保持一致。常用于临床试验患者自报告问答量表的结果分析中。

split-half reliability　折半信度　在临床试验量表（如里克特Likert）测量量表评价中常用的信度检验方法之一，即问卷填答后，将问卷题目分成两半分别计分，再将这两半的总分计算其相关系数，这种相关系数称为折半信度系数。这种方法反映测验项目内部一致性程度，即表示测验测量相同内容或特质的程度。常见折半的方法有两种：

- 对等折分　即将测验项目分数分成两半，进行相关检验，用这种系数来表示测验项目的信度，即分半信度。这系数需要用斯皮尔曼-布朗（spearman-Brown）公式进行校正。例如，40个生活质量问答测试被分为两部分，问题1～20为第一部分，问题21～40为第二部分。但这种方法的弊端是由于前面部分的问题的难度、系统性和患者回答的疲劳感与后一部分不尽相同，所以患者给出的答案的一致性和准确性会有所影响。

- 奇偶分组的方法　即将测验题目按照序号的奇数和偶数分成两半，然后计算两项项目分之间的相关。相关越高表示信度高，或内部一致性程度高。这种方法可以保证每个折半部分都含有原测试问题自始至终的等同数量和难度的问题，也可能减少患者回答疲劳带来的答案的不平等。

S

sponsor 申办方（赞助者，主办者）
发起、资助、组织，管理、执行和监督一项临床试验的申办方常为一个制药公司，也可以是一个个人、一名研究者、一个独立机构或组织（ICH E6 1.53）。若申办方为一个外国公司或组织，应该有一个当地代表按国家法规所规定来执行他的责任。虽然申办方可以转移或授权第三方组织或个人，如临床研究组织（CRO）或研究者，承担临床试验的部分职责，但最终的临床试验的合规职责还是应由申办方负责。申办方在临床试验全过程中多应担负的职责包括，但不限于以下若干方面：

- 试验科学和可靠性。负责设计试验的全过程，包括提供试验方案、病例报告表，选择数据管理和统计分析方法，撰写中期报告和总结报告；聘请有资格的医学专家作顾问，指导解答与试验相关的医疗或医学问题；负责在试验结束后向药政部门提交试验总结报告。

- 研究者的选择。申办方负责选择研究者，要考虑试验单位和设备条件的合适性和可用性，要确定研究者的资格，以及整个研究期间研究者是否有时间进行试验和遵循GCP与试验方案行事。

- 建立临床试验的职责。申办方在试验开始前获得药政部门对临床试验的批准文件，协助研究者获得伦理委员会对试验的批准文件，建立及划分所有与试验相关的职责和职能，负责与研究者或CRO协议分派试验方案相关的职责（即数据处理、破盲、统计管理、准备试验报告及准备向伦理委员会、管理部门和任何其他要求的审评实体递送资料）。此协议应在试验开始前以书面形式确认（试验方案、合同或其他文件）。申办方可以将任何或全部契约的责任转移至一个科学实体（商业的、学术的或其他），或一个合同研究组织（CRO）。任何这种转移应该书面阐明。

- 试验合规的监督。申办方需要委派合格的监查员对试验进行定期监查访视，以保证受试者的权益得到保障，试验数据真实、准确，试验的实施符合GCP、试验方案和现行管理条例；申办方也需要负责指定独立的稽查员对试验进行稽查以保证试验按照GCP、试验方案和现行管理条例执行；在多中心临床试验的组织协调工作中，负责确保各个试验点数据的一致性和可比性。

- 负责临床试验方案与程序的执行和遵循。申办方负责确保研究者同意遵从试验方案和GCP执行试验，并接受对数据记录（即病例报告表、CRF）的监查、稽查与药政检查。申办方与研究者必须在试验方案或相关文件上签字以对方案内容的同意。任何方案修改应在其实施之前由申办方与研究者另行签署同意协议，这种协议应该记录在案。可能影响受试者安全或试验执行的修改应由研究者递送伦理委员会审批。申办者应提供修改的正当理由。需要时，修改应递送药政管理部门审批。修改只有在获得所有批准后方可实施，此过程所引起的耽搁不应对受试者产生明显的即刻伤害或危险。

- 试验物质和信息材料的提供和管理。作为计划试验的先决条件，申办方负责向研究者提供有关试验药物，适当时包括对照品，有意义的化学的或药学的、毒理学的、药理学的和临床的数据（包括以前的和正在进行中试验的数据），此种信息应是正确的，并足以证明试验的性质、规模和期限是正当的。此外，申办方应使研究者对试验期间发生的任何有关的新信息引起注意。

  - 药物和研究信息。申办方负责准备和向研究者提供有关试验用药物的详细资料及最新版本的研究者手册，其中必须包含所有的有关药物的信息，如有新信息，必须随时补充及/或更新。

  - 安全性信息。申办方必须及时向研究者提供在试验期间得到的最近的相关信息，对试验用药物的安全性进行评估，并负责报告不良事件和严重不良事件的发生情况，必要时保证由研究者通知伦理委员会和药物管理部门。

  - 试验用药物。申办方负责试验用药物的制造、包装、标签和编号，并提供试验药物及对照品（任何时候），及其足够的信息以支持这些产品的安全使用。申办方负责提供有充分特征和正确编码与贴标签的试验药物，此类药物按药物生产质量管理规范的原则制备。为防止药物变质应适当地包装，保证盲法程序（适用时），并应有合适的研究性标签。

必须保存每批药物的足量样品和一份分析和特征的记录供参考，以至在必要时一个独立的实验室能复核试验药物如质量控制或生物等效性。

负责试验药物管理、如运输、计数、回收和销毁等，并保存全部相关记录。被提供的试验用药物数量的记录必须记录批号或序号以便保存。申办方必须确保研究者在其单位内能够建立一个适当和安全管理、储藏、使用、回收（给研究者或申办方）、合适时销毁试验用药物的系统。

- 试验管理与数据管理。为了指导、督察数据管理和核实、统计处理，以及试验报告撰写，申办方应任命合适的个人和（或）委员会进行此工作。

  - 考虑到临床试验的数量和规模，

申办方需要对试验的管理建立书面的标准操作规程议，以满足GCP的要求。

- 申办方必须任命合适的和训练有素的监查员和临床研究支持人员，并保证他们接受继续培训以保持知识更新和熟练。

- 申办方应该建立一套或数套质量保证体系（包括独立的稽查）以确保试验的执行、数据的产生、文件证明、报告的记录符合试验方案和GCP标准以及有关法规要求。这个质量体系的运作应该不受试验的研究者或监查者的影响。

- 申办方负责准备一份符合法规要求的全面的总结报告并使之获得批准，不论试验完成与否。按药政部门的要求，申办方必须递呈任何最新安全状况报告和年度报告。

- 申办方负责试验管理、资料处理和记录保存。

- 对受试者和研究者的补偿。按国家法律和法规的要求，申办方应对试验中发生的与试验药物相关的损害或死亡事件的受试者提供适当补偿或治疗，向研究者提供补偿（包括法律上和经济上的担保），但由于医疗错误或疏忽所引起的要求除外。

- 药物不良事件的管理。申办方应为临床试验建立不良事件报告程序。申办方必须与研究者一起及时地考虑所有严重不良事件，并采取必要的合适措施以保证受试者安全；按有关的国家规定向有关部门报告这些事件。

- 试验中止的管理。当出现管理方面的问题，如发现研究者或协调研究者违背试验方案时，申办方应负责终止该研究机构的试验；当申办方决定提前结束或暂停试验时，申办方负责将上述决定及终止的理由通知研究者、伦理委员会和有关部门。

- 对于申办方承担或参与的临床试验项目，申办方负责支付试验费用。

sponsor initiated study　申办方倡导研究　由申办方发起并负责赞助的临床试验项目，通常指药物公司的申办方。

sponsor-investigator　申办研究者　负责起草一项临床试验方案，并单独或与他人合作启动和执行该临床试验项目的研究者，也负责直接指导试验药物给受试者的分发、服用或管理。申办研究者通常为研究机构的执业医生。这个研究者对临床试验项目拥有所有权。任何公司或非研究机构人员的个人不应被视为申办研究者。申办研究者既拥有申办方的职责，又具有研究者的义务（ICH E6 1.54）。例如，研究者发起的临床试验或一些医疗机构发起的临床试验中的研究者。

spontaneous mutation　自发突变　生物体内正常的代谢物或环境放射线自然本底和微量化学物皆能引起DNA

损伤，它所导致的突变称为自发突变。

spontaneous report 自发报告 与上市后药品服用所产生的不良反应事件报告有关，这类报告一般来自于医务工作者，多为在无申办方特别要求的情况下的自觉的报告。这类报告可以直接报告给生产药品的药物公司，也可能是向监管部门设置的药物安全性报告热线提交。许多国家的药物监管部门都有上市药品安全性监督和报告的法规来指导和管理此类自发报告。此类报告的基本四要素包括可确认的药品名称、可识别的病患者、可识别的报告者和不良反应事件的名称或症状。临床试验不良反应报告不属于此类自发报告。

spreadsheet 电子数据表 由计算机产生的载有临床试验数据集或信息的简单表格或打印在纸质上的电子表格。

spurious 假相关的（伪造的，假的）通常用于表示通过观察得到的但却不是反映真实受试者情况的数据。

square contingency table 方列联表 指含临床试验数据和有相同行数和列数的列联表，如2×2表，4×4表等。

stability 稳定性 泛指不会随时间和环境变化的试验物质的性状，或在预定的时间和环境条件下试验物质不会发生质的变化的性质。例如，药物有效期就是根据药物稳定性试验的结果得出的。

stability data 稳定性数据 经药物有效期测试过程得到的与药物稳定性性状有关的数据。

stable disease 病情稳定 多见于癌症研究中，常表示试验药物治疗对肿瘤没有完全缓解、部分缓解或恶化的情形，即肿瘤最大直径与其最大垂直径的乘积减少不足50%或增加少于25%。

stacked bar chart 堆叠横条图（堆积条形图） 演示临床试验数据结果的图像表达形式之一，这个图标类型会以直条图来显示不同亚类的数据堆叠累计，最后比例总达100%，是一种比较部分与总体之间关联性的图表。每个堆叠条代表了一类数据类别（图53）。

staff signature log 人员签名表 见"signature sheet 签名表"。

staging 分期（入组） 常见于肿瘤分期，通常只针对恶性肿瘤，是一个

S

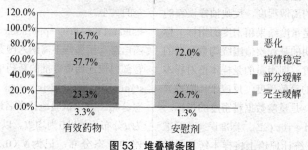

图53 堆叠横条图

评价体内恶性肿瘤的数量和位置的过程。肿瘤分期是根据个体内原发肿瘤以及播散程度来描述恶性肿瘤的严重程度和受累范围，表示受试者入组时根据疾病程度的分类来招募入组受试者进入临床试验项目。

standard deviation (SD) 标准偏差（标准差） 也称标准离差或均方差，是临床试验统计学名词，描述各数据偏离平均数的距离（离均差）的平均数，是离差平方和平均后的方根，即方差的正平方根，使用的量纲与原量纲相同，适用于近似正态分布的资料，大样本、小样本均可，最为常用，用σ表示。标准差能反映一个组内数据集的离散程度，即所有数减去其平均值的平方和，所得结果除以该组数的个数（或个数减一，即变异数），再把所得值开根号，所得数就是这组数据的标准差。标准偏差越小，这些值偏离平均值就越少，反之亦然。标准偏差的大小可通过标准偏差与平均值的倍率关系来衡量。平均数相同的两个数据集，标准差未必相同。标准差与标准误差的区别在于，标准误差衡量的是样本平均值对总体平均值的离散程度，反映抽样误差的大小，是量度结果精密度的指标；标准差说明的是观察值围绕均数分布的离散程度，即衡量的是样本值对样本平均值的离散程度，反应个体间变异的大小，是量度数据精密度的指标。

standard error (SE) 标准误差（标准误） 在统计理论上将样本统计量的标准差称为标准误，用来衡量抽样误差的大小。据此，样本均数的标准差$\sigma_{\bar{x}}$称为标准误，定义为各测量值误差的平方和的平均值的平方根，又称为均方根误差。在临床试验中，用来判定临床试验数据组统计量的离散程度，在正态分布中表现出正态分布曲线的陡峭程度，标准误差越大，曲线越平坦，反之，曲线越陡峭。所以，平均数的误差实质上是样本平均数与总体平均数之间的相对误。可推出样本平均数的标准误为$\sigma_{\bar{x}} = (1/\sqrt{n})\sigma$，其估计值为$s_{\bar{x}} = (1/\sqrt{n})s$，它反映了样本平均数的离散程度。标准误越小，说明样本平均数与总体平均数越接近，反之，表明样本平均数比较离散。标准误与标准差的区别可参阅"standard deviation 标准偏差"的解释。标准误常用于构建数据值的置信区间和P值。

standard error of mean (SEM) 均数标准误 通常将样本统计量的标准差称为标准误。许多样本均数的标准差称为均数的标准误，它反映了样本均数间的离散程度，也反映了样本均数与总体均数的差异，说明均数抽样误差的大小。

standard new drug application 标准新药申请 指那些不需纳入国家药政监管部门快速通道审批的新药申请。

standard normal distribution 标准正态分布 临床试验统计学名词，又称为μ分布，是以0为均数、以1为标准差的正态分布，记为$N(0, 1)$。标准正态分布曲线下面积分布规律是：在$-1.96 \sim +1.96$内曲线下的面积等于0.9500，在$-2.58 \sim +2.58$内曲线下面积为0.9900。

standard normal variate　标准正态变量　临床试验统计学名词，表示以概率取值的一个随机变量的取值服从正态分布。

standard of care　治疗标准（看护标准）　根据患者治疗的现行规定要求对其进行治疗和看护。

standard operating procedure (SOP)　标准操作规程（标准操作程序）　一个为达到均一性完成某一特定职责或过程而制定的临床试验管理的官方和详尽的书面指导文件，以保证临床试验的职能和活动都能按照统一标准和有效的方式进行。按照ICH的定义来看，标准操作规程是一个标准作业程序，就是将某一事件或程序的标准操作步骤和要求以统一的格式正式而详尽地描述出来，用来指导和规范公司业务，使临床试验的职能工作和日常活动能按照稳定和有效的方式进行（ICH E6 1.55）。SOP的精髓，就是将细节进行量化，用更通俗的话来说，SOP就是一套包罗万象的操作说明书大全，对某一程序中的关键控制点进行细化和量化。SOP必须不断根据GCP和其他法律法规要求及时更新。在临床试验中SOP是一个药物公司应当遵循的各种临床试验商务规程的书面文件，其应当涵盖所有临床试验的方面，从公司的组织构架到试验方案的撰写、运营和监查、数据管理和统计分析、试验报告和药政申报等。研究机构和伦理委员会也应有标准操作程序。如伦理委员会规定成员的组成、审阅程序、归档要求等内容。规范、规程和标准的区别在于：

- 规范一般是在临床试验的实际工作中，对试验各个主要环节，如试验设计、运营、监督、数据管理和质量要求等技术事项所做的一系列规定，属于较高层次的操作和质量要求。通常国家颁布的技术要求可以视为规范类别。

- 规程是对具体工作步骤、执行、质控、安全、管理等技术要求和实施程序所做的统一规定，通常公司需要按照国家规范运营或执行时所制定的操作和质量要求可以视为规程类别。

- 标准则是规范和规程的一种集合表现形式，习惯上可以把标准、规范和规程统称为标准，只有针对具体对象才加以区别。

一般说来，质量管理体系由四级阶层文件架构组成，SOP的文件体系为第二级架构文件。当针对临床试验的组织管理过程、方法、质量等基本准则提出操作要求和标准时，一般统称为"规程（SOP）"，如"管理SOP的SOP""临床试验方案发展规程""临床试验数据管理的技术规程"等；其中的文件内容应遵循5W原则，即包括目的（why）、范畴（where）、定义（what）、角色和权责（who）、程序

[何时做（when）和如何做（how）]、相关文件等。当针对规程中临床试验设计和运营等通用的特定事项做出具体规定时，需要涉及三级文件，包括"工作指南（working guidance, WG）"或"作业指导（working instruction, WI）"。WG是具体执行和操作的方法说明。如"临床试验监查计划书管理""电子数据采集系统的构建管理"等。WI在涉及操作、过程和管理等具体专用技术要求时，主要是针对标准、方法中不明确的部分加以细化明确用的，有时候也叫做实施细则。如"病例报告书完成指南""临床试验监查计划书""电子采集系统的用户验证计划书标准"等。但这种等级分类并没有一个绝对标准，通常在不同公司对它们的划分要求也不尽相同。三级文件是二级SOP文件的延伸，与SOP的关联性密不可分，其架构通常依据具体工作内容撰写，可不用描述目的、范畴和权责。四级文件通常包括SOP，指南或作业指导中涉及的模板，表格或工作计划等。

standard score　标准分值 也称z分值（z-score），是临床试验数据标准化的方法之一，其方法是基于原始数据的均值（mean）和标准差（standard deviation）将临床试验所获得的数据进行数据的标准化，即标准数据＝（原数据－均值）/标准差。z-score标准化方法适用于属性A的最大值和最小值未知的情况，或有超出取值范围的离群数据的情况。

standard treatment or care　标准疗法 泛指当前普遍接受的和经过医药监管部门批准的治疗某种疾病适应证且已被证明行之有效的治疗方法。在临床试验中，对照组的治疗方法可以采用标准疗法来与试验药物的疗效做对比，便于判断试验药物的疗效与有效对照（或称阳性对照组）相比是好还是不好。

standardization　标准化 所谓标准是科学、技术和实践经验的总结，而标准化为在一定的范围内获得最佳秩序，对实际的或潜在的问题制订共同的和重复使用的规则的活动。标准化行动包括制订、发布及实施标准的过程。在医药临床研究中，各个方面的管理规程或试验数据都需要标准化。只有这样所得到的研究结果才能被认为是准确和值得信赖的。标准化可以按照其标准适用的范畴而分成若干等级，构成了临床研究规程和数据标准互换，配合和通用技术方面的重要基础标准。例如，国际标准、国家标准、专业标准和企业标准。通常下一级的标准应当符合上一级标准的要求和规范，而不能相抵触。

- 国际标准　由国际组织或机构制定和颁布的适用于全球同一领域遵循执行的标准。例如，良好临床规范（GCP）、临床数据交换标准（CDISC）等。
- 国家标准　由国家标准化主管机关或监管部门批准和颁布的适用于全国范围内的标准。例如，美国食品药品管理局（FDA）制定和颁布的以风险为基础的临床试验监督指南，中国国字药品监督管理局颁布的药物注册管理法规等。

- 专业标准　由主管专业机构或协会批准、发布，在一定专业范围内统一执行的标准。专业标准包括某些不列入国家标准范围的标准，其可能涉及专业用的术语、符号、规则、方法等标准。例如由中国国字药品监督管理局药物审评中心颁布的临床试验数据管理指南等。

- 企业标准　由企业自身制定和颁布的只限于在企业内部使用的各种标准。企业可根据自己的特点和需要，选定所采用的国家标准和专业标准的内容和范围，也可以制订要求高于国家标准和专业标准的技术条件。例如，企业制定的各种标准操作规范（SOP）等。

药物临床试验的数据标准化是将临床试验所采集的原始数据经过特定的统计分析处理后按比例缩放，使之落入到一个小的特定区间，如归一化法，便于完成进一步的统计分析。在数据分析之前，临床试验数据通常需要先将其数据标准化，再利用标准化后的数据进行数据分析。所以，从某种意义上来说，数据标准化也就是统计数据的指数化。数据标准化处理主要包括两个方面，即：

- 数据同趋化处理。主要解决不同性质数据问题，对不同性质指标直接加总不能正确反映不同作用力的综合结果，需先考虑改变逆指标数据性质，使所有指标对测评方案的作用力趋同化，再汇总才能得出正确结果。

- 数据无量纲化处理。主要解决数据的可比性。

数据标准化的方法有很多种，常用的有"最小-最大标准化""z-score标准化"和"按小数定标准化"等。经过上述标准化处理，临床试验的原始数据均转换为无量纲化指标测评值，即各指标值都处于同一个数量级别上，可以进行综合测评分析。

standardized normal deviate　标准正态偏差　见"standard normal variate 标准正态变量"。

standardized score　标准化分值　见"standard score　标准分值"。

statement of investigator (SOI)　研究者声明　在临床试验项目正式开始之前，研究者都会被要求在一份概述其应当担负的职责和遵循临床试验方案要求的声明上签名并注明日期，以确认同意按照试验方案的要求进行临床试验项目。这是一份药政部门要求研究者完成的正式法律文件，并应当与其他试验文件一起在NDA申请中提交。这份文件也需要分别保存在申办方的临床试验项目主文档和研究机构临床试验项目文档中。研究者签署这份声明意味着同意试验项目的方案设计，并对试验方案的正确实施负责。

statistic 统计值（统计量） 数据统计分析的术语，指由样本算出的统计指标或特征值，如样本均数、样本率等。样本统计量可用来估计总体参数。总体参数是固定的常数，统计量是在总体参数附近波动的随机变量。其本意为"数据的函数"，即经过统计方法处理过的临床试验数据，如平均值、最大值、方差等。

statistical analysis plan (SAP) 统计分析计划 一份正式的由统计师准备的临床试验文件，其包含按照临床试验方案要求对主要变量和次要变量及其他数据进行统计分析应当采取的技术、方法和工具等的详细描述。这份文件的初稿在临床试验启动前应当完成，最后的定稿必须在临床试验数据库锁定之前完成并得到申办方的批准。

statistical analysis system (SAS®) 统计分析系统 临床试验数据分析普遍采用的统计分析软件系统。SAS系统本身是一个组合软件系统，它由多个功能模块组合而成，其基本部分是基础SAS模块（BASE SAS）。BASE SAS模块是SAS系统的核心，承担着主要的数据管理任务，并管理用户使用环境，进行用户语言的处理，调用其他SAS模块和产品。也就是说，SAS系统的运行，首先必须启动BASE SAS模块，它除了本身所具有数据管理、程序设计及描述统计计算功能以外，还是SAS系统的中央调度室，它除可单独存在外，也可与其他产品或模块共同构成一个完整的系统，各模块的安装及更新都可通过其安装程序非常方便地进行。SAS系统具有灵活的功能扩展接口和强大的功能模块，在BASE SAS的基础上，还可以增加如下不同的模块而增加不同的功能：SAS/STAT（统计分析模块）、SAS/GRAPH（绘图模块）、SAS/QC（质量控制模块）、SAS/ETS（计量经济学和时间序列分析模块）、SAS/OR（运筹学模块）、SAS/IML（交互式矩阵程序设计语言模块）、SAS/FSP（快速数据处理的交互式菜单系统模块）、SAS/AF（交互式全屏幕软件应用系统模块）等。SAS有一个智能型绘图系统，不仅能绘各种统计图，还能绘出地图。SAS提供多个统计过程，每个过程均含有极丰富的任选项，用户还可以通过对数据集的一连串加工，实现更为复杂的统计分析。此外，SAS还提供了各类概率分析函数、分位数函数、样本统计函数和随机数生成函数，使用户能方便地实现特殊统计要求。

SAS是由大型机系统发展而来，其核心操作方式就是程序驱动，经过多年的发展，现在已成为一套完整的计算机语言，其用户界面也充分体现了这一特点，它采用MDI（多文档界面），用户在PGM视窗中输入程序，分析结果以文本的形式在OUTPUT视窗中输出。使用程序方式，用户可以完成所有需要做的工作，包括统计分析、预测、建模和模拟抽样等。但是，这使得初学者在使用SAS时必须要学习 SAS 语言，入门比较困难。SAS 的 Windows 版本根据不同的用户群开发了几种图形操作界面，这些图形操作界面各有特点，使用时非常方便。

statistical chart/diagram/graph 统计图（统计图表）　也可称为趋势图，是根据统计数字，用几何图形、事物形象和地图等绘制的各种图形，如柱形图、横柱形图、散点图、条形图、百分系图、直方图、线图、曲线图、饼图、点图、面积图、雷达图等，用于呈现某事物或某信息数据的发展趋势。统计图和统计表的作用是代替文字，以表或图的形式进行了阐述。统计图通常由五部分（标题、图域、标目、图例、刻度）组成。

statistical inference 统计推断（统计推论）　通过样本指标来说明总体特征，这种运用统计方法从样本获取有关总体信息的过程称为统计推断，包括了假设检验和参数估计。通俗地说，就是从总体中随机抽取一定含量的样本进行研究，目的是通过样本的信息判断总体的特征，这一过程称为统计推断。

statistical method 统计方法　泛指用于评估或分析临床试验数据的数学模型、检验和技术。

statistical model 统计模型　数据统计技术术语。有些数据分析过程无法用理论分析方法导出其模型，但可通过试验或直接由工业过程测定数据，经过数理统计法求得各变量之间的函数关系，称为统计模型。例如，药物代谢动力学参数就必须通过血药浓度的测定后，采用长期实践过程中建立的统计模型，分析得到相关药物代谢动力学参数，如约物半衰期（$t_{1/2}$）、最大血药浓度（C_{max}）等。

statistical significance 显著性差异（统计显著性）　从临床试验统计分析的意义上来说，显著性的含义是指临床试验两组样本的均值统计结果之间的任何差异是受到系统因素而不是偶然因素的影响，即这种差异是一个真正的差异而不是只是因随机因素而出现的差异。显著性是对差异的程度而言的，也可以说显著性是对临床试验样本组间数据差异的程度而言的，程度不同说明引起变动的原因也有不同，常分为条件差异或随机差异。所以，显著性差异就是实际样本统计量的取值和假设的总体参数的差异超过了通常的偶然因素的作用范围，说明还有系统性的因素发生作用，因而就可以否定某种条件不起作用的假设。由于随机差异服从正态分布，一般临床试验数据显著性差异可以用正态曲线来回答这个问题。从统计理论来说，显著性是指无效假设为真的情况下拒绝无效假设所要承担的风险水平，又叫概率水平，或者显著水平（参见"level of significance　显著性水平"）。所以，临床试验的数据组差异的假设称为原假设或无效假设（见"significance test　显著性检验"）。例如，0.5% 的显著性差异意味着当全无效假说为真，只有 1/200 的机会拒

S

绝所观察得到的结果假说。

statistical significance test 显著性差异检验 见"significance test 显著性检验"。

statistical test 统计检验 见"significance test 显著性检验"。

statistically significant 统计差异（统计显著性） 同"statistical significance 显著性差异"，即当临床试验样本组之间数据统计分析结果的p值小于预设的统计显著性水平（$<0.05\%$）的话，所得疗效结果有统计显著性的意义。因而，全无效假设被拒绝。

statistician 统计师（统计员） 临床试验中负责临床试验方案统计设计和临床试验数据分析的专家，对临床试验的治疗组别是否存在显著差异或结果有效性的统计概率分析负有全责。

statistics 统计学 "统计"有合计、总计的意思，统计学指对某一现象有关的数据的搜集、整理、计算、分析、解释、表述数据的科学，为临床试验数据结果分析的主要基础。一般说来，统计包括三个含义：统计工作、统计资料和统计科学。这三者之间的关系是：统计工作的成果是统计资料，统计资料和统计科学的基础是统计工作，统计科学既是统计工作经验的理论概括，又是指导统计工作的原理、原则和方法。这三个方面的具体描述如下：

- 统计工作 指在一定统计理论指导下，采用科学的方法，搜集、整理、分析统计资料的一系列活动过程，故为统计的基础，也称统计实践，或统计活动。一般包括统计设计、统计调查、统计整理和统计分析四个环节。临床试验的试验方案中的统计方法的设计属于统计设计活动的案例。

- 统计资料 指临床试验采集得到的原始数据经过统计加工整理或统计分析，用于反映临床试验结果或疗效现象的数据资料的总称。临床试验统计工作所取得的各项数字资料及有关文字资料，一般反映在统计列表、统计图表、统计结果资料汇编、统计分析报告和其他有关统计信息的载体中，也称统计信息。

- 统计科学 也称统计学，是统计工作经验的总结和理论概括，是系统化的知识体系，泛指研究如何从临床试验中搜集、整理和分析数据统计资料的理论与方法，其主要的表现形式是通过利用概率论所建立的数学模型，收集所观察的临床试验数据，进行量化的分析、总结，进而进行推断和预测，为药物疗效决策提供依据和参考。药物研究中的药代动力学就是广泛运用统计学的案例。

医学统计工作的内容：①实验设计；②收集资料；③整理资料；④分析资料。

status 地位（状态） 泛指某人或某事所处的位置或阶段，如果是涉及人的话，表示该人的资历或职位高低；

若表示事情的话，则意味着该事情的进展或所处状态，如试验方案撰写阶段、临床试验项目中期阶段、临床试验报告撰写阶段等。

steady state 稳定态（恒稳态） 在药效学研究中，稳定态多指药物在连续恒速给药（如静脉输注）或分次恒量给药的过程中，血药浓度会逐渐增高，经 4 ～ 5 个半衰期可达稳定而有效的血药浓度。此时药物吸收速度与消除速度达到平衡，血药浓度相对稳定在一定水平，这时的血药浓度称为稳态血药浓度，也称坪值，其临床意义在于：

- 调整临床给药剂量的依据。当治疗效果不满意或发生不良反应时，可通过测定稳态血药浓度对给药剂量加以调整。
- 确定负荷剂量的依据。病情危重需要立即达到有效血药浓度时应给负荷量，即首次剂量就能达到稳态血药浓度的剂量。当每隔 1 个半衰期给药 1 次时，可采用首次加倍剂量给药；当静脉滴注时，可采用第 1 个半衰期滴注常用剂量的 1.44 倍静脉注射给药。
- 制定理想的给药方案依据。理想的维持剂量应使稳态浓度维持在最小中毒浓度与最小有效浓度之间。因此，除恒速消除药物、治疗指数太小及半衰期特长或特短的药物外，快速、有效、安全的给药方法是每隔 1 个半衰期给半个有效剂量，并把首次剂量加倍。

steady state concentration 稳态浓度（坪浓度） 等量等间隔连续多次给药，经 4 ～ 5 个半衰期后，血药浓度稳定在某一水平，称为稳态浓度，用 C_{ss} 表示。

steering committee 指导委员会（督导委员会） 为指导临床试验和药物临床研究的过程所建立的专业性或学术性委员会。该委员会的宗旨在于为药物临床试验和研究制定方针、必须遵循的准则和对临床研究的方向或研究目标做出指导性的建议等。例如，临床试验中的数据安全监督委员会（DSMB）就是一种指导委员会的范例。

stem and leaf plot 茎叶图 临床试验数据图像分析方法之一，又称"枝叶图"，方法为将数组中的数按位数进行比较，将数的大小基本不变或变化不大的位作为一个主干（茎），将变化大的位的数作为分枝（叶），列在主干的后面，这样就可以清楚地看到每个主干后面的几个数，每个数具体是多少。茎叶图是一个与直方图相类似的特殊工具，但又与直方图不同，茎叶图保留原始资料的资讯，直方图则失去原始资料的信息。例如，一组舒张压的患者血压测量数据如下：

88，80，75，97，57，69，74，96，86，79，68，56，95，101，85，79，100，74，54，68，94，67，73，85，78，53，83，65，77，48，94，71，93，82，77，71，64，80，89，81，75，63，75

在这组茎叶图（图54）的构建中，首先将上述舒张压自小到大排列如下：

48，53，54，56，57，63，64，65，67，68，68，69，71，71，73，74，74，75，75，75，77，77，78，79，79，80，80，81，82，83，85，85，86，88，89，93，94，94，95，96，97，100，101

然后，以上数字的十位数以上的数字作为茎自上而下排列，个位数的数字作为叶依次排列在相应茎的行目后，见图54。

茎	叶
4	8
5	3 4 6 7
6	3 4 5 7 8 8 9
7	1 1 3 4 4 5 5 5 7 7 8 9 9
8	0 0 1 2 3 5 5 6 8 9
9	3 4 4 5 6 7
10	0 1

图54 茎叶图

注：4|8=48。

如果把上述数据分布的茎叶图（图54）的茎和叶逆时针方向旋转90°，实际上就是一个直方图，可以从中统计出次数，计算出各数据段的频率或百分比，从而可以看出分布是否与正态分布或单峰偏态分布逼近。例如，在这组舒张压分布图中，血压在70～80mmHg的患者数最多。从这个茎叶图的分析中可以看出其具有的主要特点包括：

- 用茎叶图表示数据有两个优点，一是从统计图上没有原始数据信息的损失，所有数据信息都可以从茎叶图中得到；二是茎叶图中的数据可以随时记录，随时添加，方便记录与表示。

- 茎叶图只便于表示两位有效数字的数据，而且茎叶图只方便记录两组的数据，两个以上的数据虽然能够记录，但是没有表示两个记录那么直观、清晰。

stepped wedge design 阶梯设计 临床试验的设计方法之一。在随机对照的临床试验（RCT）阶梯设计中，每个随机受试者单位首先接受对照治疗，然后交叉接受试验药物治疗。然而，试验药物对每个受试者单位或整体的治疗在某一时间段内呈连续状。在试验结束时，所有受试者都会接受临床试验治疗，但接受治疗的时间却是随机的。这类试验既可以用于个体患者临床试验，也可以用于整群随机试验。换句话说，这种试验设计通常不设专门的对照组，随着试验的进行，各个组（每组可有一个或多个群）都将接受干预，最终达到治疗药物全面覆盖受试者，这比较符合伦理学的要求（图55）。对各个组的治疗不在同一时间，而是按照随机的顺序相继接受干预治疗，这种设计特别适合用于无法同时为组内每一位受试者或所有患者群体提供临床治疗的情形，即医疗资源或财务有限的情况，也常见用于疗效在有限的研究环境中已有所呈现的治疗效益评价中，如免疫接种、筛检、健康教育、医护人员

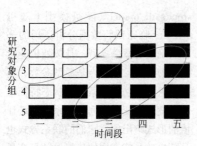

图55 阶梯设计示意

注：分为5次进行干预的阶梯设计，受试者随机排列或抽签等方式，获得数字1～5的一个随机排列顺序（干预顺序）入组，如5-4-3-2-1。图中白色框表示对照给药，黑色框表示干预措施

培训等，适合扩大试验评价规模到患者团（群）体（如整个学校）的情形，用于评价和控制时间趋势对疗效评价的影响，有助于疗效-时间效应药物模型的数据分析。

在阶梯设计中，交叉时间是随机的，交叉干预措施也是单向进行的，在这种试验设计中，对每一个组别接受临床试验对照或干预措施后数据的及时采集，并与每组对照组别数据点的比较有利于对治疗整体效应做出数据分析。与传统平行设计相比，阶梯设计的主要差异在于：

- 当临床研究的治疗干预措施一般为利大于弊，而不是利弊参半的情形时，只在部分研究对象中实施干预（平行设计），或是从正在接受干预的研究对象中撤出干预（交叉设计），容易引发伦理学问题。但这种试验设计的"利大于弊"的属性，参与者的退出试验

或治疗不会与伦理有关。

- 当需要接受干预的研究对象较多而人力、物力或财力等资源有限时，可能无法在这么多研究对象中同时给予干预措施，治疗措施只能在特定阶段实施。所以，确定受试者随机接受治疗的顺序很可能需要从道义上来考量，这也有利于试验的招募。

- 试验周期比平行设计要长，尤其是有效性要在治疗实施后立即测量。

阶梯设计实际实施上所面临的挑战包括参与治疗的受试者与等待治疗的受试者之间的交错情形无法避免，难于确保评价结果的评价者对受试者的治疗或对照状态保持盲态，而可能影响对疗效信息判断的公正。

stepwise regression 逐步回归 临床试验数据回归分析方法之一，其方法是在建立多元回归方程的过程中，对全部因子按其对y影响程度大小（偏相关系数的大小）次序将自变量逐个引入方程，即每次引入或者移除一个变量进入模型，对引入回归方程中的当时的所有自变量偏相关系数随时进行统计检验，效应显著的自变量留在回归方程内，循此继续遴选下一个自变量。如果效应不显著，停止引入新自变量。由于新自变量的引入，原已引入方程中的自变量由于变量之间的相互作用其效应有可能变得不显著，经统计检验确证后要随时从方程中剔除，只保留效应显著的自变量。

直至不再有可以引入的自变量，也没有不显著的变量需要剔出为止，从而得到最优的回归方程。

stepwise selection　逐步选择　在建立回归方程时，一种筛选变量的方法，见"*stepwise regression*　逐步回归"。

stereogram　立体图（体视图）　见"*isometric graph*　等距图"。

stochastic curtailment　随机缩减（随机终止）　一种序贯统计分析方法，由于伦理和费用的因素，对大型临床试验进行中期分析十分必要，当继续进行临床试验直至完成并不可能对最后结果有所改变的情况下，运用这种分析方法可以在临床试验进行期间对临床试验项目的Ⅰ类或Ⅱ类错误出现的可能性做出监控的同时，对试验数据的检查来判断试验项目是否需要被终结。在这个方法中，根据当时所积累的试验数据来评估在临床试验结束时全无效的假设会被拒绝的概率有多少，或假设剩下的临床试验进程全无效或其他假设的概率有多少。所得到的结果可用于由于试验治疗有益或有害，或因为缺乏明显的疗效差异，对是否需要继续完成临床试验项目或提前终止临床试验项目做出决策。采用随机终止的技术，通过建立在全无效或其他假设基础上的终止界区状态可以较容易地对单侧或双侧检验试验的终止法则做出判断。例如，运用中期Z检验的统计结果是否在上述临界状态可以有助于对临床试验的监控决策。

stochastic model　随机模型（随机模式）　临床试验数据分析运用的一种非确定的概率模型，是按随机变量建立的模型，其特点是模型参数、模拟对象发挥功能的条件和状态特征是随机变量，变量之间的关系是以统计值的形式给出的，它们的联系方式也是随机的，或者原始信息以随机变量来表示，或者如果模型中的任一外生变量不确定，并且随着具体条件的改变而改变，这个模型就被称为随机模型。例如，试验数据频率分布假设可以采用随机模型完成。在这个分析中，假设的可能结果可以被任意地用图解方式表述。

stopping boundary　终止界（终止界区，终止边界）　在序贯临床试验或区组序贯临床试验中，表示拒绝全无效假设的拒绝区域值范围。要注意的是在固定样本规模的临床试验设计中，拒绝限是一个常数，但序贯设计试验中的拒绝限不会是常数。

stopping rule　终止法则　临床试验重要的终止或继续临床试验项目的依据之一，经过对临床试验累计数据的中期分析，对临床试验是否应当继续进行会做出决定，以避免受试者继续受到不必要的风险危害，或治疗效益异常显著而不必要继续收集疗效数据。通常终止临床试验的原因会依据以下几个方面做出：

· 试验治疗明显比对照要差；
· 试验治疗已经明显比对照要更好；
· 试验治疗显示比对照要更好的概

率几乎不存在。

通常支持临床试验继续进行的原因不外乎以下两个方面：

- 试验治疗的适度益处已有所显示，仍需要对其益处的量度做出仔细评估；
- 试验治疗的统计差异还较低，需要更多的受试者来达到所需要的置信限。

如果需要对临床试验项目进行中期分析，终止法则需要在临床试验项目启动前制订完成，并应在统计分析计划书或数据安全监督计划中予以定义或描述。在制定终止法则时，如同涉及显著性水平的临床试验样本规模一样，结合试验方案的主要终点目标，在考虑相关置信限和理想治疗优势的基础上对终止原则做出精准的界定。序贯检验可以用来监督治疗组和对照组间的疗效差异。如果统计差异的绝对值超过预设的关键值的话，临床试验可以按照预设的法则予以终止，治疗组间无差异的全无效假设可以被拒绝。例如，癌症药物的临床试验的主要终点是生存时间，疗效差异可以通过风险比对数来加以预测。如果结果显示受试者的2年存活率从原来的20%增加到30%的话，那么双侧5%显著水平的疗效差异应当可以达到。在这种情况下，由于疗效的显著性，相关临床试验的提前终止应当是适宜的。

在临床试验的数据安全监督委员会（DSMB）存在的情况下，其在制订

终止法则的作用需要审慎行事。通常应当要求DSMB对终止法则的规定必须在临床试验开始前完成，对试验数据的评审规程和要求也应当在DSMB章程中预先予以规定。在可能的情况下，需要临床试验专家指导委员会予以配合和监督。进行临床试验中期分析的终止法则规程也应当在试验开始前制订完成。DSMB应当被要求评审这种中期分析的结果报告。在临床试验进行的过程中，这种中期分析的结果应当局限在特定的临床试验项目管理人员中，特别是涉及有揭盲行为的中期分析结果。

在人体耐受性试验中，当剂量递增时出现下列不良反应，虽未达到规定的最大剂量，亦应当终止试验：

- 剂量递增中出现严重不良反应（影响正常工作和生活）；
- 半数受试者（如3/6，4/8…）出现轻度不良反应；
- 抗癌药物（如3/6，4/8…）出现较重不良反应。

在达到最大剂量时，虽无不良反应，亦应当终止试验。

storage medium 存储媒介　储存临床数据的各类载体，如计算机硬盘、磁带、光盘等。

strata/stratification 分层法　在临床试验中，分层随机招募是临床试验受试者招募的方法之一。分层法就是指临床试验基线时界定和规定临床试验招募特征来分配受试者加入特定组别（阶层）过程的行为，其目的在于可

以把具有类似或相同属性或标准的受试者分在一个阶层中，便于进行更具有针对性的观察和研究。例如，根据吸烟与否和烟龄将受试者分配到不同的用药组别。

stratification variable　阶层变量（分层变量）　在临床试验中所得到的某一层面受试者的试验数据通常被视为阶层类别变量。

stratified random sample　分层随机抽样（分层随机样本）　常见临床试验招募受试者的方法之一。在一些临床试验中，由于临床试验研究目的或试验药物属性等要求，需要将临床试验受试者按照他们的生理、病理或生活习性等特征的不同分成若干试验组别。当受试者被划分至相应组别后再进行随机分配到治疗或对照组。例如，按照受试者吸烟与否分成吸烟组和不吸烟组。当受试者进入吸烟和不吸烟组后，再随机招募进入药物和安慰剂组，以便可以更好地评价治疗肺气肿试验药物的疗效。以分层随机抽样代替简单随机抽样的理由在于：

- 由于每层都进行抽样，这使得样本在总体中分布更加均匀、更加具有代表性。
- 由于抽样在每一层中独立进行，所以允许各层选择适合本层的不同抽样方法；可同时对各子总体（层）进行参数估计，而不单是对整个总体的参数进行估计。
- 由于各层的总体方差因单元之间差异小而肯定小于整个总体的方差，而抽样精度与此成正比，所以分层抽样可以提高参数估计的精度。

stratified randomization　分层随机　按研究对象特征，即可能产生混杂作用的某些因素（如年龄、性别、种族、文化程度、居住条件等）对临床试验受试者招募入组先进行分组（分层），然后在每层内随机地把研究对象分配到试验治疗组和对照治疗组。这样做的好处在于可以确保可能影响试验结果的混杂因子在治疗组别中能够得到很好的平衡。

stratified sample　分层抽样（分层样本）　等同于"stratified random sample 分层随机抽样"。

stratified treatment assignment　分层治疗分配　等同于"stratified randomization 分层随机"。

stratum　阶层（层组）　临床试验中按照分层原则形成的相同属性类别的一组受试者组别。

strength of evidence　证据力度　用于描述临床试验 P 值意义的术语。在临床试验的统计显著性检验中，P 值越小，其拒绝全无效假设的证据力度越大。反之亦然。

structured abstract　格式化摘要（结构化摘要）　泛指临床研究报告总结摘要或论文的格式要求，例如，任何临床试验论文都要求由标题、引言、方法、结果、讨论和结论等组成。

Student's t test　学生 t 检验　见"t test t 检验"。

studentised range　学生化值域　临床试验数据统计分析术语之一。当对若干组别的数据平均值进行比较时，其为最大平均值和最小平均值间的差异除以标准差。

study　研究项目　当用于临床试验领域时，这个术语可以泛指任何类别的临床研究课题或项目，如临床试验项目本身、生活质量调研或元数据统计分析等。

study arm　研究组别　临床试验一个部分或具体的治疗组，如试验药物组、对照组或安慰剂组等。

study close-out visit report　研究项目关闭访问报告　临床试验项目结束时，监查员必须对研究机构进行关闭监查访问。在关闭监查访问中所进行的所有活动都应当以试验项目关闭访问报告的文件形式记录在案。相关关闭活动的文件都应当存档保留（ICH E6 8.4.5）。

study coordinator　研究协调员　又称临床研究协调员（CRC），通常指在参与临床试验的研究机构中协助研究者落实临床试验方案执行工作、确保临床试验运营合规和质量、跟踪临床试验项目进度及临床试验工作协调的研究机构临床试验项目组成员，主要由医学、护理、药学等生物医学专业背景的人员担任。研究协调员的工作范围涉及临床试验的各个方面，例如，临床试验的准备，与伦理委员会和申办方的联络，协助试验实施的各项工作，如获取知情同意，与患者及其家属的教育、联络、咨询与商谈，数据收集与CRF转录，以及临床检查、不良事件、试验药物、文件资料等管理，应对监查、稽查与视察等。CRC对确保临床试验的伦理合理性、科学性及试验数据的可信度方面起重要保证作用。

study data　研究数据　在临床试验领域，通常指从临床试验项目中采集到的数据。

study data tabulation model (SDTM)　试验数据表格模式　CDISC临床试验试验数据递交标准，用于将临床试验结果向监管机构报告的数据格式要求。

study design　研究设计　见"design 设计"。

study discontinuation　研究项目中止　见"discontinuation 中止"。

study drug　研究用药物　泛指临床研究中受试者需用的试验药物。

study documentation or file　研究档案（研究文档）　多用于表示临床试验中研究机构产生的临床试验项目文件，或CRO提供的确保研究机构符合试验方案和GCP要求的试验文件。

study group　研究小组　在临床试验研究领域，通常不是指参加临床试验项目的受试者组别，而是与计划、组织、管理、协调和执行临床试验项目的人员所组成的临床试验工作小组有关。

study initiation visit report　研究项目启动访问报告　临床试验启动前，监查员必须对研究机构进行监查访问，

S

其目的在于培训和确保研究机构的研究者及试验项目人员对试验方案要求和流程的理解及掌握，再次检查和确认研究机构的设备、环境和人员能满足临床试验方案的要求，并回答研究机构人员对试验方案及流程的任何疑虑和问题，临床试验启动监查访问完成后，监查员应当完成研究项目启动访问报告，列出在访问中所讨论的问题和取得的成果。按照ICH 8.2.20指南申办方的启动监查报告的正本应当保留在申办方的文档中，副本存放在研究机构的文档中。

study master file 研究主文档 见 "trial master file 试验主文档"。

study materials 研究项目材料 见 "clinical trial materials 临床试验材料"。

study medication 研究药物 泛指用于临床试验项目中的试验药物，但不包括临床试验中受试者服用的同期服用药物。

study monitor 研究项目监查员 见 "monitor 监查员"。

study number 研究项目编号 每个临床试验项目通常都会被给予一个独特的项目识别编号，此编号可以由数字、字母或字母与数字混合组成，便于试验项目人员的管理和识别。

study nurse 临床研究护士 涉及临床研究项目的护士，不一定是临床试验项目研究协调员。在有些医院，研究护士可以作为辅助研究者（subinvestigator），专门负责某些与临床研究有关的医学诊治或探索性研究的具体工作中。

study period 研究周期 泛指进行临床试验项目所需经历的时间。不同角色或环境对其定义不同。例如，在临床试验研究机构方面，首位受试者的入组到末位受试者的最后一次试验访视被认为是一个临床试验项目的研究周期；在申办方方面，从临床试验项目的计划到最后临床研究报告的完成被视为一个临床试验项目的研究周期。

study protocol 研究方案 见 "protocol 试验方案"。

study site agreement 研究机构协议 与研究机构或其授权人签署的试验项目协议，其中标明研究机构需要完成的职责和工作量，试验项目的实施细则和财务安排等。

study site coordinator 研究机构协调员 见 "clinical research coordinator 临床研究协调员"。

study staff 研究项目工作人员 参与临床试验项目运营的人员，在研究机构方面，通常指涉及具体临床试验项目管理和执行工作的人员，而不是只涉及行政管理的人员；在申办方方面，通常指参与某项临床试验项目的项目组成员。

study start-up visit report 临床研究启动访问报告 见 "study initiation visit report 研究项目启动访问报告"。

study subject 临床试验受试者 见 "subject 受试者"。

study supplies 临床研究供应品（临床研究用品） 常见用于表述临床试

验项目中所需的试验物质，例如，试验药物、化验样本采集盒、生物样本测试盒等试验用品的供应。

study treatment 临床试验治疗 见 "intervention study 治疗研究"。

sub-investigator 副研究者（次要研究者，助理研究者，辅助研究者） 在临床试验研究机构中，负责担任临床试验项目执行的医生通常被视为主要研究者。在主要研究者指定和监督下，协助完成和实施与试验有关的重要程序和/或做出与试有关验的重大决定的临床试验项目医务成员被视为辅助研究者（ICH E6 1.56）。担任辅助研究者的人员通常也需要有相关试验项目所涉及医药领域的资质和专业知识，如医院其他医生、住院医生、研究护士等，并作为临床试验的项目组成员记录在研究机构临床试验项目成员登记表中。

subcategory 亚类（子类别） 常见于临床试验数据处理中，当临床试验的分类数据含有一个以上因子时，就会出现分类中的类别数据的情形，称为亚类数据。例如，受试者的分层组别有吸烟和非吸烟组，其中吸烟和非吸烟组又按性别予以进一步分类，此时男性或女性吸烟组的分类数据就是在吸烟层组项下的亚类数据。

subclass 子类 等同于 "subcategory 亚类"。

subclinical disease 亚临床疾病 又称 "无症状疾病"，是健康观的另一概念。从医学的角度来看，许多疾病的发生与发展都要经过健康→亚临床疾病→临床疾病的不同阶段。亚临床疾病就是疾病发生的早期过程，这一时期，患者还没有明显的临床症状或体征表现，但存在生理性代偿或病理性改变，并可以通过各种检验或检查得到诊断。通常疾病到临床期才会有可识别的症状和体征。对于亚临床疾病的医学解释是疾病是改变了条件的生命现象过程。疾病过程中不仅有机体受损害、发生紊乱的病理表现，而且还有防御、适应、代偿生理性反应，这类病理性反应和生理性反应在疾病过程中不可避免地结合在一起，是很难人为进行分割的进程和结局。例如，常见的中老年人亚临床颈动脉硬化，颈动脉超声检查发现有较明显的颈动脉内中膜增厚，甚至有斑块形成，而无临床表现。另外，中年人在睡眠中猝死就是另一种无临床症状表现的亚临床动脉硬化或冠心病的结果（参阅 "latency period 潜伏期"）。

subcutaneous 皮下的 与表皮以下有关。常用于表达注射制剂的皮下给药途径。

subgroup 亚组 常见于分层随机招募的受试者被进一步分层而形成的受试者群组（见 "subcategory 亚类"）。

subgroup analysis 亚组分析（亚类分析） 对临床试验项目的总体变量，根据某种因素分层的部分对数据进行分析的行为。在某些情况下，这种分析可以替代整体分析或作为整体受试者分析的附加结果，但有时这种分析

S

也可能导致对整体分析结果的误导。

subject 受试者 泛指作为临床试验研究对象的承受者自愿参加试验项目，并接受试验药物治疗或对照治疗的个人（ICH E6 1.57）。受试者本人可以是患者，也可能是身体健康的志愿者。所以，临床试验的参加者不能被称为病患者。依据临床试验方案的要求，有些临床试验项目允许身体健康的志愿者作为受试者参加，如单纯评价毒性较小的试验药物药代动力学或药效学的临床试验项目，但大多数临床试验项目要求符合临床试验方案入组标准的病患者在知情同意（ICF）的前提下参加。所以，受试者是临床试验的重要组成部分，他们不仅是被动承担临床研究的载体，也是创新和互动式的临床研究中的合作者。临床试验的受试者权益、安全性和福祉，特别是知情权必须受到伦理原则的保护。

subject compliance 受试者依从性在总结试验结果时，确保受试者严格按照试验方案服用试验用药物至关重要，这可以保证所有试验疗效和安全性结果均由试验用药物所致。显然，如果受试者未能按照要求服药，就不能说试验用药物产生了某一疗效。为此，药政部门通常会严格检查受试者的服药依从性。对于未上市药物的临床试验，应确保试验用药物仅用于试验受试者。药政部门会要求研究者保存完整的药物计数记录来追踪所有药物的使用情况。在监查受试者依从性过程中，发给受试者的药物包装盒在试验后续访视中会由受试者返还给研究者。应向受试者强调返还所有药物包装，包括已用完和剩余药物的包装。这可利于研究者统计患者服用药物的实际情况，如试验用药物为片剂或胶囊，应采用铝箔包装，这样当包装被返还研究者时，用完和剩余及漏服或丢失的药物以及日期即可清楚地显示出来。如果片剂药物被装入瓶中，在药物被返还后要进行计数以确定有多少剩余药物，并由此计算出有多少药物被受试者服用。如果为液体药物，应事先知道瓶中有多少药物量。当液体药物返还时，测量剩余药物的体积并以此得出被受试者使用的量。当药物被装在玻璃小瓶中时，可以通过比较治疗前后容器的重量来衡量依从性。另外一个评价受试者依从性的方法是检测受试者血样中试验用药物的水平。这可以确保受试者服用了试验用药物，并得知其在血液中是否达到治疗水平。受试者日志卡亦是一种有助于监控受试者服药情况的方法，但前提是受试者必须按照要求每天按时记录试验药物的服用情况。此外，仔细向受试者询问服药情况是另一种有效的检查依从性的方法。当然，没有一种检查依从性的方法是完美的。通常要同时使用多个方法来确定受试者在试验中的依从性。

subject enrollment log 受试者入组登记表（受试者招募登记表） 用于记录入组受试者的详细资料的试验文

件（ICH E6 8.3.22），包括受试者姓名缩写、试验随机编号以及入组日期。此外，该表格尚可记录试验中患者的历次随访日期，以提供试验期间全面的受试者入组情况。受试者使用的试验编号是唯一的，不但用于确定受试者身份，而且决定了该受试者所接受治疗的试验药物，同时更可以保护受试者隐私权。有些试验除了要求填写受试者入组表外，还要求记录经过筛选而未入组的受试者详细资料，如有此要求，可在试验方案中说明。这份文件由研究机构的研究协调员负责按照受试者招募入组的顺序登记入册。这个登记表需要在临床试验进行过程中保存在研究机构文档中，在试验项目结束后存档保留在申办方试验项目主文档和研究机构试验项目文档中，对此表的监查要点如下：

- 按照申办方的要求定期传真给监查员或项目经理，以便他们监督和分析试验项目的进展。
- 受试者招募登记表是监查员必须检查的源文件之一，它应当结合筛选登记表和其他源文件进行交叉比对监查。
- 监查员应当交叉监查受试者的招募入组编码和筛选编码，以确定受试者的真实性和连续性。
- 访视日期的监查有利于确保受试者和研究机构对试验方案的依从性。
- 如果研究药物使用独立的药物编码，应当预先设计使受试者服用的研究药物编码与招募随机编码

相呼应，以免混淆给药组别。招募随机编码也应当登记在药物标签上。

subject ID　受试者编号　临床试验中分配给受试者的独特标识号，其可以由数字、字母或字母数字混合组成。受试者在临床试验的全过程中，受试者编号必须是唯一性的，不能在临床试验的过程中任意更换或用其他标识取代，或再用于后加入的其他受试者。受试者编号是识别受试者身份的唯一编号手段。在临床试验的过程中，受试者根据所处的筛选或入组阶段、进入临床试验项目的时间顺序收到相应的编号。在筛选阶段，受试者通常会被分配一个筛选编号，在符合入组标准后受试者会收到一个随机编码号。值得注意的是筛选失败的患者只有筛选号，而不会被分配一个随机编号。随机编码号将伴随受试者完成整个临床试验项目过程。所有与受试者相关的资料信息，如病例报告表（CRF）、化验样本或其他检查都必须与标识受试者的编号相关联。

subject identification code　受试者标识符　等同于"subject ID　受试者编号"。每位受试者在符合入组标准后，都会收到研究者分配的独特的标识符，这个标识符可以相当于筛选号，也可以是随机编号，取决于受试者所处的临床试验项目阶段。受试者的编号与受试者的姓名缩写连接在一起，在临床试验中可用作身份鉴别，任何试验项目相关的数据、化验报告或不

良反应事件报告等都必须采用受试者的姓名缩写和标识符，以保护受试者的身份不被披露，便于研究者查找和监督受试者的状态（ICH E6 1.58）。

subject identification code list 受试者鉴别登记表（受试者标识符列表）记录研究者/研究机构为找寻受试者所接触的所有患者的秘密信息的文件，登记表中记录有受试者的姓名和标识符、就诊医院、病历号，有时也可能含有受试者的联络消息，使得研究者/研究机构可以揭示任何受试者的所在（ICH E6 8.3.21）。这个登记表的目的是方便研究者/研究机构显示他们选择受试者过程的真实性和较小的偏见性，也使得研究者/研究机构可以建立他们自己的受试者档案。此登记表应当由研究机构人员负责完成和保管。由于此登记表含有受试者的个人隐私信息，所以不应当披露给申办方代表或监查员查阅。在临床试验项目进行过程中和结束后，此登记表都应当只单独保存研究机构的临床试验文档中。所有被接触过的可能候选受试者，无论有否签署过知情同意书，只要研究者/研究机构研究人员曾经咨询或通过查看病历档案的选择，如电话询问、个别面谈、病历库挑选等，都必须记录在本登记表中。但有些研究者只记录签署知情同意书的候选受试者。

subject identification number 受试者识别号 纯粹用数字为标识的受试者编号。

subject number 受试者编号 见"patient identification number 患者识别号"。

subject recruitment 受试者招募 见"recruitment 招募"。

subject screening log 受试者筛选登记表 用于记录筛选受试者的详细资料的试验文件（ICH E6 8.3.20），包括受试者姓名缩写、试验筛选编号以及筛选日期。这个登记表的目的是记录那些被检查过是否符合入组标准的所有受试者，也可显示选择受试者的过程的偏见已被降至最低。研究机构的研究协调员负责将相关信息填入此登记表。在临床试验项目进行中，此不断更新的登记表应当保存在研究机构的临床试验项目文档中。在临床试验项目结束后，此登记表应当分别保存在申办方的临床试验项目主文档和研究机构的临床试验项目文档中。筛选登记表是监查员必须核查的试验项目源文件之一。在监查员审阅次登记表时，应当与受试者的招募登记表对比审查，便于交叉追踪受试者的状态。申办方可以要求研究机构将此表在规定的时间间隔内传真给监查员或项目经理，以便他们随时掌握试验进度状况。

subjective 主观的 泛指只通过表观印象，而不是确认的事实或数据对某事做出评判的行为。

subjective Bayes 主观贝叶斯方法 一种临床试验贝叶斯统计方法，在这个方法中，先验分布从主观数据中分析得出。

subjective data 主观数据 泛指从临床试验的主观印象，而不是通过精确的测定获得的数据值。例如，从临床试验常用的视觉模拟评分法（VAS）中得到的数值，记录疾病严重程度的轻微、适度或严重，或里克特量表中的数据等都属于主观数据。

subjective endpoint 主观终点 依据主观数据得到的临床试验终点值或结果。

subjective measurement 主观测量（主观量度） 对临床试验主观数据的量度。

subjective outcome 主观结果 依据主观数据得到的临床试验结果。

subjective probability 主观概率 常指临床试验贝叶斯统计方法中的先验概率（见"subjective Bayes 主观贝叶斯方法"）。

sublingual 舌下 泛指舌头底下。常用于药物的舌下给药途径中。

subset 子集（亚集） 见"subgroup 亚组"。

sum of squares 平方和 临床试验数据统计分析中常见术语。常用于临床试验数据的方差和回归分析中。

summary basis of approval (SBA) 批准的摘要基础 美国FDA发出的概述支持批准上市药物申请（NDA）决定的关键数据和结果的文件。

summary measure 概括性指标（概括性度量） 临床试验数据统计用术语。在临床试验中泛指用那些重复测量变量的平均值（统计量）来代表总体样本数据特征的概括性度量，即包含所研究的全部试验个体数据的集合。从统计学的角度看，一种试验数据测量的平均数比单个的测量更可靠。样本是从总体中抽取的一部分元素的集合。参数是用来描述总体特征的概括性数字度量，它是根据样本数据计算出来的一些量，是样本的函数。例如，通过临床试验的检测来观察某种试验药物随时间变化的血药浓度曲线（AUC）情况。那么所有参与试验的受试者血药浓度则构成一个总体，其中每一位受试者的血药浓度情况都是一个个体。在这个研究中，如果AUC曲线是唯一需要研究的对象，则AUC在此项研究中就是一个变量。当获得所有受试者的平均AUC数据时，这个平均AUC值就是一个参数。采用这个平均AUC值就可以得到总体样本AUC特征的概括性特征值。这个随时间变化的AUC图代表了一个连续的血药变化趋势，而这种观察实际上是不可能完全实现的，因为受试者不可能在整个临床试验过程中时刻都被观察和测定血药浓度。在临床试验过程中受试者只有每隔一定时间被要求进行血药浓度的测定。每位受试者被测定时间间隔的不同也会导致AUC变化趋势的差异。所以，对于必须重复测量的试验数据应当在临床试验的过程中，预设统一的时间间隔点以使概括性度量结果更加具有代表性和可靠性。同样，C_{max} 或 T_{max} 也是概括性度量的特征值。

summary of product characteristics (SPC) 药物特性总结 常见于上市药品信息介绍中，包括处方药信息、适应证、禁忌证等（见"package insert 说明书"）。

summary result 概括性结果（结果汇总） 见"statistic 统计量"。

summary statistic 描述统计量（汇总统计量） 见"statistic 统计量"。

superinfection 超感染（双重感染，重复感染） 指有机体内正常菌群中的优势种大部分被抑制，只有少数的菌种增殖异常旺盛，即在原发感染的治疗中，发生了另一种新致病菌的感染，这是一种严重的菌群失调，常表现为急性疾病。导致双重感染的原因主要是长期使用广谱抗生素，可使敏感菌群受到抑制，而一些不敏感菌（如真菌等）乘机生长繁殖，产生新的感染的现象。如果机体的抵抗力下降，就更易发生这种双重或重复感染。

superiority study 优效性研究 临床研究的目的是要证明一种治疗（如试验药物）比另一种治疗（如对照或安慰剂）更好。在临床试验的全无效假设中，通常需要设定 H_0：$\mu_1 = \mu_2$，而在备择假设中需要设定 H_1：$\mu_1 > \mu_2$。例如，新药与老药的临床对照试验大多都是采用优效性的假设来验证试验药物的疗效。优效性研究的方式有两类，即：

- 开放型 比较药物的效益差异明显或差异较小时选用。

- 闭锁型 预期结果模糊时选用。

在这两类项下，常见有双向和单向优效临床试验方法，即：

- 双向 试验新药时，用与其性质相同、作用类似的老药作对比，希望通过临床试验得出新药＞老药、新药＜老药、新药＝老药。这种既能做出新药优于老药，或老药优于新药的结论的试验方法称为双向试验。

- 单向 在某些情况下，新药与无效对照比较，因此无必要研究是否无效优于新药对照，只要新药优于无效即可，此种情况为单向实验。另外，有时新药价格昂贵，副作用大，或使用不便。除非新药明显优于老药才可被接受。如果等效或老药优于新药都要加以拒绝，此时也为单向试验。

superiority trial 优效性试验 显示试验药的治疗效果优于对照药（安慰剂或阳性对照药）的试验。

superposition 叠加（重合） 在药物研究中，常用于药物线性动力学中，表示多剂量药物浓度在任何时候都是每次单剂量给药后体内累积药物浓度的总和。

supine 仰卧 表示背部向下的平躺状态。常见于临床测量人体高血压时，被测量人所处体位的表述中。如果临床试验中此类检测有体位的要求时，需要在试验方案中予以明示。

supplemental new drug application (SNDA) 补充新药申请 补充新药申

请（SNDA）是美国FDA收到的较多的新药补充申请，这些申请大多为药物公司完成NDA审批后，由于生产或环境的变化而必需更改或修正原有NDA申请，也可以为对ANDA的补充申请。常见的SNDA原因包括：

- 药物成分、组成或剂型的变化；
- 生产厂地的变化；
- 生产程序的变化；
- 药物性质的变化；
- 增加适应证；
- 包装的变化；
- 标签的变化；
- 其他有关变化。

所有SNDA的申报都必须附有适当的支持性数据。在SNDA中，按照变化的性质不同，可以分为：

- 重大变化 关系到药物识别、剂量、质量、纯度或效价的变化，对药物的服用和管理有重大影响。由于这类变化涉及有效性和安全性、药物公司需要申请加快审批程序。所以在SNDA的申请中应当注明"要求加快审查以便优先批准"的字样（一般批准时间为6个月左右）。这类变化只有在获得FDA批准后才能予以实施。
- 一般变化 这类变化也可能涉及药物识别、剂量、质量、纯度或效价，但对于药物的影响和造成的不利影响很小。这类SNDA的审批结果可以分为"30d后变化有效"（CBE-30）或"变化即将

有效"（CBE-0）。这类变化必须在实施前申报给FDA。

- 轻微变化 这类变化对有效性和安全性一般没有影响，可以先施行，然后在年度报告中予以阐明。

supporting analysis 支持性分析（辅助性分析，次要分析） 指为了得到与主要分析相类似的结果，以便验证和支持临床试验报告的结论，对临床试验数据进行次要分析的行为或举措。

supporting study 辅助性研究（支持性研究） 指那些不属于决定性的临床试验研究，但这些研究却有助于支持验证性临床试验的结果和结论。

suppository 栓剂 指药物与适宜基质制成的具有一定形状的供人体腔道内给药的固体制剂。栓剂在常温下为固体，塞入阴道或肛门后，在体温下能迅速软化熔融或溶解于分泌液，逐渐释放药物而产生局部或全身作用。栓剂的作用特点是：

- 药物不受或少受胃肠道pH值或酶的破坏；
- 避免药物对胃黏膜的刺激性；
- 中下直肠静脉吸收可避免肝脏首过作用；
- 适宜于不能或不愿口服给药的患者；
- 可在腔道起润滑、抗菌、杀虫、收敛、止痛、止痒等局部作用；
- 适宜于不宜口服的药物。

surgery 外科（外科学，手术室） 外科是研究外科疾病的发生、发展规律及其临床表现、诊断、预防和治疗的

S

科学，是以手术切除、修补为主要治病手段的专业科学。外科学主要研究如何利用外科手术方法去解除患者的病原，从而使患者得到治疗。各医院外科的专科设置原则与内科类同，通常与内科相对应。外科疾病分为五大类：创伤，感染，肿瘤，畸形和功能障碍。外科通过对皮肤、淋巴、甲状腺、脊柱四肢、关节、泌尿生殖器等检查，初步排除常见疾病。外科主要分科为：普通外科（简称普外）、肝胆外科、心胸外科、脑外科、泌尿外科、骨科、妇产科、眼外科、矫形外科、神经外科、烧伤、整形科、显微外科、耳鼻喉科、口腔外科等。

surgical　外科手术（外科病房）　外科手术简称手术，俗称开刀，凡指透过外科设备或外科仪器，经外科医师或其他专业人员的操作下，进入人体或其他生物组织，以外力方式排除病变、改变构造或植入外来物的处理过程。外科病房是给因外科疾病的原因需要入医院治疗的患者住的房间。

surgical study　外科研究　泛指对不同外科方法和手段进行深入研究，或比较外科和非外科手段的疗效差异的研究。

surgical treatment　外科治疗　采用外科治疗的方法对患者疾病进行诊治。

surrogate　替代（代用，代替，代理人）　用于临床替代终点（surrogate endpoint）中，又可称为生物标记物（biomarker），在临床试验中可以用生物活性标示物的化验值或标示物水平的检测来取代临床终点事件的表述，如死亡或疼痛缓解，其与真实临床终点相关但并不一定有确实关系的治疗效益。

当作代理人解释时，意味着家庭成员或法律授权的最亲近的朋友，这些人可以代表无意识判断能力的当事人在临床试验知情同意书上签名同意参加。从法律上讲，这些代理人的优先顺序为配偶（法律上尚未离婚）、年满18岁或以上的子女、父母、年满18岁或以上的兄弟或姐妹、年满18岁或以上的亲近朋友或亲戚。

surrogate endpoint　替代终点　临床试验中采用替代指标作为试验终点的情形。当主要终点不适合作为可测量的指标（如死亡或疼痛），或当终点事件的数量极少发生，使得通过临床试验来收集具有统计意义的终点事件数量变得较为不易时，替代终点的采用就变得十分重要了。目前许多国家的监管部门（如FDA）都接受临床试验采用替代标识物水平来直接显示试验药物或治疗的临床效益。美国卫生研究院对生物标记物、临床终点和替代终点做出如下定义：

- 生物标记物　作为常规的生物学进程、疾病进程或者对治疗干预的药理学反应的指标，具有可以被客观测量和评价的特性。
- 临床终点　反映患者感觉、功能或生存期的特性或变化的指标。
- 替代终点　具有可以替代临床终点的意向的生物标记物。替代终点应该能够基于流行病学、治疗学、病理生理学或其他科学证据，来预测临床获益（或损伤，或获益/损伤不足）。

需要注意的是并不是所有临床试验事件的相关性标识物都可以用作为替代终点。可以作为替代终点的标识物必须是那些可以直接显示或预测医学干预作用与临床结果作用有关的标识物，即比相关性有更强的依附性。一般来说，临床试验的替代终点是一个实验室的检测值，或用作为可直接评定患者痛觉、功能或生存状况的有临床意义的终点替代指标。临床治疗所引起的替代终点的变化可以反映在有临床意义的终点变化中。例如，临床试验化验常见的胆固醇水平可以用作一个替代终点指标。当胆固醇水平升高很可能引起心脏病。虽然其中的关系呈线性，但许多高胆固醇的人不一定会患有心脏病，而许多胆固醇正常的人会患有心脏病。心脏病引起的死亡可能是一个临床试验的终点目标，把降低胆固醇水平作为临床终点来确认预防死亡的治疗方法可能是必需的。在这个案例中，显示降低胆固醇的试验药物可能在降低胆固醇水平上显效，但没有直接显示该试验药物预防死亡的发生。但如果把患有冠状动脉疾病与胆固醇水平联系在一起的话，胆固醇水平的改善与否与冠状动脉疾病的死亡率的关系可以有所关联。

要确定一个生物标记物可以作为替代终点，其前期验证应包括：对作为替代指标被确定的标记过程的论证、重现性和标准化的论证、与当前参考标准或临床结果比起来更具有可接受的敏感性和特异性的标准、增加已经建立的生物标记物、多种已知临床获益的作用机理对类似的替代指标产生影响的证据。当申请异常病理目标进行定向治疗研究时，使用从前的基于临床终点的试验确定的替代指标来追踪的新的生物标记物，可以更容易被接受。

surrogate marker 替代标志物　见"surrogate　替代"。

surrogate observation 替代观察　泛指临床试验中运用替代终点对受试者所进行的观察或诊治行为。

surrogate outcome 替代指标　临床试验中用替代终点的标志物检测指标，而不是临床事件来评价临床试验的结果。对替代终点指标的检测由于节约费用和时间的益处一直是临床试验关注的焦点。例如，早日检测出乳腺癌患病的可能性或发生对降低乳腺癌的死亡率有直接的相关性。乳房造影术的检查指标可以作为替代指标来判定妇女是否患有或可能患有乳腺癌，已经在临床实践中被广泛采用。

surrogate variable 替代变量　指在直接测定临床效果不可能或不实际时，用于间接反映临床效果的观察指标。

surveillance 监督（监测）　用于药物上市后安全监督研究中，指对药物不良反应事件的监管和报告行为或措施。

survival 生存（存活） 常用于试验药物改善受试者存活率或延长生存时间的临床试验中。例如，抗癌药物的临床试验中，受试者生存率或生存时间的延长就常作为试验药物的主要疗效指标。COX比例风险模型或比例风险模型就是临床试验常用的分析生存率的统计方法。

survival analysis 生存分析 对临床试验或调查得到的受试者的生存时间数据进行分析和推断的过程。

survival curve 生存曲线 显示临床试验中试验药物改善受试者存活状况比例的曲线图。这类生存曲线的横坐标（x轴）常为时间点、纵坐标（y轴）为生存率，连接随时间延续而出现的受试者存活状况的改善率，得到存活曲线图。

survival data 生存数据 与临床试验中受试者生存时间相关的试验数据。

survival function 生存函数 又称累计生存率，简称生存率，表示具有协变量X的观察对象其生存时间T大于时间t的概率，常用$S(t,X)=p(T>t,X)$表示。

survival rate 生存率 指临床试验中经过一定时间段后，受试者仍然存活的比例。

survival study 生存研究 对临床试验中受试者随时间延长，在接受试验治疗后生存状况的变化，或研究生存时间和结局与众多影响因素间关系及其程度大小的方法，也称生存率分析或存活率分析。

survival time 生存时间（存活时间） 指参与临床试验的受试者经过一段时间的治疗干预，其存活时间的长度状态。

suspension 悬浮剂（混悬剂） 指难溶性固体药物以微粒状态分散于分散介质中形成的非均匀的液体制剂。混悬剂中药物微粒一般在$0.5\sim10\mu m$，小者可为$0.1\mu m$，大者可达$50\mu m$或更大。混悬剂属于热力学不稳定的粗分散体系，所用分散介质大多数为水，也可用植物油。混悬剂的优点在于：

- 胃肠道吸收迅速；
- 有利于提高生物利用度，散度大；
- 适用于制备儿童制剂；
- 难溶性药物可以制成液体制剂供临床应用；
- 使药物产生缓释作用可以考虑制成混悬剂。

混悬剂的缺点在于：

- 混悬剂主要存在物理稳定性问题，混悬剂中药物微粒分散度大，使混悬微粒具有较高的表面自由能而处于不稳定状态；
- 由于药物分布不均匀，毒性药物不能制成混悬剂。

symmetric distribution 对称分布 临床试验数据统计分析的术语之一。从统计学的角度讲，对称分布是具有两个参数μ和σ^2的连续型随机变量的分布，第一参数μ遵从正态分布的随机变量的均值，第二参数σ^2是此随机变量的方差，所以正态分布记作$N(\mu,\sigma^2)$。要了解的是对称分布通常是一种对称的概率分布，而不是频率分布，也就是说平均值、中位数和众数都是平等的，图形是对称的，中间高，两边低，不与x轴相交。例如，正态分布、t分布和均匀分布都是对称分布。需要指出的是对称分布不一定是正态分布，但正态分布一定是对称分布。

symmetric test 对称检验 见"two sided test 双侧检验"。

symptom 症状（征兆） 来自于患者主观感受的对生理或精神疾病症状或不适的描述，是疾病诊断的重要参数之一。症状一般都是慢性的或复发性的。但要注意区别症状与体征的区别。例如，流鼻涕、头晕及体温超过38℃都是感冒的元素，但流鼻涕和头晕是感冒的症状，而体温38℃是感冒的体征。

symptom checklist 症状自评量表（症状检查表，症状一览表） 可用于患者或临床试验受试者自我评价或鉴别自身疾病状态或用药前后变化的病症评价量表（见"patient reported outcomes 患者报告结果表"）。

syndrome 综合征（并发症） 一种显著病况或紊乱同时存在所引起的一组疾病迹象、症状或标志性病况的临床综合表现。当这些症状同时发生时，临床试验上可以确诊出某种病况或疾病发生，或这些病况或疾病的进一步发展会导致的其他病症的并发。例如，肠易激综合征（IBS）是一组持续或间歇发作，以腹痛、腹胀、排便习惯和（或）大便性状改变为临床表现，而缺乏胃肠道结构和生化异常的肠道功能紊乱性疾病。典型症状为与排便异常相关的腹痛，腹胀，便秘或腹泻等，精神、饮食、寒冷等因素可诱使症状复发或加重。

synergistic effect 协同效应（协同作用） 两种以上的药物合用时，倘若它们的作用方向是一致的，达到彼此增强的效果称为协同作用。协同效应比药物单一效应的总和（即相加作用）要更强。按照协同作用所呈现的强度不同可分为相加作用和增强作用。相加作用是药物合用时，其总的效应等于各药单用时效应的总和。增强作用是药物合用时，其总的效应超过各药单用时效应的总和。药物合用时，倘若它们的作用相反，达到彼此减弱或消失的效果称为拮抗作用。药物联合使用的协同效应的好处在于：

- 减少出现耐药性的可能性；
- 增加边缘效应药物的抗菌活性，特别是免疫无反应患者所需的杀菌活性；
- 降低用药剂量，减少毒性；
- 扩大治疗范围；
- 治疗同时出现的多种感染。

synergy 协同作用（增效） 指一种以上治疗干预同时产生增强作用的现象。

synthesis 合成（综合） 用于药物化学时表示经过化学反应的步骤，将不同单体或前体化合物经过化学反应生成最终药物化合物的过程。用于药物信息学时，表示将不同来源的信息资料组合在一起，从而可以做出最终判断的过程。

syringe 注射器 可以将液体药物注入人体内的给药器具或用于从人体内抽液的装置。

system 系统（体系） 为完成一套或系列特定职能或目标而设置的方法，涉及人员、工具、应用软件和/或设备等构架制度。例如，计算机化系统就包括计算机软件、硬件、操作人员的资质、培训、应用软件的运营环境监督和控制、标准操作规程等。

system effect 全身作用（系统效应） 指临床试验药物经吸收、分布至全身机体的其他部位后才产生的效应或损害作用。

system go live 系统上线 指电子临床系统在完成构建、验证、检测和批准步骤后正式投入项目运行，用户可以开始采用该系统进行实际业务操作。按照GCP和药政要求，系统的上线运行必须要维护系统始终处在验证状态下。

system organ class (SOC) 系统器官类 医药卫生标准化常用分类、术语与代码标准专业术语，旨在便于医学信息的编码与检索。如临床试验常用MedDRA词典中，将不良反应事件症状或疾病名词归类成不同人体生理或病理等级，其中最高等级术语即为系统器官类。

system validation 系统验证 所谓验证是指执行验证原则、验证策略及验证计划和报告的生命周期活动。所以，验证是为了在计算机系统的整个生命周期中采取适当的操作控制以达到并维持相关GxP法规并且达到预期的使用目的的行为。换句话说，是要建立计算机化系统生命周期管理的文档化证据，以确保计算机化系统的开发、实施、操作以及维护等环节自始至终都能够高度满足其预设的各种系统技术标准、使用目的和质量属性，处于监控的质量管理规程中，并能在其投入应用直至退役过程中都能高度再现和维护系统的标准和功能符合监管要求。因此，计算机系统验证并不只是IQ、OQ和PQ，它包括计算机系统建设的6个阶段，即设计、开发和测试、调试、合规、运行中的监督和维护。每个阶段都要有相对应的文档和执行记录。

systematic allocation 系统配置 可用于临床试验或临床实践的不属于随机招募或入组，但却遵循一种常规或定律的治疗分配组别形式。例如，所有在单号日招募的受试者接受治疗药物的治疗，而所有在双号日招募的受试者给予对照药物的治疗。

systematic assignment 系统分配 见"systematic allocation 系统配置"。

systematic error 系统误差 又叫规律误差，为临床试验数据分析术语之一，指在重复性条件下，对同一被测量进行无限多次测量所得结果的平均值与被测量的真值之差，其误差值的大小和符号（正值或负值）保持不变；或者在条件变化时，按一定规律变化的误差。临床试验数据分析系统误差的来源有以下方面：

- 仪器误差　这是由于仪器本身的缺陷或没有按规定条件使用仪器而造成的。如仪器的零点不准、仪器未调整好、外界环境（光线、温度、湿度、电磁场等）对测量仪器的影响等所产生的误差。
- 理论误差（方法误差）　这是由于测量所依据的理论公式本身的近似性，或实验条件不能达到理论公式所规定的要求，或者是实验方法本身不完善所带来的误差。
- 个人误差　这是由于观测者个人感官和运动器官的反应或习惯不同而产生的误差，因人而异，并与观测者当时的精神状态有关。例如，医生掌握疗效标准偏高或偏低等原因。

系统误差使观察值不是分散在真值的两侧，而是有方向性、系统性或周期性地偏离真值。系统误差有些是定值的，如仪器的零点不准，有些是积累性的，如用受热膨胀的钢质米尺测量时，读数就小于其真实长度。需要注意的是，系统误差总是使测量结果偏向一边，或者偏大，或者偏小，因此，多次测量求平均值并不能消除系统误差，但系统误差可以通过实验设计和完善技术措施来消除或使之减少。

systematic review　系统评价（系统综述）　对所有临床试验受试者数据或所有检索文献数据做出全面和完整的评价或评估，常见于数据元分析（Meta analysis）情况中。

systematic sample　系统样木（系统抽样）　又称等距抽样或等距样本，首先将总体中各单位按一定顺序排列，根据样本容量要求确定抽选间隔，然后随机确定起点，每隔一定的间隔抽取一个单位的一种抽样方式，是纯随机抽样的变种。例如，研究者将招募或问诊的第十位受试者纳入医生评估或专属手术中。这种方式相对于简单随机抽样方式最主要的优势就是经济性，比简单随机抽样更为简单，花的时间更少，并且花费也少，但最大的缺陷在于总体单位的排列上，一些总体单位数可能包含隐蔽的形态或者是"不合格样本"，调查者可能疏忽，把它们抽选为样本。由此可见，只要抽样者对总体结构有一定了解时，充分利用已有信息对总体单位进行排队后再抽样，则可提高抽样效率。

systematic variation　系统变异　在临床试验中所有受试者间数据变量发生相同或极类似的误差或由于检测仪器的内在误差引起的数据变量的变异。

systemic　全身的　在医药领域，指某种药物会影响或分布整个人体全身而不是个别器官或身体部位中。例如，口服或注射药物通过吸收进入血液的药物浓度而循环全身，从而发挥药物效应。

T

t distribution *t*分布 又称学生*t*分布，是临床试验数据统计分析中总体均数的区间估计和假设检验的理论基础。*t*分布是以0为中心、左右对称的单峰分布，但在总体均数附近的面积较正态分布的少些，两端尾部的面积则比正态分布的多些。*t*分布是一簇曲线，其形态变化与*n*（确切地说与自由度*v*）大小有关，其曲线随自由度而不同。*t*值越分散，曲线的峰部越矮尾部越粗，则*t*分布曲线越低；自由度*v*越大，*t*分布曲线越接近标准正态分布（*u*分布）曲线（见图56）。*t*分布的特点是分布曲线的形态变化与自由度*v*（*v*=*n*-1）有关，当自由度*v*逼近∞时，*t*分布趋向于标准正态分布。

t statistic *t*统计量 指从临床试验数据集中通过*t*检验得到的计算值*t*。

t test *t*检验 亦称学生*t*检验，主要用于样本含量较小（例如*n*<30），总体标准差*σ*未知的正态分布试验数据。*t*检验是用*t*分布理论来推论差异发生的概率，从而比较两个平均数的差异是否显著（表34）。它与*z*检验、卡方检验并列。*t*检验分为单总体*t*检验和双总体*t*检验。

- 单总体*t*检验 是检验一个样本平均数与一个已知的总体平均数的差异是否显著。当总体分布是正态分布，如总体标准差未知且样本容量小于30，那么样本平均数与总体平均数的离差统计量呈*t*分布。

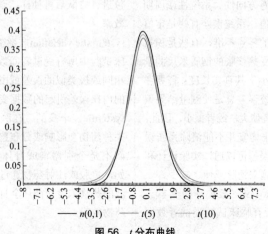

图56 *t*分布曲线

表 34　|t|值/p值与统计结论

α	|t|值	p值	统计结论
0.05	$< t0.05$ (v)	> 0.05	不拒绝 H_0，差别无统计学意义
0.05	$\geq t0.05$ (v)	≤ 0.05	拒绝 H_0，接受 H_1，差别有统计学意义
0.01	$\geq t0.01$ (v)	≤ 0.01	拒绝 H_0，接受 H_1，差别有高度统计学意义

- 双总体 t 检验　是检验两个样本平均数与其各自所代表的总体平均数的差异是否显著。双总体 t 检验又分为两种情况，一是独立样本 t 检验，一是配对样本 t 检验。

需要注意的是 u 检验和 t 检验都可用于临床试验样本均数与总体均数的比较，以及两样本均数的比较。理论上要求样本来自正态分布总体，但在实际运用时，只要临床试验样本例数 n 较大，或 n 小但总体标准差 σ 已知时，就可应用 u 检验；n 小且总体标准差 σ 未知时，可应用 t 检验，但要求试验样本来自正态分布总体。两样本均数比较时还要求两总体方差相等。

table　表格　指按所需的内容项目画成格子，分别填写文字或数字的书面材料，便于统计查看。在临床试验结果报告中，表格是主要采用的结果总结表述方法之一。

table shell　表壳　见"ghost table 隐形表格"。

tablet　片剂　指药物与辅料混合均匀后经制粒或不经制粒压制成的片状或异型片状制剂。片剂以口服普通片为主，也有含片、舌下片、口腔贴片、咀嚼片、分散片、泡腾片、阴道片、速释或缓释或控释片与肠溶片

等。片剂用量准确，体积小，便于服用、贮存和运输。味苦或有臭味的药物经压片后可包糖衣。需要在肠道内起作用或遇胃酸易被破坏的药物可包肠溶衣，以便在肠道中崩解发挥药效。从总体上看，片剂是由两大类化合物材料构成的，一类是发挥治疗作用的药物（即主药），另一类是没有生理活性的一些物质（称为赋形剂），常用辅料包括填充剂、润湿剂、黏合剂、崩解剂、润滑剂、着色剂等，有时辅料还起到矫味作用以及美观作用等。

- 填充剂　用于增加药片的重量与体积，以利于压片成型和分剂量的辅料，主要有淀粉、乳糖、微晶纤维素等。
- 润湿剂　是使物料润湿产生黏结力，以利于制粒的液体，一般为水或乙醇。
- 黏合剂　是使无黏性或黏性小的物料聚集成颗粒或压制成形的具黏性固体粉末或黏稠液体，常用的有 HPMC、PVP、淀粉浆、糖粉、糖浆等。
- 崩解剂　是使药片在肠胃道中迅速崩解成效粒子以促进吸收的辅料，常用的有 CMCNa、PVPP、淀

粉剂及其衍生物、泡腾崩解剂等。

- 润滑剂　是为了方便加料和压片，降低颗粒间、颗粒与模孔间、药片与模具间的摩擦力而加入的润滑物质，包括疏水性润滑剂如滑石粉、硬脂酸镁等，水溶性润滑剂如PEG等，助流剂如微粉硅胶等。

中药片剂是指药材细粉或药材提取物加药材细粉或辅料压制而成的片状或异形片状的制剂，分为药材原粉片和浸膏（半浸膏）片等。

片剂的生产制备流程可以包括湿法制粒压片法、干法制粒压片法和直接压片法。各种方法基本制备方法相差无几，均是先将药物成分和辅料均匀混合，制成颗粒或不制成颗粒，再将颗粒或药物成分和辅料的混合物用压片机压制成型。例如，湿法制粒压片法流程如图57所示。

片剂的质量评价包括片剂的硬度、崩解时限、片重差异和溶出度等。

tabulation　列表　表格，见"table 表格"。

tachyphylaxis　快速耐受性（快速抗药反应）　指随着用药时间的延长，药效即突然或急速下降。这类药物效应可以在药物服用首次剂量后出现，也可能在若干小剂量累计服用后出现。当出现这类药物耐受反应时，为了维持疗效需要增加药物剂量，或宜及早改用其他种类的药物治疗，以免耐药性发展影响疗效。例如，抗组胺药就是一类易产生快速耐受性的药物。这类药物效应的产生可能是负责发生药物效应的神经递质耗尽或显著减少，或药物或神经递质结合的受体耗尽的结果。

tail　尾值（尾迹）　指试验数据分布阈值中的极值（最大值或最小值）。这个术语一般只用在当数值变成非常极值时，其频率分布或相对频率分布变得越来越小的情形。通常U形分布不适用。

tail area　尾端区域（尾部面积）　指试验数据概率分布下处于规定截止阈值以外的尾端区域，通常为临床试验假设的拒绝区域。

tail area probability　尾端区域概率　指试验样本处于概率分布尾端区域的概率。

target enrollment　目标招募数　计划招募进入某项临床试验项目，使之能达到其计划受试者样本大小的受试

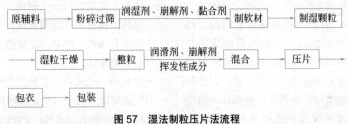

图57　湿法制粒压片法流程

者人数。

target organ　靶器官　指药物被吸收后随血液分布到身体各个器官组织，但可以直接发挥效应或毒性作用的器官组织称为该药物的靶器官。

target population　目标群体（目标总体）　临床试验计划招募的总体人数或从一个临床研究项目中得出的结论打算运用的总人群范围。

tear-off label　可揭标签　常见于临床试验中粘贴在试验药物包装标签上的特殊标签。当试验药物分发给受试者时这个标签可被撕下作为药物分发的凭证而保留在研究机构的试验药物分发记录本上。这种标签含有相关试验药物的信息。有些情况下，当其只含有试验药物随机编码信息的标签时，只有在紧急揭盲的情况下才可以被撕下揭盲用。

technology provider　技术供应商　开发、生产和销售用于开展临床试验、分析临床试验数据或申报临床试验结果信息给药政监管部门的应用软件程序或硬件的任何个人、公司或实体。

telephone interview　电话采访（电话面试）　通过电话对临床试验项目受试者做出试验效益或安全性问答询问的过程。

telephone randomization　电话随机　通过电话途径完成临床试验中央随机的方法。当研究者招募到一位符合入组标准的受试者时，其可以通过预设的随机入组电话自动或人工程序完成受试者的随机入组程序。例如，互动语音应答系统（IVRS）就是一种应用于临床试验项目中的常见电话随机工具。

temporal window　瞬时窗　用于表示允许的短暂时间期限。例如，在药物治疗脑血栓时，关键有效的治疗窗是病发后的 3～4h。

teratogen　致畸物　出生前接触而诱发永久的胚胎结构与功能不可逆异常的各种物质，可分为化学性、物理性或生物性物质。

teratogenic　致畸　受外来因素干扰胚胎正常发育，导致先天性畸形的现象。例如，药物或环境污染或不当医疗措施都可能导致胚胎的发育异常，从而造成畸胎。临床试验药物造成畸胎的事件属于严重不良反应事件。由于临床试验药物对胎儿和孕妇的安全性一般都是未知，所以临床试验中的入组标准或排除标准都要求育龄妇女必须避孕，以免致畸事件的发生。

teratogenicity　致畸性　化学物在胚胎发育期间引起永久的结构与功能异常的性质。

teratogeic index　致畸指数　指临床试验药物对母体的 LD_{50} 与最小致畸剂量之比，指数 <10 者判为不致畸，$10～100$ 为致畸，>100 为强致畸。

terminal　终端（终结）　常见用于表述连接主机系统或中心数据库的用户计算机数据输入系统或设备。终端用户从用户计算机键盘输入数据信息，并且将这些输入发送给主机系统或中心数据库。主机系统处理这个终端用户的键盘输入和命令，然后输出返回并显示在这个终端用户的计算机屏幕上。例如，临床试验中的EDC系统通常是一个中央主机数据库体系，任何与之相连接的研究机构计算机系统（即终端用户），通过预设和安全的网络系统将临床试验采集的数据输入并传送到主机数据库。所有临床试验的终端用户都实时共享临床试验采集的全部数据信息。

termination 终止（结束） 临床试验中多用于表示停止受试者或研究者继续参与临床试验的行为结果（见"discontinuation 中止"）。

tertiary prevention 三级预防 亦称临床预防或康复性预防，其目的是防止伤残或残疾或病情恶化，主要是选择合理甚至最佳诊疗方案，采取对症治疗和康复治疗等措施，以尽早扑灭病症，促进功能恢复和康复，提高生活质量，延年益寿，降低病死率，直至重返社会。例如，为预防慢性疾病，往往针对慢性疾病发生、发展或恶化的不同阶段分别采取病因预防、"三早"预防和临床预防三种预防措施，由于三种预防措施是连续的梯次性预防措施，因而称为三级预防（参阅"primary prevention 一级预防"和"secondary prevention 二级预防"）。

test 检验（检测，测试） 本意为查看某一结果或理念是否正确。用于临床试验数据统计分析时，表示对试验数据的可靠性进行统计分析，以便查看试验假设是否正确或治疗组别是否存在显著性差异等，如t检验等。用于医疗检测时，表示对生物样本进行分析或测定，通常是通过某个简单问题找出相应答案，以便监测生物样本相关阈值的大小，例如，血液检测或血压测定等。

test script 测试脚本 指计算机运用软件系统用户接受测试文件。这种测试会为了验证系统能满足设计的需求，检测应用软件执行功能中是否可能存在错误而设定一系列特定测试程序、环境和/指令。这些测试指令可以手工的方式进行测试（此时称为测试用例），或被自动化测试工具执行。根据特定测试目标或条件，如执行特定的程序路径，或是验证与特定需求的一致性等，其通常预设一组输入值、执行角色权限和完成条件、预期结果、实际结果所组成，并根据测试结果来决定系统是否通过或需要修改后重新测试。例如，电子采集系统（EDC）的用户接受测试（UAT）文件及其过程。

test group 检测组别 指对处于同一组别的临床试验受试者进行样本检测或评估。在临床试验中，通常有两个试验组别，即治疗组别和对照组别，检测组别常用于针对治疗组别而言。

test of hypothesis 假设检验 见"hypothesis test 假设检验"或"significance test 显著性检验"。

test of significance 显著性检验 等同于"significance test 显著性检验"。

test result 检验结果 医药实践和临

床试验中，这个术语常用于表示医药化验或评估结果，如诊断检验结果、化验结果等，而不是用于统计显著性差异检验的结果。

test retest reliability　检验复测信度（重测信度）　指对同一受试者的数据进行二次检测后两次测试结果之间的相关性程度。

test statistic　检验统计量　简单来说就是用来决定是否可以拒绝临床试验原假设的证据。检验统计量的值是利用样本数据计算得到的，它代表了样本中的信息。检验统计量的绝对值越大，拒绝原假设的理由越充分，反之，不拒绝原假设的理由越充分。也就是说在零假设情况下，这项统计量服从一个给定的概率分布，而这在另一种假设下则不然。若检验统计量的值落在上述分布的临界值之外，则可认为前述零假设未必正确。检验统计量的实例有 t 统计量、F 统计量等，从检验统计量可以计算 p 值。

test treatment　检验治疗结果　指对治疗组的临床试验受试者组别数据进行检验后的得到的结果。

test validity　测试效度（测试有效性）　效度即有效性，它是指测量工具或手段能够准确测出所需测量的事物的程度，即所测量到的结果反映所想要考察内容的程度。测量结果与要考察的内容越吻合，则效度越高；反之，效度越低。测试效度则指一套测试对应该测试的内容能达到预期目标的测试程度。也就是说，一套测试是否达到

了它预定的目的以及是否测量了它要测量的内容。临床试验中有许多场合涉及测试效度的程序。例如，生活质量问答、疗效问答等。影响测验效度的因素很多，除了前面介绍的影响信度的因素以外，测验本身、测验的实施和被试等都会对效度产生影响。对效度工具的测试必须同时具有信度和效度。效度的类型可分为：

- 内容效度（content）　指对测试内容在其所测领域的代表性程度的主观分析，即所关注的测试项目是否能代表所属特定领域的所有内容。

- 指导效度（instructional）　与内容效度有着密切联系，它指的是某种测试工具能为所测对象的治疗干预方案的制订或推广制订提供信息的有效程度。

- 准则效度（criterion）　指一次测验分数与其他测验分数之间的关联程度。它评估一个测验与其他独立测验之间的相关程度，可以通过比较外部变量的测验分数来获得，而所谓的外部变量是指对所测对象的某个特征或行为的直接测量。这种类型的效度一般以相关系数来表示。

- 结构效度（construct）　结构效度与内容效度存在着相似之处，其涉及测验分数、理论框架，或诸如个性、智力和创造性等行为表现基础的特质之间的相关程度。由于这些特质都是理论意义

上的，不可以被直接测量，因此结构效度是用来解释行为变化原因的理论假设。要得出结构效度必须依靠逻辑的推理和观察，而不仅仅是对单个项目进行检查分析。结构效度在最初其实是对行为表现进行解释说明的变量，判断结构效度必须在对大量研究结果的积累分析的基础上进行。关于结构效度的一个典型问题就是某个智力测验是否能真实地测量出被试智力。

所以，任何运用于临床试验中的测试工具都必须是已经经过严密验证的效度工具，这样才具备可信度。同样原理，在运用测试工具与临床试验中时，必须严格规定测试的方式、统一标准、测试程序（包括测试时间或时间间隔的一致性、测试特质的统一性）等。这些要求可以在测试工具手册或指导准则中予以详尽规范和界定。所有采用测试工具对受试者进行测试的研究机构人员或运用测试工具对自身进行评估的受试者本身都必须得到同样的测试工具运用培训。否则，运用效度工具测试的结果无法获得药政部门的认同，相关临床试验数据也无法获得批准。

therapeutic dose 治疗剂量　治疗剂量是按有效治疗病情需要所用的药剂量，而用药剂量是指正常药物用量。治疗剂量有一次量（即一次的用量）、一日量（即一日内应用数次的总用量）及一个治疗疗程的治疗量（即持续数日、数周的总用量）等（见"dose 剂量"）。

therapeutic drug monitoring (TDM) 治疗药物监测　指在药代动力学原理的指导下，应用现代化的分析技术，测定血液中或其他体液中药物浓度，用于药物治疗的指导与评价。进一步说，在临床进行药物治疗过程中，观察药物疗效的同时，定时采集患者的血液（有时采集尿液、唾液等液体），测定其中的药物浓度，探讨药物的体内过程，以便根据患者的具体情况，以药动学和药效学基础理论为指导，借助先进的分析技术与电子计算机手段，并利用药代动力学原理和公式，使给药方案个体化，从而达到满意的疗效及避免发生毒副反应，同时也可以为药物过量中毒的诊断和处理提供有价值的实验室依据，将临床用药从传统的经验模式提高到比较科学的水平。要注意的是临床上并不是所有的药物或在所有的情况下都需要进行TDM。在下列情况下，通常需要进行TDM：

- 药物的有效血浓度范围狭窄。此类药物多为治疗指数小的药物，如强心苷类，它们的有效剂量与中毒剂量接近，需要根据药代动力学原理和患者的具体情况仔细设计和调整给药方案，密切观察临床反应。
- 同一剂量可能出现较大的血药浓度差异的药物，如三环类抗忧郁症药。

- 具有非线性药代动力学特性的药物，如苯妥英钠、茶碱、水杨酸等。
- 肝肾功能不全或衰竭的患者使用主要经过肝代谢消除（利多卡因、茶碱等）或肾排泄（氨基糖苷类抗生素等）的药物时，以及胃肠道功能不良的患者口服某些药物时。
- 长期用药的患者，依从性差，不按医嘱用药；或者某些药物长期使用后产生耐药性；或诱导肝药酶的活性而引起药效降低升高，以及原因不明的药效变化。
- 怀疑患者药物中毒，尤其有的药物的中毒症状与剂量不足的症状类似，而临床又不能明确辨别。如普鲁卡因胺治疗心律失常时，过量也会引起心律失常，苯妥英钠中毒引起的抽搐与癫痫发作不易区别。
- 合并用药产生相互作用而影响疗效时。
- 药代动力学的个体差异很大，特别是由于遗传造成药物代谢速率明显差异的情况，如普鲁卡因胺的乙酰化代谢。
- 常规剂量下出现毒性反应、诊断和处理过量中毒，以及为医疗事故提供法律依据。
- 当患者的血浆蛋白含量低时，需要测定血中游离药物的浓度，如苯妥英钠。

therapeutic effect 疗效（治疗作用）

指药物或手术等方法治疗疾病的效果，通常与有益的效果有关，而不是不良反应或副作用效果，也就是说，指药物作用的结果有利于改变患者的生理、生化功能或病理过程，使患病的机体恢复正常。与药理效应并非同义词。例如，具有扩展冠脉药理效应的药物，不一定都有缓解心绞痛的疗效。治疗作用通常可以分为：

- 对因治疗（etiological treatment）用药目的在于消除原发致病因子，彻底治愈疾病，称对因治疗，或称治本。
- 对症治疗（symptomatic treatment）用药目的在于改善症状，称对症治疗，或称治标。
- 补充治疗（supplementary therapy）也称替代疗法（replacement therapy），用药的目的在于补充营养物质或内源性活性物质的不足。

在抗肿瘤治疗中，按照实体肿瘤疗效评价标准（RECIST标准）进行疗效评价，疗效定义为：

- 完全缓解（complete response，CR）所有目标病灶和非目标病灶均消失，且肿瘤标志物正常。
- 部分缓解（partial response，PR）基线病灶长径总和缩小≥30%。
- 疾病稳定（stable disease，SD）缩小未达PR或增加未到PD，1个或多个非目标病灶和/或标志物异常。

• 疾病进展（progression disease，PD）基线病灶长径总和增加≥20%或出现新病灶，或/和非目标病灶进展。

therapeutic equivalence 治疗等效性 如果两制剂含有相同活性成分，只是活性成分化学形式不同（如某一化合物的盐、酯等），并且临床上显示具有相同的安全性和有效性，则认为这两制剂具有治疗等效性。两制剂可以在服药量和剂型上（如片剂和胶囊剂）有所不同，但仍可以为治疗等效。如果两制剂中所用辅料本身并不会导致有效性和安全性问题，生物等效性研究是证实两制剂治疗等效性最合适的办法。如果药物吸收速度与临床疗效无关，吸收程度相同但吸收速度不同的药物也可能达到治疗等效。

therapeutic index (TI) 治疗指数 当一个药物用于临床治疗时，最重要的是理解产生理想疗效的药物剂量与造成不利或危险不良反应的药物剂量之间的安全阈值范围。这种安全阈值可以通过检测导致人体产生毒性的半数中毒剂量（TD_{50}）来确定。"半数中毒量（TD_{50}）/半数有效量（ED_{50}）"或"半数致死量（LD_{50}）/半数有效量（ED_{50}）"的比例关系被视为治疗指数，是评价药物毒性与药效关系的重要药物安全性指标，或没有考虑最大有效量时的毒性和剂量-反应曲线斜率。通常治疗指数大者，药物的安全度就大，反之则小。一般药物的 TI 大于3被视为药物安全，新药的 TI

大于5，可考虑进行下一步临床前实验研究。

therapeutic range 治疗范围 可以产生疗效而不是难以耐受的毒性作用的药物剂量范围。例如，胰岛素可以产生的治疗范围包括Ⅰ型或Ⅱ型糖尿病、各种继发性糖尿病、胰岛素基因突变性糖尿病等。

therapeutic ratio 治疗比 药物效益与不良反应的比例（见 "risk-benefit ratio 风险/效益比"）。

therapeutic study 治疗性研究 泛指对治疗方法所进行的试验性探讨，用于临床试验时强调对试验药物治疗效益的研究，而不是预防用途的探讨。

therapeutic window 治疗窗 指治疗成功概率高的药物血浆浓度范围。药物浓度太低不产生治疗效应，浓度太高则产生难以耐受的毒性。在这两个浓度之间限定一个合理治疗区域，该浓度区域常称为"治疗窗"（或称为治疗范围）。

therapy 医治（疗法） 泛指经过诊断后对身体健康问题采取医治或康复措施，等同于 "treatment 治疗"。

three period crossover 三段交叉（三期交叉） 有三个治疗阶段的交叉临床研究，这可以包括三种治疗效益的比较，如受试者接受三种不同剂量或治疗措施，或其中两种疗效的比较，如果是两种疗效的比较，受试者在两个治疗阶段接受相同的治疗，而在第三个阶段接受不同的治疗。

threshold 阈值（临界值） 在临床

试验中，阈值泛指达到某界定反应产生或入排标准所需要的最低值，或化验指标允许的最低正常值（见"cutoff point 截点"）。

tied observations 平等观察值 指两个相等的数据值，常限用于临床试验中的有序分类数据。

time-concentration relationship 时量关系 指血浆药物浓度随时间改变而发生变化的规律。

time dependent covariate 时依协变量（时间相依协变量） 一个随时间而变化的协变量。一般情况下协变量是固定不变的，如受试者入组年龄，但受试者的血压值作为协变量时，不同的访视时测定的值是不同的。

time independent covariate 时依独立协变量 不会随着时间变化的协变量，如受试者的出生日期、性别、种族、基线疾病状况等。

time interval 时间间隔（时段） 两个时间瞬间之间的确切时间长度。例如，受试者在临床试验项目中每次访视日期之间的时距。

time maximum (t_{max}) 达峰时间（最大峰值时间） 与药物生物利用度相关，指单次服药以后，血药浓度达到峰值的时间，此时间点血药浓度最高（参阅"concentration maximum 药峰浓度"）。

time period 时间（时期） 两个确切时间点之间的时段，见"time interval 时间间隔"。

time point 时间点 泛指临床试验中特殊的、可标示的时刻，如计划的访视日期、试验药物的注射时间、受试者血样的采集时间点等。

time series 时间序列（时间数列，时系列） 时间数列是一种统计数列，它是将一系列的同类指标数值按时间先后顺序排列而成的。由于时间数列表现为现象在时间上的动态变化，故又称动态数列。例如，受试者在各个访视中的某项血液检测指标可以随时间坐标呈现一定的变化趋势曲线。

time to tumor progression (TTP) 肿瘤进展时间 抗肿瘤药物临床试验疗效评价指标之一，指受试者从随机分组开始到肿瘤客观进展的时间段。当肿瘤或死亡事件与总生存时间（OS）相关性不大时，TTP常作为疗效终点指标。在临床对照试验中，需要配合随访和影像学评价来保证结果的可靠性。

time window 时间窗 临床试验中特定的时间间距，类似于"time interval 时间间隔"的含义。例如，公认的溶脑血栓最佳黄金时间窗口（time window），是脑血栓形成后6h之内，即在脑血栓形成后6h之内到达医院并开始溶栓的预后效果较佳。临床试验项目中，各个受试者访视日期可以设定允许浮动的访视日期窗，如+2/-2d。

titrate 滴定（梯度） 在临床实践中，表示寻求体内最佳给药剂量而产生所需求的治疗效益的行为。

titration 滴定法（梯度法） 表示寻求最佳给药剂量的过程。

titration period 滴定期 每位患者都有给予药物滴定过程的研究周期。具有这类滴定期的研究结果是每位受试者可能最后确定的给药剂量都不同。如果这个周期后紧随着的是治疗期，那么其研究结果不是所给药物剂量所产生的疗效，而是按照每位受试者的不同最佳给药剂量方案所产生的疗效。

titration study 滴定研究 泛指给药剂量逐步上升的临床研究，常见于Ⅰ期临床试验的剂量摸索试验中（见"dose escalation study 剂量递增研究"）。

titre 滴定度 指药物的最小浓度。

tolerability 耐受性 指生物体对进入其体内的有害元素积累的忍耐能力。耐受性是一种生物学现象，是药物应用的自然结果。可出现在动物实验中，也可出现在患者中。当药物连续多次应用于人体，其效应逐渐减弱，必须不断地增加用量才能达到原来的效应。通俗地说，当连续使用某种药物后，人体对药物的反应性降低，此时要得到原有的治疗效果，必须增加用药剂量，而增加用药剂量势必加重不良反应发生的比例和程度。耐药性发生的机制可因药物性质的不同而异，有的是先天的，如对酒精的耐受，很多是后天的，如苯巴比妥有药酶诱导作用，长期应用可致体内药酶活性提高，促使本身加速代谢，因此必须逐渐加大用量才能维持疗效。后天耐受性可通过一定时间的停药或交替更换药物得以恢复。此外，耐药性不只是发生在药物滥用的个体，应用正确的药物和剂量也同样会产生耐受性症状。所以，若说某药物的耐受性好，则该药可在规定剂量范围内较长时间使用有效，相反就是耐药性差，服用不久就变得没有效果。

tolerance 公差（容忍度，耐受） 测量值与真实值之间可允许或可接受的差值（见"precision 精密度"）。这个术语也用于表示人体对某产品或结果的接受程度，即获得对某种药物毒作用的抗性，通常是早先暴露的结果，也用于在暴露前即具有高频率的抗性基因的群体。

tolerance trial 耐受性试验 耐受性实验就是采用生理学、生物学、微生物学、化学等对某一物质的耐受性的测定。首次人体临床试验是为了观察人体对新药的耐受程度，即通过下述试验目的来观察耐受新药的剂量范围，为人体药物代谢动力学和Ⅱ期临床试验提供可供参考的剂量范围：

- 不良反应的发生情况；
- 剂量与不良反应发生的关系；
- 实验室指标异常与剂量间的关系。

在招募耐受性临床试验受试者时，健康受试者多选择男性受试者。如果选择患者为受试者，当药物毒性较大或正常人与患者在耐受性方面有较大差异时，多选择符合药物治疗指征的患者。试验的主要原则是在尽可能少的受试者中尽快发现不良反应出现的剂量。方法为在最小剂量到最大剂量间设若干试验组，低剂量组可用2～4例，随着剂量的增加，则受试者人数可逐渐增加，接近治疗剂量时，每组人数可达6～8例。起始剂量的选择原则一般是：

- 有同样药物临床耐受性试验参考时，取其起始剂量的1/2作为起始剂量；
- 有同类药物临床耐受性试验参考时，取其起始剂量的1/4作为起始剂量；
- 同类药治疗剂量的1/10。

若从动物试验结果来估算起始剂量的话，一般考虑：

- 改良Blach Well法 从安全性考虑，选择以下最低者为起始剂量：
  - 两种动物急毒试验LD_{50}的1/600；
  - 两种动物长毒的有毒剂量的1/60。
- Dollry法 从有效性考虑，选择最敏感动物最小有效剂量的1/100～1/50。
- 改良Fibonacci法 肿瘤药物常用，起始剂量较大。
  - 小鼠急毒LD_{10}的1/100；
  - 大动物最低毒性剂量的1/40～1/30。

美国FDA推荐的药物安全起始剂量估算方法如下：

- NOAEL. 相关动物研究得到的无明显不良反应最高剂量。
- 换算关系。依据体表面积标准化（mg/m^2）在不同种属之间的比例。
- HED（Human equivalent dose）. 成人等效剂量的1/10。
- MRSD（maximum recommended starting dose）. 临床健康人体耐受性试验最大推荐起始剂量。
- SF（safety factor）. 根据动物慢性毒性试验得到的无作用剂量或浓度缩小到一定倍数，提出容许限制，这种缩小的倍数即为安全系数。
- 将NOAEL乘以标准系数等于HED，再根据科学判断，从最合适动物得到的HED除以SF得出MRSD。

耐受性试验终止标准见"stopping rule 终止法则"。

tolerance limit 公差极限（耐受限，容许限，容忍度） 在测量和真实值之间的最大差异可接受的程度。

topical 局部的（外用的） 在临床领域，其表示身体的一部分，或外用给药途径的药物制剂，如软膏剂或面霜剂等。

total cost 总费用 在计算临床试验费用时，此术语表示包括直接费用和间接费用在内的所有费用的总和。

toxicant 毒物 在日常接触条件下，那些以较小剂量进入机体，即能干扰或破坏机体的正常生理、生化功能，引起暂时的或永久性的病理改变，甚至危及生命的化学物质，称为毒物。

toxicity 毒性 指外源化学物与机体接触或进入体内的易感部位后，能引起损害作用的相对能力，或简称为损伤生物体的能力。也可简单表述为，外源化学物在一定条件下损伤生物体的能力。毒性可能对整个生物体产生毒害作用，如动物或植物，也可能对生物体的亚结构或器官产生毒性效应，如细胞毒或肝脏毒性等。因此，一种外源化学物对机体的损害能力越大，则其毒性就越高。外源化学物毒性的高低仅具有相对意义。进一步说，这个词也可用来比喻对更广大和复杂的群体，如家庭或社区造成的毒性效应。从某种意义上来说，毒性是剂量依赖性的效应。在一定意义上，只要达到一定的数量，任何物质对机体都具有毒性，如果低于一定数量，任何物质都不具有毒性，关键是此种物质与机体的接触量、接触途径、接触方式及物质本身的理化性质，但在大多数情况下与机体接触的数量是决定因素。例如，水过多饮用也会造成水中毒，那些异常毒的物质，如蛇毒，在毒性剂量以下不会造成毒性效应。临床试验中，研究药物的安全性评价指标之一就是要确立药物在临床上产生的毒性不会对人体造成重大的伤害，且毒性效应风险低于药物治疗效应的益处。

toxic effect 毒性效应 泛指造成毒害作用的情形，如药物的不良反应就是一种毒性效应。

toxic lower limit 毒性下限参数 在药物毒性研究中，药物有害或不良作用阈剂量及最大未观察到有害或不良作用的剂量，其中包括：

- 最大无作用剂量或浓度（maximal non-effect dose or concentration）。即 ED_0 或 EC_0。指药物在一定时间内，按一定方式或途径与机体接触。用目前最灵敏的检测方法或观察指标，不能观察到对机体有任何损害作用的最高剂量，亦称为"不能观察到的效应水平"（no observed effect level，NOEL）。

- 中毒阈剂量或浓度（toxic threshold dose or concentration）。指在一群实验动物中，只有少数个别动物的某项生理、生化或其他观察指标出现轻微变化的最小剂量或浓度，又称最小中毒量（minimal toxic dose）。一般略高于最大无作用剂量或浓度。

- 急性阈剂量或浓度（acute threshold dose or concentration，Lim_{ac}）。指一次接触某药物所得的阈剂量或浓度。

- 慢性阈剂量或浓度（chronic threshold dose or concentration，Lim_{ch}）。指长期连续接触某药物所得的阈剂量或浓度。

toxicokinetics 毒物动力学 利用数学方法研究外来化学物进入机体的生物转化和生物转运随时间变化的规律和过程。

toxicology 毒理学 一门研究外源因素（化学、物理、生物因素）对生物体的有害作用、严重程度、发生频率及其作用机制，进而预测其对人体和生态环境的危害的严重程度，为确定安全限值和采取防治措施提供科学依据的应用学科，也是对毒性作用进行定性和定量评价的科学。

toxic reaction 毒性反应 药物用量

过大或用药时间过长，导致药物在体内积蓄过多而引起的严重不良反应。特殊毒性包括致癌、致畸胎和致突变等。

toxic upper limit　毒性上限参数　在药物急性毒性试验中，以死亡为终点的各项药物毒性参数，其中包括：

- 致死剂量或浓度。指在急性毒性试验中药物引起受试动物死亡的剂量或浓度，通常按照引起动物不同死亡率所需的剂量来表示。
- 绝对致死量或浓度［LD_1 (M)或LC_1 (M)］。
- 半数致死量或浓度（LD_{50}或LC_{50}）
- 最小致死量或浓度（MLD或MLC）。
- 最大耐受剂量或浓度（MTD或MTC）。

toxin　毒素　指生物体所生产出来的极少量即可引起生物体中毒的物质。这些物质通常是一些会干扰生物体中其他大分子作用的蛋白质，例如蓖麻毒蛋白。细菌毒素按其来源、性质和作用等的不同，可以分为外毒素和内毒素两大类。在一般情况下，外毒素简称为毒素。人体内毒素，即人体内的有害物质，主要分为人体外毒和内毒，来源主要有两个：食物消化、吸收后产生的代谢废物滞留；环境中得来的各种污染在体内沉积。每人每天都在不断地吸入垃圾，五脏六腑及血液中或多或少都有贮存，在正常情况下，人体有能力加以化解和排除，维持健康。一旦平衡被打破，体内毒素得不到及时清除而残留越来越多，超过身体排除功能负担，就会成为体内健康的障碍。人体则进入亚健康状态，进而引发多种疾病。

trade name　商品名　药物上市时所给予的药品专属品名。除了药物的非专利名称，也称为通用名称外，药物公司通常都会给自己的药品起一个有别于其他药物公司同种商品的名称。

transcribe　转录　泛指将临床试验信息或数据从受试者的病历记录转抄到临床试验病例报告表中，或输入计算机数据采集系统中的行为。

transcription　抄写（转录）　泛指将口述或记录的临床试验信息输入到电子系统的过程。

transcription error　转录错误　在转录受试者信息或数据时造成的错误。这类错误可以要求在保留更改痕迹的情况下加以修正。

transdermal patch　透皮贴剂　指将药物浸渍于贴膜中，并贴于皮肤上，使药物经皮肤吸收产生全身作用或局部治疗作用的薄片状制剂，其特点无肝脏首过效应、不受胃排空速率等影响、生物利用度高、使用方便、无疼痛、可随时撤销或中断治疗、给药剂量准确、吸收面积固定、血药浓度稳定、无松香等增黏剂、对皮肤刺激性小、延长作用时间、减少用药次数。

treat　治疗　泛指临床采取措施给患者实施医学治理的行为。在临床试验中，这个术语常包括外科手术，给受试者（患者或健康者）服用安慰剂和药物的行为。

treatment 治疗 对患者给予的任何形式的医学干预管理和看护，或对疾病或身体不适予以医治的管理和看护。临床试验中该词的使用表示对受试者的治疗，包括安慰剂、姑息治疗，或采取"未治疗"手段对受试者的处理。该术语也用于表述对健康受试者或非病患者的医护措施。

treatment allocation 治疗分组 泛指分配受试者到某一治疗组别的结果，如随机或其他方法。

treatment allocation ratio 治疗分组比 临床试验项目中被随机或任何方法分配到每一治疗组别中的受试者人数比例。最常见的每一治疗组与对照或安慰剂组别受试者人数比为1∶1，也有2∶1或3∶1的分组比。

treatment arm 治疗组 临床试验中接受研究药物的受试者组别被视为治疗组（等同于"treatment group 治疗组"）。

treatment comparison 治疗对照 根据研究项目的终点目标，比较两个或更多治疗组别之间的治疗效果。

treatment difference 治疗差异 根据研究终点目标，不同治疗组别间的疗效差异。如平均疗效差异、治疗响应比例差异、平均生存时间差异等。

treatment effect 疗效（处理效应）"treatment difference 治疗差异"的同义词，主要偏向用于比较两种或两种以上治疗结果优势率的情形。这一点与治疗差异有所区别。

treatment emergent adverse event 治疗中出现的不良事件 泛指在临床试验治疗阶段出现的不良事件。例如，治疗前（基线）没有的不良事件，或比基线不良症状更加恶化的不良事件等。

treatment emergent signs and symptoms 不良反应症状（治疗中出现的症状）任何在参加临床试验前受试者不存在的疾病症状，也就是新出现的不良反应症状，或虽然存在但在临床试验中恶化的疾病症状均视为治疗中意外出现的新症状。按照GCP规范，任何此类不良反应症状都必须及时记录，严重不良反应还必须按照要求提交SAE报告。

treatment emergent symptom scale (TESS) 治疗副作用量表（治疗意外症状量表）临床试验中评价研究药物或治疗方法不良反应的量化评价表。此表共有36个受试者自我评价问答。本量表的优点是包括各系统的症状，症状评价的选择结果分为四级，即（0）无；（1）轻；（2）中；（3）重。此表可以反映全面的药物副作用。此外还可注明该症状与药物的关系，可避免与疾病症状的混淆。但不足之处是内容过于庞杂，缺乏针对性，故有些研究者宁可在具体研究中采用更加专用的副反应量表。此表的评定最好由经量表训练的精神科医生执行。评定员应根据患者报告、体格检查结果以及实验室报告做出评定。有些项目，还应向患者家属或病房工作人员询问。对于无具体评定标准的表中条目，可按前述严重度的评定原则评定。有些症状较轻，难以判断是否是治疗所致，需谨慎处理，且将可能与治疗有关者也加以评定，并在表格中注明，以便分析时再取舍。

treatment failure 治疗失败 临床试验中对试验药物或治疗措施响应较差或无响应者的受试者可视为治疗失败，但需要在临床试验项目启动前明确定义治疗效益响应的标准。

treatment group 治疗组 泛指临床试验中接受治疗的受试者组别，这里的治疗可以是广义词，有时专指那些没有接受安慰剂治疗的受试者组（等同于"treatment arm 治疗组"）。

treatment group comparison 治疗组对比 见"treatment comparison 治疗对照"。

treatment interaction 治疗交互作用 临床试验疗效分析的方法之一，这里的"交互作用"是指当临床试验存在两个以上自变量时，当一个自变量的效益在另一个自变量的每一个水平上不一样时所存在的自变量的交互作用。评价治疗组与对照组效益的临床和其他研究往往关注于平均治疗效益。然而，当治疗效益在受试者之间存在差异时，例如，男性和女性受试者的效益是否相同，这种平均治疗效益可能会造成误导。所以，对受试者进行亚组分析，或评价个体治疗的异质性可用来调整亚分析和协变量的整体比较。这类亚组分析有预先计划和非计划两种方法。前者在临床试验计划阶段，就预先设定在统计分析计划中，这样做的好处在于可以有效地控制可能出现的I类统计错误率。后者属于探究性的方法，是为了探索不同组别内或不同组别之间的疗效差异而试图对数据进行挖掘分析，这样做容易造成统计分析偏差的出现。按照ICH E3的原则，只有预先计划的治疗交互作用的亚组分析结论才能是可接受的。经过这类亚组分析可以有助于识别个体治疗效益的可能性，并对这种变异的可能结果做出评估。

treatment interaction effect 治疗交互作用效应 临床试验中分析治疗交互影响大小的统计分析术语。交互作用效应意味着某变量对结果或因变量的综合效应。当这种交互作用存在时，一个变量的影响取决于其他变量的水平。例如，临床试验的治疗变量由两个组别所决定：治疗组和对照组。但如果研究者需要进行治疗分层分析时，如是否对吸烟或非吸烟的受试者有着相同的效益也感兴趣，这就会产生治疗交互作用的问题。如果通过分析得到的吸烟疗效组与非吸烟疗效组的交互作用结果呈现非平行的线性关系（也称"有序交互作用"）时，两组的交互作用效应就是显著的，即有统计学意义；如果得到的两组结果线性是平行的，就没有交互作用效应的存在。所以，通过这种治疗交互作用的亚组分析方法，临床试验的治疗效应异质性可以较好地得以体现。

treatment investigational new drug　试验新药用于治疗　新药未被药监部门批准上市前允许用于治疗患者的过程。

treatment period　治疗期　临床试验中受试者被给予试验药物的阶段。

treatment regimen　治疗方案　临床试验中整体试验药物治疗的方案，包括药物治疗、剂量、给药方法、给药时间等。例如，临床试验方案中描述的治疗方案如下，某药物片剂服用两周，每天3次；之后给予10d的药物注射，每天1次；紧接着给予一次物理疗法。

treatment schedule　治疗时间　临床试验中受试者接受治疗的时间表。

treatment sequence　治疗顺序　临床试验中试验治疗给予的顺序，如某位受试者在交叉试验设计中接受的多重治疗方案，或平行试验设计中不同受试者接受的治疗顺序等。

treatment success　治疗成功　相对于治疗失败而言，临床试验中对试验药物或治疗措施响应较好或有响应的受试者可视为治疗成功，但需要在临床试验项目启动前明确定义治疗效益响应的标准。

treatment-period interaction　治疗-周期交互作用　与临床试验中出现治疗与周期之间交互替换有关，主要用于在不同的试验周期阶段得到不同治疗效益的情形，如交叉试验设计时，受试者在两个阶段分别接受治疗和对照药物，得到的治疗效应也就完全不同。

treatment termination　治疗终止　等同于"early stopping　提前终止"。

trend　趋势　这个词在临床试验的不同场合表达的含义不尽相同，它用于试验纵向数据描述时，表示随时间而发生的变化；但用于同一药物的多重剂量时，意味着随剂量增加（或减少）效应相应变化的情形；有时，它也用于两组间的简单比较，在这种比较中，虽然效应差异可以观察得到，但这种差异并未达到统计意义，即有显著性差异的趋势，这种趋势只是研究者的一种表观期望，并不是数据分析所得到的实际结果。

triage　治疗类选法（分诊）　一种根据患者疾病状况的严重程度或紧迫性（即轻重缓急）来决定患者治疗或救治优先顺序的医学实践流程，适用于战场、灾难抢救和医院急诊室，或有限医疗设施和人员的情形。

trial and error　试错法　尝试某种理念或方法来看看其是否可行的非正式过程，如果行不通则尝试另一种方法，直到得到解决问题的结论。

trial coordinator　临床试验协调员　见"clinical research coordinator，临床研究协调员"。

trialist　试验工作者　拥有临床试验运行的科学和实践经验或专长的人士。

trial master file (TMF)　试验主文档　GCP规定所有的临床试验的信息应该被记录、处理和保存，并能被准确地核查、报告和解释，其记录应该体现为一个独立的文档体系而不需要申办方或机构人员的额外解释。临床试验主文档（trial master file，TMF）是良好文档质量管理的重要组成部分。临床试验中产生的所有相关的纸质或电子文档，可供回顾性分析之用，即一个完整的试验主文档应该可以完整地再现临床试验的过程。试验文档的内容通常包含非试验流程相关的支持性文件、试验相关的必备文件和其他相关试验记录等。临床试验主文档通常是由两类文档所组成的，申办方产生的保存在申办方试验文件卷中和研究者产生的保存在研究机构试验文件卷中的档案文件。这些文档体系在试验启动前就应当已经建立，在试验结束时，监查员需要审核研究者/研究机构和申办方双方的文档，并确定所有必要的文件都在适宜的档案卷宗内。在临床试验开启前，需要根据标准操作规程制定文件存储规则和文件列表目录。对于每一份文件都要说明其目的，以及是否将其列入研究者/研究机构或申办方文档中。如果一份文件需同时储存在双方档案中的话，则需说明原件和复制件各自应该归属申办方还是研究者的文档中。CRO支持和辅助申办方按照GCP原则完成临床试验的监督和管理。所以，CRO具有和申办方相同的责任建立和维护良好试验主文档管理实践，并在试验项目进行过程中和结束后及时与申办方交流试验文档的有关问题，在试验完成后移交所有试验项目文件供申办方保存。

trial medical device　试验用医疗器械　指临床试验中对其安全性、有效性进行确认或者验证的拟申请注册的医疗器械。

trial subject　试验受试者　见"subject 受试者"。

trial site　临床试验机构（临床试验基地）　见"investigational site 研究机构"。

trial statistician　临床试验统计师　见"statistician 统计师"。

trim　消减（消除）　临床试验中用于表示消除离群值或极端值（outliers）。

trimmed mean　修正均值（切尾均值）　在临床试验数列中，去掉两端的离群值（极端值）后所计算的算术平均数。在计算试验数值百分比时，可以除掉频数分布的两端（最小值和最高值）后予以计算其平均百分比。

triple blind　三盲法　临床试验中参与的三方均处于盲态，不知道受试者服用试验药物或对照药物，这通常指受试者、研究者和疗效评价者或数据管理员等都处于盲态。

triple blind study　三盲临床研究　采用三盲法开展的临床试验项目。

triple mask　三重掩饰法　等同于"triple blind 三盲法"。

trough　峰谷（波谷）　临床试验的曲线图中，曲线最低处为峰谷，其值通常为最小值。

trouser leg design　裤腿设计法　序惯设计的非正式术语，在这个设计法的图像中，由于终止界限已经产生，因而极端值看起来就像一对裤腿样。

true mean 真实平均数（真均值）
临床试验中群体值的平均值或估计值，而不是样本平均值或估计值。理论上来说，虽然确定有限规模的群体数值的案例可能出现，但真实平均值一般不可能知道。

true value 真实值 寓意与真实平均数和真实方差相似，为群体数据的数值。但一般情况下，很难知道具体的整体群体值。

true variance 真实方差 为方差的群体值（见"true mean 真实平均数"）。

truncate 截短（删节） 一般与删除临床试验数据结果分布中的极值有关。删除的值不一定是离群值。

truncated data 截断数据（截断资料，截尾数据） 已被删除极值的临床试验数据。

truncated distribution 截尾分布（截断分布） 已经删除极值的临床试验数据结果分布，适用于频率分布和概率分布。

truncated mean 截断平均值（截尾平均值） 一组截断数据的平均值。

truncated observation 截断观察值 等同于"truncated data 截断数据"。

Tukey's least significance difference (LSD) test 杜凯氏最小显著差异检验 亦称"杜凯氏简便检验""图基偏移量检验"。一种简便易行的非参数检验，适用于数值接近的临床试验中若干独立组别样本平均值的比较。杜凯氏检验的一个重要的优点是非常简单，而且所需实验样本相对较少。其检验结果的可信度达到95%的置信水平时，最少的情况下只需6个样本进行验证。

two armed study 二组研究 泛指涉及两个治疗组别的临床试验项目，通常与平行研究设计有关。

two compartment model 二室模型 药物代谢动力学通常用房室模拟人体，只要体内某些部位接受或消除药物的速率相似，即可归入一个房室。房室模型仅是进行药动学分析的一种抽象概念，并不一定代表某一特定解剖部位。通常的做法是把机体划分为一个或多个独立单元，可对药物在体内吸收、分布、消除的特性做出模式图，以建立数学模型，揭示其动态变化规律。常见房室模型有：

- 假设机体给药后，药物立即在全身各部位达到动态平衡，这时把整个机体视为一个房室，称为一室模型或单室模型（one-compartment model）。

- 假设药物进入机体后，瞬时就可在血液供应丰富的组织（如血液、肝、肾等）分布达到动态平衡，然后再在血液供应较少或血流较慢的组织（如脂肪、皮肤、骨骼等）分布达到动态平衡，此时可把这些组织分别称为中央室和周边室，即二室模型（two-compartment model）。

所以，二室模型可以定义为根据药物在组织中转运速率的不同，将机体分

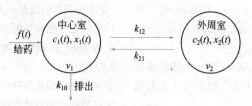

图 58　二室模型示意

k_{12}、k_{21} 分别为从中心室向外周室和从外周室向中心室的转运速率常数；
k_{10} 为药物从中心室的消除速率常数

为中央室和外周室（图58），即

- 中央室。由一些血流比较丰富、膜通透性好的组织（如心、肝、肺、肾等）组成。分布特点：药物易于灌注，药物进入机体后往往首先进入这类组织，血流中的药物可以迅速与这些组织中的药物达到平衡。

- 外周室。由一些难于灌注的组织（如骨、脂肪、静止状态的肌肉等）组成。分布特点：药物转运速率较慢，组织中的药物与血液中的药物需经一段时间方能达到动态平衡。

例如，药物静脉注射后，血药浓度（对数浓度）-时间曲线呈双指数函数（见图59），其药动学计算式为

$$C=Ae^{-\alpha t}+Be^{-\beta t}$$

式中，A 和 B 为指数项系数；α 和 β 分别为分布速率常数和消除速率常数。

按二室模型，血药浓度-时间曲线为双指数曲线，这是二室模型区别于单室模型的重要动力学特征，其曲线分为2相，即静脉给药后血药浓度首先快速下降，称分布相，以分布为主；然后趋于平缓，主要反映药物的消除，称为消除相。

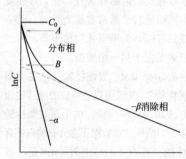

**图 59　二室模型药物静脉注射后血药
浓度 - 时间曲线**

two factor interaction　二因素相互作用（二因素交互作用）　泛指临床试验中两个因素（如性别和疗效）之间的相互作用。

two period crossover design　二期交叉设计　涉及两个治疗周期的交叉临床试验，常用于受试者自比较试验药物与对照或安慰剂的效益和安全性。参阅 "crossover study　交叉研究"

two period crossover study　二期交叉研究　见 "two period crossover design 二期交叉设计"和 "crossover study 交叉研究"。

two sample *t* test 二样本*t*检验 等同于"independent samples *t* test 独立样本*t*检验"。

two sided 双边（双侧） 临床试验中与试验数据分布的两边（左右两侧）尾部区域有关。

two sided alternative 双侧备择 与临床试验中双侧备择假设有关。

two sided hypothesis 双侧假设 指两组或两组以上组别的平均值或其他参数被比较的备择假设。在无效假设中两组比较值通常被视为相等，而备择假设则认为两组比较值不等，即一组效益优于另一组效益。

two sided test 双侧检验 又称"双尾检验"。凡采用双侧假设的统计检验方法均为双侧检验。由于在双侧检验中，对临床试验数据正态分布的双侧有兴趣，即 $H_0: \mu \geq \mu_0$, $H_1: \mu < \mu_0$，或 $H_0: \mu \leq \mu_0$, $H_1: \mu > \mu_0$（见图60），即双侧检验是指临床试验一组数据的方差可能大于（＞），等于（=）（无效假设的情况/不等于（≠）（备择假设的情况），或小于（＜）另一组数据的方差的情况。当不能根据专业知识判断两种结果高低时，可采用双侧检验。如果检验的目的是检验抽样的样本统计量与假设参数的差数是否过大（无论是正方向还是负方向），就把风险平分在右侧和左侧。比如显著性水平为0.05，即概率曲线左右两侧各占0.025。

选用单侧检验还是双侧检验应根据临床试验的检验目的在试验设计时就确定了。一般若事先不知道所比较的两个试验药物效益谁好谁坏，分析的目的在于推断两个药物的效益有无差别，则选用双侧检验；若根据理论知识或实践经验判断药物A的效益不会比药物B的效益差（或好），分析的目的在于推断A比B好（或差），则用单侧检验。一般情况下，如不作特殊说明均指双侧检验。例如，如果检验某种治疗方法是否有效，用单侧检验，因为只要检测是否比原方法好，而不检验是否比原方法坏；如果检验服用某种药物后对人体有好作用还是副作用，则做双侧检验，因为既要考虑坏的情况，又要考虑好的情况。

若对同一资料进行双侧检验也进行单侧检验，那么在 α 水平上单侧检验显著，只相当于双侧检验在 2α 水平上显著。单侧和双侧显著性换算的简单关系可以从表35中看出。

表35 单侧和双侧显著性换算

选择	操作	结果
单侧	p 乘以 2	双侧检验 -2p
双侧	p 被除 2	单侧检验 -p/2

例如，假设单侧检验的置信限为95%，$p=0.05$，那么换算成双侧检验则为 $0.05 \times 2 = 0.10$，所以双侧检验的置信

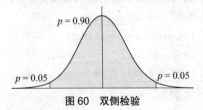

图60 双侧检验

限为90%。又例如，双侧检验p值等于0.06，那么代表不拒绝原假设，那么单侧检验的p值应该是0.03拒绝原假设。所以，同一资料双侧检验与单侧检验所得的结论不一定相同。双侧检验显著，单侧检验一定显著；反之，单侧检验显著，双侧检验未必显著。

two stage stopping rule 双级停止规则 临床试验中要求两个终止标准都必须满足的终止规则。

two tailed 双尾 等同于"two sided 双侧"。

two tailed alternative 双尾备择 见"two sided alternative 双侧备择"。

two tailed hypothesis 双尾假设 见"two sided hypothesis 双侧假设"。

two tailed test 双尾检验 见"two sided test 双侧检验"。

two way analysis of variance 双向方差分析 用于有两个独立分类变量的临床试验数值的连续变量平均值的统计分析。例如，某临床试验分析疾病种类与受试者年龄组间相互影响，即 a=心脏病、肿瘤、脑血管以外，b=20岁组、30岁组、40岁组。在这个案例中，可以分析以受试者年龄为中心的主效应，以疾病种类为中心的主效应，或受试者年龄与疾病种类之间是否存在相互作用。这种在临床试验统计分析中需要检验包含其他任何因素或协变量的两种或两种以上组别的疗效差异，也就是考虑两个处理因素（双变量）对某结果的影响时的统计分析比较，就可以采用双向方差分析的方法（可参阅"one way analysis of variance 单向方差分析"）。

two way classification 双向分类（双向类别） 按照两个分类变量进行交叉数据分类的方法。例如，对临床试验治疗效应的分析可以按照治疗组别和性别来进行分类。

two way interaction 双向相互作用（双向交互作用） 见"two factor interaction 二因素相互作用"。

two way table 双向表 含有两类分类变量（如平均值或其他统计分析数值）的临床试验数据表格。

two-by-two contingency table 2×2列联表 见"two-by-two table 2×2表"。

two-by-two table 2×2表 包含二行和二列的临床试验数据总结分析表格。

type Ⅰ error Ⅰ类错误（第一类错误） 临床试验统计显著性检验中，如果一个统计检验的结果拒绝无效假设，也就是结论不支持无效假设，而实际上真实的情况属于无效假设，那么称这个检验犯了Ⅰ类错误（记作 α）。药物研发中，Ⅰ类错误的出现有更大的灾难性。所以，需要对Ⅰ类错误的概率设定特殊的限度，通常为 α=0.05，也就是说即使 H_0 是真实的，拒绝 H_0 的概率不能超过5%，即有95%的概率确定治疗组与对照组间存在着统计学的显著差异。

type Ⅱ error Ⅱ类错误（第二类错误） 临床试验统计显著性检验中，如果检验结果支持无效假设，而实际上真实的情况属于备择假设，那么

T

称这个检验犯了 II 类错误（记作 β）。通常的做法是，在保持第一类错误出现的机会在某个特定水平上的同时，尽量减少第二类错误出现的概率（表36）。

表 36　II 类错误

决定	真实性	
	H_1	H_0 正确
拒绝 H_0	正确决定	I 类错误 α（假阳性）
不能拒绝 H_0	II 类错误 β（假阴性）	正确决定

II 类错误的出现与临床试验的样本量有关。所以需要控制试验的样本量来控制 II 类错误的概率达到可接受的水平。最重要的是需要理解无效假设决不能够被证明，即对于临床试验的一组数据只能够拒绝无效假设或不能够拒绝无效假设。

type III error　III 类错误（第三类错误）　临床试验统计显著性检验中，如果检验结果拒绝无效假设和声称药物A疗效优于药物B，但实际情况是药物B疗效优于药物A，那么称这个检验犯了III类错误。

T

U

unanticipated event 未曾预料事件（非预期事件） 临床试验中出现的可能实际危害或不利于某件事态发展的，并可能未来继续增加伤害可能性的问题或事件，例如，过去从未报道过的严重不良事件/反应被视为未预料事件，其有可能增加研发药物的安全风险。

unbalanced block design 非平衡区组设计 虽然是区组设计，但没有采取平衡区组的方法来设计的临床试验随机分配方案。例如，有三个区组块比较三种不同的治疗组合，但每个区组块只能比较两种治疗方案的差异，则可采用非平衡区组设计法（见图61）。

治疗组合	区组		
	1	2	3
A	*	*	
B	*		*
C		*	*

图 61 非平衡区组设计法

unbalanced design 非平衡设计 采用不平衡（无论是有意或无意）的方法设计的临床试验项目。

unbalanced treatment design 非平衡治疗设计 等同于 "unbalanced design 非平衡设计"。

unbiased estimator 无偏估计值（无偏估计） 当临床试验的样本平均值近似于总体均值的情况，或经过若干次测量后样本值的估计值在待估计的真值（期望值）附近摆动时，这个样本平均值或期望值被视为无偏估计值。

unblind 非盲态（揭盲） 在盲态临床试验项目中公开随机分配的结果，或试验项目是开放式（即非盲态）的设计。

unblinding 揭盲（破盲） 临床试验中受试者和/或研究者揭示受试者所服临床试验药物类别（试验药物或对照/安慰剂），而使临床试验受试者盲态编码不再处于未知状态。临床试验中，受试者的盲态编码公开的情形有以下几种：

- 揭盲 在双盲临床试验中，受试者的盲态编码的揭盲必须在临床试验数据库锁定后才能进行。揭盲通常分成两步进行，第一次揭盲是知道组别，即哪些是试验组，哪些是对照组。在经盲态核查和数据库锁定后，由统计中心保存盲底的工作人员第一次揭盲，即将各病例号所对应的组别以A、B为代号告知生物统计学家，以便对全部数据进行统计分析。当统计分析结束，总结报告完成时，再在临床总结会上作第一次揭盲，宣布A、B两组的确切组别，即知道具体受试者用的具体药。
- 披盲 当临床试验安全监督官或

数据监督委员会（如DSMB）在临床试验进行过程中审核临床试验数据时，如果他（们）从保护受试者安全性的角度出发，需要对某位受试者的试验药物服用状况进行了解，可以在不告知承担临床试验项目团队任何人员和研究者的前提条件下，自行披露该受试者的盲态编码。一旦确定受试者安全性不会受到威胁，可以允许该受试者继续参与临床试验项目。

• 破盲 在临床试验过程中，任何受试者由于安全性的考虑，研究者不得不揭示受试者的盲态的行为称为破盲。研究者的破盲是为了了解受试者是服用研究药物，还是对照药物或安慰剂，以便对受试者的不良反应事件的治疗做出正确的医疗判断。被破盲的受试者不应继续参与临床试验。临床试验中的破盲流程必须在临床试验开始前制定完成，并在临床试验中严格执行。

破盲病例是否计算疗效要根据方案规定，在破盲前已有疗效数据的可以计入疗效分析；如有不良反应应计入不良反应分析。

uncontrolled clinical trial 非对照临床试验 没有采取对照组别来比较试验药物组别治疗效益和安全性的临床试验。

uncontrolled study 非对照研究 临床试验项目中不设对照组的试验。

underlying condition 内在情况 临床试验中受试者出现的不是由于治疗干预，或试验结果导致的，而是由于受试者自身状况或其他生理状况出现的疾病或情形。

under represent 代表不足 专用于表述临床试验项目中受试者样本代表性不够的情形，也就是受试者人口学数据的分布不能反映出受试者区域属性。所以在临床试验的受试者区域选择上，需要考虑统计学的需求，应当尽可能地限制受试者招募过于集中于某一个或几个研究机构的情况发生。这在受试者招募数量较多的Ⅲ期临床试验中尤其值得注意。对于有特殊人口学参数要求的临床试验项目也需要从统计学的角度加以关注（参阅"sample demographic fraction 样本人口学比例"或"population demographic fraction 人口分布比"）。

underlying distribution 内在分布（潜在分布） 临床试验统计学概率分布的非正式术语，表示无法通过适当观察而得到样本结果分布的概率，只能采用频率分布的抽样方法观察得出。

undue influence 不当影响（不正当压力） 临床试验受试者知情同意过程中对受试者参与临床试验与否的自身决定施加不公正的或非自愿性的施压影响，或对试验过程中的治疗结果施予不当措施的行为。

unequal allocation 不平等分配 意旨治疗组在临床试验每个组别中的比例分配不均等的情形。

unequal randomization 不等随机化

临床试验的一种设计方法。在这种方法中，每一种治疗组别中的受试者入组人数比例不等。例如，设定接受试验药物和对照药物的受试者入组比例为3：1，即每三位接受试验药物的受试者与一位接受对照药物的受试者比例。

unexpected adverse drug experience
未预期不良药物经历　见"unexpected adverse drug reaction　未预期不良药物反应"。

unexpected adverse drug reaction
未预期不良药物反应　某药物不良反应无论在属性或严重程度上都与任何药物信息文件上（如研究者手册、药物标签说明书或摘要信息等）的记载不一致（ICH E6 1.60）。

unexpected adverse event　未预期不良事件（意外不良事件）　类似于"unexpected adverse drug reaction　未预期不良药物反应"。

unexpected event　未预期事件　未预期不良事件或严重未知不良事件是指新发现的，其特异性和严重程度在研究者手册或药物标签说明书中没有列出，发生频率明显增加，与总体研究计划及其修正说明，或任何记录文件所描述的风险信息不符。

unexpected magnitude, duration or frequency　未预期强度（持续时间或频率）　与临床试验中的不良反应事件有关，即使有些不良反应事件临床试验知情同意文件中有过描述，但当出现严重程度、持续时间或发生率与知情同意文件（ICF）中的事件描

述有差异时，这类事件属于未预期事件，其事件差异强度、持续时间和频率及其情形应当报告给伦理委员会。例如，知情同意书中说明某研发药物的肝转氨酶升高异常率为2%，但在临床试验的监督中发现受试者的升高率为10%，那么这种肝功能酶异常事件就应当报告为未预期不良事件。

uniform distribution　均匀分布　意旨临床试验出现的所有数值的概率分布均等出现的情形。这种数据分布情况在真实世界中很少出现，只是一种理论运用。

uniform prior　先验概率　在贝叶斯统计分析中，意旨所有的参数值在两个极限间（负无穷大和正无穷大之间）的概率分析均等的先验分布。

uniform treatment assignment　均等治疗分配　等同于"equal allocation 均等分配"。

uniformly most powerful test　一致最大功效检验（一致最佳检验）　临床试验中试验结果统计意义与检验相同假设的任何检验结果呈现差不多等效的情形。要注意的是一致最佳检验是非均衡性的，在双边检验中不可能出现单一的一致最佳检验结果，但在单边检验中有可能出现。

unimodal distribution　单峰分布　只呈现单峰的分布。

unique page　唯一页　临床试验电子病例报告表设计中的常见术语，表示病例报告表中首次或只出现一次的试验数据采集表格。在临床试验访视

中，每次访视都有若干检查项目需要完成。有些检查项目会在不同的试验访视中重复出现。当设计病例报告表时，可以首先设计首次或只出现一次的检查项表格。对于多次出现的检查项表格，只要把首次出现的检查表格分别配置在相应需要的试验访视中即可重复使用。例如，体检表会在首次试验访视和后续试验访视中重复出现。病史表通常只在试验的首次访视中需要。这种首次或只有一次出现的试验数据采集表格被称之为病例报告表唯一页，或非重复使用性表格。

unit normal variable 单位正态变量 见"standard normal variate 标准正态变量"。

unit of analysis 分析单位（分析单元） 临床试验最小分析数据集可视为分析单位。例如，在大多数情况下，临床试验项目中的每一位受试者数据都可作为独立的受试者或分析单位而加以分析。在某些情况下，每位受试者不是个别随机入组的，如群集随机入组。此时的受试者分析单位应该是群组数据，而不是各个受试者数据集。

univariate analysis 单变量分析（一元分析） 对单应变量进行分析的方法。

univariate data 单变量数据 只与单应变量有关的数据。

univariate distribution 单变量分布（一元分布） 单变量数据的分布状态。

unpaired _t_ test 非配对_t_检验 也称为学生_t_检验。与"独立样本_t_检验"定义类似。例如糖尿病与非糖尿病患者的数据_t_检验，这两组患者数可以相等或不等，两组数据不仅都服从正态分布，而且还认为两组的标准偏差（SD）也大致相等，即满足方差齐性。

unrelated event 无关事件（不相关事件） 多用于表示有证据表明临床试验中确定无误地与研究药物或治疗方法无因果关系的不良事件。

unrestricted randomization 无限制随机 相对于限制随机而言，这种无限制随机方法意味着受试者根据随机号的顺序随机分配进入临床试验治疗组而没有区组或分层随机的限制。

up and down design 升降设计法（上下设计法） 一种临床试验给药方法的设计。在这种设计中，下一组受试者的试验药物给药剂量可能增加或减少，直到达到最佳剂量状态。

up limit of normal (ULN) 正常值上限 正常值上限就是正常值的最高值，比如在80～90这个区间都是正常的，90就是正常值上限，正常轻微超过正常值上限是没有问题的，如果远远超过正常值上限就有问题了，常见于临床试验实验室化验值的表述中。例如，血肌酐的正常值上限各个医院不一样，有的90μmol/L就算超标，有的100μmol/L也不算超标，但一般认为血肌酐超过110μmol/L就比较危险了，超过130μmol/L就应该住院治疗了。临床试验中常会在入排标准中，对生物样本检测值的特殊指标设定上限超标标准。与正常值界定范围相比，一旦超过正常值上限的几个数量级即被视为异常且有临床意义。

upload 上传（上载） 多与将当地或局域计算机中的试验数据复制到中心计算机数据库备份的行为有关。例如，研究机构人员将受试者数据输入到电子采集系统EDC中，以便受试者数据能及时上传到中心后台数据库中。

upper quartile 上四分位数 如果把临床试验的所有数值从小到大排列并分成四等分的话，三个分割点位置的数值点就是四分位数，而最右端分割点数值点（即75%）的四分位数称为上四分位（Q_3），又称较大四分位（见"lower quartile 下四分位"）。

urinalysis 尿分析 多用于临床试验样本分析中，对尿液中化学成分检测和分析的行为。

urn model 罐子模型 临床试验统计概率模型之一。按照概率理论，一个硬币有正反两面。当人们随意投掷硬币时，可能出现正面或反面。如此反复投掷，可能出现的问题就是：

- 正面和反面从 n 次投掷中出现的比例会怎样，其可信度是多少。
- 出现某一面（正或反面）顺序的概率是多少，如一个正面出现后，接着是反面的顺序。
- 如果只投掷 n 次硬币，不会出现反面的概率有多大。

在临床试验中，受试者随机接受治疗或对照药物的概率就是罐子模型的具体应用实例之一。

user 用户 数据库系统中存在一组管理（数据库管理员DBA）、开发（应用程序员）、使用数据库（终端用户）的用户。

U shaped curve U形线 临床试验结果分析常见的两端呈峰形、中间为低谷的曲线，由于形似字母U而得名（图62）。

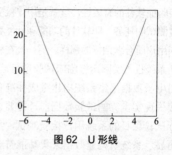

图 62　U 形线

U shaped distribution U形分布 呈U形的数据分布，即最大值和最小值呈峰形的分布、中间呈较低分布频率的峰谷，这种情况并不多见，但一些人群中的饮酒造成的死亡分布有些类似于U形分布（图63）。

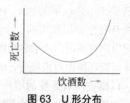

图 63　U 形分布

user acceptable test (UAT) 用户接受测试（用户认可测试） 是计算机化系统开发生命周期的组成部分。用户接受测试有两类，一类是系统软件本身在投入商业使用之前的最后一个测试操作，即在软件产品完成了单元测试、集成测试和系统测试之后，产品发布之前所进行的软件测试活动是技术测试的最后一个阶段。目的是确保软件准备就绪，并且向未来的用户表明系统能够像预定要求那样工作。经集成测试后，已经按照设计把所有的模块组装成一个完整的软件系统，接口错误也已经基本排除了，接着就应该进一步验证软件的有效性，这就是用户接受度测试的任务，即软件的功能和性能如同用户所合理期待的那样。另一类在软件系统投入实际运行临床试验项目后，当电子数据采集系统构建完成并准备接受现实世界的试验数据前，需要进行试验项目的系统用户接受测试，从而显示系统所构建数据采集功能符合试验方案的需求，并能按照用户的期望完成既定额功能和任务。无论哪一种用户接受测试，相关的用户和独立测试人员都需要建立并根据测试计划和结果对系统进行测试和接收。

user acceptance testing (UAT)　用户接受测试（用户认可测试）　计算机化系统开发生命周期中的一个阶段。由终端用户对照用户需求和功能规格在实际运营环境中对系统进行的正式测试，以确定所有系统的用户需求、设计标准和功能规格是否达到设计要求，系统是否可投入运行使用。它是一项确定产品是否能够满足合同或用户需求的测试活动。在临床试验中，经过验证的电子数据系统在完成电子病例报告表的构建后，系统的临床试验数据采集和管理功能需要被进行一次全面用户检测程序，以验证构建符合试验方案要求。测试方式包括检测所有正确数据和错误数据组合、记录检测结果等。全面的检测文档应包括验证方案、测试细则记录、测试总结报告和验证总结报告等。

u test　**u检验**　临床试验统计分析方法之一。和t检验一样，u检验也可用于样本均数与总体均数的比较以及两样本均数的比较。理论上要求样本来自正态分布总体。但在实际运用时，只要样本例数n较大，或n小但总体标准差σ已知时，就可应用u检验；n小且总体标准差σ未知时，可应用t检验，但要求样本来自正态分布总体。两样本均数比较时还要求两总体方差相等。在临床试验的统计分析中，u检验的p值意义概括见表37。

表37　$|u|$值、p值与统计结论

α	$|u|$值	p值	统计结论
0.05 双侧 单侧	< 1.96 < 1.645	> 0.05	不拒绝H_0，差别无统计学意义
0.05 双侧 单侧	≥ 1.96 ≥ 1.645	≤ 0.05	拒绝H_0，接受H_1，差别有统计学意义
0.01 双侧 单侧	≥ 2.58 ≥ 2.33	≤ 0.01	拒绝H_0，接受H_1，差别有高度统计学意义

V

vaccine 疫苗 指为了预防、控制传染病的发生、流行，用于人体预防接种的疫苗类预防性生物制品。疫苗是将病原微生物（如细菌、立克次氏体、病毒等）及其代谢产物，经过人工减毒、灭活或利用转基因等方法制成的用于预防性治疗疾病的自动免疫制剂。疫苗保留了病原菌刺激动物体免疫系统的特性。当人体接触到这种不具伤害力的病原菌后，免疫系统便会产生一定的保护物质，如免疫激素、活性生理物质、特殊抗体等；当人体再次接触到这种病原菌时，人体的免疫系统便会依循其原有的记忆，制造更多的保护物质来阻止病原菌的伤害。

vaccine study 疫苗研究 临床试验上的疫苗研究多指验证疫苗有效性和安全性的研究。

valid cases analysis 有效病例分析（有效案例分析） 等同于"per protocol population 符合方案集"。

validation 验证（效验，确认） 验证是指通过提供客观证据对规定要求已得到满足的结果做出认定，即对产品实现过程形成的有形产品和无形产品，通过物理的、化学的和其他科学技术手段和方法进行独立观察、试验、测量后所提供的客观证据，证实系统或试验数据所规定的要求已经得到准确性和完整性的满足，它是一种管理性的检查活动。所以，证实规定要求已得到满足的认定就是对提供的客观证据有效性的确认。例如，对产品检验得到的结果进行核查，确认检测得到的质量特性值符合检验技术依据的规定要求；确认电子临床系统或程序的工作程序、技术依据及相关要求符合原设计要求和程序（管理）文件规定；临床试验中检验或监督原始记录及检验报告数据完整、填写及签章符合规定要求等（见"system validation 系统验证"）。

validation of data 数据验证 确保记录在临床试验病例报告表中的数据与源文件数据或记录一致的检查过程。

validity 效度（有效性） 表示两个或多个变量之间关系检测的准确性。在临床试验中效度（即有效性）多用于表示测量或评价工具（如生活质量表）或手段能够准确测出所需测量或评价事物的程度。效度是测量的有效性程度，即测量工具确能测出其所要测量特质的程度，或者简单地说是指一个测验的准确性、有用性。

validity check 有效性检验 等同于"edit check 逻辑核查"。

value 值（价值） 常用于表示临床试验中的数值，如化验值。

variability 变异性 由于临床试验

条件、方法、检测时间不同或试验误差的影响，使各次测定值有所不同，测定值的此种性质，称为变异性。这种变异性常常可以按照差异范围、四分间距范围或标准偏差加以定量描述。

variable　变量　泛指临床试验中测定的事物或人物属性、特征或性状的数学术语，即数据值。这种数据的含义会因测定对象不同而随时变化。由于个体的特征或指标存在个体差异，观察结果在测量前不能准确预测，故称为随机变量（random variable），简称变量（variable），变量的取值称为变量值或观察值（observation）。根据变量的取值特性，分为数值变量和分类变量。例如，临床试验化验值反映了受试者在临床试验检查时的生理状态，临床试验的终点评价数值则表示了从结果分析中受试者群体的效益或安全性状况。

variable selection method　变量选择法　临床试验中决定哪些变量（有时称为协变量）应当包括在多元回归模型中的方法的统称。特殊的选择方法包括后退消除法（backward elimination）、前向选择法（forward selection）、逐步回归法（stepwise regression）等。

variance　方差　表示一组数据的平均离散情况，可由离均差的平方和除以样本个数得到，是临床试验数值数据的变异性测量结果，即各个测量数据分别与其和的平均数之差（又称为标准偏差）的平方和的平均数，用字母D表示。方差分析有三种变异，即总变异、组间变异和组内变异。

variance component　方差组分（方差分量）　临床试验数据方差分析术语。临床试验中如果数据变异性是由若干因素造成，如治疗组间的变异性、受试者间的变异性或随机变异等，构成这些变异方差比例可以予以计算，这些不同量的方差贡献组分即为方差分量。

variance ratio　方差比　两个方差的比例，常用于方差分析中。

variance ratio test　方差比检验　见"F test　F检验"。

variate　变数　泛指一个变量（variable）。

variation　变异　在生物学中，指同一物种的个体间和历代间的种种差异。在统计学中，指在自然状态下，个体间测量结果的差异称为变异。变异是生物医学研究领域普遍存在的现象。严格地说，在自然状态下，任何两个患者或研究群体间都存在差异，其表现为各种生理测量值的参差不齐。

variation index　变异指标　描述一群变量值，除用平均数等表示其集中位置外，一组观察值围绕中心位置的离散和差异程度，即描述离散趋势的统计指标。变异数值越大，说明数据越离散，反之越集中。所以，它是反映现象总体总单位变量分布的离散趋势。这些说明变异情况的特征值称变异指标。变异指标的种类较多，包括极差（range）、四分位数间距（quartile range）、方差（variance）、标准差（standard deviation）和变异系数（coefficient of variation）。

variation between group 组间变异
用各组均数与总均数的离均差平方和表示的变异。计算公式为

$$SS_{组间} = \sum_i n_i(\overline{x_i} - \overline{x})^2$$
$$v_{组间} = k-1$$

式中，k 为实验分组数。
组间均方为 $MS_{组间} = SS_{组间}/(k-1)$。

variation within group 组内变异
用各组均数与总均数的离均差平方和表示的变异。计算公式为

$$SS_{组内} = \sum_i \sum_j (x_{ij} - \overline{x_i})^2 = \sum (n_i-1)s_i^2$$

各组自由度为 n_i-1，则组内自由度为 $v_{组内} = N-k$，组内均方为 $MS_{组内} = SS_{组内}/(N-k)$。

vector 矢量 从数学的定义看，矢量是既有大小又有方向的数量。在临床试验中泛指试验数据结果列或行中的数值或参数等。例如，表38中显示受试者常规超声心电图变化值就是一种矢量。

vehicle 赋形剂（载体） 在药学领域中，常用于表示构成药物或抗原的除主药以外的无活性液状或流体状物质，也可称为辅料。如中药丸剂中的酒、醋、药汁等；半固体制剂软膏剂、霜剂中的基质部分；液体制剂中的防腐剂、抗氧剂、矫味剂、芳香剂、助溶剂、乳化剂、增溶剂、渗透压调节剂、着色剂均可称为赋形剂，它是一种不发生化学反应的药用混合物（如糖浆、猪油或液态凡士林），在药物混合物中有足够量液体情况下，为使混合物有黏性，通过它使其他成分胶合在一起，以便制备丸剂或片剂而加入的物质，如阿拉伯胶、糖浆、羊毛脂或淀粉等。英文中"excipient"与"vehicle"虽都可以译为辅料，但二者还是有区别的，前者可理解为辅料，后者多指传播媒介，如溶剂等。

verbal assent 口头赞同（口头同意） 在临床试验的知情同意过程中，有一定认字感知的未成年人（通常为12岁以下的孩童）用口头表达的知情赞同。12～18岁的孩童除了口头表达同意外，最后仍需要用书面签字的方式予以确认。

verbal consent 口头同意 指成年人或未成年人/认知障碍的法定监护人口头表达知情同意参加临床试验，但最后仍需要用书面签字的方式予以确认。

verification 查证（核实） 泛指临床

表 38 服用药物 ABC 后常规超声心电图参数比较（$n=30$, $\overline{x} \pm s$）

参数	对照组	化疗前	化疗后
LVDd/mm	42.57 ± 2.21	42.70 ± 2.29	42.13 ± 1.89
EF/%	69.7 ± 3.58	70.70 ± 2.83	70.67 ± 2.80

注：LVDd 为舒张期末左心室内径；EF 为左心室射血分数。

试验中对采集或收集的临床试验数据或证据进行确认是否真实、正确或准确的行为。通常这种查证行为由临床试验监查员完成。稽查员也会在稽查过程中对临床试验的数据或证据予以核实。

version control　版本控制　临床试验中文件撰写和计算机软件开发过程中常见的标准管理方法之一，用来追踪、维护文件、源码以及管理变更，并且提供控制这些变更控制权的管理程序。最简单的版本控制方法就是给完成的试验文件或软件程式编号，确保不同人员所查阅、修改或编辑的同一文件或程式都是在同一版本的范畴内。常用的版本控制方法有注明版本号和版本日期等。

vial　小瓶（药水瓶）　含有液体药物的小瓶，如常见的注射剂用玻璃小安瓿（见"ampoule　安瓿"）。

violation　违规（违背）　指严重违背GCP原则、国家监管法规、申办方或研究机构SOP标准和伦理委员会批准的试验方案规定的治疗、检查或数据收集程序。这种违规危害研究的科学性和受试者的权益、安全性或福祉，改变风险/效益比或伦理原则，对试验数据的质量和可信性有严重影响。例如，没有按照临床试验入组标准或排除标准而招募不合规受试者；不向申办者报告受试者的严重不良反应事件等。

virus　病毒　由一个核酸分子（DNA或RNA）与蛋白质（protein）构成或仅由蛋白质构成（如朊病毒）。病毒个体微小，结构简单。病毒没有细胞结构，由于没有实现新陈代谢所必需的基本系统，所以病毒自身不能复制，但是当它接触到宿主细胞时，便脱去蛋白质外套，它的核酸（基因）侵入宿主细胞内，借助后者的复制系统，按照病毒基因的指令复制新的病毒，从而引起人体病症。在计算机术语中，病毒是编制者在计算机程序中恶意插入的破坏计算机功能或者数据的一个程序，或一段可执行代码。就像生物病毒一样，具有自我复制、互相传染记忆激活再生等生物病毒特征。这种能自我复制的一组计算机指令或者程序代码的能力，能够快速蔓延，又常常难以根除。它们能把自身附着在各种类型的文件上，当文件被复制或从一个用户传送到另一个用户时，它们就随同文件一起蔓延开来。这些计算机病毒有些不会造成计算机功能的丧失，但会导致使用或运行不畅，有些可能致使数据丢失，软件功能或硬件的损坏。所以，临床试验中才有电子网络系统时必须防范计算机病毒的侵害、加强防病毒和外来入侵的安全措施。

visit　访问（拜访）　常用于表达临床试验中受试者按照试验方案的流程要求，定时去研究机构与研究者或研究机构其他研究人员（如研究协调员）就试验过程中试验药物的疗效和安全性进行交流的行为。常见的试验项目访问包括筛选访问、基线访问、随机访问、治疗访问、随访、非常规访问等；也用于研究项目监查员或稽查员对研究机构进行监查或稽查的行为。常见的监查访问包括研究机构试验前资格认证访问、试验项目启动监查访问（PSV）、试验项目进行中常规监查访问（IMV）、试验项目结束监查访问（CMV）等。常见的稽查访问有常规稽查、有因稽查、飞行稽查等。

visit data　访视数据　泛指研究者在受试者临床试验访视时所采集或记录到的试验数据。任何访视数据都需要遵循ALCOA原则及时记录。

visit date　访问日期（访视日期）　与临床试验中受试者对研究机构进行某次访视或监查员/稽查员对研究机构进行某次监查/稽查访问的日期有关。

visual analogue scale (VAS)　直观模拟标度尺（视觉模拟评分）　临床试验中常用的评价受试者主观感觉的工具，如疼痛、疲倦、幸福感等。常见的视觉模拟评分方法是使用一条长约10cm的游动标尺，一面标有10个刻度，两端分别为"0"分端和"10"分端，0分表示最好状态（如无痛），10分代表可能的最糟状态（如难以忍受的最剧烈的疼痛）（见"pain scale 疼痛量表"）。

vital signs　生命体征　临床试验中与脉搏、体温、血压、呼吸率等基本生命征象的检查数据有关。

vital statistics　人口统计（生命统计资料）　临床试验中有关受试者基本人口征象的数据信息资料，如出生、死亡、婚否、健康状态等。

volume of distribution　分布容积　也称表观分布容积。泛指当药物在体内达动态平衡后，体内药量与血药浓度之比值，用V_d=给药量×生物利用度/血浆药物浓度表达。它是一个假想的容积，不代表体内具体的生理性容积。但从V_d可以反映药物分布的广泛程度或与组织中大分子的结合程度，即：

- $V_d \approx 5L$，表示药物大部分分布于血浆。
- $V_d \approx 10 \sim 20L$，表示药物分布于细胞外液。
- $V_d \approx 40L$，表示药物分布于全身体液。
- $V_d > 100L$，表示药物集中分布至某个组织器官或大范围组织内。
- V_d越小，药物排泄越快，在体内存留时间越短；分布容积越大，药物排泄越慢，在体内存留时间越长。

vocational rehabilitation　职业康复　心理精神病理学专用名词。职业康复是指考虑到伤残者的身体能力，采取各种适当手段，综合利用药物、器具、疗养护理帮助他们恢复健康和工作能力，以及料理自己生活的能力，包括肢体、器官、智能的全面和部分恢复，以及职业培训。通过医疗康复和职业康复，达到重返工作岗位或合适的职业、恢复正常生活能力、参加社会活动的目的。

voluntary action indicated (VAI) 企业主动完善 美国FDA药政检查结论分类术语，表示被检查的对象虽然有违规GxP的行为，但不会有立即危害患者或受试者安全性的风险，要求被检查对象采取纠偏措施，并正式回复FDA的问题，后续检查与否视情况而定。

volunteer 志愿者 指那些按照自己的意愿选择来承担或做某事的人。临床试验的受试者都应当是在知情同意的情况下，志愿参与试验项目。

volunteer bias 志愿者偏倚 这是流行病学研究中常见的术语，所谓"偏倚"是指样本人群所测得的某变量值系统地偏离了目标人群中该变量的真实值，使得研究结果或推论的结果与真实情况间出现偏差。志愿者偏倚是指志愿参加某临床试验的受试者并不能代表研究结果打算运用的患者群，这样得到的试验结果可能与真实医疗实践的治疗结果之间出现偏差。例如，志愿参加观察的受试者与非志愿者在关心健康、注意饮食卫生和营养食疗、禁烟禁酒等方面存在差异，因而志愿者常备入选参加试验观察，而非志愿者常被落选，故这样的试验结果肯定有选择偏差。

vulnerable subject 弱势受试者 泛指那些丧失或缺乏能力维护自身权利的受试者，这些人可能会受到"参与临床试验会得到某种益处"的不当影响，或"拒绝参与会受到不当报复"的担忧，因而应当予以特别保护。这些弱势受试者包括：

- 未成年人；
- 孕妇和胎儿；
- 囚犯；
- 无力给出知情同意者；
- 无药可救或医疗的患者；
- 精神病患者；
- 突发事件造成昏迷或失去理智/判断力的危及状况患者；
- 智力低下者；
- 经济收入低下或没有工作者；
- 文化程度低下者；
- 流浪者或难民；
- 住在养老院或福利院的人。

因此，临床试验中涉及弱势受试者群体时，伦理委员会需要花费额外的时间和精力来评估试验风险和效益比，小于最低风险或直接受益受试者的临床试验才会予以批准。

W

waiver 放弃（免除） 泛指自愿放弃某人权利、权限和要求的行为。例如，临床试验中受试者的某些个人隐私信息（如生日、性别等）可能会披露给相关申办方代表。所以，受试者签署知情同意书意味着由于研究目的的需求，他们自愿放弃这部分个人隐私信息的保密性。在某些情况下，研究者可以要求招募不符合入组标准的受试者参加临床试验项目，但这种要求必须通过预先制定的临床试验受试者入组标准豁免批准程序方能执行。

warning letter 警告信 与药监部门和被检查对象（申办方、研究者等）之间的书面交流文件有关。此类信函通常是告知被检查对象在其产品研发、生产或销售等过程或活动中出现不合规或违法行为。被检查对象必须对这类警告信做出答复，并在工作中及时纠正和预防同类违规或违法事件的再次发生。否则，药监部门可以采取进一步的监管处罚行动。

washout 清洗 泛指临床试验中允许一定时间使服用的非研究药物自然排出体外的过程。对于试验药物来说这一过程十分必要，因为它可以消除受试者服用的任何前期或同期药物对试验药物疗效判断造成影响的干扰效应，从而保证试验药物效益和安全性评价的可靠性。

washout period 清洗期 临床试验中允许药物清洗发生的时间段。清洗期与导入期经常被混淆。清洗期是指在交叉设计的试验中，在第一阶段治疗与第二阶段治疗中间一段不服用试验用药品或者服用安慰剂的时期。清洗期可使患者在服用第二阶段的试验治疗开始前使机体排除第一阶段服用的试验用药品产生的影响。换言之，导入期是为了清洗试验前可能服用的其他药物，清洗期是为了清洗前后两试验阶段间的药物（见"runin period 准备期"）。

Weber-Fechner law 韦伯-费希纳定律 临床试验中这一定律表示一个药物疗效的绝对变化正比于其剂量的相对变化。

Weibull distribution 威布尔分布 常用于临床试验生存时间的概率分布，指根据试验或调查得到的数据对生物或人的生存时间进行分析和推断，研究生存时间和结局与众多影响因素间关系及其程度大小的方法，也称生存率分析或存活率分析。

weight 权重（体重） 权重是一个相对的概念，针对某一指标而言。某一指标的权重是指该指标在整体评价中的相对重要程度。权重是要从若干评价指标中分出轻重来，一组评价指标体系相对应的权重组成了权重体系。例如，心电图的测定在某些药物临床试验安全性评价中、在所有的结果分析中具有重要的权重值，但在一些只作为常规检查的临床试验中的权重值并不大。作为体重解释时，与临床试验受试者的身体重量有关。

weighted average　加权平均值　采用不同数值的不同权重来计算临床试验的平均值，即将各数值乘以相应的权数，然后加总求和得到总体值，再除以总的单位数。平均数的大小不仅取决于总体中各单位的标志值（变量值）的大小，而且取决于各标志值出现的次数（频数），由于各标志值出现的次数对其在平均数中的影响起着权衡轻重的作用，因此又叫做权数。

weighted least squares　加权最小平方（加权最小二乘方）　一种对临床试验数据结果分析进行数学优化的技术，即对不同的数据采用了不同加权处理的最小平方分析，或在采用最小平方法进行统计分析时，有时为了满足某些特定条件，需要对其中的数据值进行加权处理的情形。

weighted mean　加权平均数　见"weighted average　加权平均值"。

weight index　权重系数　表示某一指标项在指标项系统中的重要程度，它表示在其他指标项不变的情况下，这一指标项的变化对结果的影响。权重系数的大小与目标的重要程度有关。对于临床试验检测项目或评价对象，每个指标项的重要程度是不同的，所以各指标项的权重系数必须根据实际情况做出合理的规定。

weight of evidence　证据权重　见"strength of evidence　证据力度"。

well controlled　严格控制（良好监控）　泛指有很全面的临床试验方案设计约束条件，并完全按照试验方案的规定而开展的临床试验项目。这个术语通常并不是针对临床试验的对照组所言，尽管对照组可能是良好试验设计的特性之一。

wellbeing　健康（幸福，安乐）　泛指参加临床试验的个人的身体和精神健康状况，但并不一定是指健康良好（ICH E6 1.62）。

Wennberg's design　温伯格设计　临床试验随机招募受试者设计方法之一。在这种方法中，受试者被随机分配到自己选择的治疗组中，或再被划分到其他研究治疗组中，例如，泽伦设计法（Zelen Design）中就包含了温伯格设计的原理。

whistleblower　检举者　泛指对临床试验中非科学或违规行为提出指控的人士。

WHO-ART　世界卫生组织药物不良反应术语集　世界上普遍采用的临床试验药物不良反应事件归类系统之一（参阅"MedDRA　国际医学用语词典"）。

Wilcoxon matched pairs signed rank test　威尔科克配对符号秩检验　临床试验统计分析检验方法之一，它是一种非参数统计假说检验，用于比较相同总体样本中两个相关或配对样本或重复样本，以评价它们的总体平均秩是否有显著性差异，也称为配对差检验。在总体样本不是正态分布的情况下，可取代用于学生 t 检验、配对 t 检验，或相依样本的 t 检验。

Wilcoxon rank sum test　威尔科克秩和检验　如同配对符号秩检验对一样，属于非参数统计假说检验，也不需要总体为正态分布及满足方差齐性为假设前提。与配对符号秩检验的区别在于用于两个样本来自两个独立的但非正态或形态不清的两总体，检验两样本中位数之间的差异是否显著，不应运用参数检验中的 t 检验，而需采用秩和检验。例如，当比较患者和正常人的血清铁蛋白、血铅值、不同药物的溶解时间、实验鼠发癌后的生存日数、护理效果评分等时，除了进行变量变换或 t 检验外，也可采用这种非参数统计的秩和检验方法。

window　时间窗　临床试验中，这个术语专用于表述试验方案规定的受试者试验访视日期允许浮动的时间范围。例如，访视2的日期为 $7d\pm2d$，表示临床试验访视2应当发生在访视1完成后的第7天，但允许提前或延后 $2d$ 进行访视2的受试者访视。如果出现临床试验的超窗事件，通常应当记录为试验方案的违规事件。考虑到试验药物有效性和安全性与受试者接触试验药物的时限有很大关联性，试验访视的规定应当严格遵照执行。在特殊情况下，试验方案可能会允许试验访视超窗事件，但通常会要求预先得到批准才能有效。

withdrawal　退出（撤销）　泛指受试者减少参与临床试验项目活动程度的行为结果。一般来说，受试者在完成临床试验全过程之前，可能由于各种原因撤销同意申办方使用自己的试验数据的许可，也可能出于某种因素（如不良事件、缺乏有效性、试验依从性差、受试者改变初衷等），受试者可以自己提出撤销知情同意。如果由于上述原因或研究者出于安全性考虑要求受试者全面撤销参与，或提前退出试验项目的活动的全部参与行为应视为中止（discontinuation）。

withdrawal effect　戒断作用（脱瘾作用）　多与药物停药后重新出现的生理性问题有关。例如，重咖啡饮用者一旦停止喝咖啡，有可能出现焦虑、紧张、头疼等症状。这些问题是由于长期的饮用咖啡使体内已经对咖啡因有了生理依赖性。

withdrawal reaction　停药反应　泛指长期用药后突然停药，引起原有疾病加剧或反弹的现象。

withdrawal syndrome　戒断症状　见 "abstinence syndrome　戒断症状"。

within groups　群组内（组内）　常用于表述临床试验数据变异（方差）是基于同一组内受试者间的差异，而不是不同组别之间的差异。

within groups sum of squares　组内平方和　与治疗组内或群组其他层级内变异性指标（离差平方和）的度量有关。

W

within groups variance 组内方差 见"within groups 群组内"。

within groups variation 组内变异 组内方差的非正式术语。

within person 人员自身 见"within subjects 受试者自身"。

within study 研究项目内 常见于临床试验系统分析中，表示试验数据的变异性是由于受试者之间的差异造成，而不是研究项目间的差异所致。

within study variance 研究项目内方差 该术语常出现在meta分析中，与某个研究项目受试者间数据方差有关。

within study variation 研究项目内变异性 研究项目内方差的非正式术语。

within subjects 受试者自身 临床试验中常用于表述同一位受试者被反复测试得到的数据值的差异。

within subjects comparison 受试者自身比较 用于表述临床试验中，在不同场合下受试者被评测至少两次或两次以上，其评价结果间呈现数值差异的情况。例如，受试者基线评测与治疗后评测数据值的比较。

within subject differences 受试者自身差异 泛指临床试验交叉设计研究中，统计学上采用每位受试者前后接受不同治疗和对照药物的自身效应差异来分析试验药物的疗效差异。

within subjects effect 受试者自身效应 泛指受试者个人出现评测变化，而不是指组别内出现的差异。

within subjects study 受试者自身研究 不采用对照组别的临床试验研究。例如，在交叉研究项目中，受试者自身疗效的比较研究。

within subjects sum of squares 受试者自身平方和 同一位受试者反复检测出现的变异性用平方和的方式度量。

within subjects variance 受试者自身方差 与同一位受试者得到的反复检测方差有关，类似于检测误差。

within subjects variation 受试者自身变异性 受试者自身方差的非正式术语。

witness 证人 常见于临床试验知情同意过程中，见证研究机构人员已经和受试者就知情同意事项进行过充分交流，和/或见证试验受试者自愿签署知情同意书的人士。这类见证人通常也需要在知情同意书上签名和日期。

World Health Organization (WHO) 世界卫生组织 世界卫生组织是联合国所属负责卫生健康的专属机构，成立于1948年7月，其使命是促使全人类都能得到尽可能好的卫生保健水平，这里所说的卫生保健水平是指完全的身体、精神和社会福祉，而不仅仅是免受疾病或灾难之苦。

workup bias 工作偏倚 指临床试验中早期结果和后续结果之间的任何系统误差，这种误差可能是由于受试者本身行为的改善造成的，也可能是由于研究者改善研究设备的操作技能，或更加熟练掌握研究规程要求而引起的。

worst case 最坏情况 泛指临床试验出现最不利情形的时候。例如，试验数据缺失不利于试验结果的真实性分析，但可以通过处理"偏差"的统计方法对可能出现的误差加以校正。

worst case analysis 最坏情形分析采用最不利的假设分析方法对数据集进行分析。例如，运用近似法的分析手段（而不是精细分析方法）对"最坏"的缺失数据值进行替换或衍派分析。

written assent 书面赞同 常见于表述未成年人知情赞同的书面文件。未成年人（18岁以下）参与临床试验时，除了法定监护人必须代未成年人签署知情同意书外，能够具备与阅读和理解力的未成年也必须签署专门为未成年人制定的儿童知情赞同书。

written consent 书面同意 用于表述临床试验的书面知情同意书（见"informed consent form 知情同意书"）。

W

X

xenobiotics 外源化合物 亦称外来化学物，存在于人类生活的外界环境中，可与机体接触后进入体内，并且有一定的生物活性，导致一定生物作用的化学物质；它们既非机体的组成成分，亦非机体所需的营养物质，而且又不是维持正常生理功能和生命所需的物质。

Y

Youden square design 约旦方设计
一种类似于拉丁方设计的临床试验设计方法，与拉丁方设计的不同点在于在 $k \times v$ 矩阵列中，每一个治疗措施在每一行中会出现至少一次，但在每一列中并不一定会出现。例如，3×5 约旦方设计见表39。

表 39 3×5 约旦方设计

受试者	治疗时段				
	1	2	3	4	5
受试者 1	A	B	C	D	E
受试者 2	B	C	D	E	A
受试者 3	C	D	E	A	B

Z

Zelen's design 泽伦设计　Zelen于1979年在传统RCT设计方案基础上，提出一个新的临床试验分组方案。Zelen设计的分组方法有以下两种形式：①将合格患者随机分为G1组和G2组，对G1组不用征求意见即给予常规治疗；对G2组患者，询问他们是否愿意接受新疗法，愿意接受新疗法者给予新疗法，不愿意者给予常规治疗。②将合格患者随机分为G1和G2两组，对G1组不用征求意见即给予常规治疗；对G2组患者，询问他们是愿意接受新疗法，还是愿意接受常规疗法，愿意接受新疗法者给予新疗法，愿意接受旧疗法者则给予常规疗法。在这个设计中，参加标准治疗G1组的受试者无须签署知情同意书，但随机加入G2组的受试者需要像常规临床试验一样签署知情同意书，除非受试者明确表示只接受试验药物的治疗，或完全拒绝或只接受标准治疗。Zelen设计在分析统计结果时，首先要比较G1和G2组的均数。其中G1组患者只用常规疗法，G2组中一部分患者用常规疗法，一部分患者用新疗法，显然这种G1和G2组的比较会淡化新疗法的效果显示。如果在G2组中有较多的患者接受了常规疗法，则难以评价新疗法的效果。当然，如果真的是大部分患者愿意接受

常规疗法而拒绝新疗法时，则说明新疗法的可行性可能较差，进行临床试验的时机可能还不成熟。其次，Zelen设计还可以比较G1和G2组中接受常规疗法者的均数，如果两者疗效一致，则说明受试者心理作用对疗效没有影响，没有患者自选疗法的偏性；如果两者疗效不一致，则说明有偏性。

Zelen设计也有人把它叫作"预先随机设计"或"随机征求许可设计"，它比较好地解决了RCT设计的缺点，但同时因不能执行盲法，且医生征求患者许可的方式会受到"新疗法有效"这一潜意识的影响。这种试图说服患者的方法有可能造成偏倚。总之，Zelen设计比较适合临床实际工作的具体情况。

Zelen's randomized consent design 泽伦随机同意设计　泽伦设计的另一种称谓。由于泽伦设计的特点在于受试者在知情同意之前就被随机分配到了标准治疗组或试验干预组，故其运行模式多为完全随机知情同意设计（double randomized consent design）（图64）。该设计的优点在于所有的适宜人群都被纳入了试验，而且保证了受试者每次都能按照自身意愿接受一种治疗方案，从而避免了随机化带来的不确定性，并保证了真实疗效的

Z

评估。同样，由于分配到标准治疗组别的受试者可能不知道替代疗法的存在，因而不太会造成霍桑效应。这类设计的主要缺点是只能进行开放性研究。由于无法分组隐匿，因而可能会产生偏倚。在统计的时候应当进行ITT分析。

Zelen's single consent design 泽伦单次同意设计 等同于"Zelen's randomized consent design 泽伦随机同意设计"。

zero order reaction 零级反应 药物浓度随时间的变化呈恒定态变化，即恒量消除，单位时间内药物消除量不变，与血药浓度无关。但药物半衰期不恒定（$t_{1/2}=0.5C_0/k_0$），随药物浓度的变化而变化，剂量大，半衰期长。零级反应的药物浓度计算公式可以写

作为

$$C=-k_0t+C_0$$

式中，k_0为零级反应直线斜率；C_0为在时间点为零时的药物浓度（y轴上的截距）；$-$（负号）表示斜率呈下降趋势。

z test z检验 用于大样本（即样本容量大于30）平均值差异性检验的方法。z检验是用标准正态分布的理论来推断差异发生的概率，从而比较两个平均数的差异是否显著。当已知标准差时，验证一组数的均值是否与某一期望值相等时，用z检验。z检验的步骤适用条件：

- 已知一个总体均数；
- 可得到一个样本均数及该样本标准误；
- 样本来自正态或近似正态总体。

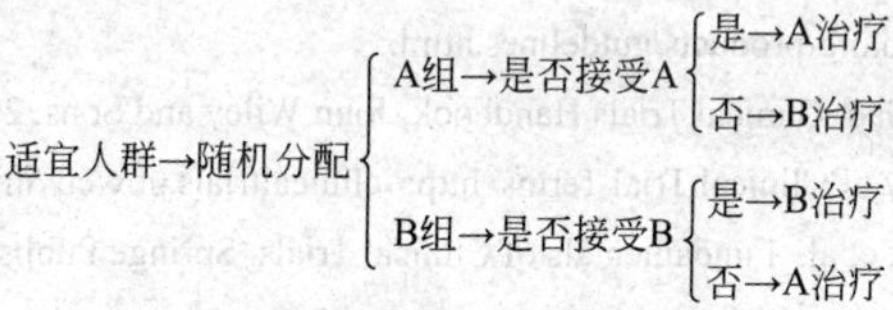

$$\text{适宜人群} \rightarrow \text{随机分配} \begin{cases} \text{A组} \rightarrow \text{是否接受A} \begin{cases} \text{是} \rightarrow \text{A治疗} \\ \text{否} \rightarrow \text{B治疗} \end{cases} \\ \text{B组} \rightarrow \text{是否接受B} \begin{cases} \text{是} \rightarrow \text{B治疗} \\ \text{否} \rightarrow \text{A治疗} \end{cases} \end{cases}$$

图64 泽伦随机同意设计示意

参考文献

［1］ DIA. Computerized Systems in Clinical Research: Current Quality and Data Integrity Concept. 2011.

［2］ CFDA. 临床试验的电子数据采集技术指导原则. 2016.

［3］ CFDA. 临床试验数据管理工作技术指南. 2016.

［4］ CFDA. 药物临床试验数据管理与统计分析的计划和报告指导原则. 2016.

［5］ ICH. GUIDELINE FOR GOOD CLINICAL PRACTICE E6(R1). 2016.

［6］ 刘川. 药物临床试验方法学. 北京：化学工业出版社，2011.

［7］ SCDM. Good Clinical Data Management Practice. 2011.

［8］ ICH. Clinical Safety Data Management: Definitions and Standards for Expedited Reporting E2A. 1996.

［9］ ICH. Statistical Principles for Clinical Trials E9. 1998

［10］ ICH. Organisation of the Common Technical Document for the Registration of Pharmaceuticals for Human Use M4. 2004.

［11］ 颜崇超, 等. 临床试验中计算机化系统的验证. 药学学报, 2015, 50 (11):1380-1387.

［12］ 何奕辉, 等. 临床试验源数据的管理. 药学学报, 2015, 50(11):1367-1373.

［13］ 陈朝华, 等. 临床试验数据管理质量指标体系. 药学学报, 2015, 50 (11):1374-1379.

［14］ 吴崇胜, 等. CDISC标准介绍及在中国的应用. 药学学报, 2015, 50(11):1428-1433.

［15］ http://www.ich.org/products/guidelines.html.

［16］ Shayne Cox Gad. Clinical Trials Handbook, John Wiley and Sons. 2009.

［17］ NIH. Glossary of Clinical Trial Terms. http://clinicaltrials.gov/ctz/info/glossary.

［18］ Friedman LW, et al. Fundamentals of Clinical Trials. Springe Publishing. 2015.

缩略词索引

中文索引